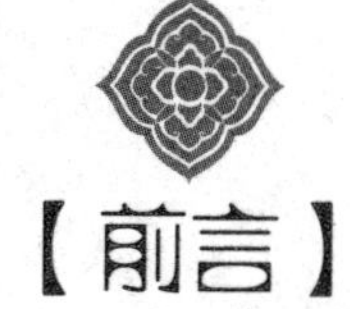

【前言】

《黄帝内经》是我国现代古代文献中最早的一部医学经典著作。它集中反映了我国秦汉以前的医学成就，创立了中医学的理论体系，奠定了中医学的发展基础。中医学历经数千年的发展，为中国乃至全世界人民的身体健康作出了巨大的贡献，而中医理论的每一次发展、进步又都离不开《黄帝内经》理论的指导，许多临床成就的取得也都与《黄帝内经》理论的指导和灵活运用息息相关。

为了让读者能直接而快捷地领悟《黄帝内经》中所蕴藏的玄妙，学到切实好用的养生智慧，本书将原文的深奥理论用通俗的语言和简洁的图表进行阐释，使抽象概念形象化、深奥理论通俗化、复杂问题具体化，并提炼出一套实用的养生方法，它们可以使您轻松应用，并由此得以强壮身心。

全书共分为八章，第一章讲述了《黄帝内经》一书的由来以及主要内容；第二章讲述了《黄帝内经》中的养生大智慧；第三章讲述了如何顺应四季养生；第四章讲述了十二时辰养生方法；第五章讲述了经络养生奥秘；第六章讲述了不同体质的不同养生方法；第七章讲述了情志养生对于健康的意义；第八章讲述了如何才能做到科学饮食。

《黄帝内经》是中医关于人体生命养护的理论原则及治疗经验方法的知识体系。这个知识体系创造性地构建了藏象生命理论系统，积累了丰富多彩的养生方法，具有重要的历史和现实价值。

由于《黄帝内经》的养生理论博大精深，加之编者所学知识有限和时间仓促，书中难免有不足之处，欢迎各界人士批评指正。

编　者

中华传统医学养生丛书

黄帝内经养生一对一

刘莹◎编著

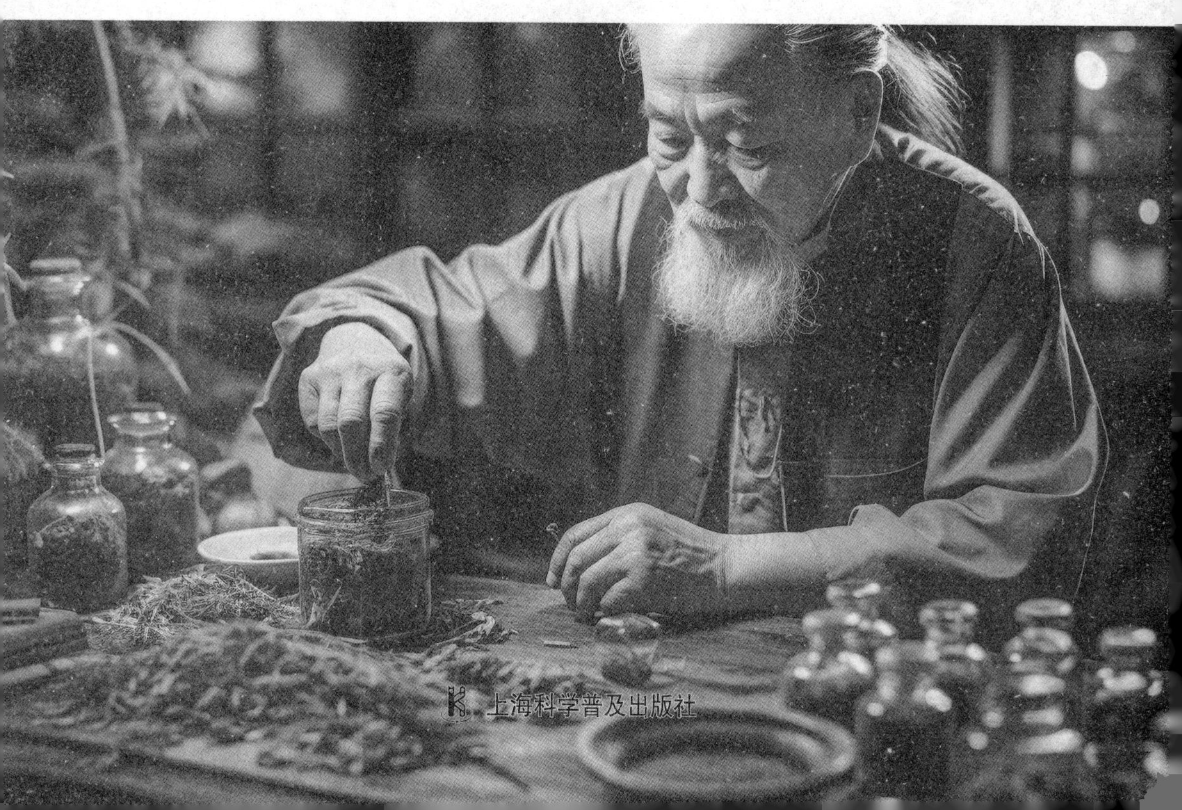

上海科学普及出版社

图书在版编目（CIP）数据

黄帝内经养生一对一 / 刘莹编著. -- 上海：上海科学普及出版社, 2014.10（2024.1重印）
ISBN 978-7-5427-6225-2

Ⅰ. ①黄… Ⅱ. ①刘… Ⅲ. ①《内经》- 养生（中医）Ⅳ. ①R221

中国版本图书馆CIP数据核字(2014)第210070号

责任编辑　胡 伟

黄帝内经养生一对一
刘莹　编著

上海科学普及出版社出版发行
（上海中山北路832号　邮政编码 200070）
http://www.pspsh.com

各地新华书店经销　唐山玺鸣印务有限公司印刷
开本 710×1000　1/16　印张 28　字数 395 000
2014年11月第1版　2024年1月第2次印刷

ISBN 978-7-5427-6225-2　定价：78.00元

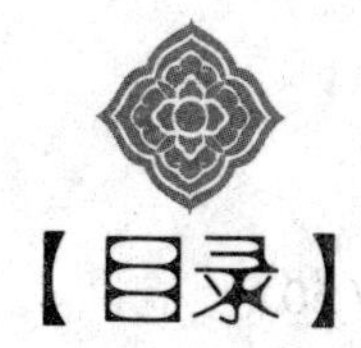

【目录】

【第一章】读一读《黄帝内经》

【第二章】颐养天年，黄帝内经的养生智慧

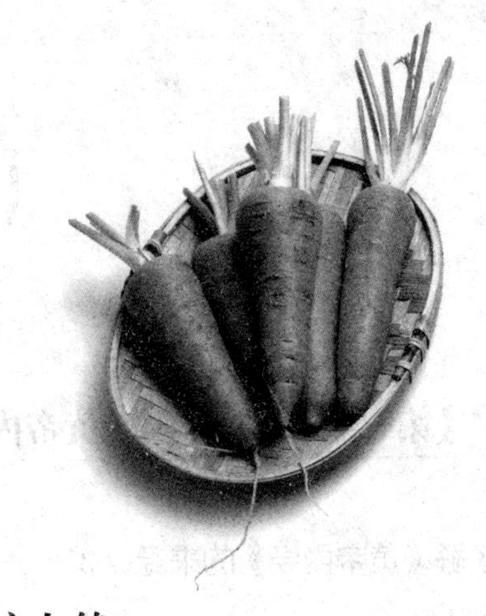

【第三章】顺时养生，四季养生顺应自然

【第六章】体质养生，辨证分型才能治根本

【第八章】食物养生，不是吃贵而是吃对

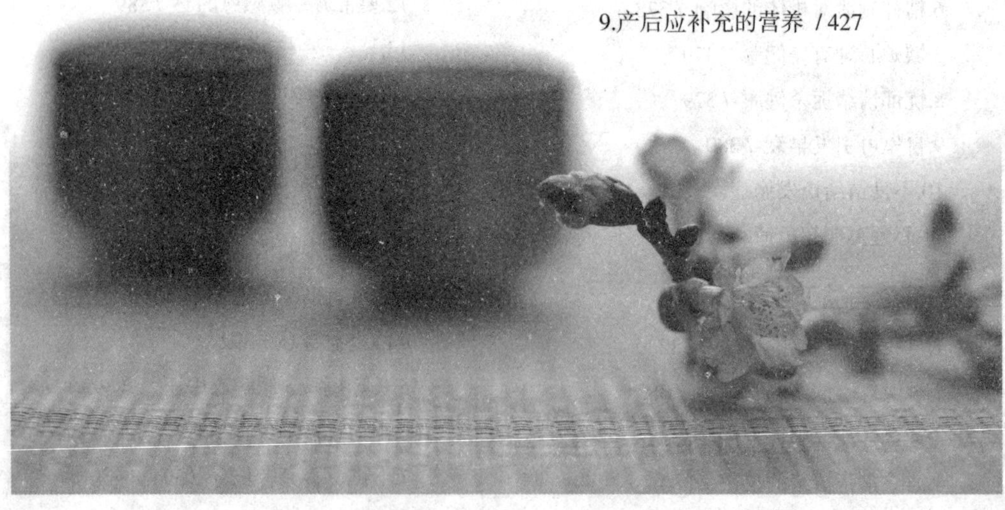

【第一章】

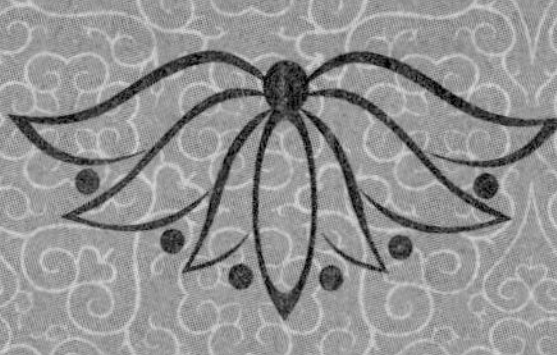

读一读《黄帝内经》

《黄帝内经》是一部综合论述中医理论的经典著作。它的集结成书是以古代的解剖知识为基础、以古代的哲学思想为指导，通过对生命现象的长期观察，以及医疗实践的反复验证，由感性到理性，由片断到综合，逐渐发展而成的。因此，这一理论体系在中国古代朴素唯物辩证法思想的指导下，提出了许多重要的理论原则和学术观点，为中医学的发展奠定了坚实的基础。

《黄帝内经》全书共分为《素问》《灵枢》两部分。“素者，本也；问者，皇帝问于岐伯也。”岐伯乃上古医学先知，因此就诞生了以皇帝与先知们问答形式撰写的综合性医学文献——《黄帝内经·素问》。《素问》内容极为丰富，它以人与自然统一观、阴阳学说、五行学说、脏腑经络学说为主线，重点论述了脏腑、经络、病因、病机、病证、诊法、治疗原则以及针灸等内容，共二十四卷，八十一篇内容，集医理、医论、医方于一体，保存了《五色》《脉变》《上经》《下经》《太始天元册》等20多种上古医籍的部分学术。

《灵枢》又称《针经》《九针》，是现存最早的中医理论著作，约成书于战国时期。全书共九卷，八十一篇，与《素问》九卷合称《黄帝内经》，在针灸学上有绝对权威。《灵枢》主要论述了脏腑、经络、病因、病机、病证、诊法等内容。另外，《灵枢》还重点阐述了经络腧穴，针具、刺法及治疗原则等。

一、了解《黄帝内经》的来源

所谓《黄帝内经》并不是黄帝本人所做，是后人“托古之作”。其具体成书作者已不可考。总而言之，《黄帝内经》非出自一人一手，其笔之于书，应在战国，其个别篇章成于两汉。在春秋战国时期，当时的人们对医学、养生经验的总结和记录没有专一的集结，到汉朝的时候才有人把这些内容归结成书，并命名为《黄帝内经》。这不仅可以从《素问》《灵枢》各八十一篇这一点得到证明，而且也可以从《黄帝内经》引用了大量的古文献及《素问》《灵枢》互引、各篇互引等现象上得到证明。

《淮南子·修务训》言：“世俗之人多尊古而贱今，故为道者必托之于神农黄帝而后能入说。”因此，《黄帝内经》之所以冠以“黄帝”之名，意在溯源崇本，藉以说明书中所言非虚。

在历史上记载的不但出现了《黄帝内经》，还有一本《黄帝外经》，其成书的时间应该和《黄帝内经》差不多。但据闻，本书早已散佚，无处寻求。在《汉书·艺文志·方技略》载有医经、经方、神仙和房中四种中医典籍。其中医经就有：《黄帝内经》十八卷，《黄帝外经》三十七卷；《扁鹊内经》九卷，《扁鹊外经》十二卷；《白氏内经》三十八卷，《白氏外经》三十六卷，《旁篇》二十五卷。遗憾的是，现今留存的仅剩下《黄帝内经》一本，其余皆已散佚。

《黄帝内经》里的黄帝不是作者，相反却是一本书的主要角色，还有一个主要的角色叫岐伯。对中医有了解的人大都听说过这样一个词：岐黄之术。岐黄之术就是“中医”的代名词，中医也叫“岐黄之术”，这个“岐黄”就是指的岐伯、黄帝。

《黄帝内经》以生命为中心，里面讲了医学、天文学、地理学、心理学、社会学，还有哲学、历史等，是一部围绕生命问题而展开的百科全书。国学的核心实际上就是生命哲学，《黄帝内经》就是以黄帝的名字命名的、影响最大的国学经典。

1.岐伯

岐伯，是我国远古时代最著名的医生，《帝王世纪》：“（黄帝）又使岐伯尝味百草。典医疗疾，今经方、本草之书咸出焉”。宋朝医学校勘学家，林亿等在《重广补注黄帝内经·素问·表》中强调：“求民之瘼。恤民之隐者，上主之深仁，在昔黄帝之御极也。……乃与岐伯上穷天纪，下极地理、远取诸物，近取诸身，更相问难，垂法以福万世，於是雷公之伦，授业传之，而《黄帝内经》作矣。”视今传《素问》基本上乃黄帝问，岐伯答，以阐述医学理论，显示了岐伯氏高深的医学修养。

2.黄帝

轩辕黄帝（生卒年不详），是中国远古时代华夏民族的共主，五帝之首，被尊为中华“人文初祖”，与炎帝齐名。轩辕有土德之瑞，尊称黄帝。黄帝诞辰是二月初二（“二月二龙抬头”吉祥之意正是源于此）。轩辕即黄帝者，少典与附宝之子，为轩辕氏。黄帝以统一华夏部落与征服东夷、九黎族而统一中华的伟绩载入史册。他播百谷草木，大力发展生产，始制衣冠，建造舟车，发明指南车，定算数，制音律，创医学等，在此期间有了文字。曾战胜炎帝于阪泉，战胜蚩尤于涿鹿，诸侯尊为天子，后人以之为中华民族的始祖。

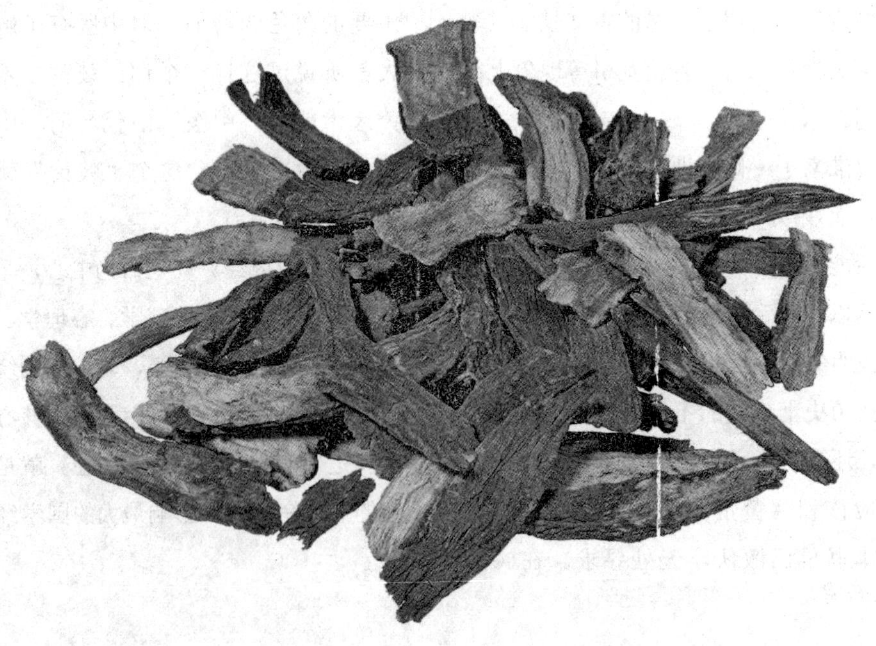

二、《黄帝内经》注重治未病

从阴阳则生，逆之则死；从之则治，逆之则乱。反顺为逆，是谓内格。是故圣人不治已病治未病，不治已乱治未乱，此之谓也。夫病已成而后药之，乱已成而后治之，譬犹渴而穿井，斗而铸锥，不亦晚乎！

《黄帝内经·素问·四气调神大论》

<<< 上文翻译 >>>

顺从阴阳变化生命才能生存，违背了就会死亡；顺从它就容易治理，违反了就会发生紊乱。把顺应四季阴阳变化倒过来违背它，就会发生内部病变。所以圣人不是在生病后才去治疗，而是重视没有生病时的预防；不是等到乱事发生后再去处理，而是重视未乱之前的防范，说的就是这个道理。如果疾病已经生成再去治疗，乱事已经发生再去解决，这如同口渴了才去挖井，临阵战斗再去铸造兵器，岂不太晚了吗？

“不治已病治未病”是早在《黄帝内经》中就提出来的防病养生谋略，是至今我国卫生界所遵守的“预防为主”战略的最早思想，它包括未病先防、已病防变、已变防渐等多个方面的内容。这就要求人们不但要治病，而且要防病；不但要防病，而且要注意阻挡病变发生的趋势并在病变未产生之前就想好能够采用的救急方法。《黄帝内经》时代的中医学已认识到，人体由健康向疾病的转化是一个渐进的过程，在此过程中，早期预防、早期发现、早期干预具有积极意义。因此，《灵枢·逆顺》中谓：“上工刺其未生者也；其次，刺其未盛者也，……上工治未病，不治已病，此之谓也。”即是强调在疾病发生之前或萌芽之初，把握时机，采取积极的干预措施，以防止疾病的发生，从而达到“治未病”的目的。

1.未病先防

未病先防是指在疾病发生之前，充分调动人体的主观能动性，增强体质，养护正气，提高机体的抗病能力，同时主动地适应客观环境，避免病邪侵袭，做好各种预防工作，以防止疾病的发生。由于疾病的发生与机体内的正气有关，亦与外邪侵入密切相关。邪气是导致疾病发生的重要条件，而正气不足是疾病发生的内在原因和根据，外邪通过内因而起作用。因此，治未病，必须从养生和预防两方面着手。

（1）养生：养生又称为摄生，摄生早在《黄帝内经》中就有记载，摄是保养珍重的意思，摄生即是保养生机、延续生命的意思。也就是说人体通过精神调摄、饮食有节、锻炼身体、起居有常、顺应自然规律、药物预防等措施，提高自身的免疫力，增强正气。

（2）预防：邪气是导致疾病发生的重要条件，故未病先防除了增强正气、提高抗病能力之外，还要注意避免病邪的侵害。《素问·上古天真论》说：“虚邪贼风，避之有时”，就是说要谨慎躲避外邪的侵害。比如顺应四时，预防六淫之邪的侵害，秋天防燥，冬天防寒等。

2.已病防变

人食五谷杂粮，谁能无病？故《黄帝内经》提出了“已病防变”的思想。首先是已病当及时治疗，防其传变。病初得之，就当以重视，防其生变。否则小而变大，微而成巨，药石难以对抗，阴阳失衡之乱难平也。“是故虚邪之中人也，始于皮肤……留而不去，则传舍于络脉……留而不去，传舍于经……留而不去，传舍于输……留而不去，传舍于伏冲之脉……留而不去，传舍于胃肠……”，论述了外感病的一般传变规律，即由表入里，由浅及深。故治疗当邪在皮毛，当以表散；在经脉当通经脉；入里，当从里泄邪。由于疾病的传变，逐次加重，故当早期及时治疗，防其传变，否则必贻误时机，预后不良。

《素问·刺热篇》曰：“病虽未发，见赤色者刺之，名曰治未病。”《灵枢·顺逆》曰：“上工刺其未生者也；其次，刺其未劢者也……”故曰，上工治未病，不治已病，此之谓也。此处所谓“未发”、“未生”“未劢”，实际上是疾病初期，先兆已现，即疾病早期症状较少且又较轻的阶段。在这种情况下，及时发现，早期诊治无疑起着决定性作用。强调在疾病发作之先，把握时机，予以治疗，从而达到“治未病”的目的。一般来说，疾病的传变是由表入里，由轻变重，由简单到复杂的过程，因此，在防治疾病的过程中必须掌握疾病的发生、发展规律及其转变途径，做到早期诊断，有效治疗，治在疾病发作加重之先。

3.已变防渐

已变防渐就是防止疾病的复发及治愈后遗症。所谓“愈后防复”，就是指在病愈或病情稳定之后，要注意预防复发，时刻掌握健康的“主动权”。一般患者初愈后，大多虚弱，这就要求在康复医疗中，做到除邪务尽。针对患者气血衰少、津液亏虚、脾肾不足、血瘀痰阻等病理特点，采取综合措施，促使脏腑组织功能尽快恢复正常，达到邪尽病愈，病不复发的目的。

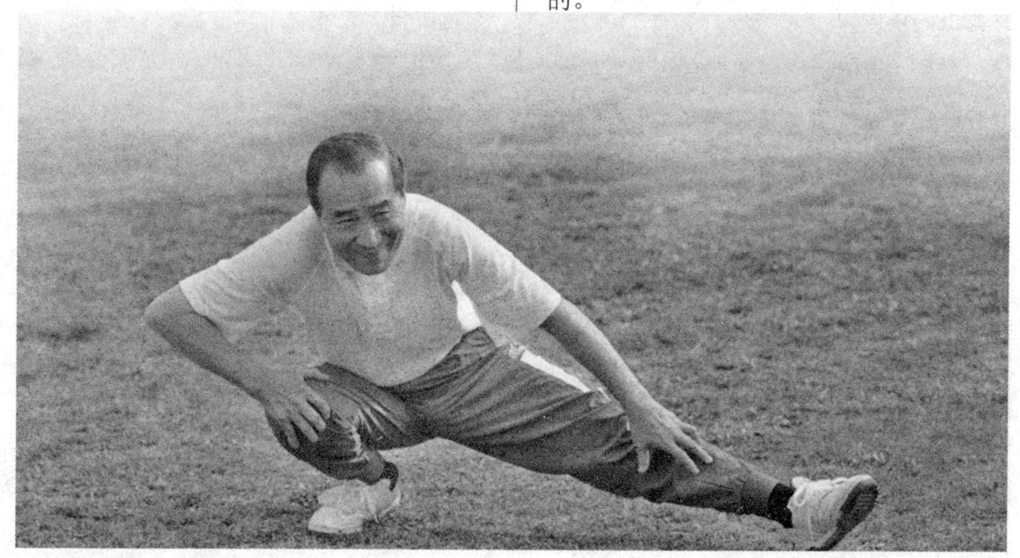

三、《黄帝内经》的藏象学说

藏象学说即是通过对人体生理、病理现象的观察，研究人体脏腑系统生理功能、病理变化及诊断治疗规律的学说。藏象学说认为，人体各脏腑虽然深藏于体内，难以进行直观观察，但这些脏腑通过经络系统与体表的某些组织器官相互联系。内脏有病，与之相应的体表组织器官可出现异常反应，出现各种症状和体征，如舌象、脉象等。临床上，通过观察这些病理现象，根据它们与人体脏腑的联系，来推断内部脏腑的病变，为治疗用药提供理论上的依据。

藏象学说的形成，主要有三个方面：

一是来源于古代的解剖知识。如《灵枢·经水》中说："夫八尺之士，皮肉在此，外可度量切循而得之，其死，可解剖而视之。其脏之坚脆，腑之大小，谷之多少，脉之长短，血之清浊……皆有大数。"

二是长期对人体生理、病理现象的观察。例如因皮肤受凉而感冒，会出现鼻塞、流涕、咳嗽等症状，因而认识到皮毛、鼻窍和肺之间存在着密切联系。

三是长期医疗经验的总结。如从一些补肾药能加速骨折愈合的认识中产生了"肾主骨"之说。

如：

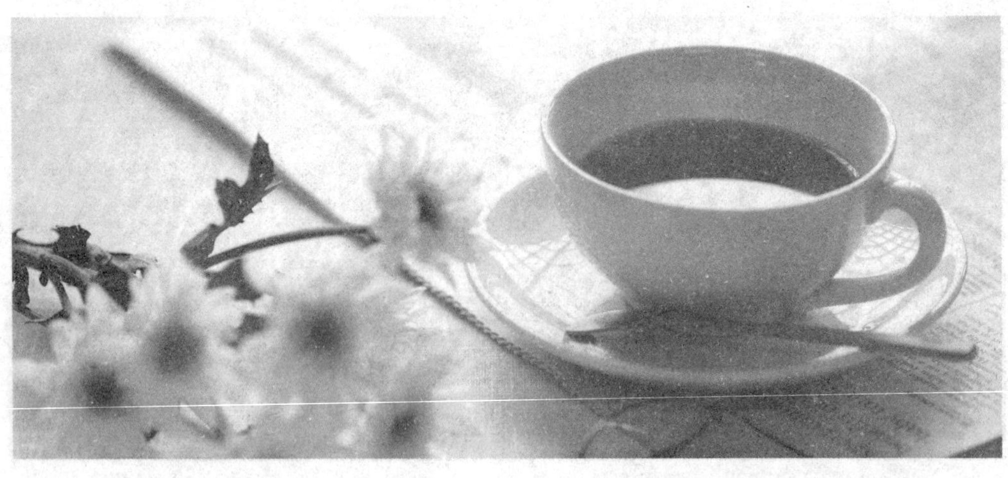

“心者，君主之官也，神明出焉。肺者，相傅之官，治节出焉。肝者，将军之官，谋虑出焉。胆者中正之官，决断出焉。膻中者，臣使之官，喜乐出焉。脾胃者，食仓之官，五味出焉。大肠者，传道之官，变化出焉。小肠者，受盛之官，化物出焉。肾者，作强之官，伎巧出焉。三焦者，决渎之官，水道出焉。膀胱者，州都之官，津液藏焉，气化则能出矣。凡此十二官者，不得相失也。”

《素问·灵兰秘典论》

<<< 上文翻译 >>>

心脏对于人体来说就像君主一样，主宰着人的精神意志；肺就好比宰相，能调节人体的气理；肝犹如将军，主管人的谋划思考；胆就像中正之官，具有决断能力；膻中就像君主身边的内臣，主管着人的喜怒哀乐；脾胃好比主管粮仓的长官，主司食物的消化吸收和贮藏；大肠是传导之官，负责转运饮食中的糟粕；小肠是受盛之官，进一步吸纳分化饮食中的精微物质；肾脏就如建造官员，肾气充盈则身体强壮、精巧能干；三焦是水利官员，通调全身的水道；膀胱是州都之官，聚集水液，经过阳气运化，排出体外。这十二个脏器，彼此不能失去协调。

心者，生之本，神之变也；其华在面，其充在血脉，为阳中之太阳，通于夏气。肺者，气之本，魄之处也；其华在毛，其充在皮，为阳中之太阴，通于秋气。肾者，主蛰，封藏之本，精之处也；其华在发，其充在骨，为阴中之少阴，通于冬气。肝者，罢极之本，魂之居也；其华在爪，其充在筋，以生血气，其味酸，其色苍，此为阳中之少阳，通于春气。脾、胃、大肠、小肠、三焦、膀胱者，仓廪之本，营之居也，名曰器，能化糟粕，转味而入出者也，其华在唇四白，其充在肌，其味甘，其色黄，此至阴之类，通于土气。凡十一藏，取决于胆也。

《素问·六节藏象论》

<<< 上文翻译 >>>

心脏，是生命的根本，是精神意志的所在，它的精华表现在人的面部，其充养的组织在血脉，为阳中的太阳，与夏气相通。肺是气的根本，为魄所居之处，其荣华表现在毫毛，其充养的组织在皮肤，是阳中的太阴，与秋气相通。肾主蛰伏，是封藏经气的根本，为精所居之处，其荣华表现在头发，其充养的组织在骨，为阴中之少阴，与冬气相通。肝，是罢极之本，为魄所居之处，其荣华表现在爪甲，其充养的组织在筋，可以生养血气，其味酸，其色苍青，为阳中之少阳，与春气相通。脾、胃、大肠、小肠、三焦、膀胱，是仓廪之本，为营气所居之处，因其功能像是盛贮食物的器皿，故称为器，它们能吸收水谷精微，化生为糟粕，管理饮食五味的转化、吸收和排泄，其荣华在口唇四旁的白肉，其充养的组织在肌肉，其味甘，其色黄，属于至阴之类，与土气相通。以上十一脏的状况如何，都取决于胆的功能。

“脑、髓、骨、脉、胆、女子胞此六者，地气之所生也。皆藏于阴而象于地，故藏而不泻，名曰奇恒之府。夫胃大肠、小肠、三焦、膀胱此五者天气之所生也，其气象天，故泻而不藏。此受五藏浊气，名曰传化之府，此不能久留，输泻者也。魄门亦为五藏使，水谷不得久藏。所谓五藏者，藏精气而不泻也，故满而不能实。六府者，传化物而不藏，故实而不能满也。所以然者，水谷入口则胃实而肠虚，食下则肠实而胃虚。故曰实而不满，满而不实也。

帝曰：气口何以独为五藏主？

岐伯说：胃者水谷之海，六腑之大源也。五味入口，藏于胃以养五藏气，气口亦太阴也，是以五藏六腑之气味，皆出于胃，变见于气口。故五气入鼻，藏于心肺，心肺有病，而鼻为之不利也。凡治病必察其下，适其脉，观其志意，与其病也。拘于鬼神者，不可与言至德；恶于针石者，不可与言至巧。病不许治者，病必不治，治之无功矣。”

《素问·五藏别论》

<<< 上文翻译 >>>

“脑、髓、骨、脉、胆、女子胞这六个器官是由地气生成的，它们都能像大地包藏万物一样藏纳阴精，因而它们的功能是贮藏而不外泄，叫做奇恒之腑；胃、大肠、小肠、三焦、膀胱这五个器官是由上天阳气生成的，它们像天的运转一样，是外泄而不贮藏，它们受纳五脏的浊气，叫做传化之腑。由于它们所受的水谷浊气不能长时间停留其间，必须及时排泄出去。肛门也为五脏行使排泄之用，这样水谷的糟粕就不会久留于体内。我们所说的五脏，是贮藏精气而不致外泄，所以它们经常精气饱满而不能将水谷充实其中。而至于六腑，则是将饮食传化而不贮藏，所以它们虽有食物充实其中却不能保持精气饱满。之所以这样，是因为饮食入口到胃，胃中充实了而肠中却是空虚的；等食物再下至肠，肠中充实了而胃中却空虚了。所以说六腑中虽实而不满，五脏满而不实。

黄帝问道：寸口脉为什么能单独作为五脏病变的反映呢？

岐伯答道：胃像大海一样是水谷的汇聚之处，是六腑的源泉。饮食五味进入口中之后，藏留在胃中，来滋养五脏的精气。气口是太阳经脉的反映之处，因此五脏六腑的精气都来自于胃，而其变化都表现在气口。所以，五气进入鼻，贮藏于心肺，如果心肺发生病变，鼻腔也就因此不通。凡是在治病时，都必须检查患者身体的上下变化，诊辨患者脉象，观察患者精神状态，以及患者的症状表现，来与他治病。而对于迷信鬼神的人，就不能与他谈论高深的医学理论，而不信任针石治疗的人就不能跟他说针刺的巧妙，患病又不愿治的人，他们的病就治不好，即使给他治疗也不会有好的疗效。”

从上文可以得知，藏象学说在《黄帝内经》中占有重要的地位，称为《黄帝内经》理论体系的核心，也是临床辨证论治的重要理论基础。

四、《黄帝内经》的阴阳五行学说

阴阳学说和五行学说是构建《黄帝内经》医学理论的一种思维方法，被《黄帝内经》引进中医学领域以后，又赋予了它们新的内涵。同时，它们又成为《黄帝内经》理论体系的基本内容之一，贯穿融汇于《黄帝内经》理论体系的各个方面。

1.阴阳学说

《黄帝内经》认为阴阳双方的互根、互用、消长、转化是世界万物发生、发展、变化、消亡的总根源。并以“人生有形，不离阴阳”（《素问·宝命全形论》）阐明人的形体及脏腑组织间存在着对立互根的阴阳关系；以“阴平阳秘，精神乃治”（《素问·生气通天论》）说明阴阳和调和阴阳失调是健康和疾病的基础；以“察色按脉，先别阴阳”说明阴阳是诊察分析疾病的基本纲领；以“谨察阴阳之所在，而以平为期”说明治疗的根本目的是恢复阴阳的合调。

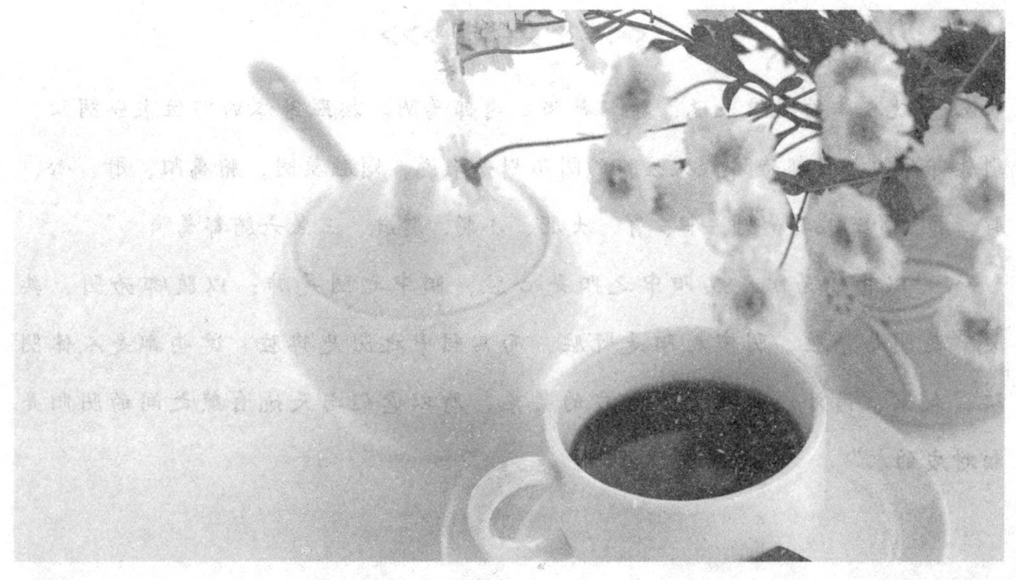

“夫言人之阴阳，则外为阳，内为阴。言人身之阴阳，则背为阳，腹为阴。言人身之藏府中阴阳，则藏者为阴，腑者为阳。肝、心、脾、肺、肾五藏皆为阴，胆、胃、大肠、小肠、膀胱、三焦六腑皆为阳。”

“故背为阳，阳中之阳，心也；背为阳，阳中之阴，肺也；腹为阴，阴中之阴，肾也；腹为阴，阴中之阳，肝也；腹为阴，阴中之至阴，脾也。”此皆阴阳表里，内外雌雄，相输应也。故以应天之阴阳也。”

《素问·金匮真言论》

<<< 上文翻译 >>>

“就人体的阴阳来说，外部属阳，内部属阴。按照身体的部位来分阴阳，则背部为阳，腹部为阴。从脏腑的阴阳划分来说，则脏属阴，腑属阳，肝、心、脾、肺、肾五脏都属阴，胆、胃、大肠、小肠、膀胱、三焦六腑都属阳。”

“以背部为阳，其阳中之阳是心脏，阳中之阴是肺；以腹部为阴，其阴中之阴是肾脏，阴中之阳是肝脏，而其阴中之阴是脾脏。这些都是人体阴阳、表里、内外、雄雌相互对应的关系，所以它们与天地自然之间的阴阳是相对应的。”

由此可知，阴阳是二分法的。在特定的系统中，事物要么属阴，要么属阳，或者是阳中之阳，阳中之阴；阴中之阳，阴中之阴，而不存在非阴非阳的第三类。也不可能在同一系统中事物皆属阳，或皆属阴。如以表里系统言，不可能表为阳，里也为阳。二分法是事物基本属性分类的特点，它表明同一系统中存在相反、相对和相异的事物属性。

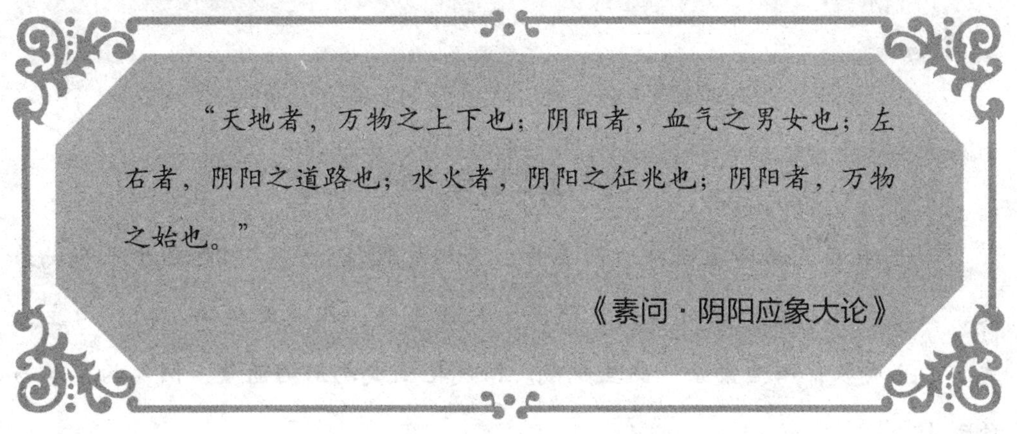

“天地者，万物之上下也；阴阳者，血气之男女也；左右者，阴阳之道路也；水火者，阴阳之征兆也；阴阳者，万物之始也。”

《素问·阴阳应象大论》

<<< 上文翻译 >>>

“天地是万物的上下覆载；阴阳如血气与男女之相对；左右为阴阳运行不息的道路；水性寒，火性热，是阴阳的具体表现；阴阳的变化，是万物生长的原始能力。”

以阴阳分类血气身形就像把自然分为天地上下一样。

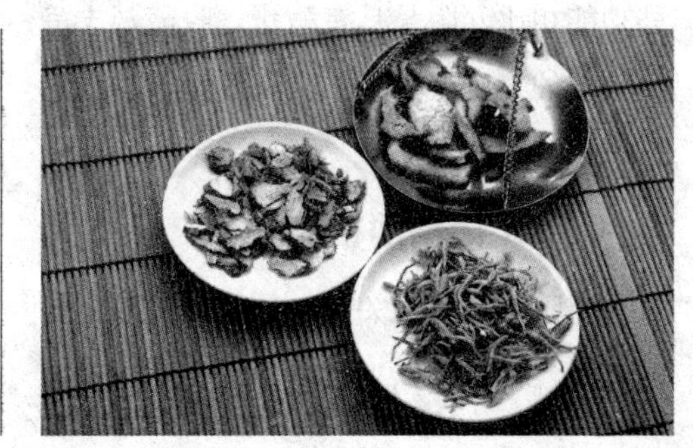

（1）阴阳的功能和作用

《黄帝内经》认为阴阳是有一定功能的物质和单位的。例如：

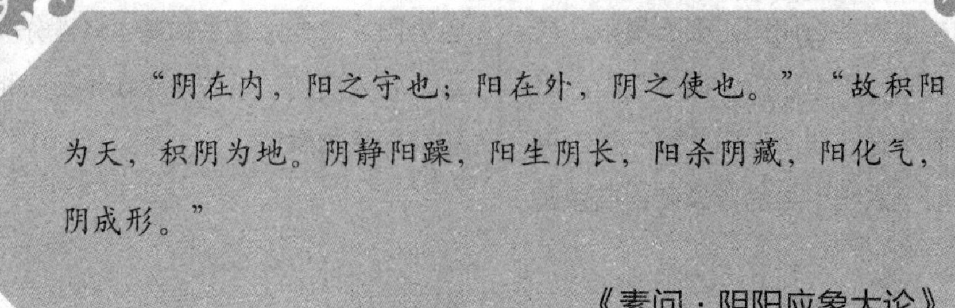

“阴在内，阳之守也；阳在外，阴之使也。”“故积阳为天，积阴为地。阴静阳躁，阳生阴长，阳杀阴藏，阳化气，阴成形。”

《素问·阴阳应象大论》

<<< 上文翻译 >>>

“阴在内，为阳之镇守；阳在外，为阴之役使。”“阳气聚于上而成为天，浊阴之气积于下而成为地。阴是比较静止的，阳是比较躁动的；阳主生成，阴主成长；阳主肃杀，阴主收藏。阳气化生成无形的能量，阴气构成万物的形体。”

上文说明了阴阳的物质、信息具有不同的性质和特点，因此，也具有不同的功能。阳是运动、活跃、亢奋的物质或信息。具有卫外、固护的作用；而与阳的卫外功能相比，阴是具有静止、收藏、宁静等特点的物质或信息，具有濡养、滋润的作用。

（2）阴阳的相互关系

阴阳是平衡的关系，协调的关系。一般来说，体现在以下几方面：

阴阳消长：阴阳消长，是阴阳在同一系统、事物中具有此消彼长、此长彼消、互生依存的两个方面的物质相互作用的关系。即“阳生阴长，阳杀阴藏”。

阴阳互根：阴阳互根，是从另一方面说明依存关系，即阴生于阳的温煦，阳生于阴的滋养。阴助阳生、阳助阴成是阴阳互根的基本关系。因此，《黄帝内经》认为元阳、元阴是阴阳赖以生成的基础，阴阳一方的耗损也必然影响到另一方，可以导致阴阳俱虚。

阴阳变化：阴阳变化是指在阴阳量变超出某一域值时，阴阳平衡的趋势就会改变，发生质变。如阴阳的平衡被破坏，阴多则变现为寒（疾病性质），阳多则表现为热（疾病性质）；同样阴虚、阳虚、寒极、热极等也是同样道理，即阴阳平衡的关系改变，一方或两方的量变超出平衡域值时，就会出现阴阳失衡的疾病性质变化。

“阴者，藏精而起亟也，阳者，卫外而为固也。”“凡阴阳之要，阳密乃固，两者不和，若春无秋，若冬无夏。因而和之，是谓圣度。故阳强不能密，阴气乃绝。阴平阳秘，精神乃治；阴阳离决，精气乃绝。”

《素问·生气通天论》

<<< 上文翻译 >>>

“人体的阴气蓄藏精气并不断供应阳气；阳气才能在外保卫人体外部，使身体固密不受侵害。”“阴阳协调的关键，在于阳气致密于外而阴精才能固守于内。如果出现偏盛使两者不和谐，就像一年之中只有春天而没有秋天，只有冬天而没有夏天一样。根据情况来使阴阳平衡协调，这是圣人调养身体的法度。如果阳气过于强盛不能密藏，阴气就会衰竭；只有阴气平衡阳气固密，阴阳平衡，才能使人精神旺盛；如果阴阳离析而不能相交，人的精气便会竭绝尽失。”

“故清阳为天，浊阴为地；地气上为云，天气下为雨；雨出地气，云出天气。故清阳出上窍，浊阴出下窍；清阳发腠理，浊阴走五藏；清阳实四支，浊阴归六腑。水为阴，火为阳；阳为气，阴为味。”

《素问·阴阳应象大论》

<<< 上文翻译 >>>

“所以天是由清阳之气上升形成的，而浊阴之气下降则为地。地气蒸发上升形成云，天上的云气凝聚下降成为雨；雨是地气上升转变而成的，云是由天生热气对地气的蒸发而形成的。人体的变化也是这样，清阳之气出于上窍，浊阴之气出于下窍；清阳之气发散腠理，精血津液充养五脏；清阳之气充实于四肢，浊阴之气传化于六腑。水属阴，火属阳。阳是无形的气，阴是有形的味。”

由此可知，《黄帝内经》认为阴阳虽然相对或矛盾，但两者又是相互联系和依存的关系，阴阳相互作用、分工协作、互为依存是维持生命过程的基本条件。

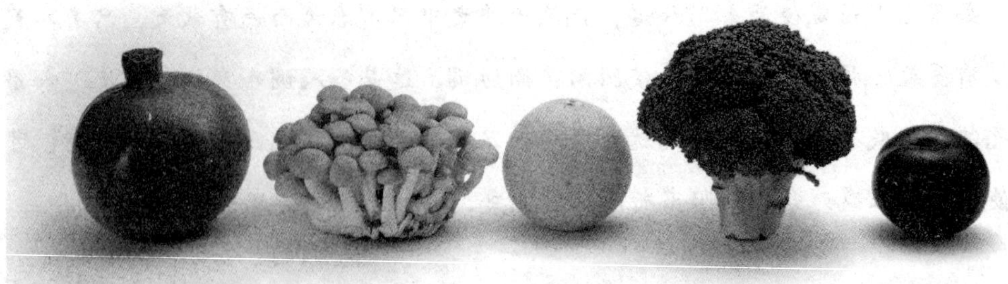

2.五行学说

《黄帝内经》认为，自然界万事万物都可用木、火、土、金、水进行五行归类，并以此归类建立五脏、五腑（六腑）、五体、五官、五志、五液等以五脏为核心的五个生理系统。认为这五个生理系统之间通过五行的生克制化关系维系人体的生命活动。如果这五个生理系统之间有生无制，就会亢而为害，发生病变。如《黄帝内经》中有言："亢则害，承乃制，制则生化，外列盛衰；害则败乱，生化大病。"（《素问·六微旨大论》）正如张介宾在《类经图翼　运气上》所说："盖造化之机，不可无生，亦不可无制。无生则发育无由，无制则亢而为害。生克循环，运行不息，而天地之道，斯无穷矣。"《黄帝内经》认为，世界上的一切事物都是由五行构成的，五行体现于五脏：心火、肾水、肺金、肝木、脾土。

"东方生风，风生木，木生酸，酸生肝，肝生筋，筋生心，肝主目。其在天为玄，在人为道，在地为化。化生五味，道生智，玄生神，神在天为风，在地为木，在体为筋，在藏为肝。在色为苍，在音为角，在声为呼，在变动为握，在窍为目，在味为酸，在志为怒。怒伤肝，悲胜怒，风伤筋，燥胜风，酸伤筋，辛胜酸。

南方生热，热生火，火生苦，苦生心。心生血，血生脾。心主舌。其在天为热，在地为火，在体为脉，在藏为心，在色为赤，在音为徵，在声为笑，在变动为忧，在窍为舌，在味为苦，在志为喜。喜伤心，恐胜喜。热伤气，寒胜热。苦伤气，咸胜苦。

中央生湿，湿生土，土生甘，甘生脾，脾生肉，肉生肺，脾主口。其在天为湿，在地为土，在体为肉，在藏为脾，在色为黄，在音为宫，在声为歌，在变动为哕，在窍为口，在味为甘，在志为思。思伤脾，怒胜思，湿伤肉，风胜湿，甘伤肉，酸胜甘。

西方生燥，燥生金，金生辛，辛生肺，肺生皮毛，皮毛在肾，肺主鼻。其在天为燥，在地为金，在体为皮毛，在藏为肺，在色为白，在音为商，在声为哭，在变动为咳，在窍为鼻，在味为辛，在志为忧。忧伤肺，喜胜忧，热伤皮毛，寒胜热，辛伤皮毛，苦胜辛。

北方生寒，寒生水，水生咸，咸生肾，肾生骨髓，髓生肝，肾主耳。其在天为寒，在地为水，在体为骨，在藏为肾，在色为黑，在音为羽，在声为呻，在变动为慄，在窍为耳，在味为咸，在志为恐。恐伤肾，思胜恐，寒伤血，燥胜寒，咸伤血，甘胜咸。”

《素问·阴阳应象大论》

<<< 上文翻译 >>>

“东方生风，风能滋养木气，木气能生酸味，酸能滋养肝气，肝气养筋，筋则又能养心，肝气关联于目。它在自然界是深远微妙而无穷的，在人能够知道自然界变化的道理，在地为生化万物。大地有生化，所以能产生饮食五味；人能知道自然界变化的道理，就能产生一切智慧；宇宙间的深远微妙，是变化莫测的。变化在天空中为风气，在地面上为木气，在人体为筋，在五脏为肝，在五色为苍，在五音为角，在五声为呼，在病变的表现为握，在七窍为目，在五味为酸，在情志的变动为怒。过怒伤肝，但悲能够抑制怒；风气太过能伤筋，但燥能够抑制风；过食酸味能伤筋，但辛味能抑制酸味。

南方对应夏，夏能生热，热甚则生火，火气能产生苦味，苦味能滋长心气，心气能化生血气，血气充足，则又能生脾，心气关联于舌。它的变化在天为热气，在地为火气，在人体为血脉，在五脏为心，在五色为赤，在五音为徵，在五声为笑，在病变的表现为忧，在窍为舌，在五味为苦，在情志的变动为喜。过喜能伤心，以恐惧抑制喜；热能伤气，以寒气抑制热；过苦能伤气，咸味能抑制苦味。

中央对应长夏，长夏生湿，湿气能使土气变得旺盛，土气能产生甘味，甘味能滋养脾气，脾气能滋养肌肉，肌肉丰满，则又能养肺，脾气关联于口。它的变化在天为湿气，在地为土气，在人体为肌肉，在五脏为脾，在五色为黄，在五音为宫，在五声为歌，在病变的表现为呃逆，在窍为口，在五味为甘，在情志的变动为思。思虑过度伤脾，以怒气抑制思虑；湿气过度能伤肌肉，以风气抑制湿气，甘味过度能伤肌肉，酸味能抑制甘味。

西方对应秋，天气急而生燥，燥与金气相应，金能产生辛味，辛味能滋养肺气，肺气能滋养皮毛，皮毛润泽则又能养肾，肺气关联于鼻。它的变化在天为燥气，在地为金气，在人体为皮毛，在五脏为肺，在五色为白，在五音为商，在五声为哭，在病变的表现为咳，在窍为鼻，在五味为辛，在情致的变动为忧。过忧能伤肺，以喜抑制忧；过热能伤皮毛，寒能抑制热；辛味过度能伤皮毛，苦味能抑制辛味。

北方对应冬，冬天生寒，寒气与水气相应，水气能产生咸味，咸味能滋养肾气，肾气能滋长骨髓，骨髓充实，则又能养肝，肾气关联于耳。它的变化在天为寒气，在地为水气，在人体为骨髓，在五脏为肾，在五色为黑，在五音为羽，在五声为呻，在病变的表现为战栗，在窍为耳，在五味为咸，在情致的变动为恐。过度恐惧能伤肾，思能够抑制恐；寒气太过能伤血，但燥湿能够抑制寒；过咸能伤血，但甘味能抑制咸味。”

从上文得知，五行是由五方开始到五气，由五气到五味，由五味到五脏，形成了一个由天地到人体、天人合一的五行模式，这就是将自然界的万事万物以及人体的各脏腑内容进行五行归类，按各事物的不同属性作五行相配，展示了一个无所不包的五大系统，并且这五大系统由于其相互联系、相互协调平衡，而被表述为一个统一的整体。

天给人吸五气，地给人食五味，五气入鼻，藏于心肺，它使人的五色修明，声音响亮；五味入口，藏于胃肠道，能养五气，气各而生，津液相生，精神也就充沛。人通过呼吸饮食不断从自然中摄取养料，使生命得以维系和延续，之所以如此，是因为人本身就是大自然的一个组成部分。

阴阳学说主要说明事物对立双方的互相依存、互相消长和互相转化的关系；五行学说是用事物属性的五行归类及生克乘侮规律，以说明事物的属性和事物之间的相互关系。在中医学里，两者皆以脏腑、经络、气血津液等为其物质基础；都是从宏观自然现象（包括人体的变化规律），用取象比类的方法，来分析、研究、解释人体的生理活动和病理变化及人体内外的各种关系，并指导临床辨证与治疗。

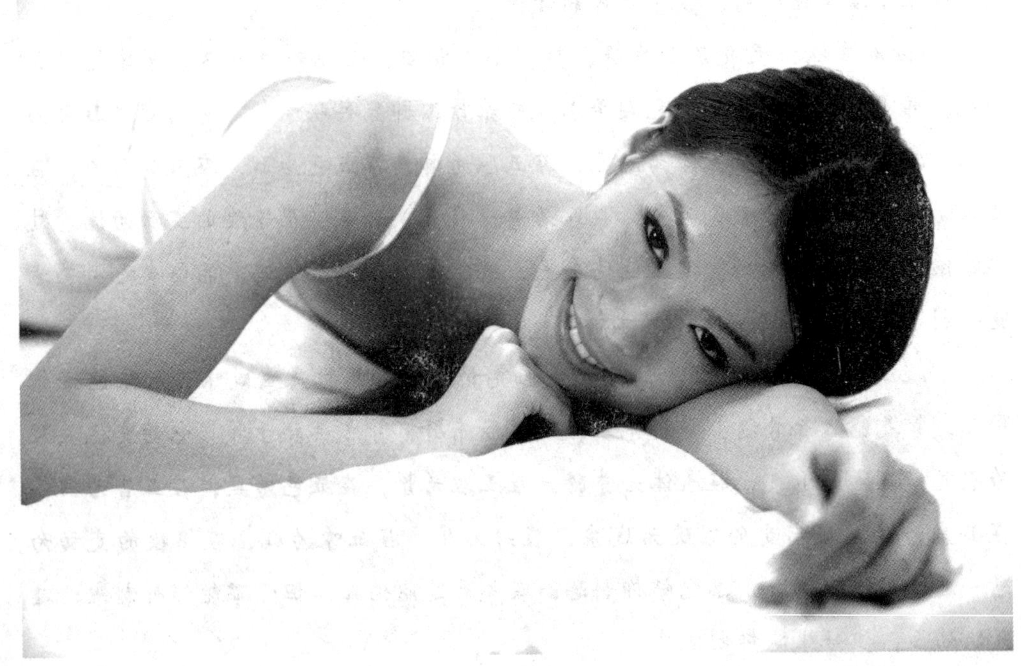

五、《黄帝内经》的经络学说

经络是经脉和络脉的总称。经，有路径之意。经脉贯通上下，沟通内外，是经络系统的主干。络，有网络之意。络脉是经脉别出的分支，较经脉细小，纵横交错，遍布全身。经络内属于脏腑，入络于肢节，沟通于脏腑与体表之间，将人体脏腑、组织、器官联结成为一个有机的整体，并借此行气血、营阴阳，使人体各部的功能活动得以保持协调和相对平衡。

研究经络系统的生理功能、病理变化及其与脏腑之间的关系的理论，称为经络学说，是中医学分析人体生理、病理和对疾病进行诊疗的主要依据之一。“经络”一词首先见《黄帝内经》，《灵枢·邪气脏腑病形》说：“阴之与阳也，异名同类，上下相会，经络之相贯，如环无端。”又如《灵枢·脉经》中说：“经脉者，所以能决死生，处百病，调虚实，不可不通。”

经络系统由经脉、络脉、内属脏腑部分、外连体表部分等四大部分组成，经脉部分又分为十二正经、奇经八脉、十二经别；脉络部分又有别络、浮络、孙洛之分；十二经脉各与其本身脏腑有直接络属关系，从而沟通了脏腑之间以及脏腑与经络之间的复杂联系；经络与体表组织之间的联系，主要有十二经筋和十二皮部。另外，《黄帝内经》还记载了腧穴分布，以及腧穴在治疗中的应用。

经络是经脉和络脉的总称，是人体运行全身气血，联络脏腑肢节，沟通上下内外的通道。经脉是经络系统中纵行的主干线，大多循行于人体的深部，且有一定的循行路线。络脉是经脉的分支，有网络之意。络脉深浅皆有，但大多循行于较浅部位，有的还浮现于体表。络脉纵横交错，网络全身，无所不至。

所以说，经络学说与藏象学说一样，也是《黄帝内经》理论体系的重要组成部分。它不仅为针刺技术的推行奠定了理论基础，而且对中医基础理论及临床医学的发展具有重要的学术价值。

六、《黄帝内经》的病因病机学说

病因病机学说是《黄帝内经》理论体系重要组成部分。《黄帝内经》不仅首先提出“病机”的概念，而且对疾病的病因、发病机制、疾病总的变化机理以至具体疾病的病变机理，都作了相当详细的论述，形成较为系统的学说并奠定了中医的疾病观和认识疾病的独特方法。

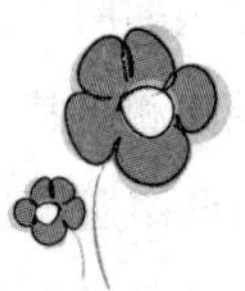

1.病因学说

所谓病因即发病的原因。病因学说主要研究的是病因的性质及致病特点。《黄帝内经》所论述的病因内容主要有天气因素（风、寒、暑、湿、燥、火）、情志因素（怒、喜、忧、思、悲、恐、惊）和饮食起居（饮食、劳逸、房事、起居等）三大方面，对于各种病因的致病特点，《黄帝内经》都作了不同程度的论述。

“黄帝问于岐伯曰：夫百病之始生也，皆于风雨寒暑，清湿喜怒。喜、怒不节则伤藏，风雨则伤上，清湿则伤下。三部之气，所伤异类，愿闻其会。岐伯曰：三部之气各不同，或起于阴，或起于阳，请言其方。喜怒不节则伤藏，藏伤则病起于阴也；清湿袭虚，则病起于下；风雨袭虚，则病起于上，是谓三部。至于其淫泆，不可胜数。”

《灵枢·百病始生》

<<< 上文翻译 >>>

“黄帝向岐伯问道：各种疾病在开始发生的时候，都是由于感受了外界的风、雨、寒、暑、水湿之邪，或是内伤了喜、怒等过极的情志变化。喜、怒不能节制，就会损伤人体的内脏；风雨外邪入侵，就会伤害人体的上部；水湿外邪入侵，就会伤害人体的下部。上、下、内三部的邪气伤害人体部位各有不同，我很想听听其中的道理。岐伯说：由于三部邪气的性质各不相同，侵犯的部位也不一样，有的先起于内，有的先起于外，请让我讲讲它的一般规律。喜怒等情志太过就会伤害人体的五脏，而五脏在内属阴，病便先起于里；水湿之邪乘虚侵犯人体的下部，病便先从下部开始；风雨之邪乘虚侵犯人体的上部，病便先从上部开始，这就是疾病刚开始发生时的三个部位。一旦邪气在体内发展，到了猖獗泛滥、到处播散时，所引起的病变，就数也数不清了。”

上文首先给病因下了一个定义，那就是导致疾病发生的原因就是“风雨寒暑，清湿喜怒”等这些因素。紧接着病因的定义，黄帝提出“三部之气，所伤异类”的问题，这是认识病因和对病进行分类的方法。

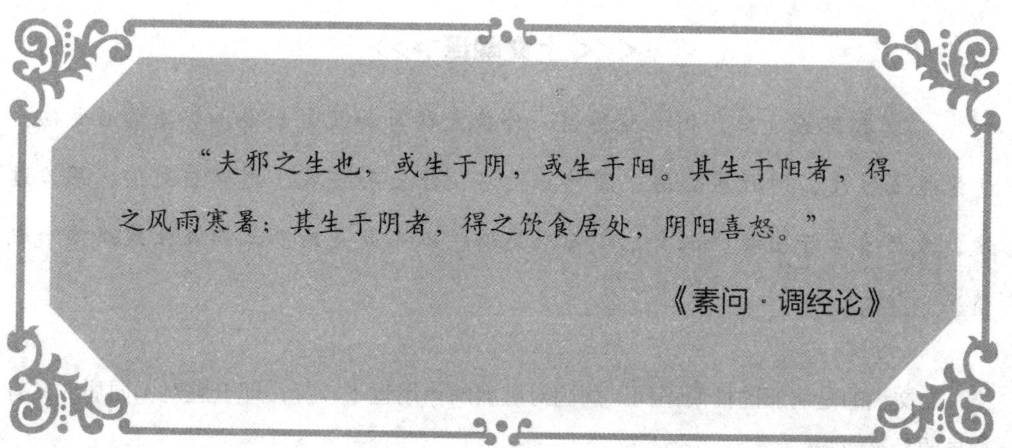

“夫邪之生也，或生于阴，或生于阳。其生于阳者，得之风雨寒暑；其生于阴者，得之饮食居处，阴阳喜怒。”

《素问·调经论》

<<< 上文翻译 >>>

“凡邪气产生的病变，有生于阴的内伤，有生于阳的外感。生于阳的，是受了风雨寒暑的侵袭；生于阴的，是由于饮食不节，起居失常，情欲过度，喜怒无常的缘故。”

上文说明《黄帝内经》已经认识到不同的病因具有不同的致病特异性，这种特异性包括“阴阳”、“喜怒”、“饮食居处”和劳逸失度等病因，这些病因容易伤及脏腑。

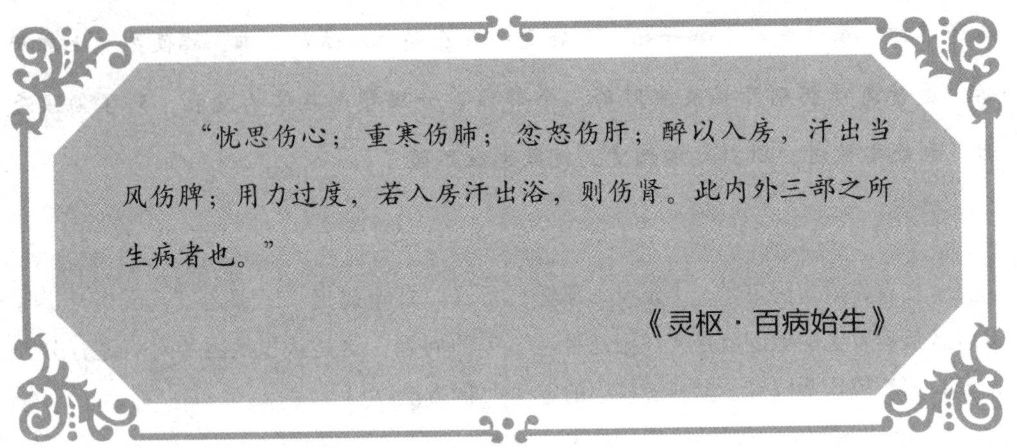

“忧思伤心；重寒伤肺；忿怒伤肝；醉以入房，汗出当风伤脾；用力过度，若入房汗出浴，则伤肾。此内外三部之所生病者也。”

《灵枢·百病始生》

<<< 上文翻译 >>>

“忧愁思虑过度，则心脏受伤；外感寒邪再加饮食寒冷，会使肺脏受伤；忿恨恼怒过度，则肝脏受伤；酒醉后行房，汗出而受风，则脾脏受伤；用力过度，或行房后汗出浴于水中，则肾脏受伤。以上就是内外三部发生疾病的一般情况。”

上文说的是病邪的性质不同，病因对脏腑的作用也不一样，即五脏对不同病邪具有特异的易感趋势。

《黄帝内经》对于病因的阐述很多，限于篇章，不在此一一赘述，总的来说，《黄帝内经》病因的概念是一个理性的认识，它综合了发病过程中多种因素的作用，《黄帝内经》还很重视对发病的研究，认为发病需要一个条件，而发病后疾病的变化又与多种因素有关，这些分析方法的有机结合就构成了《黄帝内经》的病因发病学说。

2.病机学说

所谓病机即疾病发生、发展与变化的机理。病机是疾病的临床表现、发展转归和诊断治疗的内在根据。中医病机以脏腑经络、气血津液等中医基础理论为根据，以中医病因病机学的基本原理为指导，联系中医病因与发病学说以及中医辨证学，研究疾病过程变化发展的内在机理，探明其传变，转归的病理本质。疾病是多种多样的。由于病因不同，病位不同，人体正气与环境条件不一，因此疾病的机制也是复杂多变的。例如，疾病有外感、内伤之分，有在脏腑、在经络、在气血、在津液之异等等，各有不同的病机变化与传变、转归规律，从而构成中医病机的多层次体系。

《黄帝内经》把各种致病因素称为“邪气”，把人体对各种致病因素的防御能力称为“正气”。疾病的发生与否，取决于正邪两方的力量对比，认为“正气存内，邪不可干”（《素问遗篇·刺法论》）；“邪之所凑，其气必虚”（《素问·评热病论》）。强调了内因是发病的决定因素、外因是发病的重要条件的发病学观点。如：

“帝曰：善。夫百病之生也，皆生于风寒暑湿燥火，以之化之变也。经言盛者泻之，虚则补之，余锡以方士，而方士用之尚未能十全，余欲令要道必行，桴鼓相应，犹拔刺雪污，工巧神圣，可得闻乎？岐伯曰：审察病机，无失气宜，此之谓也。”

《素问·至真要大论》

<<< 上文翻译 >>>

“黄帝说：讲得好！许多疾病的发生，都是由于风、寒、暑、湿、燥、火六气的变化所导致的。医经上说：实证用泻法治疗，虚证用补法治疗。我告诉了医生，但是医生运用它，还不能收到十全的效果。我想使这些重要的理论得到普遍运用，并且能够收到很好的效果，如拔刺、雪污一样，对于望闻问切的诊察方法和技术，能告诉我吗？岐伯答道：审察疾病发生和发展变化的机制，不可失却气宜，就是这个意思。”

“帝曰：愿闻病机何如？岐伯曰：诸风掉眩，皆属于肝；诸寒收引，皆属于肾；诸气郁，皆属于肺；诸湿肿满，皆属于脾；诸热瞀瘛，皆属于火；诸痛痒疮，皆属于心；诸厥固泄，皆属于下；诸痿喘呕，皆属于上，诸禁鼓栗，如丧神守，皆属于火；诸痉项强，皆属于湿；诸逆冲上，皆属于火；诸胀腹大，皆属于热；诸躁狂越，皆属于火；诸暴强直，皆属于风；诸病有声，鼓之如鼓，皆属于热；诸病胕肿，疼酸惊骇，皆属于火；诸转反戾，水液浑浊，皆属于热；诸病水液，澄彻清冷，皆属于寒，诸呕吐酸，暴注下迫，皆属于热。”

《素问·至真要大论》

<<< 上文翻译 >>>

“黄帝问道：请问疾病发生发展变化的机制是怎样的？岐伯答道：凡是风病，振摇眩晕，都属于肝。凡是寒病，收引拘急，都属于肾。凡是气病，喘急胸闷，都属于肺。凡是湿病，浮肿胀满，都属于脾。凡是热病，神志昏乱，肢体抽搐，都属于火，凡是疼痛瘙痒的疮疡，都属于心。凡是厥逆，二便不通或失禁，都属于下焦。凡是痿症，喘逆呕吐，都属于上焦。凡是口噤不开，鼓颔战抖，神志不安，都属于火。凡是痉病，颈项强急，都属于湿。凡是气逆上冲，都属于火。凡是胀满腹大，都属于热。凡是躁动不安，发狂越常，都属于火。凡是突然发生的强直，都属于风。凡是因病有声，叩之如鼓，都属于热。凡是浮肿，疼痛酸楚，惊骇不安，都属于火。凡是转筋反折，排出的水液浑浊，都属于热。凡是排泄的水液澄明清冷，都属于寒。凡是呕吐酸水，急剧下利，都属于热。”

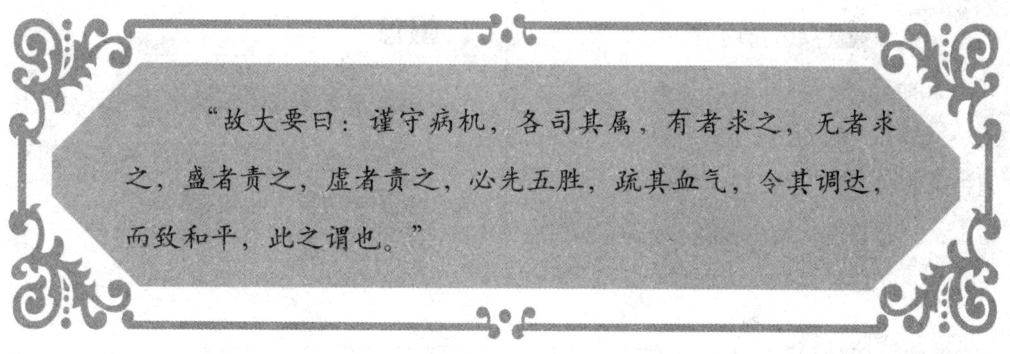

“故大要曰：谨守病机，各司其属，有者求之，无者求之，盛者责之，虚者责之，必先五胜，疏其血气，令其调达，而致和平，此之谓也。”

<<< 上文翻译 >>>

“所以《大要》说：谨慎地掌握病机，分别观察其所属关系，有邪、无邪均必须加以推求，实证、虚证都要详细研究，首先分析五气中何气所胜，然后疏通其血气，使之调达舒畅，而归于平和。就是这个意思。”

《黄帝内经》分析的病机的方法是天人相应、脏腑的系统联系和阴阳为纲的逻辑体系展开，而目的却是为治疗疾病提供依据。同时《黄帝内经》还认为疾病是千变万化的，但其基本病变机制不外邪正盛衰、阴阳失调、升降失常等几个主要方面。这几个主要方面不仅是《黄帝内经》研究、分析疾病变化机制的主要内容，而且也是后世认识疾病发生、发展与转归以及对病症辨证论治的理论依据。

七、《黄帝内经》的诊法

所谓诊法，即诊断疾病的方法，包括疾病的诊察方法、诊断原理及判断法则。《黄帝内经》诊法的内容包括望、闻、问、切四诊，并强调诊察疾病必须“四诊合参”。《灵枢·邪气脏腑病形》说：“见其色，知其病，命曰明；按其脉，知其病，命曰神；问其病，知其处，命曰工……故知一则为工，知二则为神，知三则神且明矣。”《素问·阴阳应象大论》指出：“善诊者，察色按脉，先别阴阳；审清浊，而知部分；视喘息，听音声，而知所苦；观权衡规矩，而知病所主；按尺寸、观浮沉滑涩，而知病所生。以治无过，以诊则不失矣。”

1.望诊

望诊是对患者的神、色、形、态、五官、舌象以及排出物等进行有目的的观察，以了解病情，测知脏腑病变。

“察泽夭，谓之良工。沉浊为内，浮泽为外。黄赤为风，青黑为痛，白为寒，黄而膏润为脓，赤甚者为血，痛甚为挛，寒甚为皮不仁。五色各见其部，察其浮沉，以知浅深；察其泽夭，以观成败；察其散抟，以知远近；视色上下，以知病处；积神于心，以知往今。故相气不微，不知是非，属意勿去，乃知新故。”

《灵枢·五色》

<<< 上文翻译 >>>

“诊断出疾病的善恶逆顺，才是医术精深的医生。面色沉滞晦暗，表明内脏有病；面色浮露鲜明，表明外腑有病。面色黄赤表明患有风病；色见青黑为疼痛；白色为寒；色黄而如脂膏般润泽的说明脓已形成；面色过赤的患有血分痛。过痛可引起挛急，过寒则会使肌肤麻痹不仁。五色各表现在一定的部位，观察它的沉浮，就可判断病邪的深浅；根据它的润泽与枯晦，就可推测病情的轻重；根据它消散或聚结的情况，就可确知病程的长短；观察病色的上下，就可知道病的部位。专注地观察，就可知道疾病以往的情况和目前的状况。如观察不细心，就不能了解疾病的程度。只有专心致志，才能知道疾病的产生和现在的情况。”

“夫五藏者身之强也。头者，精明之府，头倾视深，精神将夺矣。背者，胸中之府，背曲肩随，府将坏矣。腰者，肾之府，转摇不能，肾将惫矣。膝者，筋之府，屈伸不能，行则偻附，筋将惫矣。骨者，髓之府，不能久立，行则振掉，骨将惫矣。得强则生，失强则死。”

《素问·脉要精微论》

<<< 上文翻译 >>>

“五脏是人体强健的基础，而头部是精气神明会聚之府，如果头部侧垂，目陷无光，那就说明精神要衰败了。背是胸之府，如果背弯曲肩下垂，那就说明胸要坏了；腰是肾之府，如果腰部不能转动，那就说明肾气要衰竭了；膝是筋之府，如果屈伸困难，走路曲背低头，那就说明筋要衰惫了；骨是髓之府，如果不能久立，行走动摇不定，那就说明骨要衰颓了。总之，如果脏腑精气能够由弱转强，就可复生；否则，就会死亡。”

2.闻诊

闻诊是从患者的语言、呼吸等声音以及排出物的气味以辨别内在病情。《黄帝内经》创立了五脏与五音、五声相应的闻诊基本理论，指出不同脏腑可闻及不同病理声音。

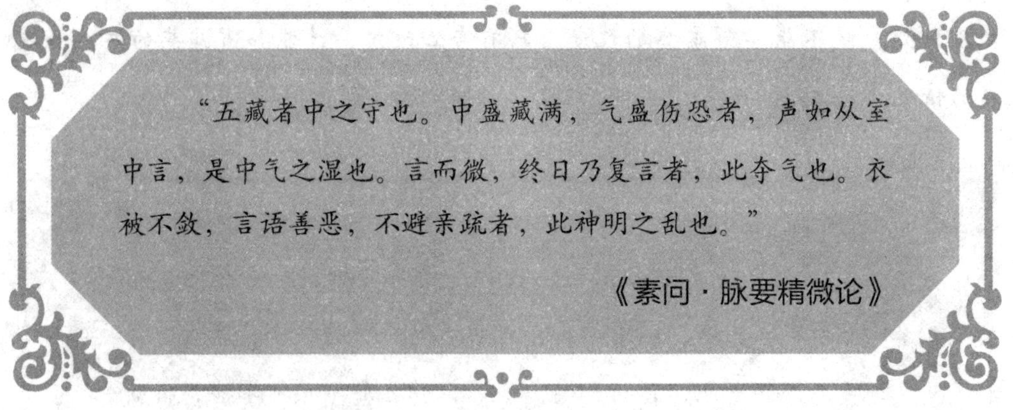

“五藏者中之守也。中盛藏满，气盛伤恐者，声如从室中言，是中气之湿也。言而微，终日乃复言者，此夺气也。衣被不敛，言语善恶，不避亲疏者，此神明之乱也。”

《素问·脉要精微论》

<<< 上文翻译 >>>

“五脏是藏精守内的。如脘腹胀满，脏气虚满，则说话声音就像从密室中发出的一样，这是中气被湿邪所侵袭的缘故；如果说话声音低微，说了再说，表明正气明显衰败；如果患者不知收拾衣被，言语错乱，不分亲疏远近，这显然是神气紊乱了。”

3.问诊

问诊是通过对患者及其知情者的询问，从而得知患者平时的健康状态、发病原因、病情经过和患者的自觉症状等。

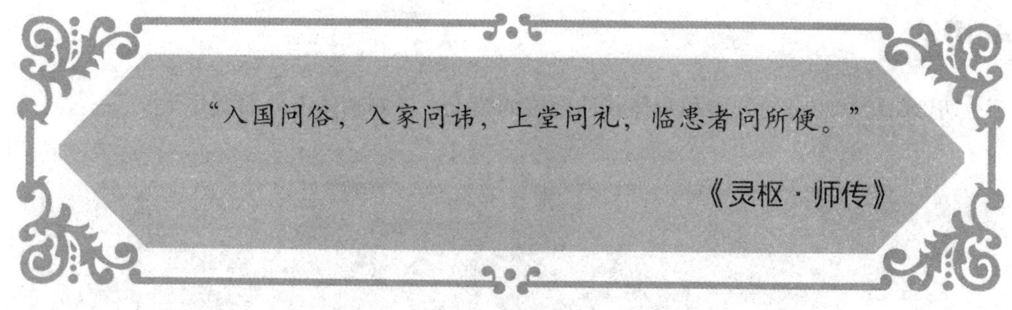

“入国问俗，入家问讳，上堂问礼，临患者问所便。”

《灵枢·师传》

<<< 上文翻译 >>>

“到达一个国家后，要先问清楚当地的风俗习惯；进入一个家庭时，要先问清楚他家的忌讳；登堂时更要先问清楚人家的礼节；医生临诊时也要先询问患者怎样才觉得适宜。”

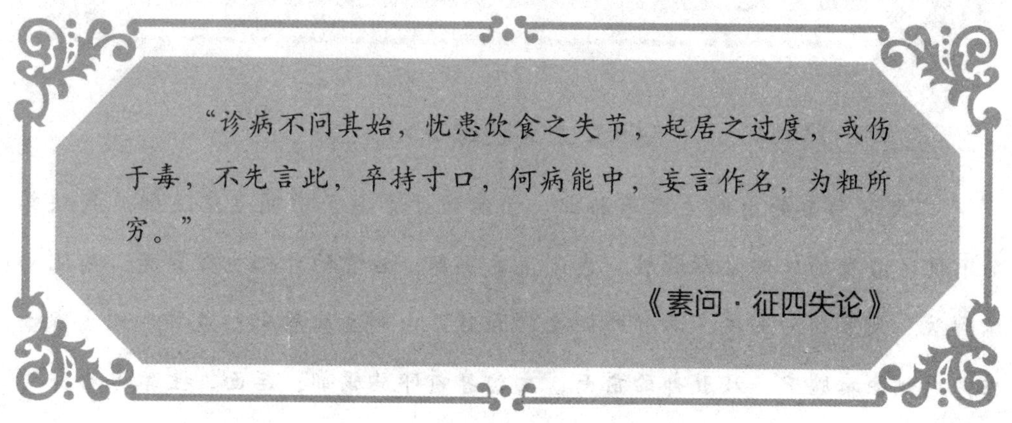

“诊病不问其始，忧患饮食之失节，起居之过度，或伤于毒，不先言此，卒持寸口，何病能中，妄言作名，为粗所穷。”

《素问·征四失论》

<<< 上文翻译 >>>

“诊病时不问患者的发病情况，是因忧患等精神刺激引起的，还是饮食不当引起的，是生活起居不规律引起的，还是由于中毒而导致的。如果诊病不先问清这些情况，就仓促诊视患者的脉象，怎能正确诊断病情呢？只能是信口开河乱言病名，使病为这种粗劣治疗的作风所困。”

《黄帝内经》的这些论述奠定了问诊发展的理论基础。

4.切诊

切诊是诊察患者的脉候和身体其他部位的情况，以测知体内外的变化。

“尺内两傍，则季胁也，尺外以候肾，尺里以候腹。中附上，左外以候肝，内以候鬲，右外以候胃，内以候脾。上附上右外以候肺，内以候胸中，左外以候心，内以候膻中。前以候前，后以候后。上竟上者，胸喉中事也。下竟下者，少腹腰股膝胫足中事也。”

《素问·脉要精微论》

<<< 上文翻译 >>>

“尺肤两旁的内侧主察季胁部，主察候于肾脏，中间主察腹部。尺肤部的中段、左臂的外侧主察肝脏，内侧主察膈部；右臂的外侧主察胃腑，内侧主察脾脏。尺肤部的上段，右臂外侧主察肺脏，内侧主察胸中；左臂外侧主察心脏，内侧主察膻中。尺肤部的前面，主察身前即胸腹部；后面，主察身后即背部。从尺肤上段直达鱼际处，主胸部与喉中的疾病；从尺肤部的下段直达肘横纹处，主少腹、腰、股、膝、胫、足等处的疾病。”

《黄帝内经》还论述了切脉的位置为寸口，这是因为寸口为手太阴经动脉，手太阴肺是脉之大要会、五脏六腑之所终结，因此，可以独取寸口诊脉，以测知脏腑气血的病变。

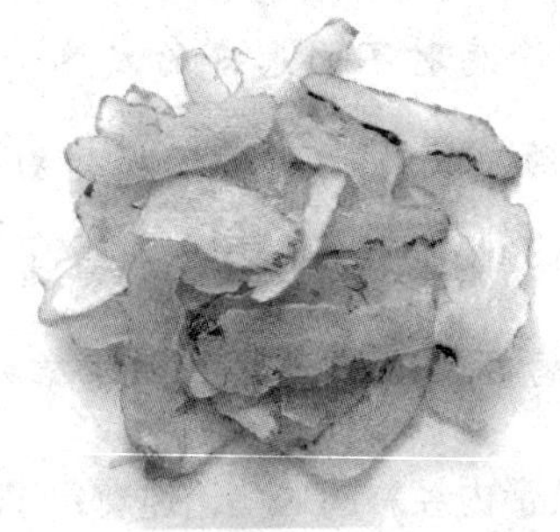

“帝曰：气口何以独为五藏主？岐伯说：胃者水谷之海，六腑之大源也。五味入口，藏于胃以养五藏气，气口亦太阴也，是以五藏六腑之气味，皆出于胃，变见于气口。”

《素问·五藏别论》

“食气入胃，散精于肝，淫气于筋。食气入胃，浊气归心，淫精于脉。脉气流经，经气归于肺，肺朝百脉，输精于皮毛。毛脉合精，行气于府，府精神明，留于四藏。气归于权衡，权衡以平，气口成寸，以决死生。”

《素问·经脉别论》

<<< 上文翻译 >>>

“黄帝问道：寸口脉为什么能单独作为五藏病变的反映呢？岐伯答道：胃像大海一样是水谷的汇聚之处，是六腑的源泉。饮食五味进入口中之后，藏留在胃中，来滋养五脏的精气。气口是太阳经脉的反映之处，因此五脏六腑的精气都来自于胃，而其变化都表现在气口。”

“食物进入胃之后，所化生的一部分精微之气被输散到肝，再由肝把它输送到全身的筋。食物进入胃之后，所化生的另一部分浓稠的精微，注入到心，再由心把它输送到血脉，精气流行在血脉里，到达于肺，肺又将气血输送到全身所有的血脉中去，最后把精气输送到皮毛。当皮毛和血脉内外的精气交流会合后，又返还流归于血脉之中。血脉中的精气就这样循环流行不息，正常不乱，并周流四脏，从而达到全身气血的平衡协调。而这种平衡协调的变化，表现在气口的脉象上，虽然气口脉位长不过一寸余，但根据它的脉象能判断疾病及死生。”

《黄帝内经》还讲述了平脉，并且提出平脉的特征是：不快不慢；节律整齐；有胃气和为根。

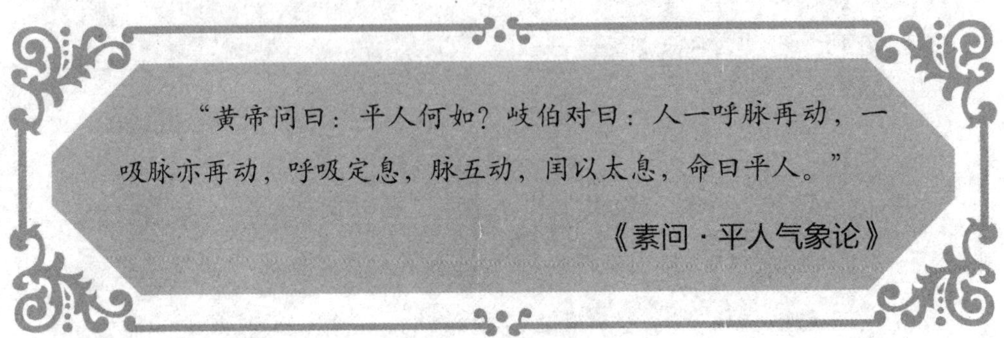

“黄帝问曰：平人何如？岐伯对曰：人一呼脉再动，一吸脉亦再动，呼吸定息，脉五动，闰以太息，命曰平人。”

《素问·平人气象论》

<<< 上文翻译 >>>

“黄帝问道：平人的脉象是怎样的？岐伯答道：人一次呼气，脉搏跳动两次；一次吸气，脉搏也跳动两次；一息之余，脉搏偶尔出现第五次跳动，是因为有时一息的时间较长，使得脉搏多跳动一次，这就是平人的脉象。”

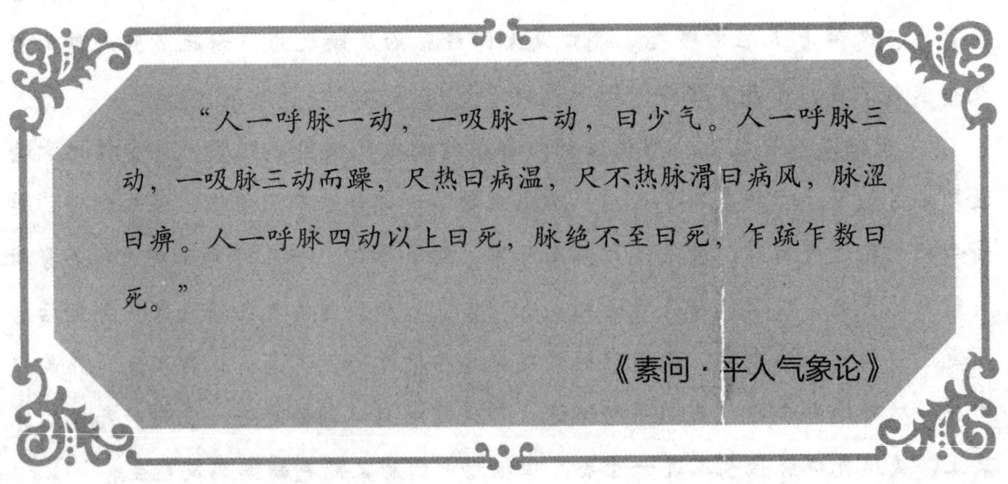

“人一呼脉一动，一吸脉一动，曰少气。人一呼脉三动，一吸脉三动而躁，尺热曰病温，尺不热脉滑曰病风，脉涩曰痹。人一呼脉四动以上曰死，脉绝不至曰死，乍疏乍数曰死。”

《素问·平人气象论》

<<< 上文翻译 >>>

“人一次呼气脉搏跳动一次，一次吸气脉搏跳动一次，这表示气已经衰少。人一次呼气脉搏跳动三次，一次吸气脉搏跳动三次，而且躁动不安，尺肤灼热，这表示患者患了温热病；尺肤不发热，脉来圆滑流利，就表示感受了风邪病；脉象涩滞不畅，表示患了痹证。人一次呼气，脉跳动四次以上，是死证；脉搏跳动停止，不再出现，也是死证；脉搏跳动忽快忽慢的，也是死证。”

“平人之常气禀于胃，胃者平人之常气也。人无胃气曰逆，逆者死。春胃微弦曰平，弦多胃少曰肝病，但弦无胃曰死。胃而有毛曰秋病，毛甚曰今病。藏真散于肝，肝藏筋膜之气也。

夏胃微钩曰平，钩多胃少曰心病，但钩无胃曰死，胃而有石曰冬病，石甚曰今病。藏真通于心，心藏血脉之气也。

长夏胃微　弱曰平，弱多胃少曰脾病，但代无胃曰死，弱有石曰冬病，弱甚曰今病。藏真濡于脾，脾藏肌肉之气也。

秋胃微毛曰平，毛多胃少曰肺病，但毛无胃曰死，毛而有弦曰春病，弦甚曰今病。藏真高于肺，以行荣卫阴阳也。

冬胃微石曰平，石多胃少曰肾病，但石无胃曰死，石而有钩曰夏病，钩甚曰今病。藏真下于肾，肾藏骨髓之气也。”

《素问·平人气象论》

<<< 上文翻译 >>>

“平人正常之脉象源于胃气，胃气就是平人脉象的正常之气。人的脉象若无胃气，叫做逆脉，出现逆脉就是死证。

春天的脉象，是弦脉象中带有柔和胃气的，叫做平脉；如果弦脉象多而缺少柔和的胃气，说明肝脏有病；如果只见弦脉象而没有柔和的胃气，是死亡的征象；若虽有胃气而兼见毛脉，是春见秋脉，表示到秋天就会生病；若毛脉明显，立即就会发病。春天时五脏的真气散布于肝，肝是主藏筋膜之气的。

夏天的脉象，钩中带有柔和胃气的，叫做平脉；如果钩象多而缺少柔和的胃气，说明心脏有病；如果只见钩象而无柔和的胃气，就要死亡；若虽有胃气而兼见石脉，这是夏见冬脉，表示到了冬天就会生病；若石脉太甚，立刻就会生病。夏天时脏真之气通于心，心是主藏血脉之气的。

长夏的脉象，轻微软弱而有柔和胃气的，叫做平脉；如果脉弱多而缺少柔和的胃气，说明脾有病；如果脉弱而无柔和之胃气，就要死亡；倘若弱脉中兼见石脉，估计到冬天就要生病；倘若石脉太甚，立刻就会生病。长夏时五脏真气充养于脾，脾脏是主肌肉之气的。

秋时的脉象，微毛而有柔和之象的叫做平脉；如果脉象毛多而缺少柔和的胃气，说明肺部有病；倘若脉象见毛脉而无胃气，就要死亡；若毛脉中还有弦脉，这就表示到了春天就要生病；倘若弦象过甚，立刻就会发病。秋天时真脏之气布藏于肺，肺位高居上焦，主运行营卫阴阳之气。

冬天的脉象，沉石而有柔和之象的叫做平脉；若石多而缺少柔和之气，说明肾脏有病；倘若只见石脉而无胃气的表现，患者就要死亡；若沉石脉中兼见钩象，这就表示到夏天就会生病；若钩脉过甚，立刻就会生病。冬天时真脏之气下藏于肾，肾脏是主藏骨髓之气的。”

脉不但和胃气有关，还与四时相应。

“帝曰：脉其四时动奈何？知病之所在奈何？知病之所变奈何？知病乍在内奈何？知病乍在外奈何？请问此五者，可得闻乎。岐伯曰：请言其与天运转大也。万物之外，六合之内，天地之变，阴阳之应，彼春之暖，为夏之暑，彼秋之忿，为冬之怒，四变之动，脉与之上下，以春应中规，夏应中矩，秋应中衡，冬应中权。是故冬至四十五日阳气微上，阴气微下；夏至四十五日，阴气微上，阳气微下。阴阳有时，与脉为期，期而相失，知脉所分。分之有期，故知死时。微妙在脉，不可不察，察之有纪，从阴阳始，始之有经，从五行生，生之有度，四时为宜。补泻勿失，与天地如一，得一之情，以知死生。是故声合五音，色合五行，脉合阴阳。”

“是故持脉有道，虚静为保。春日浮，如鱼之游在波；夏日在肤，泛泛乎万物有余；秋日下肤，蛰虫将去；冬日在骨，蛰虫周密，君子居室。故曰：知内者按而纪之，知外者终而始之，此六者持脉之大法。”

《素问·脉要精微论》

<<< 上文翻译 >>>

“黄帝问道：脉象是如何适应四时变化而变动的呢？从脉诊上如何才能知道病变的所在？而又如何从脉诊上知道疾病的变化呢？如何从脉诊上知道病刚开始发生在内部？如何从脉诊上知道病刚开始发生在外部呢？请问这五个问题，可以讲给我听吗？岐伯答道：让我讲一讲人体的阴阳升降与天运之环转相适应的情况，万物之外，六合之内，天地间的变化，阴阳四时与之相应。如春天的气候温暖，发展为夏天的气候暑热，秋天的清凉，发展为冬天的严寒，这种四时气候的变化，人体的脉象也随着变化而升降浮沉。春脉圆滑如规之象，夏脉方正洪大如矩之象，秋脉轻涩而散如秤衡之象，冬脉沉实内伏如秤权之象。四时阴阳的情况也是如此，冬至到立春的四十五天，阳气微升，阴气微降；夏至到立秋的四十五天，阴气微升，阳气微降。四时阴阳的升降是有一定的时间和规律的，人体脉象的变化，也与之相应，脉象变化与四时阴阳不相适应，就是病态。根据脉象的异常变化就可以知道脏气的盛衰和四时衰旺的时期，大致判断出疾病和死亡的时间。四时阴阳变化之微妙，在脉象上都会有所反映。因此，不可不察。诊察脉象，有一定的纲领，就是从辨别阴阳开始，结合人体十二经脉进行分析研究，而十二经脉应五行而有生生之机；观测生生之机的尺度，则是以四时阴阳为准则，遵循四时阴阳的变化规律，不使有失，则人体就能保持相对平衡，并与天地之阴阳保持互相统一；知道了天人统一的道理，就可以预测生死。所以五声是和五音相应合的，五色是和五行相应合的，脉象是和阴阳相应合的。”

“因此诊脉有一定的法则，而精神清静、心思专注是特别重要的。春天的脉象上浮，就像鱼在水波中游动一样；夏天的脉搏充于肤表，满泛外涌，就像万物的蓬勃繁茂；秋天的脉象在皮肤之下，好像蛰虫即将伏藏；冬天的脉象沉伏在骨，好像蛰虫深藏于地下、人们避居于室内。因此，要想知道人体内部五脏阴阳的变化，就应该切摸脉象；要想知道在外的经气之脉，可根据经脉从始至终的运行情况来观察。”

另外，《黄帝内经》还论述了五脏脉象的正常与四时脉象的正常，并且对于脉象产生的疾病都做了详细的讲解，由于篇幅问题，不在此一一讲述。

四诊的临床内容十分丰富，其中以望面色、舌诊、问诊、脉诊为要。四诊各有其独特作用，不能相互取代。在临床上必须综合运用，才能全面而系统地了解病情，对病证作出正确的判断。这就是四诊合参的原则。

八、《黄帝内经》的病证

病，即疾病；证，即证候。在《黄帝内经》中“病”与“证”的含义并未严格区分，常以“疾”、“病”、“候”、“证”来表述。《黄帝内经》中对于病证的记载有很多种，内容相当的丰富。据不完全的记载，在《黄帝内经》所记载的病证名称有300多种，内容涉及内、外、妇、儿、五官等多个临床学科，所采用的脏腑分证、经络分证、病因分证等辨证方法为后世脏腑辨证、经络辨证、病因辨证奠定了基础。

《黄帝内经》中对于病症命名的方法大致有四种：

1. 根据病因命名：例如伤寒、暑病等。“气盛身寒，得之伤寒，气虚身热，得之伤暑。”《素问·刺志论》。

2. 根据主症命名：例如热病、咳病等。“人之伤于寒也，则为病热，热虽甚不死，其两感于寒而病者，必不免于死。”《素问·热病论》。“五藏六腑皆令人咳，非独肺也。”《素问·咳论》。

3. 根据病位命名：例如头痛、胁痛。“头痛耳鸣，九窍不利，胃肠道之所生也。”《素问·通评虚实论》。“……病名曰肝痹，一名曰厥，胁痛出食。”《素问·玉机真藏论》。

4. 根据病机命名：例如痹病、厥病。“邪入于阳则狂，邪入于阴则痹；”《素问·宣明五气》。

“巨阳主气，故先受邪，少阴与其为表里也，得热则上从之，从之则厥也。”《素问·评热病论》。

另外，《黄帝内经》对于病症还有专篇进行专论，例如《素问·热论》《素问·咳论》《素问·痹论》《素问·痿论》《素问·厥论》等。这些专论就该病症的病因病机、症候分类、疾病转归、治疗原则、护理保健等做了系统的阐述。

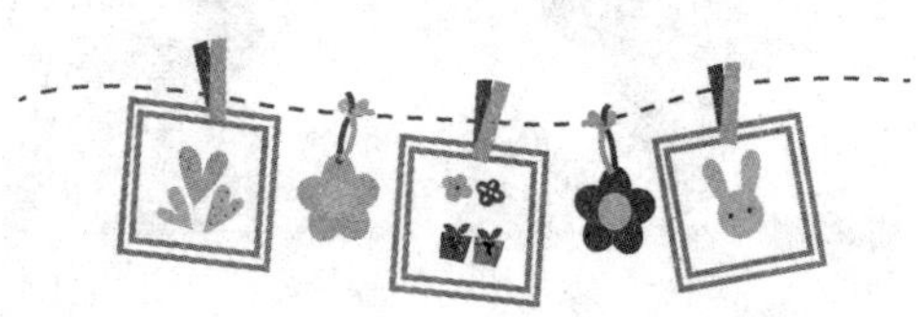

九、《黄帝内经》的论治

《黄帝内经》的论治包括了治疗原则和治疗方法。

治疗原则，是指导治法、疗法的准绳和法则，包括治病求本、标本先后、调节阴阳、虚实补泄、因势利导等。

治疗方法又有五行的方略技巧与有形的处理措施之别。前者称治法。如解表清里、行气活血、健脾化湿、滋阴潜阳等；后者称疗法，如药物疗法、针灸治疗、饮食疗法、精神疗法等。

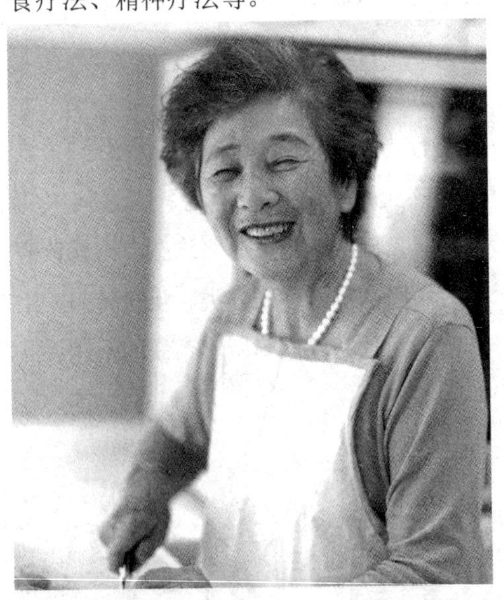

1. 治病求本：这是《黄帝内经》治则中最根本的一条。《素问·阴阳应象大论》说："治病必求于本。"

2. 标本先后：即因病之主次而先后施治。《素问·至真要大论》说："夫标本之道，要而博，小而大，可以言一而知百病之害。言标与本，易而勿损，察本与标，气可令调"。有关标本先后施治的大法在《素问·标本病传论》中言之最详，兹不赘述。

3. 调节阴阳：此为治疗之大法，故《素问·至真要大论》说："谨察阴阳所在而调之，以平为期"，《素问·阴阳应象大论》说："阳病治阴，阴病治阳"。

4. 虚实补泄：即为虚则补，实则泻。《素问·调经论》"余闻刺法，言有余泻之，不足补之，何谓有余？何谓不足？……神有余，则泻其小络之血，出血勿之深斥，毋中其大经，神气乃平。神不足，视其虚络，切而致之，刺而利之，毋出其血，毋泄其气，以通其经，神气乃平。"

5. 因势利导：在治病求本的基础上巧妙地加以权变。如“因其轻而扬之，因其重而减之，因其衰而彰之”，“其高者，因而越之；其下者，引而竭之；中满者，泻之于内”，“其在皮者，汗而发之”。（皆出《素问·阴阳应象大论》）。

6. 解表清里：适用于表证未解，里热已炽的证候，即既有表寒，或表热的证象，又见里热之证。

7. 行气活血：活血祛瘀与行散气滞并用，治疗气滞血瘀证候，常用于心腹胁肋诸痛，时发时止，月经不调，跌仆劳损，胀闷不舒，产后恶露不行等一切气血涩滞之证。

8. 健脾化湿：健脾化湿是祛湿法之一，运用补益脾气的药物以消除湿邪的治法，健脾可以增强脾的运化功能，使水湿消除。

9. 滋阴潜阳：此为治疗之大法，故《素问·至真要大论》说：“谨察阴阳所在而调之，以平为期”，《素问·阴阳应象大论》说：“阳病治阴，阴病治阳”。

10. 药物疗法：药物治疗是指用一切有治疗或预防作用的物质用于机体疾病，使疾病好转或痊愈，保持身体健康。

11. 针刺灸焫：《黄帝内经》言经络、腧穴、针刺、灸焫者甚多，不遑列举。单就补泻手法则有呼吸补泻（见《素问·离合真邪论》）、方员补泻（见《素问·八正神明论》及《灵枢·官能》）、深浅补泻（见《灵枢·终始》）、徐疾补泻（见《素问·针解篇》）和轻重补泻（见《灵枢·九针十二原》）等，这些手法一直被后世所沿用。

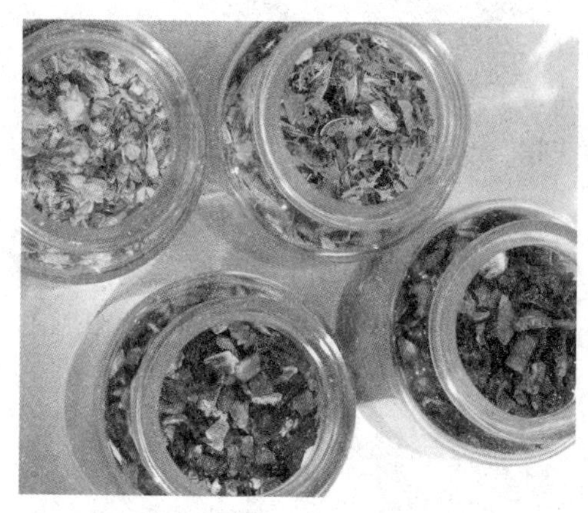

12. 饮食疗法：饮食疗法又称食疗或食治，即利用食物来影响机体各方面的功能，使其获得健康或愈疾防病的一种方法。

13. 精神疗法：《黄帝内经·太素》卷十九论到：“一曰治神，二曰知养身，三曰知毒药为真”，把“治神”“养身”推到先于药疗的重要位置。“治神养身”，“神”是人的“精神活动”，“身”即人的“形体”，“治神养身”包括“内养神”“外养形”两个方面。如《素问·上古天真论》说：“虚邪贼风，避之有时；恬淡虚无，真气从之；精神内守，病安从来”，“饮食有节，起居有常，不妄作劳，故能形与神俱，而尽终其天年，度百岁乃去。”

《黄帝内经》还提出了一整套的治疗理论，包括“善治者，治皮毛”（《素问·阴阳应象大论》）；“谨察阴阳所在而调之，以平为期”，“疏其血气，令其调达，而致和平”（《素问·至真要大论》）；“从阴引阳，从阳引阴”（《素问·阴阳应象大论》）；“其高者，因而越之；其下者，引而竭之”（《素问·阴阳应象大论》）以及“治病必求其本”（《素问·阴阳应象大论》）等至今仍为临床实践所遵循的基本准则。

【第二章】

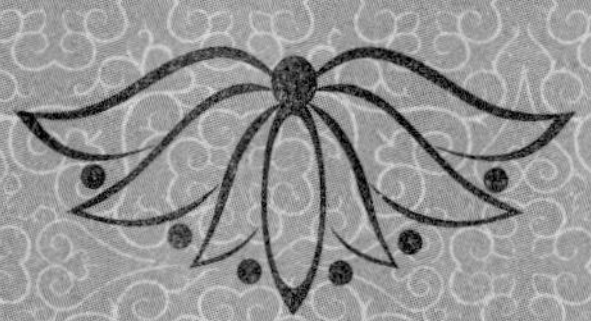

颐养天年，黄帝内经的养生智慧

“养生”这一名词，在《黄帝内经》中出现于《灵枢·本神》篇，与后世注家所说的“摄生”涵义相同，有卫生预防、祛病延年的意思。具体来说，养生是指保养、调养、颐养生命。即以调阴阳、和气血、保精神为原则，运用调神、导引吐纳、四时调摄、食养、药养、节欲、辟谷等多种方法，以期达到健康、长寿的目的。

养生学是中医学的一个重要组成部分，是研究保持身体健康及延年益寿的理论、原则和方法的一门学科，内容极为丰富，并有着悠久的历史。《黄帝内经》在这一方面不仅有精辟的论述，而且还提出了养生的各种重要的法则，确立了中医养生学的基本观念，为我国预防医学和保健医学奠定了理论基础。

自古以来，人们把养生的理论和方法叫做“养生之道”。例如，中医学经典著作《黄帝内经》里说：“上古之人，其知道者，法于阴阳，和于术数，食饮有节，起居有常，不妄作劳，故能形与神俱，而尽终其天年，度百岁乃去。”此处的“道”就是养生之道，“道”是从一切具体事物中抽象出来的自然法则或规律。若人们顺应这种规律，则可“长有天命”。如果违背这种自然法则，则要早衰夭亡。另外，《黄帝内经》并以“渴而穿井，斗而铸锥”为比喻，说明了“病已成而后药之……不亦晚乎”的道理，从而确立了“不治已病治未病”的预防保健思想。

一、《黄帝内经》中的养生原则

传统的养生学在中华民族的传统文化熏陶下，经过长期实践与经验累积，已经形成了相对稳定的学科体系，并有相对独立的、丰富的理论与大量的、别具一格的手段。中医养生学在阴阳五行、脏腑经络、气一元论、天人相应及整体恒动观等理论的指导下，提出了形神供养，协调阴阳，谨慎起居，和调脏腑，动静适宜，养气保精，气血通调，养正祛邪，综合调理，因人、因地、因时的摄生诸原则。

岐伯对曰：上古之人，其知道者，法于阴阳，和于术数，食饮有节，起居有常，不妄作劳，故能形与神俱，而尽终其天年，度百岁乃去。今时之人不然也，以酒为浆，以妄为常，醉以入房，以欲竭其精，以耗散其真，不知持满，不时御神，务快其心，逆于生乐，起居无节，故半百而衰也。

夫上古圣人之教下也，皆谓之虚邪贼风，避之有时，恬淡虚无，真气从之，精神内守，病安从来。是以志闲而少欲，心安而不惧，形劳而不倦，气从以顺，各从其欲，皆得所愿。故美其食，任其服，乐其俗，高下不相慕，其民故曰朴。是以嗜欲不能劳其目，淫邪不能惑其心，愚智贤不肖，不惧于物，故合于道。所以能年皆度百岁而动作不衰者，以其德全不危也。

《素问·上古天真论》

<<< 上文翻译 >>>

岐伯答道：上古时代的人，有懂得养生之道者，能根据天地阴阳变化的规律来调和养生，饮食有节制，作息有规律，不过度劳心劳力，所以能够使形神合一，从而能享尽天年，超过百岁才离开人世。现在的人就不是这样了，把酒当做饮料，把放纵的生活作为习惯，醉酒后妄行房事，恣情纵欲中耗尽了精气，丧失了真元，不知保持体内精气的充沛，不能有节制地运用精神，而只贪求一时之快，背离了真正的养生之道，起居作息毫无规律，所以到半百之年便呈衰老之态了。

上古时期的圣人在教导人们的时候，总要讲到对虚邪贼风等致病因素，要注意及时避开，心神需清净淡泊，使体内真气畅通，精神安守于内而不耗散，这样，疾病就无从发生。所以上古时人们都神志安闲，清心寡欲，心境安定。身体劳作却没有疲倦感，真气平和顺畅，人人都能随其所欲从而满足自己的愿望。因而人们无论吃什么都感到香甜，穿什么都感到舒适，以他们的风俗为快乐，并不注重彼此地位的高低，所以那时候民众都很朴实。因此，不正当的嗜好和欲求不能够动摇他们的信念，淫邪的东西不能够迷惑他们的心志。无论愚笨或聪明，贤能或无才，都不因外界事物的变化而动心焦虑，这些都符合养生之道。而他们能够活过百岁而行动不显衰老的原因，就是因为他们的养生之道比较完备而没有偏差啊！

1.顺应四时，法于阴阳

养生的第一原则就是顺应四时，法于阴阳。《黄帝内经》从“天人相应”的整体观点出发，指出养生的根本点在于“顺应自然”。《黄帝内经》把人与自然界看成是一个整体，自然界的种种变化，都会影响人体的生命活动，即天有所变，人有所变。因而，强调要适应自然变化，避免外邪侵袭，如《灵枢·本神》指出“必顺四时而适寒暑”。

一年之中，气候呈春温、夏热、秋

凉、冬寒的规律性变化，在这一气候变化的影响下，自然界万物也呈现春生、夏长、秋收、冬藏的规律性变化。所以，人类必须顺应四时的变化规律，“顺四时而适寒暑”（《灵枢·本神》），才能达到养生延寿的目的。

> “夫四时阴阳者，万物之根本也。所以圣人春夏养阳，秋冬养阴，以从其根，故与万物沉浮于生长之门。逆其根，则伐其本，坏其真矣。故阴阳四时者，万物之终始也，死生之本也。逆之则灾害生，从之则苛疾不起，是谓得道。”
>
> 《素问·四气调神大论》

<<< 上文翻译 >>>

四季阴阳的变化，是万物生长的根本。所以圣人在春夏季节保养阳气，秋冬季节保养阴气，以顺应生命发展的根本规律，因而能与万物一样，在生、长、收、藏的生命过程中生长发展。如果违反了这个根本，就会摧残人的本元，损坏真元之气。因此，阴阳四时是万物的始终，生死的本源。违反它，就会产生灾害；顺应了它，人体就不会患上重病。懂得这个道理才算掌握了养生之道。

《黄帝内经》认为人体必须顺应自然界四时阴阳的变化规律，才能保有生命，健康的生存。《素问·四气调神大论》是专门论述如何顺应四时阴阳变化以养生的篇章，《素问·四气调神大论》：“从阴阳则生，逆之则死；从之则治，逆之则乱。反顺为逆，是谓内格。”强调顺应自然界四时阴阳以养生的重要性，篇中提出的“四气调神”和“春夏养阳，秋冬养阴”的养生方法，对后世有很重要的指导意义。

2.恬淡虚无，精神内守

“人有五脏化五气，以生喜怒悲忧恐。”若情志失调，则容易损伤脏腑气血，影响人体的健康，历代养生家非常重视情志与人体健康的关系，主张调和情志，以祛病延年。

《黄帝内经》认为，神对人体功能起着主宰和调节的作用，精神活动异常变化会影响人体功能，使气机发生紊乱，从而造成精神和躯体的疾病。因此，特别重视精神的调养。《素问·上古天真论》就指出“精神内守，病安从来”，《灵枢·本脏》：“志意和则精神专直，魂魄不散，悔怒不起，五藏不受邪矣。”同时还指出了守神的具体方法，其一，强调身心修养，要求人们宁心少欲，不患得患失，思想无穷，做到“无恚嗔之心”、“以恬愉为务”，保持精神愉快，精神乐观，从而达到“精神不散，形体不散”的目的。其二，增强抵御外界不良刺激的自控能力。不良的精神刺激会危害身体健康，甚至导致“五脏空虚，血气离守”的严重后果。只有维持良好的心理状态，才能使“悔怒不起，五脏不受邪”，另外，《黄帝内经》还有意念守神的方法。《素问·痹论》“静则神藏，躁则神亡”，有目的地使思想入静，可起到守神的作用。《素问·刺法论》有“静神不乱思，闭气不息七遍以引颈咽气顺之”的静功健身方法，就是通过意念活动使思想入静，守神调息，以改善和增强人体生理功能，提高机体的抗病能力，从而达到防病健身的目的。

关于形神必须统一、必须相得的论述颇多，如《灵枢·天年》：“神气舍心，魂魄毕具，乃成为人。”又《素问·上古天真论》：“形与神俱而尽终其天年”。如果形神不统一、不相得，人就得死。如《素问·汤液醪醴》：“形弊血尽……神不使也。”又《素问·逆调论》：“人身与志不相有，曰死。”《黄帝内经》这种形神统一观点对中国古代哲学是有很大贡献的。

3.食饮有节，起居有常

《黄帝内经》对于生命的物质性的认识，曾指出：“人始生，先成精。”（《灵枢·经脉》）“夫精者，生之本也。”（《素问·金匮真言论》）意即“精”是构成人体的基本物质，是人体各种功能活动的物质基础。同时又指出，后天之精是源于水谷精微的化生，并把“食饮有节，起居有常，不妄做劳”（《素问·上古天真论》）看成是“故能形与神俱，而尽终其天年，度百岁乃去”的摄生原则。《黄帝内经》通过“膏粱之变，足生大疔”、“饮食自倍，脾胃乃伤”的分析，说明尽管由后天脾胃化生的水谷精微可以成为脏腑活动的物质基础，但是如果过食肥甘厚味，或者进食量超过了脾胃的负担能力，脾胃功能就会受到损伤，都能导致疾病，提醒人们不要偏食或过食。另外，《黄帝内经》还对“以酒为浆，以妄为常，醉以入房，以欲竭其精，以耗散其真，不知持满，不时御神，务快其心，逆于生乐，起居无节，故半百而衰也。”（《素问·上古天真论》）等不正常的生活习性进行了分析和批判。告诫人们“久视伤血，久卧伤气，久坐伤肉，久立伤骨，久行伤筋”（《素问·宣明五气》）。视、卧、坐、立、行，本来就是人体正常的生理活动，然而，一个“久”字，说明过分的生理活动亦会产生“伤血”、“伤气”、“伤肉”、“伤骨”、“伤筋”的病理状况。这就强调指出，人们的日常生活，不仅要有规律，而且要注意劳逸结合，节制各种欲望，才能达到健康的目的。太过或不及，都会导致疾病。

4.虚邪贼风，避之有时

《黄帝内经》曰：“风者，百病之始也”，因此，“虚邪贼风，避之有时”。意思是说，许多疾病的发生，常常与风邪相关联，对于能使人致病的风邪要能够及时地躲避它。

《黄帝内经》认识到虚邪贼风（六淫不正之邪气，足以导致人体生病的邪气）是引起多数疾病危害人体健康的重要原因，因此，养生时既要形神兼备以内养正气，同样也强调外避虚邪贼风的必要性。

“风从南方来，名曰大弱风，其伤人也，内舍于心，外在于脉，气主热。风从西南方来，名曰谋风，其伤人也，内舍于脾，外在于肌，其气主为弱。风从西方来，名曰刚风，其伤人也，内舍于肺，外在于皮肤，其气主为燥。风从西北方来，名曰折风，其伤人也，内舍于小肠，外在于手太阳脉，脉绝则溢，脉闭则结不通，善暴死。风从北方来，名曰大刚风，其伤人也，内舍于肾，外在于骨与肩背之膂筋，其气主为寒也。风从东北方来，名曰凶风，其伤人也，内舍于大肠，外在于两胁腋骨下及肢节。风从东方来，名曰婴儿风，其伤人也，内舍于肝，外在于筋纽，其气主为身湿。风从东南方来，名曰弱风，其伤人也，内舍于胃，外在肌肉，其气主体重。”

《灵枢·九宫八风》

<<< 上文翻译 >>>

《灵枢·九宫八风》说：“从南方来的风，叫做大弱风，它侵害人体时，内可侵及心脏，外则留于血脉，其气主热性病；从西南方来的风，叫做谋风，它侵害人体时，内可侵及脾脏，外则留于肌肉，其气主衰弱的病；从西方来的风，叫做刚风，它侵害人体时，内可侵及肺脏，外则留于皮肤，其气主燥病；从西北方来的风，叫做折风。它侵害人体时，内可侵及小肠，外则留于手太阳经脉，若手太阳脉气竭绝，则为邪气充盈流溢；若脉气闭塞，则为结聚不通，常常会使人突然死亡；从北方来的风，叫做大刚风，它侵害人体，内可侵及于肾脏，外则留于骨骼与肩背的膂筋部位，其气主寒性病；从东北方来的风，叫做凶风，它伤害人体，内可侵及大肠，外则留于两胁腋骨下和肢节等处；从东方来的风，叫做婴儿风，它伤害人体，内可侵及肝脏，外则留于筋的相结处，其气主湿性病；从东南来的风，叫做弱风，它侵害人体时，内可侵及胃腑，外则留于肌肉，其气主身体着重的病。”

《灵枢·九宫八风》记载的都是从当令节气相对的方面而来的，即原文所说“此八风皆从其虚之乡来，乃能患者。”这就是标题中虚风贼邪的含义，《太素·本神论》：“虚邪者，八正之虚邪气也。”。也就是说，凡风从当令节气相对方向而来的，都是虚风，此时八风分别被称为大弱风、谋风、刚风、折风、大刚风、凶风、婴儿风、弱风。这些风都能够伤害人体而导致各种疾病发生，所以中医将其统称为“虚邪贼风”，成为中医分析引起疾病发生的主要病因之一。

因此，外避虚邪贼风的具体发法，就是要顺应四时阴阳、调节生活起居，或者以针药等提前预防。

5.不妄作劳，保养精气

关于养生，大家都听到过不少的说法。单单从运动来说，有的人说：“生命在于运动”，要多活动。又有人说：“一动不如一静，乌龟长寿就是因为动作慢，修身养性就是要安静。”这个问题，中医的观点正符合中庸之道，不是不事劳作，也不是过度劳作，就是要“不妄劳作”，用现在的话说就是要劳逸适度。

另外，《黄帝内经》认为，精为生之本。强调肾气、肾精在人体生、长、壮、老、已过程中的重要作用，认为肾气衰是衰老的基础。因此，提倡养生要节制房欲，固摄肾精。《素问·上古天真论》在论述人体生、长、壮、老、已各过程中的规律和特征时，强调肾气在人体生长发育、盛壮衰老过程，以及在生殖功能中具有主导作用，说明保养肾精、固摄肾气具有重要的养生保健意义。

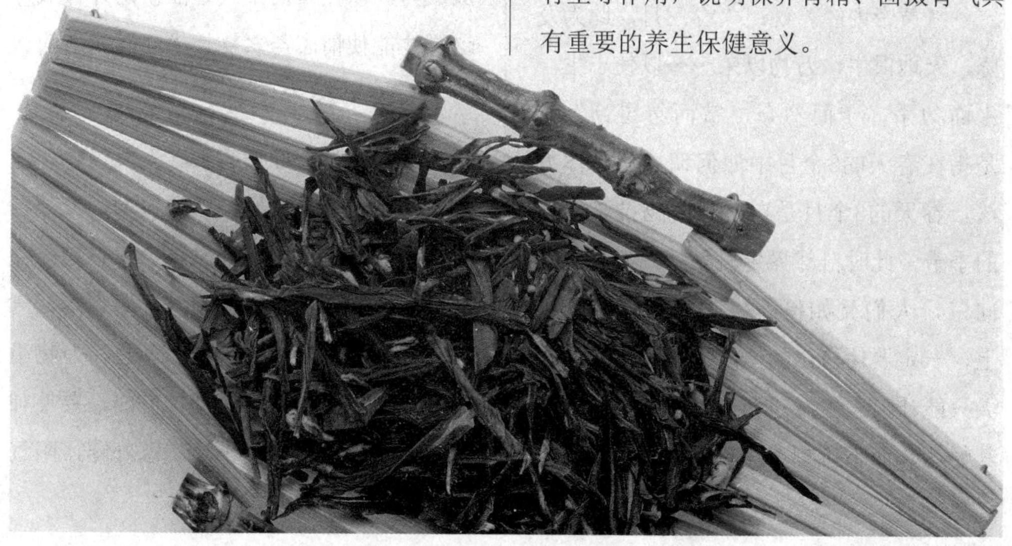

二、《黄帝内经》中的养生方法

《黄帝内经》的养生方法有很多，除了以上提及的养生原则以外，还有很多具体的养生方法，例如：四季调神、气功导引、针灸按摩、畅通经络、药物食养、运动养生、调养情志等。

1.四季调神

四季调神是“顺应四时、法于阴阳”养生原则的具体方法，它强调须顺应自然四时阴阳而养生。

（1）春季调神

《黄帝内经》说：“春三月，此为发陈，天地俱生，万物以荣……以使志生，生而勿杀，予而勿夺，赏而勿罚。”这是指在春天的3个月中如何调神的具体方法。春天的3个月是自然界万物推陈出新的季节，此时自然界生机勃勃，万物欣欣向荣，人们又如何养生呢？具体到精神上，一定要使自己的情志生机盎然。在春天只能让情志生发，切不可扼杀，只能助其畅达，而不可剥夺，只能赏心怡情，决不可抑制摧残，这样才能使情志与“春生”之气相适应。

（2）夏季调神

《黄帝内经》说：“夏三月，此谓蕃秀。天地气交，万物华实……无厌于日，使志无怒，使华英成秀，使气得泄，若所爱在外。”这就是说，夏季的3个月是万物繁荣秀丽的季节，天气与地气上下交合，万物成熟结果。人们此时在精神上容易产生厌倦，但夏主长气，人气不宜惰。应该保持情志愉快不发怒，如含苞植物开放成秀，以使体内阳气宣泄，向外开放，这样才能使情志与“夏长“之气相适应。

（3）秋季调神

“秋三月，此谓容平。天气以急，地气以明……使志安宁，以缓秋刑，收敛神气，使秋气平，无外其志。”意思是：立秋后阴气开始占上风，阳气开始衰落，气候由热转凉，出现天气清凉劲急、万物肃杀的自然状态。此时在精神方面，要使神气内敛，志意安宁，不使志意外露，阳气外泄，避免秋天肃杀之气的伤害，即“以缓秋刑”。这就能使情志与“秋收”之气相适应。

（4）冬季调神

《黄帝内经》说“冬三月，此谓闭藏。水冰地坼……使志若伏若匿，若有私意，若已有得，……此冬气之应，养藏之道也。”这就是说，冬天的三个月，阳气潜藏，阴气盛极，大地千里冰封，万里雪飘，一派阴盛寒冷之景象。此时，在精神方面，要使志意内藏不宜外露，像有私意存于胸中不欲吐露告人一样，又像已有所获而内心愉快，这样就能使情志与“冬藏”之气相应，符合冬季保养“藏”之机的道理。

2.气功导引

导引，亦作“道引”。导气令和，引体令柔的意思。指呼吸俯仰，屈伸手足，使血气流通，促进健康。常与服气、存思、咽津、自我按摩等相配合进行。俗称医疗保健体操，又有俗称肢体导引为外导引、内气运行为内导引者。

《黄帝内经·素问·异法方宜论》云：“中央者（按指中原地区—引者注），其地平以湿，……故其病多痿厥寒热，其治宜导引按蹻。”（按蹻即按摩，表明医学家将它和按摩术相结合为人治痿厥寒热病）。《素问·阴阳应象大论》中的“气虚宜掣引之”等，都是类似导引气功的养生方法。《素问·刺法论》：“肾有久病者，可以寅时面向南，净神不乱思，闭气不息七遍，以引颈咽气顺之，如咽甚硬物，如此七遍后，饵舌下津令无数。”则是完整的气功锻炼方法。 导引术起源于上古，原为古代的一种养生术，早在春秋战国时期就已非常流行，为当时神仙家与医家所重视。后为道教承袭作为修炼方法之一，并使之更为精密，使“真气”按照一定的循行途径和次序进行周流。道教将其继承发展，以导引为炼身的重要方法，认为它有调营卫、消水谷、除风邪、益血气、疗百病以至延年益寿的功效。

3.针灸按摩

《黄帝内经》不但记载了根据不同疾病选穴配穴的原则和方法，而且还记载了针刺的很多具体手法，包括针刺禁忌、得气、候气、行针、刺络等。

《素问·刺禁论》上指出了37种针刺禁忌，说明针刺不但要重视选穴配穴，更应该注意针刺的手法，尤其应避免针刺不当而造成的损伤。

《素问·针解》论述了针刺虚实的技巧，《素问·骨空论》还提到了灸法的应用。《素问·调经论》是针灸治疗理论的重要篇章，本篇在讨论虚实病理的产生机制及针刺补泻手法的同时，全面论述了经脉在生理、病理方面的重要作用，以及调治经脉在治疗疾病上的意义。

《灵枢·九针论》还根据六经气血多少的理论，提出补泻治法的要求。经脉气血多少是根据脏腑精气多少的反映，因此，在针刺时应考虑经脉气血多少的因素。如少气少血者，其气血易伤，治当兼顾气血之不足；如太阳、厥阴为多血少气之经，针刺时可刺络出血，但忌出气；少阳、少阴为少血多气之经，针刺时可用泄经气的方法，但忌刺络出血；阳明、太阴为多气多血之经，针刺即可用泄经气的方法，也可以刺络出血。

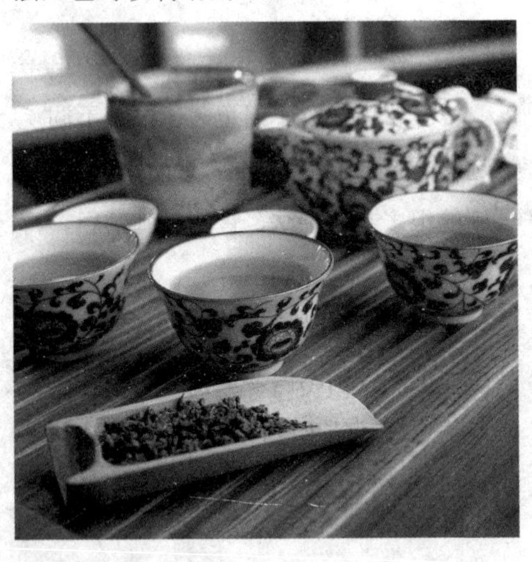

而《灵枢· 经水》则根据经脉气血提出针刺深浅及留针时间的要求，例如“足阳明，五藏六府之海也，其脉大血多，气盛热壮，刺此者不深弗散，不留不泻也。足阳明刺深六分，留十呼。足太阳深五分，留七呼。足少阳深四分，留五呼。足太阴深三分，留四呼。足少阴深二分，留三呼。足厥阴深一分，留二呼。手之阴阳，其受气之道近，其气之来疾，其刺深者皆无过二分，其留皆无过一呼。”本篇还结合经脉特点，提出了灸刺的禁忌。

《素问·调经论》还提出了针刺要因人、因时、因部位制宜，根据证候虚实，施以呼吸补泻、开合补泻，或者候气留针等。

《黄帝内经》中讲述针灸的方法众多，在此不一一叙述，这些方法对于现代临床具有重要的指导意义。

《黄帝内经》中还有按摩的讲述，例如：《素问·离合真邪论》：帝曰：不足者补之奈何？岐伯曰：必先们而循之，切而散之，推而按之，弹而怒之，抓而下之，通而取之，外引其门，以闭其神……

《素问·举痛论》：寒气客于经脉之中，与炅气相薄则脉满，满则痛而不可按也，寒气稽留，炅气从上，则脉充大而血气乱，故痛甚不可按也。寒气客于胃肠道之间，膜原之下，血不得散，小络急引故痛，按之则血气爱散，故按之痛止。寒气客于侠脊之脉，则深按之不能及，故按之无益也。寒气客于背俞之脉爱则脉泣，脉泣则血虚，血虚则痛，其俞注于心，故相引而痛。按之则热气至，热气至则痛止矣。

《灵枢·九针》：我形数惊恐，筋脉不通，病生于不仁，治之以按摩醪药。

4.畅通经络

经络是气血运行的通道。只有经络通畅，气血才能川流不息地营运于全身。只有经络通畅，才能使脏腑相通、阴阳交贯，内外相通，从而养脏腑、生气血、布津液.传糟粕、御精神，以确保生命活动顺利进行，新陈代谢旺盛。所以说，经络以通为用，经络通畅与生命活动息息相关。一旦经络阻滞，则影响脏腑协调，气血运行也受到阻碍。因此，《素问·调经论》说："五脏之道，皆出于经隧，以行血气，血气不和，百病乃变化而生"。所以，畅通经络往往作为一条养生的指导原则，贯穿于各种养生方法之中。

5.药物食养

《素问·五常政大论》中说道："谷肉果菜，食养尽之。"所谓食养，是指饮食调养，中医学非常重视饮食调养，所谓三分治疗，七分调养即是此意。

《素问·异法方宜论》中说道："西方者金玉之域，沙石之处，天地之所收引也。其民陵居而多风，水土刚强，其民不衣而褐荐，其民华食而脂肥，故邪不能伤其形体，其病生于内，其治宜毒药。故毒药者亦从西方来。"

说的是："西方地区，是盛产金玉的地方，遍地沙石，是天地敛收之气来源之处。这里的人们依山陵而住，其地多风，水土的性质又属刚强，他们生活上不讲究衣着服饰，穿毛布睡草席，但饮食都是鲜美酥酪脂肉之类，因此体肥，外邪不容易侵犯他们的身体。他们发病，大多都是内脏里面发生的疾病，宜用药物进行治疗。所以药物疗法，是从西方传来的。"

但是，《黄帝内经》主张以食养为主。《素问·脏气法时论》中指出："毒药攻邪。五谷为养，五果为助，五畜为益，五菜为充，气味合而服之，以补精益气。"这里的五谷、五果、五畜、五菜配合调养，即使将五味调和在一起，全面膳食，荤素搭配，饮食多样化，不偏食，不挑食，以满足机体所需的各种营养素。

《黄帝内经》中还指出"在天为气，在地成形，气形相感，化生万物"。要求

“天食人以五气，地食人以五味”，“气味合而服之，以补益精气”。

饮食五味，本以养人，但五味偏嗜能偏助脏气。《黄帝内经》谓：“上古之人，其知道者，法于阴阳，和于术数，食饮有节，起居有常，不妄劳作，故能形与神俱，而尽终其天年，度百岁乃去。”又云：“是故谨和五味，骨正筋柔，气血以流，腠理以密，如是则骨气以精，谨道如法，长有天命。”书中阐述的服食观点，反映了古人对控制和调和食物重要性的认识，指出要按自然客观规律，利用食物五味偏性，合理调配服食种类，以适应人体气血脏腑阴阳盛衰。

6.运动养生

中华民族的运动养生特色是：以中医的阴阳、脏腑、气血、经络等理论为基础，以养精、练气、调神为运动的基本特点，强调意念、呼吸和躯体运动相配合的保健活动。传统的运动养生，经过历代养生家的不断总结和补充，逐渐形成了运动肢体、自我按摩以练形，呼吸吐纳、调整鼻息以练气，宁静思想、排除杂念以练意的保健方法。

《素问·移精变气论》中说：“往古人居禽兽之间，动作以避寒，阴居以避暑。”翻译过来就是：“古时侯的人们，生活简单，巢穴居处，在禽兽之间追逐生存，寒冷到了的时候，就利用活动以除寒冷，暑热来了，就到阴凉的地方避免暑气。”

当古人开始用活动来去除寒冷的时候，也就是现在所说的运动。《黄帝内经》认为，包括人类在内的整个物质世界始终处在不停的运动之中，并且将这种运动规律的表现形式概括为“升降出入”。正如《素问·六微旨大论》中说：“夫物之生从于化，物之极由乎变，变化之相薄，成败之所由也。……成败倚伏生乎

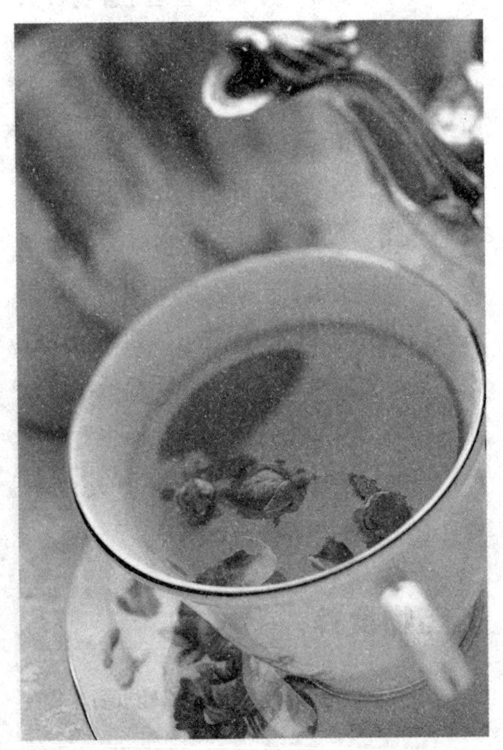

动，动而不已，则变作矣。”又说：“出入废则神机化灭，升降息则气立孤危。故非出入，则无以生长壮老已；非升降，则无以生长化收藏。是以升降出入，无器不有。故器者，生化之宇，器散则分之，生化息矣。故无不出入，无不升降。”它首先肯定了物质世界具有不断运动变化的本领和特性，运动的方式是“升降出入”。凡是存在于这个物质世界中的事物，无一不在“升降出入”运动之中生生化化；无论是动物界的“生长壮老已”，还是植物界的“生长化收藏”，都存在着“升降出入”运动，“升降出入”运动为生命存在的基本方式。

《黄帝内经》提倡四季养生、养长、养收、养藏之道（《素问·四气调神大论》），反对“久坐、久卧。”强调要“形老而不倦”“和于术数”。运动养生的原则是动静结合，“动以养形，静以养神”。

7.调养情志

《黄帝内经》认为，喜、怒、忧、思、悲、恐、惊七种情志变化，是人的精神活动状态。但突然、强烈或长期持久的情志刺激，超过正常的生理活动范围，使人体气机紊乱，脏腑阴阳气血失调，则导致疾病发生。

如《素问·阴阳应象大论》说：“人有五脏化五气，以生喜怒悲忧恐。故喜怒伤气，寒暑伤形。暴怒伤阴，暴喜伤阳。厥气上行，满脉去形。喜怒不节，寒暑过度，生乃不固。”该篇还指出：“喜伤心”“怒伤肝”“忧伤肺”“思伤脾”“恐伤肾”。情志变化能够使气机发生变化，表现为气机紊乱，升降失调。

故《素问·举痛论篇》云：“怒则气上，喜则气缓，悲则气消，恐则气下，惊则气乱，思则气结。”同时还认识到心为五脏六腑之大主（“心藏神”），因此，七情虽各有脏腑所属，然总统于心，七情中任何情志失调都可伤心，而心伤则导致其他脏腑功能的失调。所以《素问·上古天真论》提出：“恬惔虚无，真气从之，精神内守，病安从来。是以志闲而少欲，心安而不惧。”认为保持良好心境，没有过多过重的欲望才能调节安定人的性情，使人们达到养生长寿的目的。若不能很好地调养精神，调顺意志，违反正常的生活规律，任性放纵，过分激动，则导致气血不和，阴阳失调，脏腑经络功能紊乱，引起许多内伤疾病。

故《灵枢·本神》提出情志养生的原则“智老之养生也，和喜怒而安居处”。

三、《黄帝内经》中的养生防衰老

《黄帝内经》对人体生、长、壮、老、已的生命规律有详细的观察和科学的概括，不仅注意到年龄阶段的变化，也注意到性别上的生理、病理差异。《素问·上古天真论》中提出男子以8岁、女子则以7岁为一生理阶段的递变规律，论述了人在各生命阶段的生理变化特点。

1.女子的生长发育规律

岐伯曰：女子七岁，肾气盛，齿更发长。二七而天癸至，任脉通，太冲脉盛，月事以时下，故有子。三七肾气平均，故真牙生而长极。四七，筋骨坚，发长极，身体盛壮。五七，阳明脉衰，面始焦，发始堕。六七，三阳脉衰于上，面皆焦，发始白。七七，任脉虚，太冲脉衰少，天癸竭，地道不通，故形坏而无子也。

《素问·上古天真论》

<<< 上文翻译 >>>

岐伯说：女子七岁时，肾气变得旺盛，乳齿开始更换，头发开始旺长；到了十四岁时，天癸产生，任脉通畅，太冲脉旺盛，月经按时来潮，所以能够生育；到了二十一岁，肾气充盈，智齿长出，身体发育成熟；二十八岁的时候，筋骨强劲，头发生长最茂，身体最为强健；到了三十五岁的时候，阳明经脉衰老，面部开始憔悴，头发开始脱落；到了四十二岁，三阳经脉从头面部开始转衰，面部枯槁，头发开始变白；到了四十九岁，任脉虚弱，太冲脉气血衰少，天癸随之枯竭，月经停闭，所以身体衰老，就不能再生育了。”

本段详细叙述了女子生长发育期、盛壮期、衰老期三个阶段：

（1）生长发育期：女子7～14岁由肾气盛、齿更发长到天葵至、任脉通、太冲脉盛、月经来潮，开始具有生育能力。

（2）盛壮期：女子21～28岁，肾气平均，真牙生而长级，筋骨坚固，身体盛壮，发长级。

（3）衰老期：女子35岁，阳明脉衰，面始焦，发始堕；49岁以上任脉虚，太冲脉衰少，天癸竭，停经，丧失生育能力。

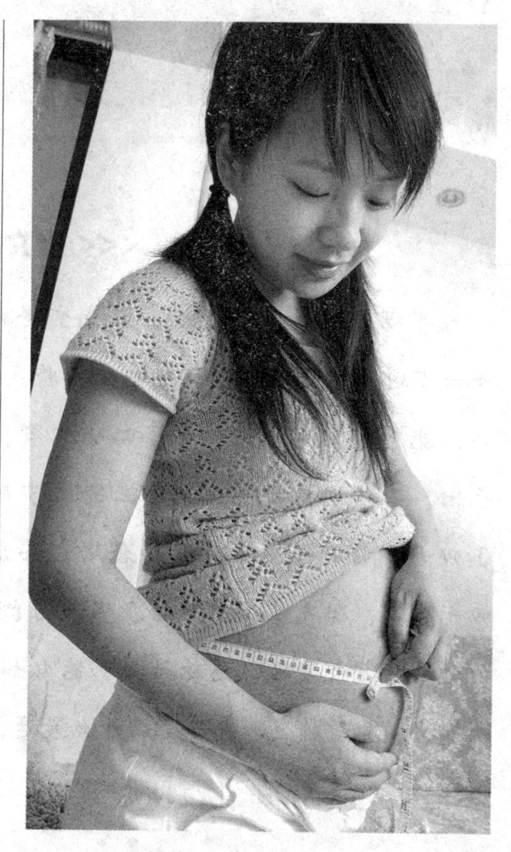

2.男子的生长发育规律

“丈夫八岁，肾气实，发长齿更。二八，肾气盛，天癸至，精气溢泻，阴阳和，故能有子。三八，肾气平均，筋骨劲强，故真牙生而长极。四八，筋骨隆盛，肌肉满壮。五八，肾气衰，发堕齿槁。六八，阳气衰竭于上，面焦，发鬓颁白。七八，肝气衰，筋不能动。八八，天癸竭，精少，肾藏衰，形体皆极，则齿发去。”

《素问·上古天真论》

<<< 上文翻译 >>>

“男子在八岁的时候，肾气变得充实，毛发开始长长，牙齿开始更换；十六岁时，肾气旺盛，天癸产生，精气充盈，开始排精。如果此时男女阴阳交合，就能够生育子女；到了二十四岁，肾气已经盈满，筋骨强健，所以智齿长出，身体发育成熟；到了三十二岁时，筋骨丰隆强筋，肌肉丰满健壮；到了四十岁的时候，肾气开始衰竭，头发开始脱落，牙齿变得开始松动；到了四十八岁，阳气从上部开始衰竭，面容憔悴，头发和两鬓花白。到了五十六岁的时候，肝气衰微，筋脉活动不能自如；到了六十四岁的时候，天癸枯竭，精气很少，肾脏转衰，身体全面开始衰退，牙齿头发脱落。”

本段详细叙述了男子生长发育期、盛壮期、衰老期三个阶段：

（1）生长发育期：男子8～16岁，由肾气实、齿更发长到天葵至，精气溢泻，开始具有生育能力。

（2）盛壮期：男子24～32岁（四八），肾气平均，筋骨劲强，真牙生而长级，筋骨隆盛，肌肉满壮。

（3）衰老期：男子40岁，肾气衰，发堕齿槁；48岁，阳气衰于上，面焦，发鬓斑白；56岁，肝气衰，筋不能动；64岁以上，天葵竭，精少，肾脏衰，形体皆极，齿发去。

3.五脏与人体衰老的关系

“人生十岁，五藏始定，血气已通，其气在下，故好走。二十岁，血气始盛，肌肉方长，故好趋。三十岁，五藏大定，肌肉坚固，血脉盛满，故好步。四十岁，五藏六府十二经脉，皆大盛以平定，腠理始疏，荣华颓落，发颇斑白，平盛不摇，故好坐。五十岁，肝气始衰，肝叶始薄，胆汁始灭，目始不明。六十岁，心气始衰，苦忧悲，血气懈惰，故好卧。七十岁，脾气虚，皮肤枯。八十岁，肺气衰，魄离，故言善误。九十岁，肾气焦，四藏经脉空虚。百岁，五藏皆虚，神气皆去，形骸独居而终矣。”

《灵枢·天年》

<<< 上文翻译 >>>

“生长到十岁的时候，五脏开始发育到一定的健全程度，血气的运行畅通，生气在下，所以喜动而好走。人到二十岁的时候，血气开始壮盛，肌肉也正在发达，所以行动更为敏捷，走路也快。人到三十岁的时候，五脏已经发育强健，全身的肌肉坚固，血气充盛，所以步履稳重，爱好从容不迫的行走。人到四十岁的时候，五脏六腑十二经脉，都很健全已到了不能再继续盛长的程度，从此腠理开始疏松，颜面的荣华逐渐衰落，鬓发开始花白，经气由平定盛满已到了不能再向上发展的阶段，精力已不十分充沛，所以好坐。人到五十岁的时候，肝气开始出现衰退，肝叶薄弱，胆汁也减少，所以两眼开始昏花。人到六十岁的时候，心气开始衰弱，会经常忧愁悲伤，血气已经衰退，运行不利，形体惰懒，所以好卧。人到七十岁的时候，脾气虚弱，皮肤干枯。人到八十岁时肺气衰弱，不能藏魄，言语也时常发生错误。人到九十岁的时候，肾气也要枯竭了，其他四脏经脉的血气也都空虚了。到了百岁，五脏的经脉都已空虚，五脏所藏的神气都消失了，只有形骸存在而死亡。”

从原文可以看出，五脏的衰弱，才是人体最根本衰老的原因。人体的衰老，是由于五脏的虚衰所致。

根据中医学“有诸内必形其外”的理论，即体表的变化是内脏的反应，也就是说，外观的变化，是五脏衰弱的表现，这与现代医学所说的外形的改变，常常伴随着一些内脏生理功能的下降，主要表现在内脏器官储备能力降低的观点是一致的。

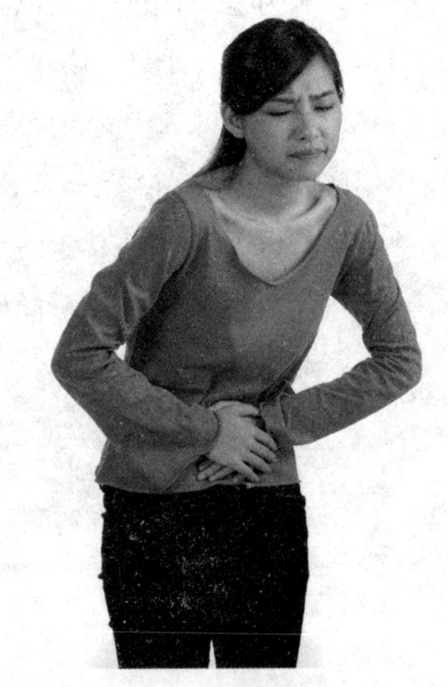

4.如何养生以防衰老

《黄帝内经》认为危害健康的因素和导致衰老的原因是多方面的，衰老的机制是复杂的，所以，抗老延寿的措施也应该是综合性的，才能取得较好的效果。

“夫上古圣人之教下也，皆谓之虚邪贼风，避之有时，恬淡虚无，真气从之，精神内守，病安从来。是以志闲而少欲，心安而不惧，形劳而不倦，气从以顺，各从其欲，皆得所愿。故美其食，任其服，乐其俗，高下不相慕，其民故曰朴。是以嗜欲不能劳其目，淫邪不能惑其心，愚智贤不肖，不惧于物，故合于道。所以能年皆度百岁而动作不衰者，以其德全不危也。”

《素问·上古天真论》

<<< 上文翻译 >>>

“上古时的圣人在教导人们的时候，总要讲到对虚邪贼风等致病因素，要注意及时避开，心神需清净淡泊，使体内真气畅通，精神安守于内而不耗散，这样，疾病就无从发生。所以上古时人们都神志安闲，清心寡欲，心境安定。身体劳作却没有疲倦感，真气平和顺畅，人人都能随其所欲从而满足自己的愿望。因而人们无论吃什么都感到香甜，穿什么都感到舒适，以他们的风俗为快乐，并不注重彼此地位的高低，所以那时候民众都很朴实。因此，不正当的嗜好和欲求不能够动摇他们的信念，淫邪的东西不能够迷惑他们的心志。无论愚笨或聪明，贤能或无才，都不因外界事物的变化而动心焦虑，这些都符合养生之道。而他们能够活过百岁而行动不显衰老的原因，就是因为他们的养生之道比较完备而没有偏差啊！”

上文讲述的就是通过精神调摄，外避邪风，使机体生理调顺，以促进人类健康长寿，并且良好的心理可提高机体免疫功能。运动是养生防衰老的有效方法，但老年运动保健应因人制宜，适时适量，体力活动不应超越人体所能承受的限度。另外要合理用脑，避免不良刺激，选择科学的睡眠方法，提倡对于性生活宜尽量做到遵法度而不放纵。这样养生才能延缓人体衰老。

【第三章】

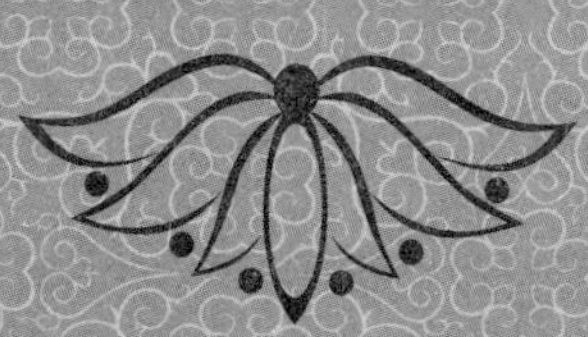

顺时养生，四季养生顺应自然

四季气候更替，是自然变化的一个明显的规律。随着春温、夏热、秋凉、冬寒四时变迁，万物出现生、长、收、藏的相应改变，人亦是如此。故《黄帝内经》指出："春生、夏长、秋收、冬藏，是气之常也，人亦应之。"与这种变化相应，提出四时不同的养生方法。

春令"发陈"，天地俱生，万物以荣。人应夜卧早起，舒畅气机，以使志生；夏令"蕃秀"，天地气交，万物华实。人应夜卧早起，使志无怒，使气得泄；秋令"容平"，天气以急，地气以明。人应早卧早起，使志安宁，收敛神气；冬令"闭藏"，水冰地坼。人应早卧晚起，勿扰阳气，使志若伏若匿。

如果反四时之道而行，就会影响五脏应时当旺之气，使正气低下，适应自然环境的能力减弱，从而招致疾病。因此，《素问·四气调神大论》中指出："夫四时阴阳者，万物之根本也。所以圣人春夏养阳，秋冬养阴，以从其根……逆其根，则伐其本，坏其真也。"

所以说，只有主动掌握四季自然规律，适应环境的变化，保持正常的生活起居规律，才能年虽长而身不损，以至长寿；相反，违反自然变化规律，必然损伤形体，导致早衰。

一、春季养生，一年之计在于春

春三月，此谓发陈。天地俱生，万物以荣。夜卧早起，广步于庭，被发缓形，以使志生，生而勿杀，予而勿夺，赏而勿罚，此春气之应，养生之道也。逆之则伤肝，夏为寒变，奉长者少。

《素问·四气调神大论》

1.认识春季的气候变化特征

春季，是指从立春之日起，到立夏之日止，包括了立春、雨水、惊蛰、春分、清明、谷雨等6个节气。

春回大地（“立春”）以后，雨水逐渐增多（“雨水”），气温回升，土地解冻，蛰伏在地下的冬眠生物出土活动（“惊蛰”）；“春分”以后，太阳直照的位置从赤道逐渐往北推移，白昼时间愈来愈长，气候由冬冷转温暖，草木开始繁茂，冬季萧条的景象已经消失，极目远眺，自然界的景象“清明”了。渐次，降雨更有增多，开始进入“谷雨”节气，雨后百谷，此时节更适宜谷物的生长。

春季大部分地区的特点是风多、风速大、风向变化快，天气多变、气温不稳定。所谓“春寒料峭”、“倒春寒”，冷热交替，时常有大风、降温天气。经常可见一天之中有急剧的天气变化，早晚与中午的气温相差悬殊，所以人们常说：“三月天，孩儿脸，一天变三变。”

春雨绵绵也是春季的气候特点之一。雨水之后，各地降雨量明显增多，空气在雨水的滋润下变得湿润。此外，春季还会有雾，大雾时空气的湿度非常大，再加上冬季余寒，使得春季气候呈现出风、寒、湿、雾俱全的特点。

2.春季的养生原则

春三月是生发的时节，天气由寒变暖，春分解冻，春阳回升，自然界种种生物萌生发育。人体阳气与自然界相应，也处于逐渐上升的趋势，各种生理功能日趋旺盛，新陈代谢变得活跃。同时，人体皮肤腠理由致密开始变得疏松，阳气开始向外开泄。人体的经脉也像自然界融化的冰雪河道一样，气血逐渐充盛、活跃，趋于体表，脉象由冬季的沉脉渐渐变浮。

春季的特点，是天地的“阳气”开始生发，万物复苏，天地之间呈现一派欣欣向荣的新气象。根据《黄帝内经》“天人合一”的原理，春季养生最重要的一点是让春天的气机向上、向外舒张，不断充实、壮大人体的阳气，尽量避免耗伤、阻碍阳气的生发。

具体怎么做呢？首先要做到“夜卧早起”。夜卧早起一般是指晚睡早起，但古人的睡眠与太阳落山密切相关，春季虽然白天时间长了，但夜晚来得仍然比较早，所以还是应当早睡早起。早睡有助于阴气敛降，早起有助于阳气生发。“广步于庭，即在有草木的庭院里或林子里大踏步行走，轻松洒脱地顺应春天的生发之气。

“被（同“披”）发缓形”，是说这个时候不要拘束自己，把头发披散下来，让它自由自在地散落，自然生长。这是因为在古时候男人普遍戴冠，女人挽着发髻，扎着簪子。“缓行”就是说此刻应该放松外形，不要被身上的束缚所累，要宽袍大袖，不系腰带，不要拘束，做轻柔的运动。

“生而勿杀”说的就是春天不要动杀生的念头，根据天人相应的道理，此时是万事万物都在生发，起杀心的时候，就会抹杀内心肝气的生发，对身体健康有害。另外，“予而勿夺，赏而勿罚”说的是要学会给予别人，而不要跟别人夺取、索取。多行奖赏的行为，而不要过于惩罚。这样才能“以使志生”。

3.春季如何饮食养生

春天是万物生发的季节，万物欣欣向

荣，机体宜舒展条达。人体也处于舒畅发放之际，需要大量营养物质以供给机体活动、生长的需要。春季也是病原微生物生长繁殖的季节，而此时天气乍暖还寒，变化无常，人体容易外感致病，是各种传染病的高发期。另外，由于冬季的长期进步，人体的胃肠积滞较重，湿聚生痰，使胃失和降，出现恶心、呕吐等症。到了春季，阳气升发、肝阳上亢者，就容易出现头痛、眩晕。根据以上特点，春季应食清淡疏散之品，忌厚味、油腻之品，宜选用含营养而又有发散作用的食物，起到养生防病的双重作用。体质虚弱者、老年人、慢性病患者，更要采取平补、清补的饮食。

平补的食物有：粳米、玉米、红小豆、丝瓜、木耳、大枣、土豆、菜花、百合、杏仁、鲫鱼、墨鱼、猪肉等；清补的食物有：小麦、大麦、荞麦、小米、绿豆、薏苡仁、莲藕、芹菜、菠菜、豆芽、鸭肉、海带、紫菜等。注意忌过于酸涩，宜清淡可口，忌油腻而冷，尤其不宜多进食大辛大热之品，如参、茸、烈酒等，以免助热生火。春天宜多食含蛋白质、矿物质、维生素丰富的食品，特别是各种黄绿蔬菜，此外，还应注意不可过早贪吃冷饮，免伤胃损阳。

4.春季食韭正当时

《本草纲目》中讲到：“正月葱，二月韭。”韭菜，又称起阳草、钟乳草、草钟乳。其颜色碧绿、味道浓郁，无论用于制作荤菜还是素菜，都十分提味。原产东亚。我国人民自古以来就有在初春之时食鲜味、尝春盘的“尝春”习俗，此时的韭菜特别的鲜嫩爽口，其次是晚秋韭菜的品质也比较好，所以有“春食则香、夏食则臭”的说法。

中医认为，韭菜性温、平，味微酸，具有补肾起阳作用，能治疗阳痿、遗精、早泄等病症；韭菜含有挥发性精油等硫化物成分，散发出一种独特的辛香气味，有助于疏肝，增进食欲，增强消化功能。

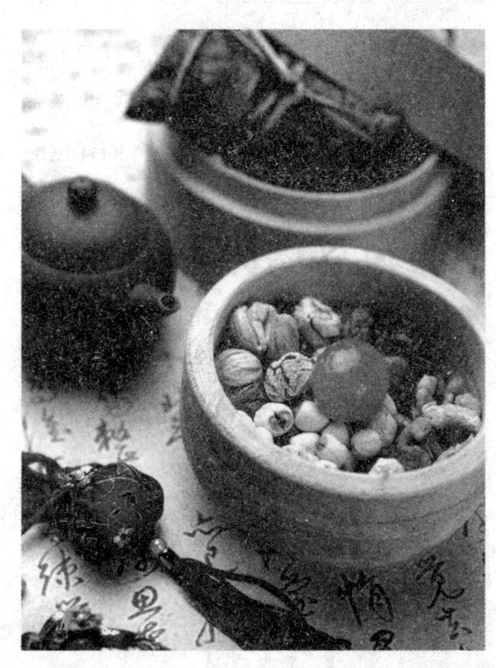

另外，韭菜中的硫化物具有降血脂的作用，适用于治疗心脑血管病和高血压，韭菜中含有大量的膳食纤维，可增加胃肠道蠕动，对便秘、结肠癌、痔疮等都有明显疗效。韭菜含有较多的粗纤维，这些纤维还可以把消化道中的头发、沙砾、金属屑甚至是针包裹起来，随大便排出体外，有“洗肠草”之称。

韭菜可以炒、拌，做配料、做馅等。食疗若用鲜韭汁，则因其辛辣刺激呛口，难以下咽，可用牛奶1杯冲入韭汁20～30克，放白糖调味，方可咽下。但胃热炽盛者不宜多食；隔夜的熟韭菜不宜再吃，以防亚硝酸盐中毒。

5.春季这样饮食解“春困”

冬季过去，春天来临，由于气温变化等原因，人体会感到疲乏，即所谓“春困”，如能在饮食上加以调理，同样也能解除“春困”。

（1）早餐要摄取较多的热量

养成每天早餐摄取大部分热量食物的习惯，以便供给人体充足的热量，理想的饮食安排是：早餐的摄入热量最多，中餐次之，晚餐最少。

（2）饮食要清淡

油腻的菜肴可使人饭后产生疲惫现象，表现为体温，血糖降低，情绪低落，工作效率下降，所以春季宜清淡适口。

（3）摄取足够的蛋白质

蛋白质是由各种氨基酸构成的，其中酪氨酸是大脑产生警觉的化学物质的主要成分，所以从瘦肉、鸡、鱼和低脂奶制品中摄取的蛋白质，有助于提高人的精力。

（4）常吃水果和饮果汁

水果中含有丰富的钾，它是帮助维持细胞水分的主要矿物质之一。钾的缺乏会使人感到软弱无力，也会影响注意力的集中，葡萄干、橘子、香蕉、苹果中都富含这种矿物质。

6.春天疾病的饮食防治

有些疾病每逢季节更替时发作，大都是因自然界变化的影响。祖国医学早已指出“春气者诸病在头”。事实证明，到了春天，凡肝阳上亢的人，特别容易出现头痛、眩晕。现代医学亦发现，春天的气候变化，容易使血压波动而升高，出现头痛、头昏、失眠等症状，应及时采用食物防治。方法有：每日每餐食3个香蕉或橘子。亦可用香蕉皮100克，煎水代茶频频饮之。因为香蕉可提供较多的能降低血压的钾离子。所以，春天经常选食含钾丰富的柠檬、梨、绿豆等对防治高血压是有益的。另外选用香蕉皮适量，加水煎服，还可预防春季脑出血。春寒还会诱发胃、十二指肠溃疡。为此可采用蜂蜜预防。方法：取蜂蜜100～150毫升，隔水蒸熟后，于饭前空腹一次服下，每日3次。也可将新鲜卷心菜洗净、捣烂，用消毒纱布绞汁，服时稍加温，每次服100～300毫升，每日2次，19天为一个疗程。对患有胃下垂及胃功能紊乱者，可选用优质鸡内金若干只（一定要附有黄色薄膜），制成粉末状后服用。制法：先在铁锅内置些米糠（一般炒100克鸡内金用1000克米糠），在火上炒，要把米糠炒至黄褐色为止。然后放入鸡内金再炒，炒至鸡内金虾片似的膨胀起来，即将铁锅从火上取下，稍冷却后，筛去米糠，将鸡内金捣研成粉霜状放入瓷瓶内备用。服法：成人每人每次服1～2克，每日3次，可用黄酒送服。春天气温变化大，容易导致慢性气管炎复发。防治方法：急性发作时可取蓬蒿菜90克，水煎去渣，加入冰糖适量，分2次服。急性期过后仍有咳嗽者可用百合30克，蜂蜜1匙与梨同蒸，将百合、梨与汁同服。预防慢性支气管炎复发，可每晚就寝时把1～3个生胡桃肉（连胡桃的紫衣），与1～3片生晒参片一同细嚼，嚼烂后咽下，连服3个月。

值得一提的是，在春季患有某些慢性病者应避免摄取某些食物，否则会导致疾病复发或恶化。如肝病者，春天应避免摄取含有醚油类物质的蔬菜。因为，含有醚油类物质的食物，如扁豆、蒜头、洋葱、菠菜等，会对肝脏和胆产生不良的刺激，应少食或不食。

消化性溃疡患者在春天要避免摄取含肌酸、嘌呤等物质丰富的肉汤、鸡汤、鱼汤。因为上述物质有强烈刺激胃液分泌的作用。菠菜、豆类和动物内脏，亦因含有上述物质，会刺激胃酸过多分泌，形成气体而腹胀，增加胃的负担。

尿路结石患者首要避免摄取高钙食物，如菠菜、苋菜、春笋、柿子椒等，还要忌饮红茶、可可茶，勿食果仁等，因为它们可引起草酸钙和磷酸钙结石。另外，要忌食肝、肾等动物内脏，鱼肉、巧克力等也要少食，否则易形成尿酸结石。

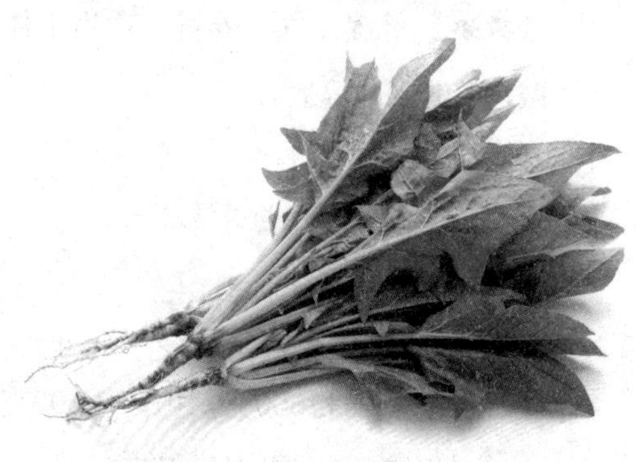

7.介绍几款春季的养生药膳

鲜汤豆腐米粥

【原料】白米饭1碗，鲜汤800毫升，蟹肉棒1根，豆腐1块，盐、鲜鸡粉、姜末各适量。

【做法】蟹肉棒（蟹柳）切段；豆腐切块备用。锅中加入鲜汤，上火烧沸，下姜末煮片刻，再下入白米饭、豆腐及调味料，煮20分钟，下入蟹柳煮5分钟，搅拌均匀，出锅装碗即可。

【功效】此粥有增强人体耐寒的功能，尤其适合早春食用。

参枣米饭

【原料】党参5克，红枣10枚，糯米200克，白糖25克。

【做法】将党参、红枣加水适量泡发后，煎煮半小时，捞去党参、红枣，汤备用。糯米淘净，加水适量放在大碗中蒸熟后扣在盘中，把红枣摆在上面，再把汤汁加白糖煎成黏汁，浇在枣饭上即成。

【功效】健脾益气，养胃。适用于体虚气弱，乏力倦怠，心悸失眠，食欲不振，便溏水肿等症。

山药面

【原料】白面粉600克，山药粉300克，鸡蛋2个，姜2克，豆粉40克，精盐、味精、胡椒粉、植物油、葱各适量。

【做法】将白面粉、山药粉、豆粉放入盆中，加鸡蛋和适量的水、精盐，揉成面团，擀成薄面片，切成面条。锅内加水适量，放入植物油、葱、姜，烧开，再将面条放入，煮熟，放入味精、精盐、胡椒粉即成。

【功效】补虚羸，益元气。

天冬萝卜汤

【原料】天冬15克，萝卜300克，火腿150克，葱花5克，精盐3克，味精、胡椒粉各1克，鸡汤500毫升。

【做法】将天冬切成2～3毫米厚的片，用约2杯水，以中火煎至1杯量时，用布过滤，留汁备用。火腿切成长条形薄片；萝卜切丝；锅内放鸡汤500毫升，将火腿肉先下锅煮，煮沸后将萝卜丝放入，并将煎好的天冬药汁加入，盖锅煮沸后，加精盐调味，再略煮片刻即可。食前加葱花、胡椒粉、味精调味。佐餐食。

【功效】止咳祛痰、消食轻身、抗疲劳。常食能增强呼吸系统功能，增强精力、消除疲劳。

枸杞子拌竹笋

【原料】枸杞子20克，葱10克，高笋300克，盐3克，大蒜30克，鸡精2克，生姜5克，芝麻面20克，味精3克。

【做法】枸杞子去杂质，洗净，高笋剥去壳，切片，生姜切片，葱切段，大蒜去皮切片。将竹笋片放入沸水锅内煮3分钟，捞出，沥干水分，放入盆内，加入大蒜、枸杞子、生姜、葱、盐、味精、鸡精、芝麻面，拌匀即可食用。

【功效】滋肾润肺、益肝明目。适用于肝肾阴亏、腰膝酸软、头晕、目眩多泪、虚劳咳嗽、消渴、遗精等症。

麦饭石杞枣茶

【原料】麦饭石15～30克，枸杞子5克，红枣5枚。

【做法】将麦饭石、枸杞子、红枣同放入水壶中，加水4000毫升左右，先浸泡15分钟，用中火煮沸，再用小火煮5～30分钟。代茶频饮，药料可重复使用五六次。

【功效】扶正祛病健身，且有健胃、保肝、利尿等作用。具有促进机体生长发育、抗疲劳、抗缺氧和增强机体免疫力等显著作用，并能促进儿童发育成长、改善儿童缺锌状况。

木耳枸杞子炒猪肉

【原料】黑木耳30克，枸杞子20克，黄瓜30克，莴苣50克，猪瘦肉250克，红樱桃8个，芡粉25克，红柿子椒20克，葱10克，盐3克，味精3克，植物油35毫升，生姜5克，料酒15～20毫升。

【做法】将枸杞子去果柄、杂质，洗净，黑木耳用温水发透，切成丝状，莴苣去皮切丝，红柿子椒洗净，去子、筋，切细丝；黄瓜切圆片，生姜切片，葱切段，芡粉用水搅匀，猪瘦肉洗净，切肉丝，用水芡粉抓匀；将炒锅置武火上烧热，加入植物油，烧六成热时，下生姜、葱爆炒，随即下猪瘦肉丝、料酒，炒变色，加入黑木耳丝、莴苣丝、红柿子椒丝、盐炒熟，加入枸杞子，味精，略炒，装入盘内。黄瓜片摆在盘的周围，放入红樱桃装饰即成。

【功效】滋肾、润肺、补肝、明目。适用于肝肾阴亏、腰膝酸软、头晕、目眩、多泪、虚劳咳嗽、消渴、遗精、面色无华等症。

8.春季养生，旨在动

动，即运动，如果说运动还很专业、涉及的范围很狭小的话，那么，理解为活动或许更有实用性。因为尽管我们不可能花太多的时间在专门的场所进行专业的运动，但活动却是可以随时随地地进行，而且活动是必需的，所谓的“人挪活”说的也就是这个意思。春季多做户外活动，如可以散步、练气功、打太极拳、钓鱼、赏花、郊游等，还可以闻闻花香，听听鸟叫，看看野鸭嬉水等。大自然中富含负离子的空气，同样对于骨骼的生长发育起到直接的营养供给作用。

当然，这并非完全说春季时锻炼可以无所顾忌，比如春季雾多，风沙也大，所以锻炼时肢体裸露部分不宜过大，以防受潮寒诱发关节疼痛；在锻炼中或锻炼后，不要在草地上随处躺卧，否则容易引起风湿性腰痛或关节炎；也不要起得太早，或者在尘土随风飘飞的地方锻炼，太早外出锻炼易受“邪风”的侵害，尘沙过重则容易呛风。

9.放风筝，调节心情

春天放风筝是一种传统的习俗和运动，不仅可以怡情养性，而且对于强身健体、防病治病都有很大帮助。江南人民自古就有清明放风筝的习俗。沪谚“二月二，搓麻线，三月三，放风筝”，又如，“杨柳青，放风筝”等。

风筝，亦称风琴、纸鹞、鹞子、纸鸢（例：《村居》〔清〕高鼎 草长莺飞二月天，拂堤杨柳醉春烟。儿童放学归来早，忙趁东风放纸鸢。）。闽南语称风吹。风筝是一种比空气重的，能够借助风力在空中漂浮的制品。晚唐，人们在纸鸢上加哨子，其鸣如筝如琴，故称“风筝”或“风琴”。现代以风筝、风琴作为统称，包括没有哨子的纸鸢。

春天放风筝，对人的身体健康是非常有益处的。祖国传统医学认为，放风筝者沐浴和煦的阳光和春风，有“疏泄内热，增强体质之益。”史书《续博物志》也有“放风筝，张口仰视，可以泄热”之说。现代保健医学的研究也表明，在明媚的春光里踏青放风筝，可以舒展筋骨，让身体随着放飞的风筝而不停地移动，从而活动四肢百骸；同时，由于尽情呼吸着新鲜空气，吐故纳新，能促进人体的新陈代谢，改善血液循环状态，从而获得消除冬日气血积郁、祛病健身之功效；此外，放风筝时，双眼面对蓝天，飞行的风筝千姿百态，可以消除眼肌疲劳，调节和改善视力，预防近视和弱视。另外，放风筝还能有效地治疗颈椎病和神经衰弱等症。

放风筝还可以陶冶情操，消除精神紧张。当在阳春和煦、广袤的大地上奔跑，看着手中的风筝飞得越来越高，尽情的舒展着自己的身躯，来自生活和工作上的各种压力也会随着风筝的放飞而烟消云散。

10.没事多出去散散步

散步健身，对各种年龄的人皆适用，特别是对于年龄较大的脑力劳动者来说帮助更大。

散步时平稳而有节律地加快、加深呼吸，既满足了肌肉运动时对氧气供给的需要，又可以锻炼和提高呼吸系统功能。尤其是膈肌活动的幅度增加，有类似气功的妙用，可增强消化器官的功能；腹壁肌肉的运动，对胃肠道起按摩作用，有助于食物消化和吸收，也可防治便秘。

散步对脑力劳动者尤其有益，因为轻快的步行可以缓和神经肌肉的紧张而收到镇静的效果。此外，走路还是打开智囊的钥匙。走路能使身体逐渐发热，加速血液循环，使大脑的供氧量得到了增加，成为智力劳动的良好催化剂。血液循环加快产生的能量，可以提高思维能力。正如法国思想家卢梭所说：“散步能促进我的思想，我的身体必须不断运动，脑力才会开动起来。”德国大诗人歌德曾说：“我最宝贵的思维及其最好的表达方式，都是当我在散步时出现的。”整天伏案工作的脑力劳动者，到户外新鲜空气处散步，可使原来十分紧张的大脑皮质细胞不再紧张了，得到了积极休息从而提高工作效率。总之，散步确实有益于身心健康。

11.生活中应注意“春捂”

“春捂秋冻，不生杂病”是一条保健防病的谚语，其意思是劝人们春天不要急于脱掉棉衣，秋天也不要刚见冷就穿得太多，适当地捂一点或冻一点，对于身体的健康是有好处的。

俗话说：“二月休把棉衣撇，三月还有桃花雪。”说明春天的气候变化很大，常常是寒温交替冷空气活动频繁，早春时节，早、中、晚的气温往往大起大落，尤其是早春，常常会有寒潮来袭，多出现乍暖还寒的情况，这就是所谓的“倒春寒”。由于人们在冬季怕冷，大部分时间都在居室内度过，对外界的的适应能力下降，难以抵挡初春忽冷忽热的多变气候。加之春季人体皮肤已经开始变得疏泄，对寒邪的抵御能力有所减退，所以应及时做到“虚邪贼风，避之有时”。这就是“春捂秋冻”的道理。

对于春捂，重点照顾好“首足”两

头。由于早春天气乍暖还寒，早晚低温，细菌病毒活跃，人容易生病，重点“捂”头颈与双脚，可以避免感冒、气管炎、关节炎等疾病发生。寒多自下而起，传统养生主张春时衣着宜“下厚上薄”，因为人体下身的血液循环要比上部差，容易遭到风寒侵袭。女性如果过早换裙装，会导致关节炎和多种妇科病。春天还是流脑、麻疹、腮腺炎等传染病的多发季节，这些疾病的发生虽与细菌、病毒感染有关，但感染后发病与否很大程度上取决于个人的体质和起居调养。不忙脱衣，“春捂”得法，可有效减少发病概率。

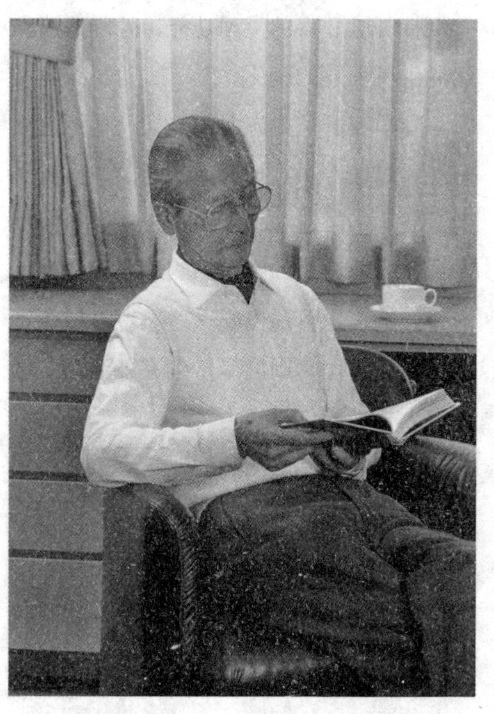

12.春季宜养神

春季阳光明媚、风和日丽，精神的调摄也应该是顺应自然而疏泄通达、心绪豁达，或踏青问柳，或游山玩水，不仅使得自己的情绪得到陶冶，而且有一种融合于大自然的和谐感。除此之外，有意识地培养自己开朗的性格也很重要。在大自然鸟鸣、泉水叮咚、和煦暖风中的氛围下，人融入其中，自然气血通畅而精神旺盛。可见，春季确实是养神安心的好季节。

13.春季梳头通经活血

祖国传统医学认为，人的头部是人体的主宰，乃“诸阳所会，与百会相通”之处。头部有百会、太阳、玉枕、风池、通天、月窗、承炎、天冲、神庭等诸多穴位，常梳头，可以刺激头部区和脏腑相对应于头部体表的全息区，将操作所产生的生物信息，通过经络和全息的感传关系，使头部毛孔开泄，邪气外排，同时提高机体抗病能力，加强器官组织细胞的新陈代谢。

现代医学证明，常梳头，刺激头皮的神经末梢，能有效地调节改善大脑皮质的兴奋与抑制过程，调节中枢神经的功能，促进血液循环，刺激皮下腺体的分泌，增加头发根部的血量，改善头发黑素细胞的活性，增加毛发黑素细胞的数量。不仅能促进头发生长，减少脱发，而且对消除神经衰弱、失眠等症状，也有积极的作用。因此，我们不要小看梳头这一“举手之劳”，如能长期坚持，定会有利于身体健康。

《养生论》曰：“春三月，每朝梳头一二百下。”隋朝名医巢元方指出，梳头有通畅血脉、祛风散湿，使头发不白的作用。苏东坡对梳头促进睡眠更有深切体会，曾说：“梳头百余下，散发卧，熟寝至天明。”那么，如何梳头呢？具体方法如下：

科学梳头要讲究方法。要梳遍整个头部，这样头部的各个穴位都能够得到按摩，各个穴位的按摩相辅相成，才能对梳通整体的经络起到更好的作用。先把头发从中间及两侧的发际向右梳到后颈，然后弯腰，再从后颈反方向梳理一遍，这样做在促进血液循环方面有很好的效果。梳好后将头发甩到脑后，再重复以上的过程两次。整个梳头的过程最好能够保证每个部位被梳到50次以上为好，以自己感觉舒服为度。

通常每天起床后和睡觉前宜梳头。梳头时不可太用力，轻轻梳才不会伤及头发又能刺激头皮。梳子则用牛角梳、玉梳、木梳为好。

14.做做养肝保健操

春天的到来，温暖的气候将会使人的活动量日渐增加，新陈代谢亦将日趋旺盛。因而，在人体内，无论是血液循环，还是营养供给，都要相应的加快，增多，以适应人体各种生命活动的需要。血液循环的加快主要在于血量的调节，营养供给的增加则重在消化、吸收。这些功能在中医看来，均与肝脏有关。“肝藏血”是说肝是储藏血液、调节血量的重要脏器。肝又主管情志，情绪的好坏直接影响着人体对营养物质的消化和吸收功能。所以，在春季，人体新陈代谢与肝脏关系极大。只有保持肝脏旺盛的生理功能，才能适应自然界生机勃发的变化。

春季养肝是多方面的。如：情绪上要乐观、愉快，不宜抑郁或暴怒；生活起居上，要适当早起晚睡，使人把持旺盛的精力；穿衣要温暖、宽松、舒适，以使气血流畅；饮食上可适当吃一些辛温升散的食品；锻炼方面，则应尽量到室外活动，以汲取大自然的生机活力。

为了做好肝脏的养护，给大家介绍一种适宜的养肝保健操：

（1）面朝东站立，两脚自然分开，与肩同宽，两膝微屈，头正颈直，含胸收腹，直腰挺背。两手臂自然下垂，两腋虚空，肘微屈，两手掌轻靠于大腿外侧。全身放松，两眼睁开，平视前方。年老体弱或因病不能立者，可改坐位。

（2）采用腹式呼吸，呼气时收腹、提肛，人体重心略向后移，脚跟着力，足趾轻微点地；吸气时两唇轻合，舌抵上腭，腹部隆起。呼吸要自然均匀，用鼻吸气，用口呼气。

（3）站定放松，呼吸调顺后，两手缓缓上提（掌心向上），经腰上肩，过头顶后，两手重叠，右手掌覆在左手掌上，掌心向里，轻压在枕后，头慢慢转向右侧，微向右上方仰起，上半身随之稍微向右侧转，转动过程中慢慢吸气，待转至右侧，头仰定，两目怒睁，用力呼气，同时发出“嘘”字音。

（4）“嘘”毕，头慢慢转向左侧，微向左上方仰起，上半身随之稍向左侧转，转动过程中慢慢吸气，待转至左侧，头仰定，两目怒睁，用力呼气，同时发出“嘘”字音。如此左右反复三遍，共嘘六次。此后，两手向两侧移开，缓缓放下，自然下垂，两手掌轻靠于大腿外侧。

（5）“嘘”后调息，改用正常呼吸，但仍应坚持鼻纳口吐。平定情绪，息心静思，两目微闭，两唇轻合，舌抵上腭，上下齿轻轻相叩36次。在叩击过程中，口中生津，用力猛咽，以意念送至腹部丹田。嘘气后调息的目的在于补益因嘘以后的耗损，补养体内正气，促进生长。

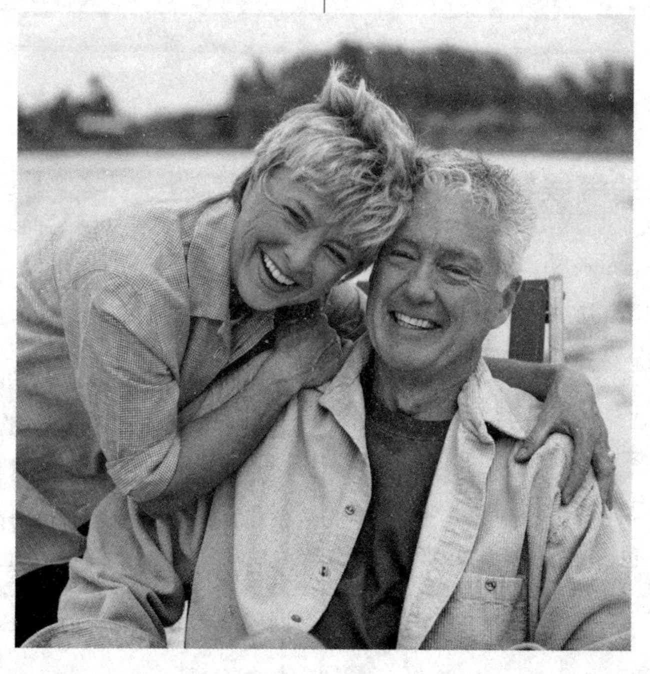

二、夏季养生，要以静养而勿燥

夏三月，此谓蕃秀。天地气交，万物华实，夜卧早起，无厌于日，使志无怒，使华英成秀，使气得泄，若所爱在外，此夏气之应，养长之道也。逆之则伤心，秋为痎疟，奉收者少，冬至重病。

《素问·四气调神大论》

1.认识夏季的气候特征

夏季，古人又称为“夏三月”。是指从立夏之日起，到立秋前一日止，包括了立夏、小满、芒种、夏至、小暑、大暑等六个节气。其中还包括了鲜为人知的“长夏”季节。何谓“长夏”？王冰注释《黄帝内经·素问》说：“所谓长夏者，六月也。土生于火，长在夏中，既长而王，故云长夏也。”还说：“四时之中，加之长夏，故谓得五行时之胜也。”这是因为四时与五行相配缺少一位，故加一个长夏以配土。

夏热夏长为夏季的气候特点。在《素问·四气调神论》里说“四时万物者阴阳之根本”。所谓四时阴阳，就是指一年四季温热凉寒的变化。而温热凉寒的变化是由一年中阴阳消长所形成的。因为从夏至之日起，已进入夏季，这一日太阳直射北回归线，北半球昼最长夜最短，日照地面时间最长，是阳气最旺盛的时期。从这一日起，北半球开始进入炎热的夏季，万物开始生长发育。整个夏季是阳盛阴弱、阳消阴长的过程。

暑为盛夏的主气。人们把气温高于30℃的极热天气称为暑天，一年四季唯有夏季才有暑天。祖国医学认为，暑为阳邪，易耗气伤津。

湿也是盛夏的主气。盛夏时期，我国大部分地区，尤其是南方，气候闷热，阴雨连绵，空气中湿度很大。潮湿的空气对人体是有害无利的。当温度低时，潮湿加强了对热的传导作用，使人体热量很快地散失，人更容易受寒冷的侵袭；当温度高时，由于相对湿度很大，人体汗液不易排出，出汗后又不易被蒸发，使人常常感到烦躁不安，食欲不振，极易发生胃肠炎、痢疾等疾病。

2.夏季的养生原则

夏季阳光普照，地热蒸腾，天气下降，地气上升，天地之气汇合，乃万物争荣、群芳斗艳、植物开花结果的季节。人们应当适应夏季气候，让机体积蓄充足的阳气，提高机体抗病能力，为迎接寒冬做好准备。

中医学认为，夏季主阳，是一年之中阳气最盛的季节，阳气盛，气温高，充于外表，人体阳气运行畅达于外，气血趋向于体表。这给防病治病、养生保健带来了有利的条件，也是治疗宿疾和调补人体的最佳时机。夏季是人体新陈代谢旺盛的时期，皮肤毛孔开泄，使汗液得以排出，通过出汗来调节体温，以适应夏季暑热的气候。古人提出了夏季养生的“三防”之说，即“夏防暑热，又防因暑取凉，长夏防湿”。所以，夏季养生要防护外来的暑邪和湿邪，又要注意保护人体阳气，不可贪凉过度。

这个时候，顺应季节养生，要做到以下几点：

（1）晚睡早起。

（2）夏天日照时间很长，但要把握自己的情绪，不要对又热又闷的太阳表现出厌倦情绪，平和淡定，不骄不躁。

（3）要让自己容光焕发，让愉快的情绪表现在外。只有如此，体内的阳气才能得到宣泄。

这是顺应夏季，保护身体功能旺盛生长的自然法则。违背了这一法则，人体就会伤心，到了秋天容易得疟疾。因为秋季是“收敛”的季节，夏季没有提供足够的“茂长之气”来供应秋天的“收敛之气”，导致病变。同时，因为“夏长之气”不足，到冬天还会有其他的疾病发生。

3.夏季养生应注意的几大项

（1）夏季养生：健康饮水

冬天里火亲，夏天里水亲，此话不无道理。但夏天饮水或用水一定要讲究科学才能有利于健康。

①锻炼后不宜多吃冷饮：由于剧烈的全身运动，可致体内血液重新分配，使体内大量的血液流向运动着的肌肉和体表，而消化器官则处于相对的贫血状态。冰冻的饮料温度过低，若此时大量吃冷饮，对于已经处于暂时贫血状态和胃酸浓度不足的胃刺激过于强烈，容易损伤其生理功能，轻者会使食欲减退，重者可致急性胃炎。

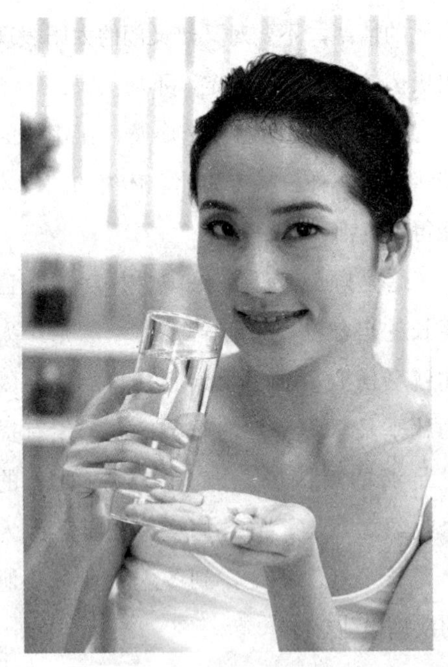

②用嗓时间较长不宜立即食冷饮：因为长时间用嗓，咽喉部的血液分布还未恢复正常状态，此时若大量饮用冷饮，常可致咽喉血管的突然收缩，引起咽喉生理功能紊乱以致局部免疫力下降，从而容易发生咽喉急性炎症。所以，长时间用嗓骤停，宜先慢慢喝点热开水或温开水，千万不要马上大量喝冷饮。

③在汗后不宜大量喝水：夏天出汗多，常令人唇干舌燥，嗓子干涩不适，但此时千万不宜大量喝水。因为刚出过汗，机体各个器官、系统进行了紧张的工作，此时正需要休息，以便及时消除疲劳。如果此时大量喝水，水会给消化系统、血液循环系统，尤其是给心脏增加沉重的负担，出汗会更多，并致体内盐分进一步丧失，从而引起抽筋、痉挛等现象。

（2）夏季养生：饮食清淡

夏季炎热，饮食应以清淡质软、易于消化为主，少吃高脂厚味及辛辣上火之物。清淡饮食能清热、防暑、敛汗、补液，还能增进食欲。多吃新鲜蔬菜瓜果，既可满足所需营养，又可防止中暑。主食以稀为宜，如绿豆粥、莲子粥、荷叶粥等。还可适当饮些清凉饮料，如酸梅汤、菊花茶等。但冷饮要适度，不可偏嗜寒凉之品，否则伤阳损身。此外，吃些醋，既可生津开胃，又能杀菌，预防胃肠道疾病。

（3）夏季养生：思想清静

中医有“天人相应”的养生之说，就是说人体要适应自然环境，季节气候变化。夏季特点是热，故以凉克之。“燥”以“清”驱之。夏季养生要诀之一为：思想清静。盛夏酷暑蒸灼，人容易闷热不安和困倦烦躁。所以，要尽量让自己清静下来。心如平镜，神清气和，切忌火爆脾气，因燥生热，需防止心火内生。

（4）夏季养生：游乐清幽

夏季炙热，不适远途旅游，可以就近寻清幽处游乐。早晨，曙光初照，空气清新，可以到草木繁茂的园林散步，吐故纳新。傍晚，漫步徜徉于江边、湖畔，习习凉风，心静如水，神怡如梦，也别有一番韵味。

4.夏季科学饮食养生

夏季饮食以清淡、苦寒、富有营养、易消化的食物为佳，避免吃黏腻难以消化的食物，勿过饱过饥；重视健脾养胃，促进消化吸收功能。

夏天气温高，出汗多，饮水多，胃酸被冲淡，消化液分泌相对减少，消化功能减弱致使食欲不振。再加上天热人们贪吃生冷食物造成胃肠道功能紊乱或因食物不洁易引致胃肠道不适，甚至食物中毒。因此，夏季饮食应清淡而又能促进食欲，这样才能达到养生保健的目的。

夏天要吃利水渗湿的食物，因为夏天酷热高温，气温高，湿气重，也侵入人体；因为天热，喜冷饮，饮水多，外湿入内，使水湿固脾，脾胃升降，运化功能产生障碍，就会积水为患。常吃利水渗湿的食物能健脾，脾健而升降运化功能恢复，便可以行其水湿。

要适当多吃一些苦味的食物，如苦瓜等。夏季酷暑炎热、高温湿重，吃苦味食物，就能清泄暑热，以燥其湿，便可以健脾，增进食欲。味酸的食物能收能涩，夏季汗多易伤阴，食酸能敛汗，能止泄泻。如番茄具有生津止渴、健胃消食、凉血平肝、清热解毒、降低血压之功。

夏季食欲减退，脾胃功能较为迟钝，此时食用清淡之品，有助于开胃增食，健脾助运。如果过食肥甘腻补之物，则致呆胃伤脾，影响营养消化吸收，有损健康。因此，夏季饮食宜注重选择绿豆、白扁豆、西瓜、荔枝、莲子、蚕豆、荞麦、大枣、猪肚、猪肉、牛肉、牛肚、鸡肉、鸽肉、鹌鹑肉、鲫鱼、乌龟、甲鱼、蜂乳、蜂蜜、鸭肉、牛乳、鹅肉、豆浆、甘蔗、梨等。

5.夏季宜吃的几种食物

（1）绿豆

绿豆营养价值高，用途广泛，早在明朝时，我国大药物学家李时珍把它称赞为“济世良谷”。在黄豆以外的其他豆类中，绿豆尤为人民群众所喜爱。酷暑盛夏喝点绿豆汤，可消暑解渴；在误食有毒食物时，绿豆还可用来解毒。在高温季节里，由于天气炎热，人们往往不愿吃油腻的食物，很想吃清淡爽口的东西，所以多喝绿豆汤、多吃绿豆芽，对身体大有裨益。常在有毒环境下工作或接触有毒物质的人宜常食。老年人、儿童及身体虚弱、四肢水肿、腰腿冷痛、腹泻便稀者忌多食。

（2）苦瓜

苦瓜以味得名，因苦字不好听，粤人又唤做凉瓜。它形如瘤状突起，又称癞瓜；瓜面起皱纹，似荔枝，遂又称锦荔枝。夏秋季节都可吃到苦瓜，用作配菜佐膳，不觉得苦。南方人将苦瓜切片，晒干贮存，暑天感冒时可以食用。苦瓜是药食两用的食疗佳品。苦瓜与其他食物一起煮、炒，从不会把苦味传给别的食物，所以又有“君子菜”的美称。苦瓜营养丰富，含有蛋白质、糖类、胡萝卜素、维生素B_1、维生素C、钙、铁、磷等，其中维

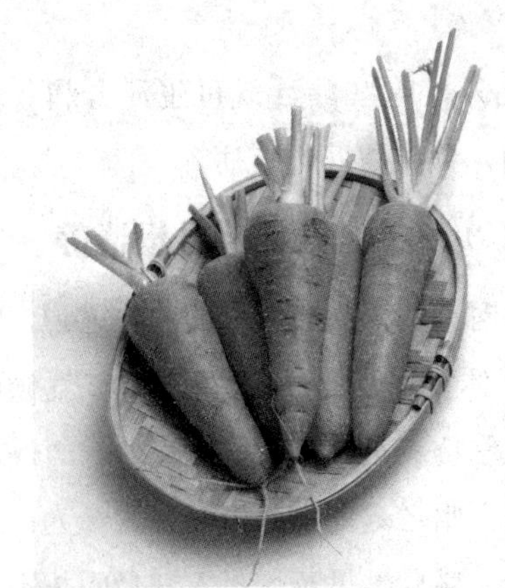

生素C和铁的含量很高，居瓜类之冠。此外，还含有粗纤维、苦瓜素、苦瓜苷等。苦瓜味甘、苦，性寒凉，有解热清胃肠道作用，急性痢疾、癌症和糖尿病患者宜食，胃寒虚者应慎食。

（3）莲藕

莲藕又名藕丝菜、昆根，为睡莲科植物莲的肥大根茎，我国种植已有5000多年的历史，以湖南、湖北、江苏、福建、江西、浙江为主要产区。藕性偏凉，味道微甜而脆，能凉血散瘀，可生食也可做菜，不但营养价值高，而且药用价值相当高，常用于各种出血症，是老幼妇孺、体弱多病者上好的食品和滋补佳珍。早在清朝咸丰年间，莲藕就被钦定为御膳贡品了。中医认为，莲藕生食性寒，有清热凉血作用，可用来治疗热性病症；莲藕味甘多液，对热病口渴、衄血、咯血、下血者尤为有益。莲藕可健脾止泻，增进食欲、促进消化，有益于胃纳不佳、食欲不振者恢

复健康。莲藕含有丰富的鞣酸，可用来止血、凉血、散血。莲藕可炒食、蒸、油炸、凉拌，酸甜苦辣咸俱有，也可榨汁直接饮用或用开水冲服。出血性疾病、糖尿病、高血压患者及产妇宜食。脾胃虚寒者忌生食。煮藕宜用砂锅忌铁器。

（4）西瓜

西瓜又名寒瓜，原产于非洲，唐朝时传入我国，它在我国栽培已有1500多年的历史了。西瓜是夏季主要消暑的瓜果之一，性寒，味甘、甜，是瓜果中汁液最多者。夏季吃西瓜不仅能补充水分，还有开胃、助消化、利尿、促代谢、去暑疾、滋补身体的妙用。西瓜生吃、榨汁均有很好的补益。有解酒功效。酒精中毒、头晕、烦渴、口疾、高血压、烫伤和小便短赤者宜食。糖尿病患者慎食。

6.夏季老年人的饮食

每到夏天，不少老年人食欲大减，常不想吃饭。那么，夏天老年人的膳食应怎样安排呢？根据老年人的生理特点和胃肠道功能，应该掌握两条基本原则：一是饮食要清淡，二是应选择易消化吸收的食物。

（1）主食的选择

一般以米饭、面食为主，早晚可喝点清淡爽口，易消化的牛奶、豆浆、绿豆稀饭等。但甘温滞气的糯米、土豆、红薯等，不宜多吃。

（2）肉食的选择

可选营养丰富、滋阴补气的肉食，如猪瘦肉、牛肉、兔肉、甲鱼、鲫鱼、乌龟、泥鳅和鸭子等。而那些食性偏温的羊肉、鸡肉、鲤鱼、肥肉等，夏天最好不要吃。

（3）蔬菜的选择

应选择清淡而富有营养、消暑益气的蔬菜，如豆芽、蘑菇、木耳、海带及各种绿叶蔬菜。而味辛性温的生姜、辣椒等应少吃或不吃。

（5）其他方面的选择

啤酒可适当喝点，烈性酒不宜喝；橘子粉、菠萝粉、山楂粉可用冷开水冲饮，而冰棒、冰水等清凉饮料，最好少吃或不吃。

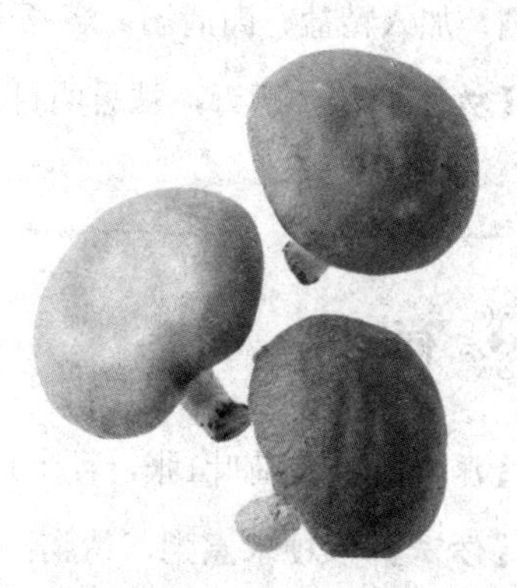

7.介绍几款夏季养生药膳

西瓜皮绿豆粥

【原料】西瓜皮、绿豆各200克，银耳1朵，冰糖适量。

【做法】西瓜皮洗净，刮除红肉，削除绿皮，切小块；绿豆洗净，泡水1小时；银耳洗净，泡软，去硬蒂，撕成小朵备用。将绿豆和银耳加水煮开，转小火煮至软烂，加西瓜皮及冰糖再煮1～2分钟即可。

【功效】绿豆是常用来清热解毒、消暑解渴的食物之一。此粥能有效改善血浊引发的肤色晦黯及预防因日晒所造成的斑点。

肉丝苦瓜汤

【原料】鲜苦瓜、瘦猪肉各200克，料酒15毫升，精盐4克，葱末10克，植物油50毫升，肉清汤750毫升。

【做法】将苦瓜剖开，去瓤，用精盐稍腌，放沸水锅中汆一下，捞起沥尽苦水，洗净，切条待用。猪肉洗净，下沸水锅烫一下，捞出沥尽水，切丝。锅置火上烧热，放植物油，放入葱末煸香，再加猪肉丝煸炒至水干，烹入料酒，加入精盐、肉清汤，烧煮至猪肉熟，加入苦瓜条，煮熟，盛汤盆即成。

【功效】清热解毒，祛暑明目。适用于热病烦渴、中暑目赤等症。

荷味粥

【原料】新鲜荷叶1张，粳米100克，冰糖适量。

【做法】取粳米煮粥，待粥熟后加适量冰糖搅匀，趁热将荷叶撕碎覆盖粥面上，待粥呈淡绿色取出荷叶即可用。

【功效】清暑利湿，升发清阳，止血，降血压，降血脂。适用于中暑、高血压、高脂血症、肥胖病以及夏天感受暑热致头昏脑胀、胸闷烦渴、小便短赤等。

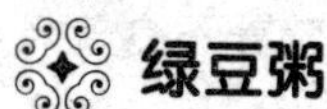

绿豆粥

【原料】绿豆50克，北粳米100克。

【做法】先将绿豆洗净，后以温水浸泡2小时，然后与粳米同入砂锅内，加水1000毫升，煮至豆烂米开汤稠。每日2～3次服用，夏季可当冷饮频食之。

【功效】清热解毒、解暑止渴、消肿降脂。适用于中暑、暑热烦渴、疮毒疖肿、食物中毒等，还可预防动脉硬化。

【宜忌】脾胃虚寒腹泻者不宜食用。

翠皮爆鳝丝

【原料】西瓜皮200克，鳝鱼1000克，芹菜500克，泡辣椒50克，鸡蛋2个，葱20克，生姜15克，蒜20克，食盐6克，酱油30毫升，味精3克，白砂糖3克，食醋2毫升，麻油3毫升，绍酒3毫升，胡椒粉3克，植物油250毫升，淀粉30克，汤50毫升。

【做法】西瓜皮洗净后榨汁，用纱布过滤待用。鳝鱼洗净，后剖开腹，剔去骨，抠去内脏，斜切成丝。芹菜择去叶和老茎，用清水洗净，切成3厘米长的段（粗的要切开），泡辣椒切成斜口条，姜、葱、蒜择选、洗净后均切成丝，鸡蛋去黄留清待用。鳝丝用淀粉、食盐、蛋清及一半西瓜皮汁调匀浆好，用绍酒、酱油、白砂糖、味精、淀粉、汤和另一半西瓜皮汁对成汁。锅置火上，放入植物油烧至六成热，下鳝丝滑散，倒入漏勺。原锅重置火上，放入少许植物油，将芹菜、泡辣椒、姜、葱、蒜一起下锅翻炒，下鳝丝，烹入味汁，加醋、麻油，炒匀即可。

【功效】本方用西瓜翠皮清热解暑，用富含营养、能补虚损、祛风湿、强筋骨之鳝肉作主食，再配以平肝清热、祛风利湿之芹菜，药食同用，共奏补虚健骨、清暑疗痹之功。用于体弱消瘦乏力、腰腿疲软、内湿肢体疼痛、屈伸不利以及暑热烦渴、尿赤等症，有一定疗效。本方是高血压、营养不良、风湿性关节炎患者夏季的理想膳食。

冬瓜海带豆瓣汤

【原料】冬瓜1000克，海带、豆瓣各60克，植物油、细盐适量。

【做法】先将海带用温水泡发2小时，洗净，切丝；冬瓜削皮，去瓤，切成小块备用；将海带丝及豆瓣一同放入植物油锅内爆炒一下，再加入适量清水，烧煮至豆瓣熟透时，把切洗后的冬瓜及细盐一同放入锅中，再加些水，煮至冬瓜熟烂即可。饮汤，食豆瓣。每日1～2次，每次1碗。宜连服5日左右。

【功效】清热、消暑、利水。适用于暑热烦渴、夏季汗出过多等症。

荷叶蒸排骨

【原料】荷叶1张，鸡精2克，猪排骨500克，葱10克，料酒10毫升，白糖15克，盐3克，酱油10毫升，味精2克，米粉80克，生姜5克。

【做法】将荷叶用沸水煮3分钟，捞起，沥干水分，切成块，生姜切片，葱切段。将炒过的米粉放入容器内，加入盐、味精、鸡精、白糖、酱油、料酒、生姜、葱及水少许，拌匀，然后放进排骨，将排骨粘上米粉，裹均匀；荷叶摊在案板上，每张荷叶放一节挂上米粉的排骨，然后包紧，用线绳缠紧，放入蒸盘内，锅内加开水适量，将蒸盘置蒸笼内，武火蒸30分钟即成。

【功效】清暑利湿、止血。适用于暑湿泄泻、眩晕、水肿、吐血、鼻出血、崩漏、便血、产后血晕等症。

海蜇马蹄汤

【原料】海蜇100克，马蹄（荸荠）250克，料酒5毫升，精盐2克，蒜茸3克，姜片5克，葱段5克，胡椒粉1克。

【做法】将海蜇洗净切成丝；荸荠洗净去皮切薄片待用。②锅置火上，注入清水适量，放入海蜇、荸荠、蒜茸、盐、料酒、姜片、葱段煮开，打尽浮沫，再煮至海蜇、荸荠熟，拣去姜、葱不用，撒上胡椒粉即成。佐餐食。

【功效】清热化痰、开胃消食、醒酒除湿。对夏日发热、目赤、热咳、口干等症有辅助治疗作用。尤适宜于小儿食用。

银菊山楂饮

【原料】银花500克，菊花500克，山楂500克，精制蜜5000克。

【做法】将银花、菊花择选干净，用水淘洗后放在洁净的锅内，山楂择选后洗净，一同放在锅里，注入清水（约3升），用文火烧沸约半小时，即可起锅，滤出煎液待用；将所需蜂蜜倒入干净的锅内，用文火加热保持微沸，炼至色微黄，黏手成丝即成；将炼制过的蜂蜜缓缓倒入熬成的汁内，搅拌均匀，待蜂蜜全部溶化后，用纱布二层过滤去渣，冷却后即成。

【功效】银花、菊花同用能解暑热、清头目，配山楂消饮食，通血脉又增酸味，入蜂蜜加营养，补中气又合甜酸。用于伤暑身热、烦渴、眩晕、火毒目赤、咽痛、疮疖等症。可做高血压、高脂血症、冠心病、痢疾、化脓性感染患者之饮料，更是夏季优良的清凉饮料。

8.利用出汗排出体内“垃圾”

随着科学的进步和人们生活水平的提高，人们对于太阳的照射不是多了而是少了，日光浴反而变成了一种品质生活的享受。一方面是一种自我调节和放松，另一方面则是利用自然阳光让我们的身体得到疏泄，不是通过人工的抽、吸等手段，而是在出汗的同时让身体的垃圾得到排泄，所以，夏天虽然比较热，但不要老躲在家里，至少可以到公园里、树阴下、小河旁边去活动活动，让自己出出汗。其实这一点在生活中我们或多或少地都有体会，那些久不出汗的人体质反而下降，做事提不起神，走路提不起劲；相反，那些经常出汗或偶尔有机会出汗的人，反而有一种自己说不出来的轻松。其实道理就在这里，卸下的自然不是肩背上的包袱，而是排除了那些积淀在体内的“垃圾”。

由此看来，在易出汗的夏季，利用出汗排泄，排出体内“垃圾”对身心确实有益。

9.夏季最消暑的运动——游泳

游泳，可以说是最完美，最舒适的运动方式，不仅锻炼身体，而且愉悦心情，更可以塑造优美身型。

由于游泳不仅是一项有氧运动，也是一项从头至脚都能得到锻炼的运动。当人们在游泳时，双臂划水、双腿蹬水或交叉打水，甚至颈、胸、背、腰、臀等全身的肌肉都参与了协调的运动。因此，长期从事游泳锻炼，能使心脏体积呈现明显的运动性增大，收缩更加有力，血管壁增厚，弹性加大，而且在调节人体功能、增强人体免疫力、促进新陈代谢、强壮筋骨等方面都胜过药物作用。

游泳还是一项极好的自然按摩。它是通过水的阻力、自然流动和波浪的按摩、拍打对人体产生均衡压力。这种按摩柔和、无痛、无刺激，可有效避免并减少肌肤的松弛和老化，使肌肤更光洁润滑，富有弹性及活力，同时还能消除忧郁和疲劳感，减轻精神上和肢体上的负担。而且，当人体漂浮在水中时，四肢关节和脊柱在运动中不会受到来自周围物理性的硬性冲击，也不会对身体造成任何损伤，而且有利于锻炼骨骼系统的灵活性和柔韧性，更好地促进骨骼的发育。

除此之外，长期坚持游泳还能对人体形态，尤其是腹部、臀部、肩背部、腿部、足部及脊柱的生理弯曲进行有效的调节，整顿秩序，并向流线型发展，从而塑造出人体最美的体形。

10.老年人夏季谨防中暑

老年人之所以容易中暑，因为他们皮肤汗腺萎缩和循环系统功能衰退，机体散热不畅。可以近似地打比方，就像很多家用电器，如电脑、电视等用得时间长了，大多会有散热功能下降，从而影响功能发挥一样。老年人身体质弱，而且常患有心血管疾病等一些慢性病，所以老年人更容易在高温季节中暑，严重者可导致死亡。所以，这时建议老年人在气温超过37℃时应尽可能待在相对凉爽的屋子里，少到阳光直射的地方。即使喜欢运动，对自己体质较为有信心的老人，也要尽可能避免在中午11时至下午4时这段炎热的时间里进行锻炼，以减少外界的阳光直接辐射在身体上。在出汗后要多饮水，及时补充流失的水分，为了防止狂饮，绝对不可等到口喝了再去饮水。饮食要以清淡素食为主，多吃些西红柿、青菜、莴苣等富含维生素的蔬菜或绿豆汤、金银花水等清凉防暑饮料。

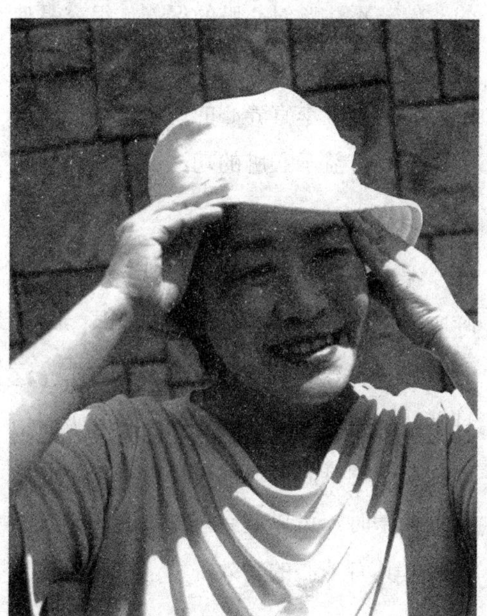

11.夏季贪凉对人体的危害

炎热的夏天，有些人喜欢在草坪、树下午睡或在房前宅后的院子里过夜纳凉，这种习惯不好。俗话说“贪凉失盖，不病才怪”，是有一定的道理。

由于人在睡眠时，机体的新陈代谢大大减弱，心跳速度也开始变慢，血压降低，全身肌肉处于相对松弛状态。因此，机体的“防卫”能力已降到最低程度。这时，就是周围的露水或凉风也会使人体遭受“侵袭”，危及健康。轻者一觉醒来感到全身疲乏无力，重者会患风寒感冒和腰腿病等疾病。同时人体的胃肠等器官喜欢温暖，在外露天睡觉，容易使胸腹受凉，造成咳嗽、腹痛或腹泻。另外，夏天室外的蚊蝇毒虫也比较多，如果在外露宿一旦被叮咬，有时会染上疾病，如乙型脑炎、丝虫病、黄热病等传染病以及其他皮肤疾病。

12.入夏静养勿燥

入夏之后，天气逐渐变热。因此需以“凉”克之，“燥”以“清”驱之。因此，夏季养生的关键在于“清”。

养生专家表示，夏天天气炎热，昼长夜短，晚间睡眠不足，人体经过一个上午的劳动和工作，体力和精力消耗较大，所以午睡对保障身体健康、减少某些疾病的发生起着关键作用。

此外，要顺应夏季昼长夜短的特点，及时调整自己的工作计划和生活节奏，适当地减缓速度，并留有一定余地。业余时间听听音乐、想想美好的事情，或去公园散步、郊游，尽可能地让机体和精神获得充分的放松。此时节还要节欲守神，善于满足，应保持淡泊宁静的心境，处变不惊，遇事不乱，凡事顺其自然，静养勿躁。

13.夏至养生重视午休

在中医养生理论中，夏至是一年中阳气最旺的时节，这一时节的养生保健，要顺应夏季阳盛于外的特点，顺应自然界阴阳盛衰的变化，宜晚睡早起，年老体弱者则应早睡早起，尽量保持每天有7小时的睡眠时间。另一方面，夏至也是所谓“阴阳相争，死生分判”的时节，俗话说“夏至一阴生”，也就是说，尽管天气炎热，可阴气已开始生长。因此，从夏至开始，应重视午休，可以弥补夜晚睡眠的不足，有利于保证身体阴阳平衡。尤其是“夏至”这一天，一定要注意心情平静，不能着急生气，让自己机体内环境稳定，“静静度过”这个自然界阴阳转换的时节。

14.夏季宜做做养心功法

在夏季，人体的新陈代谢是最活跃的时候，室外活动多，活动量相对增大，加之夏天昼长夜短，天气炎热，故睡眠的时间也较其他季节少一些。因而，体内消耗的能量多，血液循环加快，汗出亦多。显而易见，在这个季节，心脏的负担是很重的，倘若不注意对心脏的保养，很容易使心脏受到伤害。因此，中医学的养生理论中，早就有夏季宜养心的说法，在夏季可多做一些有益于心脏的功法。

（1）双手握拳

端坐，两臂自然放于两股之间，调匀呼吸，然后两手握拳，用力紧握。吸气时放松，呼气时紧握，可连续做6次。这种功法具有调节气血的作用，随呼吸而用力，对于调气息及血液循环有好处。而当用力握拳时，可以起到按摩掌心劳宫穴的作用，具有养心的功效。

（2）上举托物

端坐，以左手按于右腕上，两手同时举过头顶，调匀呼吸。呼气时，双手用力上举，如托重物，吸气时放松。如此做10～15次后，左右手交换，再做1遍，动作如前。这种功法的作用可以疏通经络，行气活血，活动上肢肌肉关节。

（3）手足争力

端坐，双手十指交叉相握，右腿屈膝，踏于两手掌中，手、脚稍稍用力相争。然后放松，换左腿，动作如前，可交替做6次。这种功法的作用可以去心胸间风邪诸疾，宽胸理气，亦有活动四肢筋骨的作用。

（4）闭目吞津

端坐，两臂自然下垂，置于股上，双目微闭，调匀呼吸，口微闭，如此静坐片刻，待口中津液较多时，便将其吞咽，可连续吞咽3次。然后，上下牙叩动（即叩齿）10～15次。这种功法的作用可以养心安神、固齿、健脾。

如果在夏季，天天能够练习养心功法，对于身体健康是十分有益的。自然，在练习时，宜选择安静、凉爽、空气流通的地方，清晨或者夜晚都是锻炼的好时间。年老体弱及心脏功能较弱的人，在夏季尤应多练养生功法。

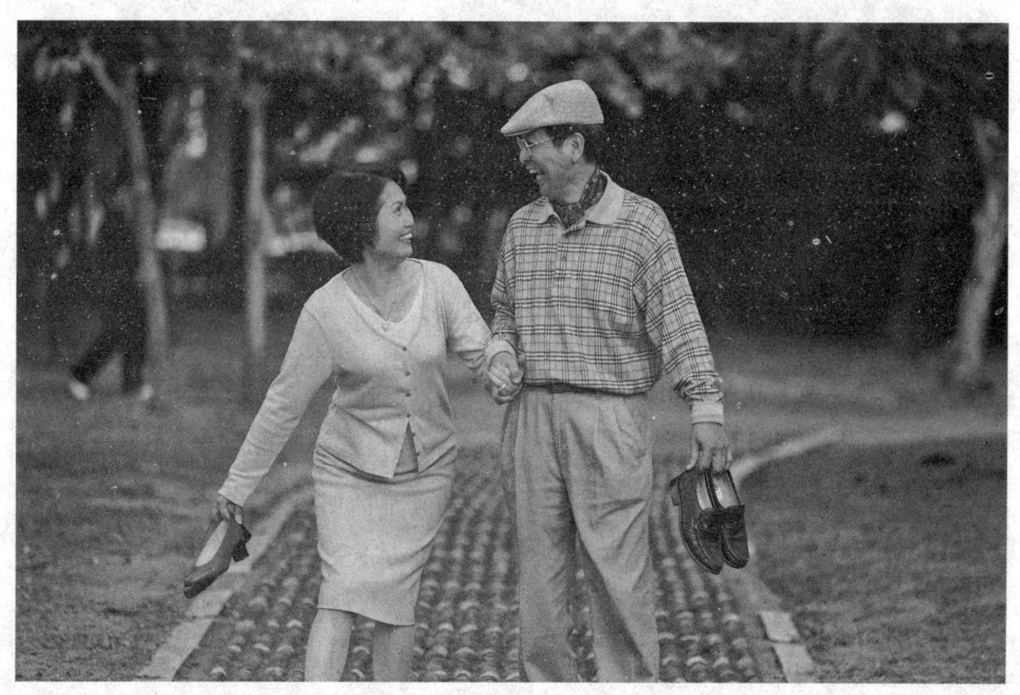

三、秋季养生，贵在养阴防燥

秋三月，此谓容平。天气以急，地气以明，早卧早起，与鸡俱兴，使志安宁，以缓秋刑，收敛神气，使秋气平，无外其志，使肺气清，此秋气之应，养收之道也。逆之则伤肺，冬为飧泄，奉藏者少。

《素问·四气调神大论》

1.认识秋季的气候特征

秋季是从立秋之日起到立冬之日止，共有立秋、处暑、白露、秋分、寒露、霜降等六个节气。立秋在每年阳历的8月7日或8日，“立”意味开始，立秋即预示着秋天的到来，谚语说：“立秋之日凉风至。”即立秋是凉爽季节的开始，但立秋后往往盛夏暑热未消，秋阳肆虐，我国许多地区仍处于炎热之中，故有“秋老虎”的称谓。这种炎热的气候，往往要延续到9月中下旬，此时天气才真正开始凉爽起来。

秋季是一个黄金季节，秋高气爽、月明风清、丹桂飘香、霜露雁行。在这个季节里，白天渐短、黑夜渐长，大气环流将会有明显的调整，由于经向度的不断加大，北方冷空气势力也在加强，一次次南下的冷空气使夏季在我国上空的暖湿空气逐渐向南退缩。每一次的冷空气活动都会以冷锋形式影响我国。冷锋是气象学上的一个专用名词，冷暖空气相交的界面称为锋面，当冷空气推动暖空气前进时就称为冷锋。冷锋过境时，各种气象要素会有一个突变，气压升高、气温下降、湿度减小、风力加大等。秋季冷锋活动明显增多，一般三五天就有一次冷锋过境。到了深秋，随着冷空气的加强，冷锋还会造成寒潮天气，寒潮是强冷空气爆发过程，在24小时内气温下降10℃以上，并且最低气温达到5℃以下。秋季还是大雾天气的多发期，由于地面逐渐变冷，经过一夏天降雨，地表含水量较多，所以在天气形势有利的情况下，水汽便凝结形成大雾。

秋季天气的主体表现为气温逐渐降低，“白露秋分夜，一夜冷一夜”。这种变化又有昼夜温差大、冷暖变化极不规律的特点。

2.秋季的养生原则

秋季养生贵在养阴防燥。秋季阳气渐收，阴气生长，故保养体内阴气成为首要任务，而养阴的关键在于防燥，这一原则应具体贯彻到生活的各个方面。秋季是人体阳消阴长的过渡时期。所以，顺应秋季的自然特性来养生，即保肺，可起到事半功倍的效果，具体应做到以下几点：

（1）起居养生

秋季应做到早睡早起，注意添加衣物，防止因受凉而伤及肺部。

（2）精神养生

保持内心宁静，情绪乐观，舒畅胸怀，抛开一切烦恼，避免悲伤情绪，是秋季养肺的一个好方法。

（3）房事养生

在秋季应注意顺应自然界收藏的规律，节制房事，蓄养阴精。

（4）饮食养生

宜多吃酸性食物，如苹果、橘子、山楂、猕猴桃等，以收敛肺气；少吃辛辣食物，如葱、姜等，可避免发散泻肺。银耳、豆腐、百合、蜂蜜、糯米、粳米、豆芽等有润肺作用，宜常吃。此外，秋季主养收，可适当喝些鸡汤、骨汤等。

（5）运动养生

秋季是运动锻炼的大好时机，可根据个人情况选择不同的运动项目进行锻炼，如登山、打太极拳、游泳等，长期坚持可增强心肺功能。

（6）药物养生

秋季药补的基本原则应以滋润为主，忌耗散。常用的药物有西洋参、沙参、芡实、玉竹、天冬、麦冬、百合、女贞子、胡麻仁、干地黄等。

3.秋季科学饮食养生方法

秋季在饮食调养方面，首先要按照《黄帝内经》提出的“秋冬养阴”的原则，也就是说，要多吃些滋阴润燥的饮食，以防秋燥伤阴。如：银耳、甘蔗、燕窝、阿胶、梨、芝麻、鳖肉、藕、菠菜、乌骨鸡、猪肺、豆浆、鸭蛋、蜂蜜、橄榄等。当然，这只是对正常人及血虚、阴虚体质的人而言，若是脾胃功能低下，时常脘腹胀满、大便泄泻的，最好不要吃上述食品和药膳，因为它们性属偏凉，应该首先调理脾胃功能，在脾胃功能恢复后，再少吃一点滋阴食品和药膳。

其次，秋季饮食要注意“少辛增酸”。也就是说，要少吃辛辣的食物，以防肺火太盛。中医认为，肺火太盛会损伤肝的功能。因此除“少辛”之外，在秋天还要“增酸”，以增加肝脏的功能，抵御过盛肺火的侵入。根据中医营养学的这一原则，在秋天一定要少吃一些辛味的葱、姜、蒜、韭、椒等辛辣的食物，而要多吃一些酸味的水果和蔬菜。酸味的水果有苹果、石榴、葡萄、芒果、柚子、柠檬、山楂等。总之，在秋天要适当多吃些酸的食物，可以达到养肺同时养肝的目的。

初秋时节，不少地方仍然是湿热天气，导致人体脾胃内虚，抵抗力下降。这时如果可以吃些性温的食物，尤其是粳米或糯米，均对健脾胃、补中气有极好的功效。

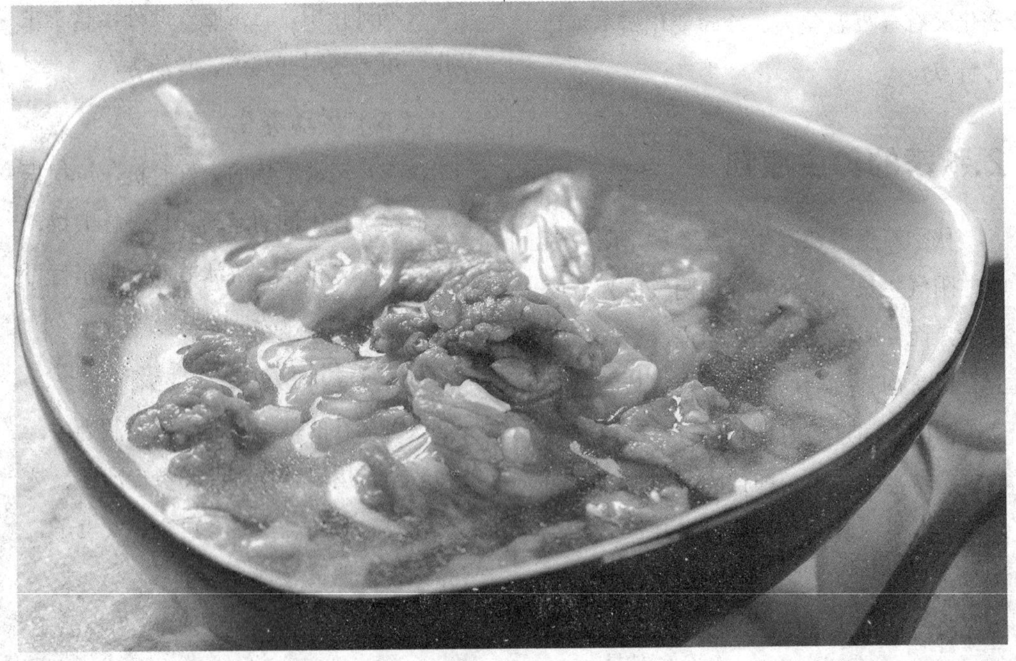

传统养生文化认为：以形补形，以物补物。就是吃什么补什么。那么秋季应吃肺补肺，但肺的功能太强，很容易伤肝。再加上秋季本身就是肺的当令季节，如果再过补，身体的平衡就会被破坏。《饮膳正要》说："秋气燥，宜食麻以润其燥，禁寒饮。"为缓解"秋燥"，饮食方面应以滋阴润肺为宜。

总之，秋季时节，可适当食用芝麻、糯米、粳米、阿胶、蜂蜜、枇杷、菠萝、乳品等较温和的食物，以益胃生津。尽量少吃生冷的食物，尽量少吃动物内脏，老年人不宜吃新的粮食，容易引发旧疾。另外，秋季正是大量瓜果上市的时节，但需要注意的是"秋瓜坏肚"，立秋之后，不管是西瓜还是香瓜、菜瓜都不可以恣意地食用，否则会伤及脾胃的阳气。秋季要谨防胃肠病的发生，应注意饮食卫生，胃肠病患者以温、软、淡、素为饮食原则，少吃多餐、定时定量，避免刺激性食物。

4.几种最宜秋季食用的食物

（1）梨

梨的古名叫甘棠、快果、玉乳、玉露、蜜父，又称"百果之宗"。梨原产我国，南北普遍种植。梨因肉酥汁丰，营养丰富，味道甜美，既可食用，又可入药。我国梨有许多名贵品种，如山东莱阳梨、蜜梨，天津雪梨和鸭嘴梨。我国梨的特色是味香甜，入口爽脆，可榨汁。梨含有蛋白质、脂肪，尤其是糖类含量较高。它还含微量元素钙、磷、铁和B族维生素、维生素C、胡萝卜素以及苹果酸、柠檬酸等有机酸和果酸。梨果中的果酸含量也很高，有助于消化。其含有的木质素，是一种不可溶性纤维。这些成分对人类非常有益。特别是梨含有天冬素，对人体健康和肾脏保健有特殊功效。中医认为，梨具有养阴补液、润肺止咳、养血生肌、清热降火之功效；梨所含有的非可溶性纤维可帮助预防便秘、结肠癌、直肠癌；常吃梨对冠心病、高血压、肝炎、肝硬化等患者皆会收到良好的康复疗效。由于梨性凉，患有脾胃虚寒、腹泻、慢性肠炎、寒痰咳嗽、糖尿病、消化不良患者以及产后妇女不宜食用。

（2）百合

百合肉质肥厚，含有丰富的淀粉、蛋白质和多种维生素，吃起来有独特的风味，可以用来做菜。在我国很多地方都用百合煲汤、熬粥来养生。百合可以作为保健食疗食品，同时也可以入药。根据药理研究，百合有良好的止咳作用，可以改善肺部功能。将百合洗净，煮熟，放冰糖后冷却食用，既可清热润肺，又能滋补益中。中医认为，百合有润肺止咳、清心安神作用，可用于肺痨咯血、肺虚久咳、虚烦惊悸、失眠及热病后余热未清、心烦口渴等症；百合富含钾，有利于加强肌肉兴奋度，促使代谢功能协调，使皮肤富有弹性，减少皱纹；百合还含有一种水解秋水仙碱，有滋养安神作用；百合的鳞茎富含蛋白质、糖类和矿物质，常食可强身壮骨；其黏液质和维生素对皮肤细胞新陈代谢有益，能美容养颜。百合性凉，风寒咳嗽、溃疡病、结肠炎患者不宜服。

（3）蜂蜜

蜂蜜，又名蜂糖、蜜糖、沙蜜、石蜜、石饴等，为蜜蜂采集花蜜，经自然发酵而成的黄白色黏稠液体。古希腊人认为蜜是“天赐的礼物”，中国古代的蜂蜜也多是自然的赐予。后来人们逐渐开始人工养蜂采蜜。蜂蜜既是良药，又是上等饮料，具有延年益寿的功能，被誉为“大自然中最完美的营养食品”。蜂蜜的营养成分极其丰富，它含有葡萄糖、果糖、多种酸类、多种有机酸、蛋白质、多种维生素、40余种矿物质。中医认为，蜂蜜具有补中润燥、缓急止痛、降压通便、解毒等作用，可用于治疗中气亏虚、肺燥咳嗽、风疹、胃痛、口疮、水火烫伤、高血压、慢性便秘等病症。一般人均可食用蜂蜜，尤其适宜老年人和儿童以及便秘患者，糖尿病患者、脾虚泄泻及湿阴中焦的脘腹胀满，苔厚腻者食用。但不宜用蜂蜜喂养1岁以下的婴儿。

（4）银耳

银耳，又叫白木耳、白耳子和雪耳，质量上乘者称作雪耳，因它形似菊花并呈银色而得名。其鲜品柔软有弹性，干品薄而脆。它既是名贵的营养滋补佳品，又是扶正强壮之补药，其药用价值历来与人参、鹿茸齐名，被人们誉为“菌中之冠”、“山珍”，历代皇家贵族将银耳看作是嫩肤美容、延年益寿之上品。中医认为，银耳能提高肝脏解毒能力，起保肝作用。银耳对老年慢性支气管炎、肺源性心脏病有一定疗效。银耳富含维生素D，能防止钙的流失，对生长发育十分有益；因富含硒等微量元素，它可以增强机体抗肿瘤的免疫力。银耳富含天然植物性胶质，加上它的滋阴作用，长期服用可以润肤，并有祛除脸部黄褐斑、雀斑的功效；银耳中的膳食纤维可助胃肠道蠕动，减少脂肪吸收，从而达到减肥的效果；银耳可提高机体对外界致病因子的抵抗力，增强机体对原子辐射的抵抗力，促进骨髓的造血功能，可作为肿瘤患者在接受放射治疗时的营养食品。气管炎、心血管病、阴虚火旺患者以及糖尿病和癌症患者宜用，外感风寒者忌用。

（5）苹果

苹果古称“柰”、“频婆”。古时人们还称苹果为“来禽”，据说是因为苹果成熟时节，其香甜的味道，引得飞鸟来偷吃，故名“来禽”。苹果源于欧洲，现在世界各地广泛种植。苹果是世界上著名的高贵水果之一，其形、质、色、香、味俱佳，故有水果之王的美誉。苹果不仅营养价值高，而且具有保健功效，可以增加人的智慧，也被人称为智慧果。在西方有句谚语：“一天一苹果，医生远离我”；中国人则常说“饭后吃苹果，老头赛小伙”。许多美国人把苹果作为瘦身的必备食品，现代医学也认为苹果是患者用来补充食物营养的重要水果。吃苹果要细嚼慢咽，这样有利于消化。苹果中含有镁，镁可使皮肤健美，红润光泽；再加上丰富的胡萝卜素及多种维生素和铁质，常食可滋养皮肤，遏制黄褐斑、蝴蝶斑的生成；苹果富含钾盐，食后能将人体血液中的钠盐置换出来，排出体外，从而降低血压。同时，钾离子能有效保护血管，降低脑卒中的发生率；苹果还是很好的美容水果，含有大量的微量元素，常吃有使皮肤细腻、润滑、红润的作用。肥胖、胃炎、高血压患者宜食。苹果含糖分较多，性凉，糖尿病患者、心肾功能较差、腹痛腹泻者禁食。

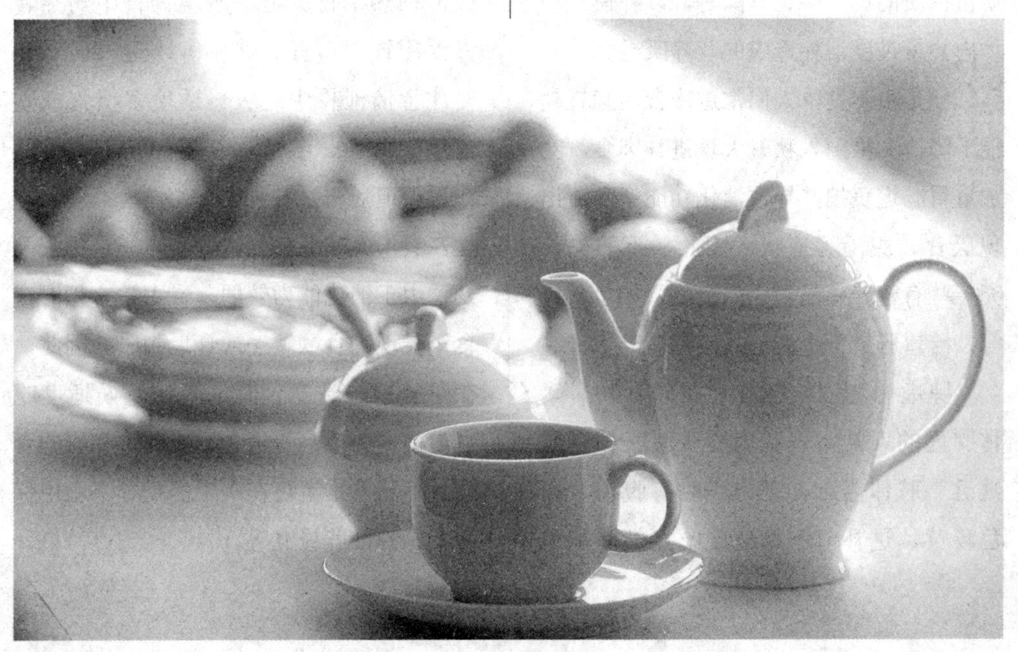

5.养秋膘的科学方法

立秋过后，许多地方都有“养秋膘”的习俗。养秋膘，有一定的科学道理。这是因为在炎热的夏季，外界的气温较高，人体的新陈代谢增快，人体消耗较多。由于苦夏等多种原因，人们进食往往较少，体内的营养物质相对处于“匮乏”的状态，人们常有体重减轻、倦怠乏力、纳呆等体虚的症状。到了天气转凉时节合理进补不仅可以弥补夏季的过度消耗，还能增强人体对秋冬季节的适应能力，为平安过冬做好准备。

夏日酷热，人们普遍胃口欠佳，不少人体重减轻。到了秋天，胃口恢复，可以适当增加一些营养物质的摄入，如富含优质蛋白质的鸡、牛、羊肉等，以补偿夏季体内热量过度消耗造成的营养匮乏。

但是由于夏季人们常进冷食，脾胃功能下降，如果一入秋就大量进补肉食，会加重胃肠道负担，导致消化功能紊乱，出现厌食、腹泻等症状。因此，不妨先补充一些有营养、易消化的食物，如鱼、蛋等，给胃肠道一个调整适应期。

脾虚患者应吃健脾和胃的食物。素体脾虚的人常常表现为食少腹胀、食欲缺乏、肢体倦怠、乏力、时有腹泻、面色萎黄，进补前不妨适度吃点健脾和胃的食物，以促进脾胃功能的恢复。茯苓饼、芡实、山药、豇豆、小米等都是不错的选择。

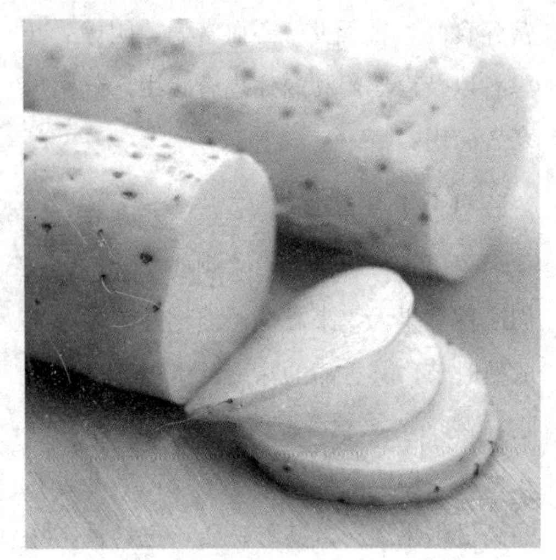

胃火旺盛者应先清胃火。如平素嗜食辛辣、油腻之品，则日久易化热生火，积热于胃肠道，表现为胃中灼热、喜食冷饮、口臭、便秘等，进补前一定要注意清泄胃中之火。适度多摄入一些苦瓜、黄瓜、冬瓜、苦菜、苦丁菜等，待胃火退后再进补。

老年人和儿童先消食和胃。老年人及儿童由于消化能力较弱，胃中常有积滞宿食，表现为食欲缺乏或食后腹胀。因此，在进补前应注意消食和胃，不妨适度吃点山楂、白萝卜等消食、健脾、和胃的食物。症状严重者可在医生的指导下服用保和丸、香砂养胃丸等。

6.介绍几款秋季养生药膳

西米菠萝粥

【原料】西米100克，菠萝150克，白糖10克。

【做法】菠萝切成细丁；西米洗净，放入沸水锅内略汆后捞出，再用冷水反复漂洗。锅中加入约1000毫升冷水，将西米放入，用大火烧沸；改用小火熬煮半小时后，放入菠萝丁，续煮10分钟至粥成。粥内下入白糖调味，再稍焖片刻，即可盛起食用。

【功效】此粥适合在秋季食用，可以消食止泻。

生姜地黄粥

【原料】生地黄汁约50毫升（或干地黄60克），粳米100克，生姜2片。

【做法】取新鲜生地黄适量，洗净后切段，每次榨取生地黄汁约50毫升，或用干地黄60克，煎取药汁。先用粳米加水煮，煮沸后加入地黄汁和生姜，煮成稀粥。空腹食，不宜长期食用。

【功效】清热生津、凉血止血。适用于热病后期、阴液耗伤、低热不退、劳热骨蒸，或高热心烦、口干作渴、口鼻出血。

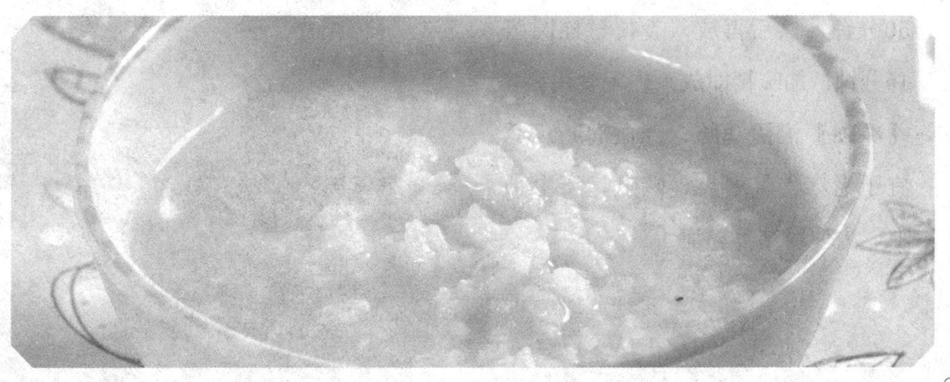

银耳雪梨膏

【原料】水发银耳10克，雪梨1个，冰糖15克。

【做法】梨去核，切片，加水适量，与银耳同煮至汤稠，再加入冰糖溶化即成。每日2次，吃雪梨、银耳饮汤。

【功效】养阴清热、润肺止咳。适用于小儿阴虚肺燥、干咳痰稠及肺虚久咳之症。银耳滋阴润肺、养胃生津，为补益肺胃之上品；雪梨清肺止咳；冰糖滋阴润肺；相佐用于阴虚肺燥之证者颇佳。

润肺银耳汤

【原料】水发银耳400克，荸荠100克，甜杏仁10克，桂圆肉30克，姜、葱、盐、白糖、花生油、玫瑰露酒等各适量。

【做法】先将荸荠削皮，洗净，切碎放入砂锅中，加水煮2小时取汁备用；杏仁去皮，入开水锅煮10分钟，再入清水中漂去苦味，放碗中加清水100毫升；桂圆肉洗净，与杏仁一起入笼蒸50分钟取出，备用；将银耳入沸水煮片刻捞出；炒锅置中火上，加花生油少许，放葱、姜、精盐和水，把银耳放入煮3分钟捞出，放在蒸锅内，加荸荠汁、精盐、玫瑰露酒、白糖入笼蒸50分钟，然后再放入杏仁、桂圆蒸15分钟，加味精即成。佐餐食用。

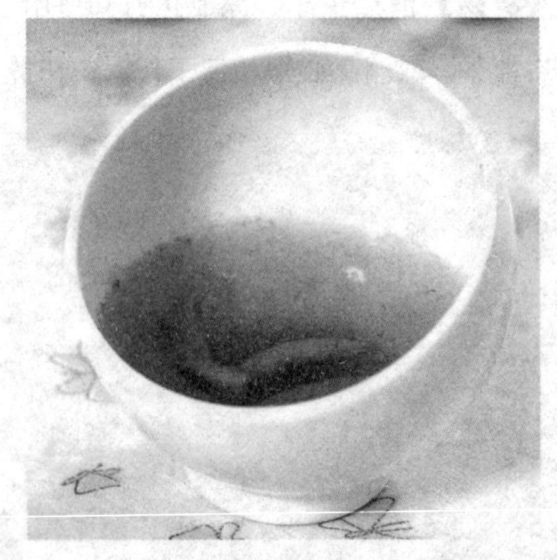

【功效】滋阴润肺、养血润肠。适宜于老年支气管炎、咳嗽、痰中带血、大便秘结等病症。

玉露糕

【原料】天花粉、葛根、桔梗各10克，绿豆粉500克，白糖250克。

【做法】天花粉、葛根、桔梗切片，烘干研细末，与豆粉、白糖和匀，加清水调湿，置饭盒内，武火蒸30分钟，取糕，切成重约25克的块。酌量食。

【功效】清热生津、润肺止咳。适用于肺燥干咳、痰少及胃热口渴喜饮等症。

白果秋梨膏

【原料】白果、秋梨汁、鲜藕汁、甘蔗汁、山药汁各120毫升，霜柿饼、生核桃仁各120克，蜂蜜120克。

【做法】先将白果去膜、心，秋梨、鲜藕、甘蔗、山药去皮后切碎，共捣烂取汁，再把柿饼、核桃仁捣烂如泥。把蜂蜜加适量清水稀释后，加入上药汁和泥膏，搅拌均匀、微微加热，融合后，离火稍凉，用力搅匀，瓷罐收藏。每次服2汤匙，每日3～4次，可常服。

【功效】本方具有清虚热、止咳止血的功能。适用于肺结核长期低热、咳喘、咯血、声音嘶哑、口渴咽干等症。

【宜忌】咳嗽咳痰量多者忌服。

菊花玄麦饮

【原料】菊花10克，玄参、麦冬各15克，蜂蜜30克，桔梗3克。

【做法】先将菊花、玄参、麦冬、桔梗共煎水成药汁；将药汁滗出，放入蜂蜜，搅匀，即可饮用。不分次数，频频代茶饮。

【功效】疏风润燥。适用于秋天受燥热邪、恶心发热、咽干喉痛、口渴干咳等症。

黄精猪肘煲

【原料】黄精25克，盐4克，猪肘肉500克，味精2克，料酒10毫升，鸡精2克，生姜5克，竹荪20克，葱10克，菜胆50克，胡萝卜50克，胡椒粉3克。

【做法】黄精用黑豆50克煮熟，洗净，切薄片；猪肘肉洗净，去毛；生姜切片，葱切段；胡萝卜去皮，切块；竹荪用温水发好，切小段，菜胆洗干净；将猪肘肉、黄精、生姜、葱、料酒、胡萝卜同放炖锅内，加入清水约2800毫升，置武火烧沸，再用文火煲45分钟，加入盐、鸡精、胡椒粉、菜胆、竹荪，煮熟加入味精即成。

【功效】补中益气、滋阴润肺、强筋健骨。适用于体虚乏力、心悸气短、肺燥干咳等病。也用于肺气肿、糖尿病、肺结核、心功能不全、肾功能不全、肾病综合征、肾小球肾炎等辅助治疗。

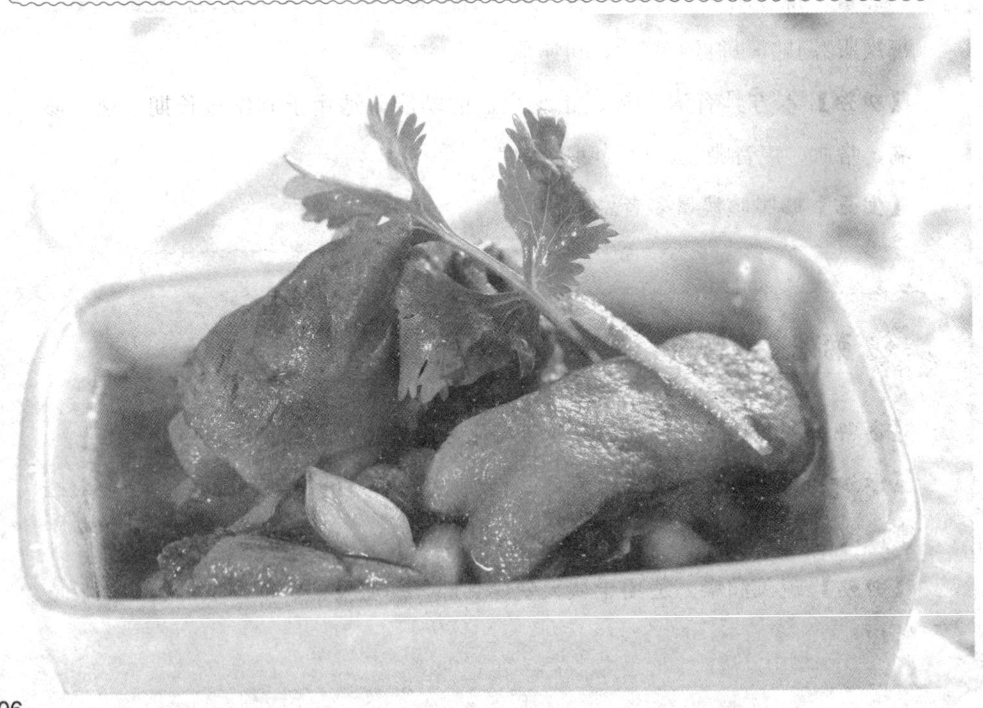

7.秋天要适当地冻一冻

“沤四冻九”，尽人皆知。它的意思是，春天来了虽已转暖，却不要马上减少衣帽；秋天虽已变凉，但也不必急着添加衣服，即便是到了寒意甚浓的晚秋，穿衣也应有所控制，尽量有意地让自己“冻一冻”。这是我国自古以来十分强调的一种养生方法。

秋凉冻一冻，可以避免因多穿衣而导致的体热出汗、汗液蒸发、阴津伤耗、阳气外泄，顺应了秋天阴津内蓄、阳气内收的养生需要。中医早就提出了“天人合一”的观点，强调人和大自然的和谐同步，人类才能健康长寿，才会有很高的生活质量。大自然不仅为我们人提供了丰富的营养物质，还蕴藏着使人健康长寿的宇宙奥秘。

“秋冻”不但是顺应自然收敛的养生需要，而且是预防疾病的良方。入秋之后气温逐渐降低，在这种秋凉的状况之下，人们有意地不过早添加衣服，可使人体的抗寒功能得到很好地锻炼，增加御寒能力，这对预防感冒等秋冬常见疾病有很大的帮助。“秋冻”中要注意安排好饮食，多饮水，多食水果蔬菜及适量的牛奶、鱼、蛋、鸡或瘦肉，以补充好能量，使人体能接受和经受住秋冻。

8.秋季养生，从心开始

“秋时凄风惨雨，老人多动伤感”，宋朝养生大家陈直早在数百年前，就已认为秋节时令人多有悲秋情怀，而这是不利于养生的。因秋季特殊时令，万物枯容，多情人多消极悲伤，这种心情对养生保健大大不利。所谓心情好，精神就好。精神好，才能为冬令阳气潜藏作好准备。反之，如果触景生情则易增忧伤。忧伤又容易伤肺，肺气虚后，机体对不良刺激的耐受性又会下降；而耐受性的下降，又进一步促使伤感、悲秋情绪加重，让健康步入了一个不断增进性循环的轨道之中。而精神不调则精血渐衰、形体耗败，甚至就会出现未老而先衰。

秋天的气候变化较大，早秋热湿，中秋前后燥，晚秋又以凉、寒为主，此时机体灵活地随气候变化而处于“收”的状态，阴精阳气也处在收敛内养阶段，所以注重养“心”的精神调养是秋季保健的重点。养其心需养其阴，秋天里，人们一定要保持精神上的安宁，只有这样才能减轻肃杀之气对人体的影响，才能适应秋到“心境宁静”。如何才能保持心境宁静呢？简单地说，就是要“清心寡欲”。从正面的角度讲就是要尽可能把精力多用在工作上，以一颗平常心看待自然界的变化，或静以练气，收敛心神，保持内心宁静；或多接受阳光照射，转移低落情绪，驱散心中的阴霾，保持乐观的心境。从反面角度讲，则不让心存私利与嗜欲之心，以免自身的神气遭受破坏。古语云：“酒色财气四道墙，人人都在里边藏，若能跳出墙外去，不是神仙也寿长。”这里再清楚不过地说明了人们不必计较钱财的得失，要做到清心寡欲，尽量排除杂念，以达到心境宁静的状态。

9.秋季运动宜选择慢跑

慢跑是一项较为理想的秋冬运动。秋季早晚较冷，衣服相对穿得单薄些，适合通过运动来进行冷的防御。而且慢跑还可以使我们在运动的过程中，在经受冷的过程中慢慢地驱走冷；同时，毛细血管也不会在短时间内大量地张开，让自己的阳气开散。所以，慢跑的过程中可以有许多手与脚的动作，但需以周身微微发热而尚未出汗的时候就缓缓停止运动以收到养护阴精之功效。

秋季的养生项目还很多，如爬山、打球、练气功等，选择何种锻炼项目应视自己的年龄、体质、爱好等而定，不宜盲从。但无论你选择何种活动，都要注意一个“练”字，不宜“动”得大汗淋漓。因为秋天人体的阴精、阳气正处在收敛内养的阶段，所以运动量不可太大，以防止出汗过多而阳气耗损，需要再次强调的是，为达到“养收”的养生效果，在周身微热、尚未汗出时即当停止。

10.登高望远，陶冶情操

登山是一项集运动与休闲为一体的健身养生运动。登高可增强体质，提高肌肉的耐受力和神经系统的灵敏性。在登山的过程中，人体的心跳和血液循环加快，肺通气量、肺活量明显增加，内脏器官和身体其他部位的功能会得到很好的锻炼。登高还有助于防病治病。患有神经衰弱、慢性胃炎、高血压、冠心病、气管炎、盆腔炎等慢性疾病的患者，在进行药物治疗的同时，配合适当的登高锻炼，可以提高治疗效果。此外，山林地带空气清新，负氧离子含量高；山河壮丽，陶冶性情，这样宜人的环境怎能不利于健康！

但是登高要注意一下内容：

（1）注意安全

登山时要注意力集中，速度放缓、步伐稳健，踩稳脚下的路，下山时要注意防滑。老年人登山时最好有人陪伴，最好扶着栏杆行走，或拄拐而行。

（2）量力而行

登山消耗的体力较大，要掌握好运动量，循序渐进，感觉疲劳的时候要注意休息。患有心脑血管疾病的患者，一定要遵从医嘱，量力而行，运动量不可过多。

（3）做好准备

登山时要做好物质和身体准备，准备一双防滑鞋和防寒的外衣。最好穿长裤，防止蚊虫叮咬。登山前要略微活动一下，做好准备活动再开始登山。

（4）姿势正确

上山时，身体重心应前移，步伐放小。下山时，上身应稍向后仰防止前倾。注意呼吸与动作协调。

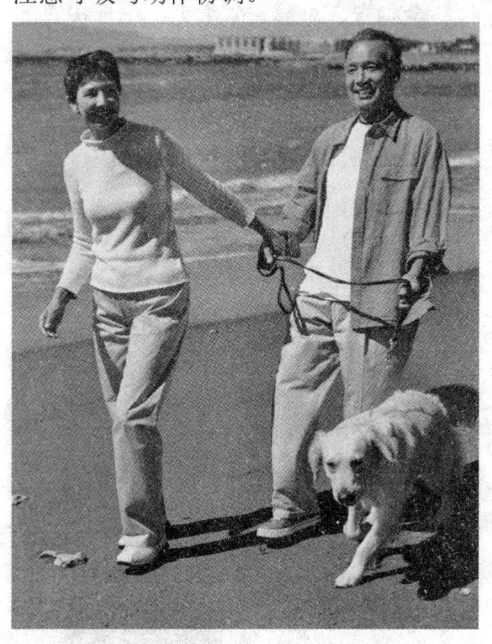

11.秋季冷浴，可保证阴精内敛

秋季，为保证阴精内敛，不使阳气外耗，最好坚持冷水浴。冷水浴水温应为10～20℃。

冷水浴锻炼前应先热身，如出汗时应待汗干或用毛巾擦干后才可入浴，然后用双手快速地摩擦全身，从身体到四肢，由上而下，均匀摩擦，用力适度。感觉发热时，可将冷水先抹在脸、手臂和大腿等处，或将毛巾放入冷水中拧干后擦身体，让身体由不适应逐步转为适应。当身体能够适应时，便可直接用冷水进行冲洗，边冲边摩擦。冲洗时间一般为10分钟（冬天为5 分钟）左右，以身体能够适应为宜。浴后迅速用干毛巾擦干，穿上宽松的衣服，并用双手摩擦身体关节部位，以预防关节炎的发生。

根据热胀冷缩的原理，一般很容易理解冷水的收敛之质，在顺应“养收”的时候，冷水浴很难说像其他运动那样会大汗淋漓，但这并非说温度和时间没有限度，换句话从原则上说，冷水浴也并非越冷越地道，洗的时间越长越保健。要根据个人的体质和燥气的升降变化进行适度的调节。这里需要说明的一点是，冷水浴必须采取循序渐进的方法。所谓的循序渐进在这里有四个基本的意思，一是人体对寒冷和冷水的适应要随天气逐渐向前推进；再者就是洗浴的部位要“由局部到全身”；其三是水温要“由高渐低”；其四是洗浴的时间要“由短渐长”。必须说明的是，冷水浴并非对每个人都适合。有些人的皮肤对冷水敏感，遇到冷水就会产生过敏性症状，这类特异体质的人就不能进行冷水浴。此外，患有严重高血压、冠心病、风湿病、空洞性肺结核、坐骨神经痛以及高热患者都不可进行冷水淋浴。

12.秋季药补应食用的药材

很多人都想知道秋季养生小常识，有哪些中药可以用来补身体？用中药无论是煎煮、泡水还是熬汤，都是进补少不了的。下面就介绍几种适宜秋季食用的药材：

（1）枸杞子

中医认为，枸杞子味甘性平，具有滋肝、补肾、润肺、补虚、益精、明目、固髓、健骨等功效，适用于肝肾阴亏、腰膝酸软、头晕目眩、虚劳咳嗽、肺结核、糖尿病、慢性肝炎等症。枸杞子可直接冲泡饮用，也可以泡酒，或与桂圆（即龙眼）肉及冰糖、蜂蜜等一起制成杞圆膏，或与其他食物一起配制成药膳，如枸杞子山药炖猪脑、枸杞子红枣煲鸡蛋、枸杞子炖鸡、枸杞子炖羊脑等。枸杞子最适合血虚、阳虚体质的人食用。外邪实热、脾胃虚所致消化不良、腹泻，以及性欲亢进者忌用。

（2）杜仲

中医认为杜仲具有补肝肾，强筋骨，清除体内垃圾，加强人体细胞物质代谢，防止肌肉骨骼老化，平衡人体血压，分解体内胆固醇，降低体内脂肪，恢复血管弹性，利尿清热，广谱抗菌，兴奋中枢神经，增强人体免疫力等显著功效。杜仲可以用来泡茶，泡酒，或在烹饪时作为辅料添加于菜品中。凡肝肾不足，腰膝酸痛，或足膝痿软无力者，可与补骨脂、胡桃仁、金狗脊、萆薢、牛大力、千斤拔等配伍。该品常用于冲任不固所致的胎动不安或习惯性流产。可单用煮枣肉为丸服用；或配伍续断、桑寄生、熟地黄等，以增强补肾固胎作用；对于妊娠下血者，则可与人参、阿胶、当归等合用。

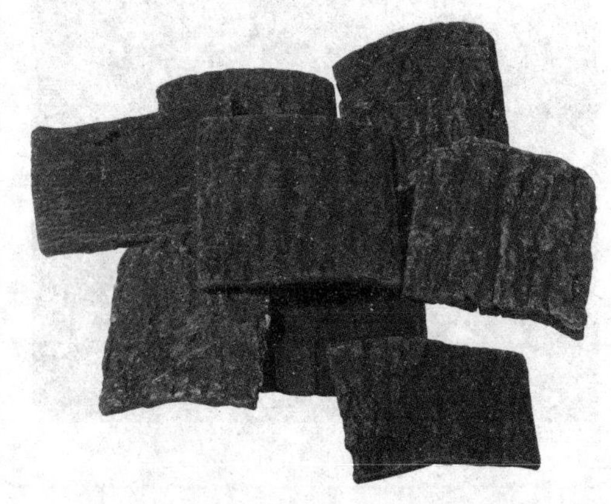

（3）党参

中医认为党参补中益气，健脾益肺，用于脾肺虚弱，气短心悸，食少便溏，虚喘咳嗽，内热消渴。该品为临床常用的补气药，功能补脾益肺，效近人参而为较弱，适用于各种气虚不足者，常与黄芪、白术、山药等配伍应用；如血虚萎黄及慢性出血疾患引起的气血两亏的病症，配补血药如熟地黄、当归等。

（4）当归

中医认为，当归味甘、辛，性温，具有补五脏、生肌肉、益中气、补血养血、调经止痛、润燥滑肠等功效，可用于治疗月经不调、经闭腹痛、崩漏、血虚头痛、眩晕、肠燥便秘、跌打损伤、冠心病、心绞痛、风湿痛及各种瘀滞作痛等症。

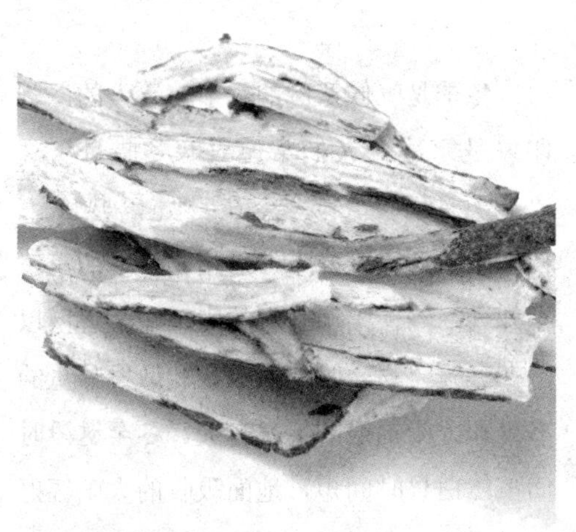

（5）黄芪

黄芪是百姓经常食用的纯天然补品，产于中国华北诸省。黄芪来源於豆科植物黄芪的根。清朝绣宫内称其为“补气诸药之最”，民间也流传着“常喝黄芪汤，防病保健康”的顺口溜，意思是说经常用黄芪煎汤或用黄芪泡水代茶饮，具有良好的防病保健作用。黄芪和人参均属补气良药，人参偏重于大补元气，回阳救逆，常用于虚脱、休克等急症，效果较好。而黄芪则以补虚为主，常用于体衰日久、言语低弱、脉细无力者。有些人一遇天气变化就容易感冒，中医称为“表不固”，可用黄芪来固表。常服黄芪可以避免经常性的感冒。

（6）田七

田七又名三七，明朝著名的药学家李时珍称其为“金不换”。三七是中药材中的一颗明珠，清朝药学著作《本草纲目拾遗》中记载：“人参补气第一，三七补血第一，味同而功亦等，故称人参三七，为中药中之最珍贵者。”扬名中外的中成药“云南白药”和“片仔癀”，即以三七为主要原料制成。田七散瘀止血，消肿定痛。用于咯血，吐血，衄血，便血，崩漏，外伤出血，胸腹刺痛，跌扑肿痛。

四、冬季养生，遵循“蛰伏闭藏”

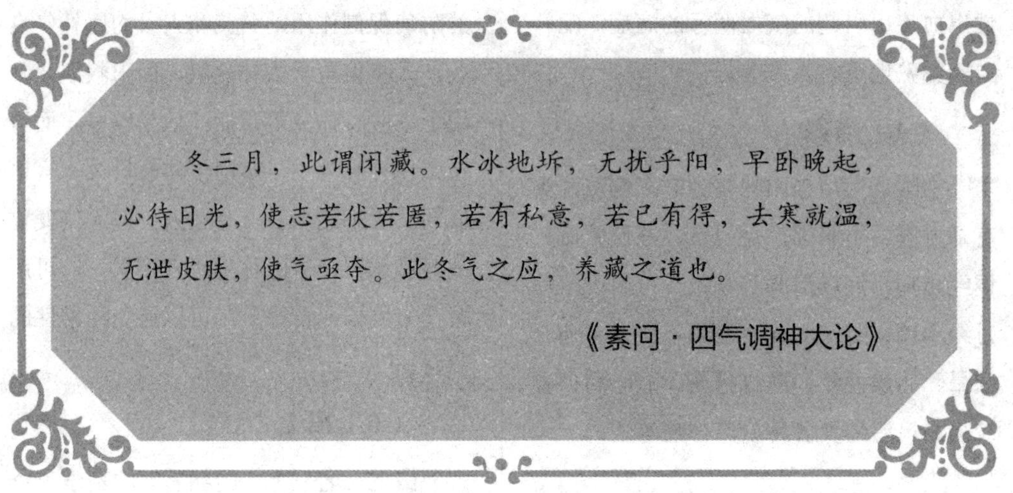

冬三月，此谓闭藏。水冰地坼，无扰乎阳，早卧晚起，必待日光，使志若伏若匿，若有私意，若已有得，去寒就温，无泄皮肤，使气亟夺。此冬气之应，养藏之道也。

《素问·四气调神大论》

1.认识一下冬季的气候

冬季从立冬之日起到立春之日止，共包括立冬、小雪、大雪、冬至、小寒、大寒等6个节气。立冬一般在每年的11月7日或8日。立冬表示冬季的开始。“立冬之日，水始冰，地始冻。”冬季阳光收敛，阴气盛极，草木凋零，虫蛰冬伏，万物闭藏。冬季是一年中最冷的季节，动物冬眠、植物生长基本停滞，因此称为“闭藏”。

冬季是气候寒冷的季节，给人的深刻印象是寒冷。人们常说“寒冬腊月”、“数九寒天”、“冷在三九，热在三伏”。所谓“三九”，是指立冬后的第三个九天，约在阳历一月的中下旬。之所以冷在三九，与当时地面吸收和散发热量的多少和太阳辐射的情况有关。冬至这段时间虽然白昼时间短，地面吸收的太阳辐射热量最少，但由于这时地面散发的热量还多于吸收的热量，因而天气还不到最冷的时候，近地面的空气温度还要继续降低。当地面吸收到的太阳热量几乎等于地面散发的热量时，天气才能达到最冷的时候。到了“三九”以后，地面吸收的热量又将多于地面散发的热量，近地面的空气温度也随着逐渐回升，因此，一年之中最冷的时候，一般出现在冬至后的“三九”前后。

“九九”是我国北方，特别是黄河中下游一带习用的节气，是指一年中较冷到最冷并逐渐回暖的那些日子。把这些日子每九天划分为一个时间段，共分为九段，顺次称为一九、二九、三九……到八九、九九，共计81天，即所谓的“数九寒天”。“九九”的第一天是从冬至开始的，换句话说，冬至这一天作为一九的开始，即从阳历的12月22日或23日开始，依日序每隔九天算一九、二九、三九……直到惊蛰前二天或三天而为九九。冬至日期基本上是固定的，因此九九日期除闰年最后的九九开始日期提前一天外，其余各九开始与种植日期都是不变的。

九九是对冬季各段时间气候的记述，对人们掌握冬季天地变化非常有用。我国北方流唱着这样的民谣：一九、二九不出手，三九、四九冰上走，五九、六九沿河看绿柳，七九河开，八九雁来，九九杨絮落地，九九加一九，耕牛遍地走。

冬季气候以寒冷为主，时有寒流来袭，可使气温骤降；风雪之际，气温更低；冰天雪地，地冻、河水结冰，躲在三九，为一年中最冷的事情。亦有应寒而暖的天气，所以，冬季在御寒防冻的同时，还要防非时之暖。

由于地理位置不同，我国各地的气候也不相同，东北一月份最冷的时候平均气温为-30℃，而南沙群岛最南部的一月份平均气温能达到25～26℃。

2.冬季的养生原则

冬三月草木凋零、冰冻虫伏，是自然界万物闭藏的季节，人的阳气也要潜藏于内。因此，冬季养生的基本原则也当讲“藏”。由于人体阳气闭藏后，人体新陈代谢相应较低，因而要依靠生命的原动力——“肾”来发挥作用，以保证生命活动适应自然界变化。冬季时节，肾功能正常，则可调节机体适应严冬的变化，否则，会使新陈代谢失调而产生疾病。因此，冬季养生很重要的一点是“养肾防寒”，以下几点是贯彻这一原则的要点。

（1）精神调养

除了重视保持精神上的安静以外，在神藏于内时还要学会及时调摄不良情绪，当处于紧张、激动、焦虑、抑郁等状态时，应尽快恢复心理平静。同时，在冬季还要防止季节性情感失调症的发生。所谓季节性情感失调症，是指一些人在冬季易发生情绪抑郁、懒散嗜睡、昏昏沉沉等现象，并且年复一年地出现。这种现象多见于青年，尤其是女性。预防的方法是多晒太阳以延长光照时间，这是调养情绪的天然疗法。

（2）饮食调养

冬季饮食养生的基本原则应该是以“藏热量”为主，因此，冬季宜多食的食物有羊肉、鹅肉、鸭肉、萝卜、核桃、栗子、白薯等。同时，还要遵循“少食咸，多食苦”的原则：冬季为肾经旺盛之时，而肾主咸，心主苦，当咸味吃多了，就会使本来就偏亢的肾水更亢，从而使心阳的力量减弱。所以，应多食些苦味的食物，以助心阳。冬季饮食切忌黏硬、生冷食物，因为此类食物属“饮”，易使脾胃之阳气受损。

（3）起居保健

《黄帝内经》里指出：“早卧晚起，以待日光。”意思是，冬天要早睡、晚起，起床的时间最好在太阳出来后为益（尤其对于老年人而言）。冬季起居养生应注意以下几点：首先，穿衣要讲“衣服气候”，指衣服里层与皮肤间的温度应始终保持在32℃～33℃，这种理想的“衣服气候”，可缓冲外界寒冷气候对人体的侵袭。其次，要注重双脚的保暖。由于脚离心脏最远，血液供应少且慢，因此脚的皮温最低。中医认为，足部受寒，势必影响内脏，可引致腹泻、月经不调、阳痿、腰腿痛等病症。其三，冬季定时开窗换气有利于身体健康。其四，蒙头睡觉不可取。冬天蒙头睡觉极宜造成缺氧而致胸闷气短。其五，夜间忌憋尿。由于冬夜较长，长时间憋尿，会使有毒物质积存而引起膀胱炎、尿道炎等。

（4）锻炼强身

俗话说：“冬天动一动，少生一场病；冬天懒一懒，多喝药一碗。”事实证明，冬季多参与室外活动，使身体受到适当的寒冷刺激，可使心脏跳动加快，呼吸加深，体内新陈代谢加强，身体产生的热量增加，有益健康。

3.冬季如何科学饮食

严冬季节，寒气逼人，人体的生理活动需要更多的热量来维持。中医学认为，冬季应是人体阳气潜藏的时候，也就是说，人体的生理活动因冬季气候特点的影响而有所收敛，并将一定热量贮存于体内，以为来年的“春生夏长”做好准备。

与此同时，又要有足够的热量来维持冬季热量的更多支出，提高机体的抗病能力。因此冬季饮食调养，应遵循中医“秋冬养阴”“无扰乎阳”的原则。膳食的营养特点应该是：不宜生冷，也不宜过于燥热，而宜多食具有温补阳气或滋阴潜阳作用、热量较高的血肉有情之品。

（1）增加御寒食物的摄入

在寒冷的冬季，往往使人觉得因寒冷而不适，而且有些人由于体内阳气虚弱而特别怕冷。因此，在冬季要适当用具有御寒功效的食物进行温补和调养，以起到温养全身组织、增强体质、促进新陈代谢、提高防寒能力、维持机体组织功能活动、抗拒外邪、减少疾病的发生。祖国传统医学认为，在冬季应吃性温热御寒并补益的食物，如羊肉、甲鱼、虾、鸽、鹌鹑、海参、枸杞子、韭菜、胡桃、糯米等。

（2）应增加人体必需氨基酸的摄入量

氨基酸能增强人体的耐寒能力。此外，由于天气寒冷时，人体的肾上腺皮质激素分泌增加，会使氨基酸代谢加速，因而容易导致体内出现负氮平衡。摄入充足的氨基酸则能避免这种情况的发生。在日常生活中，含氨基酸丰富的食物有：动物内脏、瘦肉、鸡蛋、鱼类、乳类、豆类等。

（3）补充足量的糖分

寒冬时节，人体为了防寒，需要消耗大量的热量。糖类为人体主要的热量来源，糖类供给量应占总热量的35%～45%，才能满足机体的需要。为此，人们在寒冷的季节里，应补充足够量的富含糖分的食物，如稻米、小麦、玉米、甘薯等。

（4）增加维生素的摄入量

由于寒冷气候使人体氧化产热加强，机体维生素代谢也发生明显变化。如增加摄入维生素A，以增强人体的耐寒能力。增加对维生素C的摄入量，以提高人体对寒冷的适应能力，并对血管具有良好的保护作用。维生素A主要来自动物肝脏、胡萝卜、深绿色蔬菜等食物，维生素C主要来自新鲜水果和蔬菜等食物。

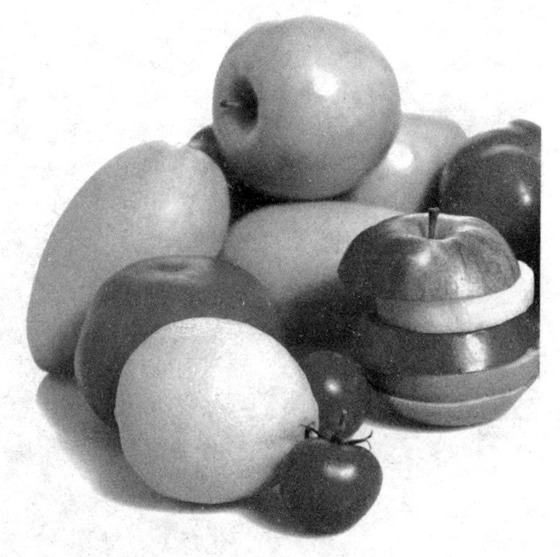

（5）增加矿物质的摄入量

人怕冷与机体摄入矿物质量也有一定关系。如钙在人体内含量的多少，可直接影响人体的心肌、血管及肌肉的伸缩性和兴奋性，补充钙可提高机体的御寒能力。含钙丰富的食物有牛奶、豆制品、海带等。食盐对人体御寒也很重要，它可使人体产热功能增强，因而在冬季调味以重味辛热为主，但也不能过咸，每日摄盐量最多不超过6克为宜。

4.冬季对人最有益的几种食物

（1）羊肉

羊肉是我国人民喜食的主要肉类之一。因为羊是纯食草动物，所以羊肉比较细嫩。羊肉既可食补，又可食疗，为上等的强壮祛疾的食品，民间常用来进补。羊肉历来被当作冬季进补的重要食品之一。羊肉性温、热，补气滋阴、腹中补虚、开胃健力，是我国人民食用的主要肉类之一。寒冬常吃羊肉可益气补虚、促进血液循环、增强御寒能力，收到进补和防寒的双重效果。人们常说："要想长寿，常吃羊肉。"羊肉含有丰富的蛋白质、脂肪、糖类、钙、磷、铁、胡萝卜素及维生素B_1、维生素B_2、烟酸等成分。中医认为，羊肉具有益气养血、温中暖下、补肾壮阳、生肌健力、补虚、御风寒的功能，可治虚劳羸瘦、腰膝酸软、产后虚冷、寒疝腹痛、中虚反胃等症。羊肉可单独烤、涮、煮熟食用，可与其他蔬菜一起爆炒、炖食。但需要注意的是羊肉不可烧焦烤糊，否则不仅肉老不鲜，还易产生致

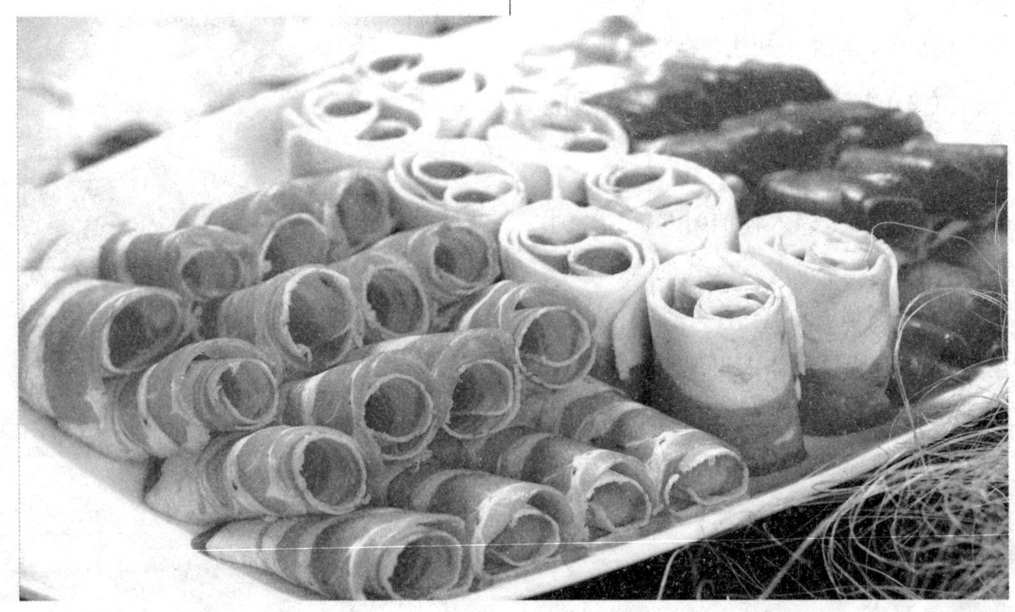

癌物。明火熏烤的羊肉串味道虽佳，但不可多食，因为熏烤易产生致癌物。羊肉一般人都可以食用，解脾胃寒者尤其适宜。羊肉属大热之品，有发热、牙痛、口舌生疮、咳吐黄痰等上火症状者不宜食用。

（2）萝卜

萝卜营养价值甚高，是普通百姓的养生食品，常言说得好：“冬吃萝卜夏吃姜，一年四季保安康。”“扬州八怪”之一的郑板桥曾写过这样一副养生保健联：“青菜萝卜糙米饭，瓦壶天水菊花茶”，“萝卜就茶”是郑老先生的养生之道。相传唐朝时白萝卜曾作为贡品，并馈赠施主。萝卜的医疗价值也很高，有“十月萝卜小人参”的说法。萝卜的主要营养成分是蛋白质、糖类、B族维生素和大量的维生素C，以及铁、钙、磷和多种酶与膳食纤维。

白萝卜的营养成分大部分存在于萝卜皮中。萝卜皮中含有丰富的淀粉酶，在食用烤鱼、烤肉和火锅食品时，食用一些带皮的萝卜丝，可保护胃肠道。中医认为，白萝卜中含有胆碱物质，能降低血脂、血压，可有效预防高脂血症、高血压。白萝卜所含淀粉酶、氧化酶能促进脂肪代谢，预防肥胖。白萝卜中丰富的芥子油、消化酶能促进胃肠道蠕动，对于预防消化道癌也有很大帮助，还能预防老年人药物性便秘。白萝卜的维生素C含量尤为丰富，并且含多种酶，能消除致癌物质亚硝酸，防止细胞发生突变，所含的木质素，能提高巨噬细胞的活力，加速吞噬癌细胞。萝卜既可用于炒、煮、凉拌、捣汁等，又可当作水果生吃，味道鲜美，还可用作泡菜、酱菜腌渍。萝卜和肉一起炖煮，味道也很好，如萝卜烧猪肉，肉不走味，萝卜也香。肥胖者、中老年人、大便秘结、小便不畅者、呼吸道疾病患者宜经常食用。十二指肠溃疡、慢性胃炎、子宫脱垂患者忌食。

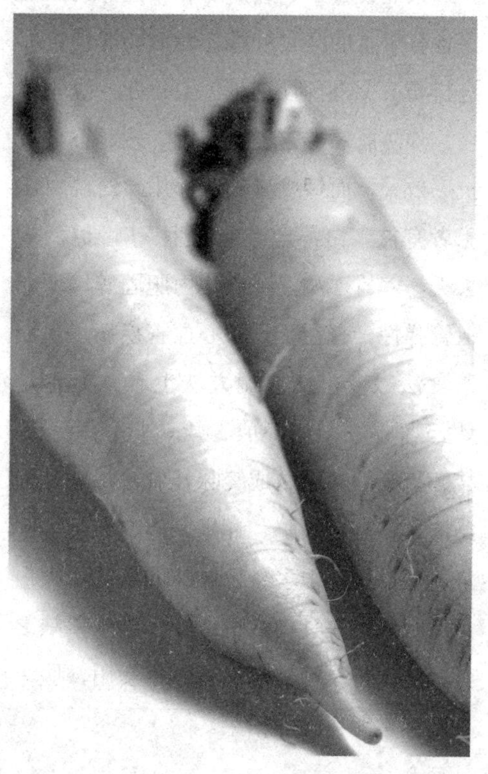

（3）白菜

白菜有“菜中之王”的美名，据说这是齐白石老先生对大白菜的赞赏，齐老作有一幅写意的大白菜图，并题句说：“牡丹为花中之王，荔枝为百果之先，独不论白菜为蔬之王，何也？”于是“菜中之王”的美名不胫而走，逐渐流传开来。白菜的品种很多，著名的有福山的大包头、胶州的大叶球、徐水的核桃纹、北京的青白口。“白菜吃半年，医生享清闲”。大白菜有丰富的营养，含有矿物质和维生素、蛋白质、粗纤维、胡萝卜素，还含有分解致癌物质亚硝胺的酶。中医认为，白菜含有丰富的膳食纤维，能润肠通便、促进排毒，还能刺激胃肠道蠕动，帮助消化，预防肠癌。它含有的钼、硒、锌具有抗癌效果，而钾则有利尿作用，对高血压患者有益。白菜含有的维生素C，可清热去火，养胃生津，降低体内胆固醇，增加血管弹性，有益于预防心血管疾病。大白菜食法颇多，从烹调方法上看，无论是炒、熘、烧、熬、煎、烩、扒、涮、凉拌、腌渍，都可做成美味佳肴，特别是同鲜蘑、冬菇、火腿、虾米、肉、栗子等同烧，可以做出很多特色风味的菜肴。大白菜适合所有人食用，更适宜于维生素缺乏者、肥胖者及糖尿病患者经常食用，腹泻者则尽量避免食用白菜。

（4）香菇

香菇，又称冬菇、香蕈等，素有“菇中之王”的美誉。原产于我国，主要分布在我国浙江、江西、广东、广西、安徽等地。在我国，香菇至今已有4000多年的食用历史。由于香菇的菌肉呈白色，肥厚，质滑嫩，有韧性，味道独特鲜美，香气沁人，营养丰富，不但位列草菇、平菇之上，而且素有“植物皇后”之誉，为“山珍”之一。香菇营养非常丰富，是一种高蛋白质、低脂肪的保健食品，富含多糖、多种酶、多种氨基酸、多种维生素。 而且香菇中含有一般食品中罕见的伞菌氨酸、口蘑酸等，故味道特别鲜美，被称为“干菜之王”。中医认为，香菇具有养血补气、开胃助食、抗肿瘤、延缓衰老等功效，对治疗贫血、佝偻病、肝硬化、食欲不振、肿瘤等疾病有一定的作用。香菇中含有多糖类物质，可以提高人体的免疫力，抑制癌细胞生长，增强机体的抗癌作用。如肿瘤切除患者常食香菇，可以预防肿瘤的复发与转移；香菇富含生物碱香菇嘌呤，具有降低血中胆固醇的作用，能有效地预防动脉血管硬化；香菇中含有一种干扰素，能干扰病毒的蛋白质合成，使人体产生免疫作用，对病毒引起的疾病如流感、麻疹、肝炎等，有较好的防治作用。香菇可卤、拌炝、炒食、烹、炸、煎，也可制汤。脾胃湿寒、中焦湿滞者、顽固性皮肤瘙痒症患者忌食香菇。

（5）洋葱

洋葱又名圆葱、葱头，为百合科草本植物。叶鞘基部膨大成鳞茎，扁圆，圆球或长椭圆形。鳞茎部分可以食用，是我国人民常用的一种家常菜。原产中亚，我国生产的洋葱主要有3种：红皮、黄皮或白皮洋葱。其中黄皮葱头鳞茎横断面的鳞片排列成2个同心圆，水分少，鲜嫩好吃，具有辛辣香气，十分诱人，是烧菜做汤的好原料。在欧美国家它被誉为“菜中皇后”，营养价值很高。洋葱含有蛋白质、糖类、挥发油、苹果酸、钙、磷、铁、维生素A、维生素B_1、维生素B_2、烟酸、维生素C、胡萝卜素、尼克酸等营养成分。

洋葱亦有很多妙用，如可用来防治失眠；将切碎的洋葱放置于枕边，洋葱特有的刺激成分会发挥镇静神经、诱人入眠的神奇功效。感冒的时候，喝加了洋葱的热汤，很快就可发汗退热。如果鼻塞，以一小片洋葱抵住鼻孔，洋葱的刺激气味，会促使鼻子瞬间畅通起来。如果咳嗽，以纱布包裹切碎的洋葱，覆盖于喉咙到胸口，也可以很快抑制咳嗽。冬季食用洋葱，可以有效抵御寒流，因为洋葱鳞茎和叶子含有一种称为硫化丙烯的油脂性挥发物，具有辛辣味，有较强的杀菌作用，可以抗寒，抵御流感病毒。洋葱生熟食均可，可做蔬菜或调料食用，鲜食或脱水制干均宜。还可放在汤、色拉、面包、炖食、蛋奶酥、蛋糕等食品中。也可以用于烤、炸、熏、蒸或生吃。需要注意的是，洋葱不可过量食用，食用过多会产生胀气和排气过多，给人造成不快。过多食用洋葱可致眼睛视物模糊，可引起发热、眼病；热病后不宜进食。

5.冬季进补要对症

进补的方法很多，但不外吃些补药和补品。一谈起吃补药，大家就会想起人参、鹿茸、十全大补丸之类。其实，吃补药学问很多，不可随便乱服。进补实际上是中医的治病手段，是专为虚证而设立的一种疗法，“虚者补之，无虚不补”是中医的一个治疗法则。故在进补前，最好对自己的身体健康情况有个了解。有可能的话，应到医院检查一下，看是否适宜进补。如属虚证，应明确自己属于哪一类虚证。然后按医师的意见，选食对症的补品。中医将虚证的表现分为气虚、血虚、阴虚、阳虚等，补益法亦相应分为补气、补血等各法，故补药有补气、补血、补阳、补阴之别。

补气药适用于气虚证。气虚证是一种全身或脏腑功能衰退的病症，久病、重病、先天不足、后天失调或年老体弱等均可导致气的亏耗而产生虚证。假如你常感头晕、气短、疲怠乏力、动则汗出等，那么你可以吃人参膏、参芪膏之类的补气药，一般可按说明服用。也可用党参、黄芪炖些瘦肉、猪蹄等，有条件的可以用一些人参泡酒服，或人参切小片，分次含嚼服。血虚证妇女，临床可见面色萎黄、嘴唇和指甲苍白、头晕眼花、心慌心悸、手足发麻以及月经后期量少甚至闭经等症。常用的补血药有当归、何首乌、龙眼肉、当归精、当归膏片、参杞补膏、复方阿胶浆、阿胶生化膏、何首乌片、首乌益寿丸等。冬令阴虚证通常是指肾阴虚，这种虚证临床表现为形瘦、头晕、耳鸣、视力减退、男子遗精等。可选用知柏地黄丸、琼玉膏、大补阴丸及龟版膏等内服。

阴虚平素一般指肾阳虚。肾为先天之本，肾阳虚多表现怕寒肢冷、阳痿、早泄及性功能衰退、腰膝酸软、精神不振或月经量多、白带清稀等。适宜选用的补益品有鹿茸、紫河车、蛤蚧、海龙、海马、海狗、狗肾、雀卵、冬虫夏草、核桃仁、锁阳、肉苁蓉、鹿茸精等。羊肉等亦有滋补助阳作用。

气血俱虚者，应当同时服用补气和补血的中药，可选用十全大补膏、十全大补丸、气益血膏等。

总之，挑选和服用补品，必须因症因人而异，方能达到治病防病、强身健体的功效。

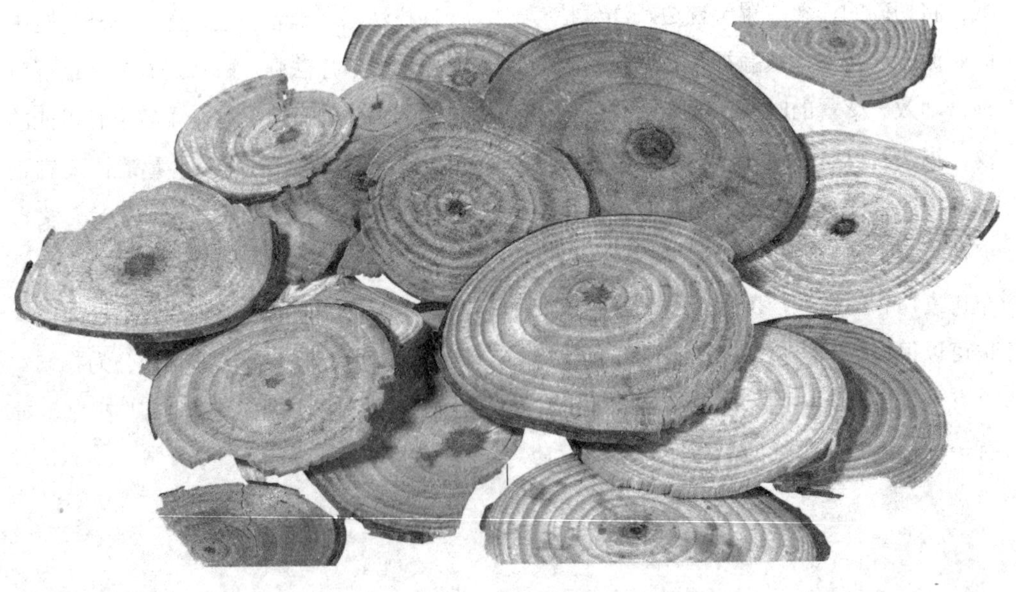

6.介绍几款冬季养生药膳

二豆二米粥

【原料】小米、大米各50克，绿豆、红小豆、核桃仁、花生、葡萄干各20克，红枣8个，干无花果6个，红糖或盐适量。

【做法】红枣洗净去核，无花果、小米、大米、绿豆、红小豆、核桃仁、花生、葡萄干分别洗净，共入砂锅或不锈钢锅，注入清水，大火烧沸，改小火煮至米烂粥稠，加红糖或盐调味服食。

【功效】此粥营养丰富、全面、均衡，冬季食用有助于增加热量。

鹿茸粥

【原料】鹿茸3～6克，粳米100克，生姜3片，盐少许。

【做法】先将鹿茸炙酥为末，再煮粳米做粥，待沸后放入鹿茸末、生姜同煮为稀粥。分2次服，温热食3～5日为一个疗程。

【功效】温肾阳、益精血。适用于肾阳不足所致的阳痿、早泄、滑精、腰痛、妇女子宫虚冷、不孕、崩漏、带下者。

【宜忌】阴虚火旺、口干舌燥、尿黄便秘或感冒发热者忌服，适宜于冬季服用。

鹿角胶粥

【原料】鹿角胶15～20克，粳米100克，生姜3片。

【做法】先煮粳米做粥，待沸后放入鹿角胶、生姜同煮为稀粥。每日1～2次，3～5日为一个疗程。

【功效】补肾阳、益精血。适用于肾阳不足所致的阳痿、早泄、遗精、腰痛、妇女子宫虚冷、不孕、崩漏、带下等。

【宜忌】阴虚火旺、口干舌燥、尿黄便秘或感冒发热者忌服。适宜于冬季服用。

枸杞子肉丝

【原料】枸杞子100克，猪瘦肉50克，竹笋100克，植物油30克，食盐、白糖、料酒、麻油、干淀粉、味精、酱油各适量。

【做法】将猪瘦肉洗净，去筋膜，切成2寸长的丝，青笋切成同样长的丝，枸杞子洗净待用。炒锅加植物油烧热，肉丝、笋丝同时下锅，烹入料酒，加入白糖、酱油、盐、味精搅匀，投入枸杞子，翻炒几下，淋入麻油，起锅即成。佐餐食，做菜肴。

【功效】滋阴补肾，健耳明目。适用于体虚乏力、神疲、肾虚目眩、视物模糊、阳痿、腰痛等。

核桃仁炒鸡丁

【原料】核桃仁30克，鸡蛋1个，枸杞子20克，红柿子椒30克，鸡胸脯肉400克，生姜5克，葱10克，莴苣30克，酱油10毫升，盐3克，料酒10毫升，芡粉30克，鸡精2克，白糖15克，植物油35毫升，味精2克。

【做法】将核桃仁用植物油炸香，枸杞子去果柄、杂质，洗净，红柿子椒、莴苣洗净，切成丁，鸡胸脯肉用沸水焯一下，切成丁，生姜切片，葱切段；将鸡肉丁放入碗内，加入芡粉、料酒、酱油、盐、鸡精、鸡蛋清，加少许水对成汁液，使鸡丁挂上浆；将炒锅置武火上烧热，加入植物油，烧六成热时，下入生姜、葱爆香，随即下入鸡丁、料酒、枸杞子等料，炒熟，下入盐、味精、鸡精、核桃仁即成。

【功效】补肾、温肺、润肠、补脑。适用于腰痛脚软、虚寒咳喘、肠燥便秘、记忆力减弱、健忘等症。

【宜忌】不宜与兔肉、鲤鱼、大蒜同食。

乌药羊肉汤

【原料】乌药10克，羊肉100克，高良姜10克，白芍25克，香附8克，生姜、葱、黄酒、花椒、白糖、盐各适量。

【做法】将乌药、高良姜、白芍、香附、花椒研末，装入纱布袋中，放入砂锅内，羊肉洗净，切小块，入砂锅，加水适量，先以大火煮沸，再改文火慢炖至羊肉烂熟，加入盐即可。食肉饮汤。每日1剂。

【功效】温脾散寒、益气补虚。

苁蓉羊肉粥

【原料】肉苁蓉10～15克，精羊肉60克，粳米100克，精盐适量，葱白2茎，生姜3片。

【做法】分别将肉苁蓉、精羊肉洗净后细切，先用砂锅煎肉苁蓉取汁，去渣，入羊肉、粳米同煮，待煮沸后，再加入精盐、生姜、葱白煮为稀粥。适宜于冬季服用，5～7日为一个疗程。

【功效】补肾助阳、健脾养胃、润肠通便。适用于肾阳虚弱所致的阳痿、遗精、早泄、女子不孕、腰膝冷痛、小便频数、夜间多尿、遗尿以及平素体质羸弱、劳倦内伤、恶寒怕冷、四肢欠温、脾胃虚寒、老年人阳虚便秘等病症。

【宜忌】大便溏泄、性功能亢进以及实证、热证者忌用。

桔梗炒肉片

【原料】桔梗30克，猪瘦肉400克，鸡精2克，料酒10毫升，芡粉25克，生姜5克，鸡蛋1个，葱10克，红皮萝卜30克，盐3克，红柿子椒30克，植物油50毫升，味精2克。

【做法】将桔梗放入清水煮熟，捞起，切段或片，猪瘦肉洗净，用沸水焯去血水，切薄片，用鸡蛋清、芡粉抓匀，红皮萝卜、红柿子椒洗净，切块，生姜切片，葱切段；将炒锅置武火上烧热，加入植物油，烧六成热时，加入生姜、葱爆香，下入肉片、料酒、红柿子椒、红皮萝卜片，炒熟，加入熟桔梗、盐、味精、鸡精即成。

【功效】宣肺祛痰、排除脓肿。适用于痰多、痰吐不畅、咽喉肿痛、疮痈肿毒等症。

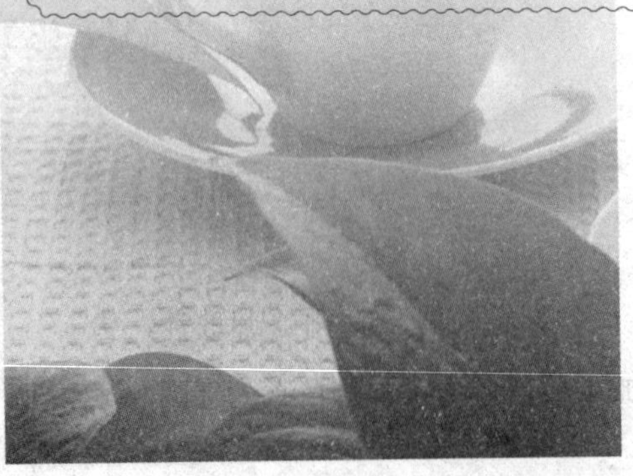

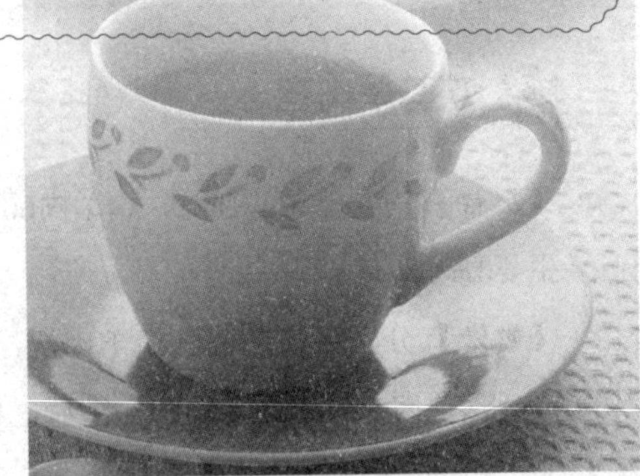

7.冬季科学起居，注意防病

冬三月，我国大部分地区草树凋零，冰冻虫伏，大地封冻，自然界万物生机闭锁，这个季节正是身体“养藏”的最佳时刻。冬季活动锻炼，不宜过早，免伤阳气，最好是待日出以后，可选择活动量加大的锻炼方式，以身体略微出汗为宜。这样既能达到避寒取暖的目的，同时可保持心情愉快，使精、气、神得以内收，这就是冬季“养藏”的道理之所在。

冬天的早晨，在冷高压影响下，往往会产生气温逆增的现象，即上层气温高、地表气温低，大气停止对流运动，故地面上的有害污染物，不能朝大气层扩散，而停留在下层。此时，若早早地出外锻炼，反倒深受其害。活动量越大，呼吸量越大，受害也越严重。故从大气污染这个角度出发，冬季不宜早锻炼。冬季的“早卧晚起，必待阳光”，这一提法是有科学根据的。

人体的许多疾病都与季节和天气变化有关。严冬气温降低，冷空气夹杂着病菌进入人体呼吸道，可导致慢性气管炎急性发作。如果气温骤降或寒流来临，有心血管疾病的患者会常常感到胸闷、气短、头晕、恶心、两腿肿胀和全身不适，并可诱发心肌梗死和中风。因此，到了冬季，中、老年人一定要注意防寒保温，预防各种疾病的发生。

冬季流感的流行和冷空气的侵袭密切相关。冷空气的侵袭，可使人体呼吸道毛细血管阻力增加，黏膜分泌减低，抗体含量降低，加之空气干燥有利于流行病传播；此外，恶劣天气还能使人体温调节功能失调。上述种种原因，称为促使流行病流行的因素。为了有效地加以预防，流感流行期间，应尽量少去公共场所，注意保暖和休息，保持室内空气新鲜，家里有了流感患者，应注意隔离。

8.冬季的精神调摄

严寒的冬季，朔风凛冽，草木凋零，阳气潜藏，阴气旺盛，人体的阴阳消长代谢也处于相对缓慢的水平。所以，冬季精神调养也要着眼于“藏”，即要保持精神安静。此外，就是要防止季节性情感失调症。它是指一些人在冬季发生情绪抑郁、懒散嗜睡、昏昏沉沉等现象，这种症状主要是寒冷的气候所致。但一味保暖不能达到预防效果，正确的方法是多晒太阳。同时，要加强体育锻炼，尽量避免因自主神经功能紊乱而引起的紧张、易怒、抑郁等状态。

9.冬练三九，也看对象

冬季参加体育运动，可以增强人体的抗病能力，但也必须重视寒冷对于人体的影响。尤其高血压、心脑血管疾病患者，寒冷使得全身皮肤毛细血管收缩，血液循环阻力增加，血压更高，心脏负担更重，这就很危险了。而夏季气温高，倘若再进行体育运动，会加重心脏负担。老年人和高血压、心脑血管疾病患者还是要量力而行。

10.冬季健身，洗冷为先

俗话说，“冷水健身不健牙”，主张冬洗冷水脸，但却要用温热水刷牙。科学试验观察证明：一旦手和脸接触冷水后，大脑便立刻兴奋起来，指挥全身各个系统加强活动，增加产热以适应寒冷的外环境。此时，再从温暖的室内到寒冷的户外去，身体便容易适应，畏冷的感觉便会大大减轻，持之以恒，机体的耐寒能力便可增强。

天寒地冻，冷水洗脸的刺激是较为强烈的，这种刺激，还会使面部，尤其是鼻腔内的血管收缩。但冷水的刺激消失后，这些血管又迅速扩张起来，这一张一弛，即是一种良好的血管体操，大大提高呼吸道与血管神经方面抵御疾病的能力。寒冬腊月坚持用冷水洗脸，不仅可锻炼坚强的意志，提高抗寒能力，同时可预防感冒，并对神经性头痛、神经症（神经衰弱）等疾病也有一定的防治作用。倘若条件许可，能坚持洗冷水澡或冬泳，那当然是最好不过的事。实践证明，凡在秋冬季节能坚持冷水擦身或冷水浴与冬泳者，身体都是极健康的。哪怕只坚持洗冷水脸，也可明显减少患感冒、诱发心肌梗死与胃病的机会。

11.冬季保暖的重点是“暖”

（1）背暖

中医学称“背为阳”，背部正中的督脉总督人体一身的阳气，是“阳脉之海”。冬季里如果背部保暖不好，则风寒之邪极易从背部经络上的诸多穴位侵入人体，损伤阳气，使阴阳平衡受到破坏，人体免疫功能下降，抗病能力减弱，诱发许多病患或使原有病情加重及旧病复发。因此，人们在冬季里加穿一件贴身的棉背心或毛背心以增强背部保暖，是必不可少的。

（2）脚暖

俗话说“寒从脚下起”。脚对头而言

属阴，阳气偏少。现代医学认为，双脚远离心脏，血液供应不足；长时间下垂，血液回流不畅；皮下脂肪层薄，保温性能较差，容易发冷。脚部一旦受凉，可通过神经的反射作用，引导上呼吸道黏膜的血管收缩，血流量减少，抗病能力下降，以致隐藏在鼻咽部的病毒、病菌趁机大量繁殖，使人发生感冒，或使气管炎、哮喘、胃肠道疾病、关节炎、痛经、腰腿痛等旧病复发。因此，冬季人们要注意保持鞋袜温暖干燥，并经常洗晒。平时要多走动以促进脚部血液循环。临睡前用热水烫脚后以手掌按摩脚心涌泉穴10分钟，可增强养生保健作用。

12.寒冬护肤有妙招

寒冷和干燥使得皮肤血液循环和新陈代谢相应减慢，皮脂分泌和汗液分泌也随之减少，皮肤表面会失去水分，尤其是倒春寒时的户外寒冷对皮肤产生破坏作用，户内的热度又夺去皮肤的水分，因此容易产生皱纹、脱皮等问题。确保面部水分不易散失，并及时有效地给肌肤补充营养，以维持肌肤的润泽饱满，是春季保养皮肤的关键。根据皮脂和汗液的分泌量，皮肤可分为油性皮肤、干性皮肤、中性皮肤。油性皮肤的人因其面部油脂分泌较多，所以要经常用温水洗脸，使用中性或偏碱性

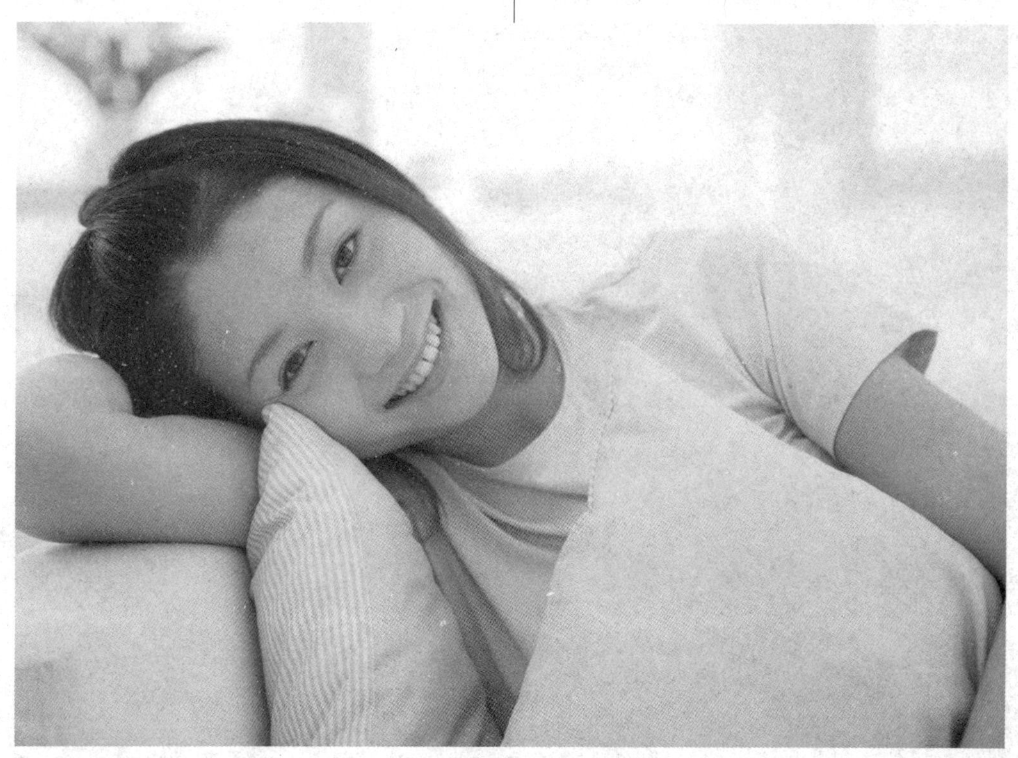

的护肤香皂。洗完脸后，最好用粉质的化妆品抹脸，以吸收溢出的脂肪，或者是使用收敛剂来收紧毛孔，以减少油脂的过分溢出以及减弱皮肤的粗糙感。干性皮肤油脂分泌较少，洗脸时不要用过热过冷的水清洗，平时也要少用或不用香皂。如果用温水与冷水交替使用较好；洗脸未全干之际可用湿润剂拍打面部，然后涂上纯营养型油脂化妆品，不可使用粉类护肤品。在饮食上注意多吃水果和含维生素A及脂类的食物，以保持皮肤的滋润。中性皮肤皮脂分泌适中，皮肤富有弹性和光泽，洗完脸可半小时后再到外面去，而当你回到室内时有必要用微冷的水溅于面部，以降低室外与室内皮肤的温差。也有人主张，平时最好养成用凉水洗脸的习惯，以增加颜面皮肤的抗寒能力，并能防止可能发生的干燥、粗糙、起皱发痒等。最好在每日清晨或晚间，洗脸后涂敷护肤品的同时进行按摩，每次以10分钟左右为佳。每晚不妨使用一种能增加水分的夜晚滋补剂，白天可在你的眼睛周围使用湿润剂。此外，你还可以在居室内放置正在生长的植物以便给室内的空气增加水分，避免整个身体干燥。

【第四章】

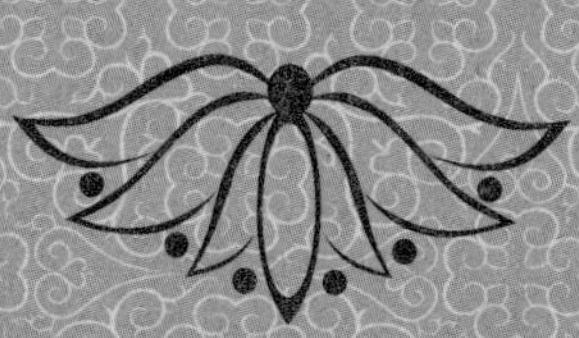

时辰养生，起居尽在小细节

中医医理讲“因天之序”，就是要因循身体这个“天”本身的运动顺序，就是东南西北，就是春夏秋冬，就是生发、生长、收敛、收藏。违背了这个顺序，就要生病，顺应这个顺序，就健康长寿。因此，中医时间医学将十二地支作为日节律的指称。日节律是指人体一昼夜中阴阳消长、盛衰的情况。

我们把一天分为24小时，而古代人们则把一天分为十二时辰，也就是2小时相当于一个时辰，所以日养生也叫十二时辰养生。十二时辰和我们的五脏六腑以及经络密切相关，在这十二时辰当中，每一个时辰都有一个经、一个脏腑当值。所以，我们要针对每一个不同的时辰来保养其相对的脏腑。依照次序锻炼经络才能符合气血盛衰和经络运行的规律。

经络是人类的一种奇特的生命结构，经络形式如网状遍布全身，人体通过经络联系成一个整体，并通过经气与自然界息息相关，人体五脏六腑之气的运动与自然界的阴阳五行的运动，是相互对应的。遵循自然规律，科学调整脏腑器官，寻求阴阳平衡，才能达到养生目的。

一、子时——养胆保阳气

1.子时前顺应天时应入睡

睡眠是保证生命健康的重要生理过程，科学合理的睡眠能让人们精力充沛、机体功能提高，而不健康的睡眠不仅无益于身体功能的发挥，还可能招致严重的疾病。精神健康网中医专家指出，晚睡、熬夜等不良睡眠方式都是危害健康，甚至能够造成严重不良后果的。而且过子时不睡的人，患上各种疾病的可能性都大大增加。

子时为23时到次日凌晨1时的时间，这个时候是胆经当值。子时的养生要诀可以用一句谚语来概括：宁舍一顿饭，不舍子时眠。

子时和一年中的冬至类似，是一天中阴气最盛之时。《黄帝内经》称“夜半为阴陇，夜半后而为阴衰”，夜半即子时。一天的阳气，从傍晚时分开始加重，到“夜半”最盛，与此同时，也出现了盛极而衰的苗头，阳气开始生发。子时最重要的，毫无疑问，是要有理想的睡眠质量。

如果要想养阳气，就要睡“子时觉”，因为子时气血流注胆经，阳气开始生发，而睡眠就成了养护阳气最好的办法。阳气为生命之本，“阳强则寿，阳衰则夭”。如果在这个时候熬夜，就会将刚刚生发起来的阳气消耗掉，这对人体是极为不利的。

所谓“阳气”，《黄帝内经·生气通天论篇》中就说到过：“阳气者，若天与日，失其所则折寿而不彰。”意思很浅显，就是说，人体的阳气就和天上的太阳一样，如果人体缺少了阳气，就好像自然万物缺了阳光的照耀一样，会夭折或者减寿的。

人们常说：万物生长靠太阳。其实人体也是一样的，靠的就是阳气的温煦保护。阳气在中医术语里面被称做“卫气”，也就是保护人体的卫士。阳气不足，表现在脏腑上就是肾阳虚，脾阳虚，身体气血瘀滞不前，对食物的运化能力不足，整个身体处于一种阴暗潮湿的环境当中，湿浊内聚，疾病丛生，连性格都会变得“内有忧愁暗恨生”，所以历代医家最重视的就是调动人体的阳气。

2.健康源于睡眠

“健康源于睡眠”，这是医学研究人员根据近年来对睡眠研究的最新结果所提出的新观点。美国佛罗里达大学的一个研究小组曾对睡眠、催眠与人体免疫力的关系作了一系列的研究。研究结果表明，对存在睡眠障碍者施行催眠干预后，受试者血液中的T细胞和B细胞均有明显的升高。同时还发现，接受治疗后的受试人员，在以后面对生活压力时，会表现得非常自信、自尊和独立。试验得出的结论是：睡眠除了可以消除疲劳以外，还与提高机体免疫力、增强抵抗疾病能力密切相关。

美国芝加哥大学的一项睡眠研究结果也表明，睡眠与内分泌密切相关。研究人员发现，连续1周每天睡4小时的青年受试者，血糖值均有所增高，这可能是由于睡眠不足导致中枢神经系统变得活跃，抑制了胰腺功能，使胰岛素分泌量下降而引起。研究人员推测，睡眠不足可能是近年来糖尿患者人数增加的原因之一。在对中年人的研究中也发现，睡眠不足同样可引起内分泌紊乱。在正常情况下，人体皮质类固醇分泌量在夜晚会逐渐下降，与褪黑素相配合，使人能很快进入梦乡。皮质类固醇的量会随着天亮慢慢上升，在天快亮时达到最高峰。而有了充足的睡眠以后，皮质类固醇就会有正常自然的循环，使人精神焕发。但如果连续1周睡眠不足，皮质类固醇在清晨根本无法上升到高峰，人便会出现精神委靡不振等现象。

健康专家认为，充足的睡眠、均衡的饮食和适当的运动是健康生活最重要的三个方面，如果想要健康，就必须重新估价睡眠对健康的意义，重视睡眠质量。

3.怎样保证睡眠质量

（1）睡前放松心情

睡前半小时内避免做过分劳心或劳力的工作。即使明天要参加考试也绝不带着思考中的难题上床。临睡前听听轻音乐，也有助于睡眠。

（2）保持适度运动

每天保持半小时至1小时的运动，藉以活动身体各部分器官。但也要尽量避免剧烈运动。

（3）设计安静卧房

尽量使卧房隔离噪声，而且养成关灯睡觉的习惯。

（4）睡床单纯化

睡床要只供睡眠使用，养成“三不”习惯：不在床上看书，不在床上打电话，不在床上看电视。因为进行其他活动时，往往会破坏定时睡眠习惯。

（5）安排规律生活

生活起居要规律化，养成定时入寝与定时起床的习惯，从而建立自己的生理时钟。遇有周末假期，也要避免多睡懒觉；睡眠不能贮存，睡多了无用。

4.养好胆经胆气足

《黄帝内经》里指出“凡十一藏皆取决于胆”。这里的胆不是胆囊的意思，而是指“胆经”。胆经在身体的两侧，从手臂开始。中国古代文化里，非常重视这个时辰，子时是一阳初生，恰恰是在一天最黑暗的时候，阳气开始生发。所以，胆决定了其他11个脏器的生发，到一定年龄时两鬓斑白，事实上就是生机慢慢弱了，这就是胆经出了问题。

胆经是什么呢？在中医文化里，“脏器”是这么写的——藏器。任何一个藏器都涉及形、气、神三个层面，所谓“形”就是它的物质基础，不要认为把胆囊切了，胆经就生发不起来了。胆经是人体中一条经脉，也就是说从头一直到脚，这也是它的形。那么“气”是指的是什么呢？

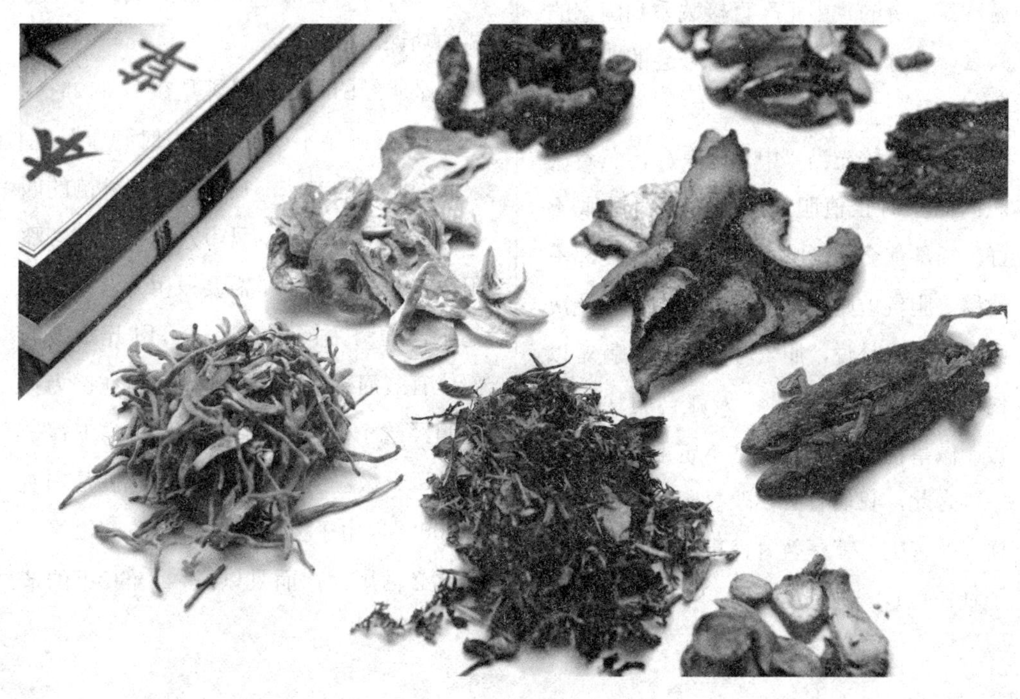

气是指经络的运行，是人体生命的运动方式。神是指形、气十分足了以后的外现。胆经不能出问题，如果胆经出现什么问题，那么人就没有了生机。

《素问·灵兰秘典论》讲到：“胆者，中正之官，决断出焉。”说的是：“胆的职能，比如中正，临事决断。”“中正”在古代是一个极其重要的位置，《中国社会通史》指出：“两汉实行察举制，对待选人士经过考察后向朝廷推荐。魏晋以后，察举制渐被九品中正制所取代，各州郡有声望的人担任‘中正’，负责评定当地士人的品级，朝廷依照士人品级授官录用。”当时担任“中正之官”的，一般都是名门望族、高贵显赫，其自身的“中正”直接关系到国家的兴衰，充分说明了其在当时社会的决定性作用。

胆在人体充当“中正之官”，负责决断。而子时正值胆经当令，子时睡眠不好，局部就会受影响。“气以壮胆，邪不能侵，胆气虚则怯，气短，谋虑而不能决断”。意思是说，胆气壮了，邪气就难以侵入人体；胆气不足，人就会胆怯、气短，做事情左思右想，拿不定主意。

为此，我们有必要改善胆的功能，如何来改善呢？就是暂时把事情放下，做到子时安睡！

5.敲敲胆经有效改善健康

从中医的经验看，当脏器功能不佳时，刺激其相关的经络，可以强化经络的功能，因此解决胆功能不佳的最好方法，就是敲胆经。胆经是一条从头到脚的经络，其中多数的经络都和其他经络相邻，唯独在大腿外侧的一段，只有一条胆经，而且这段胆经敲打起来最为顺手。因此，我们经常建议朋友们每天都敲胆经。

敲胆经会直接刺激胆汁的分泌，这是治标的方法，没有立即解决胆或肺的问题，只是直接刺激胆经强迫胆汁分泌，使人体能够生产足够的材料，血气便能逐渐上升。也由于这个原因，在肺和胆的问题没有完全解决之前，敲胆经就成为每天必要的功课。

敲胆经的时间：最好是在中午12时到下午4时，一定不要在晚上11时到1时。

敲胆经的方法：每天在大腿外侧的四个穴位点（环跳穴、风市穴、中渎穴、膝阳关穴），用力（不需要很用力，把手举起来，随势下降敲打即可。刚开始敲的部位有酸痛感，因为人体本身就在努力打通胆经这个通道）敲打，每敲打4下算一次，每天敲左右大腿各50次，也就是左右各200下。由于大腿肌肉和脂肪都很厚，因此必需用力，而且以每秒大约2下的节奏敲，才能有效刺激穴位。

敲胆经时身体可能会有的反应：多会有肠鸣排气的情况，还有一些人可能会有头痛、两胁下出现流水声等。这都是敲胆经有效的一些反应。如果情况很严重，请适当减轻敲胆经时的力度和时间。

6.养胆的饮食建议

胆道疾病与饮食有密切关系，故饮食预防和治疗具有重要意义。下面是养“胆”之道的几条建议：

（1）清淡饮食

少吃最好不吃油炸食品、少喝肉汤等，避免胆囊过度紧缩、胆汁分泌增加。

（2）大量饮水

据统计，70%胆囊炎患者易并发胆囊结石，大量饮水既可稀释胆汁使胆汁不易形成胆石，也可在胆汁代谢失衡，即胆石形成初期将胆石前期物质或小胆石冲刷入胃肠道而排泄掉，防止了胆结石的发生。

（3）定时进餐

餐间避免零食，以防止胆囊不断受到刺激而增加胆囊收缩和胆汁分泌。

（4）食物要易消化

易消化的食物可减轻对胆囊等消化器官的负担，容易消化的食物有面片、玉米粥、豆浆、蛋类、菠菜、小白菜等。

（5）饮食不宜过饱

以免胆囊过度收缩，使胆汁分泌增加。

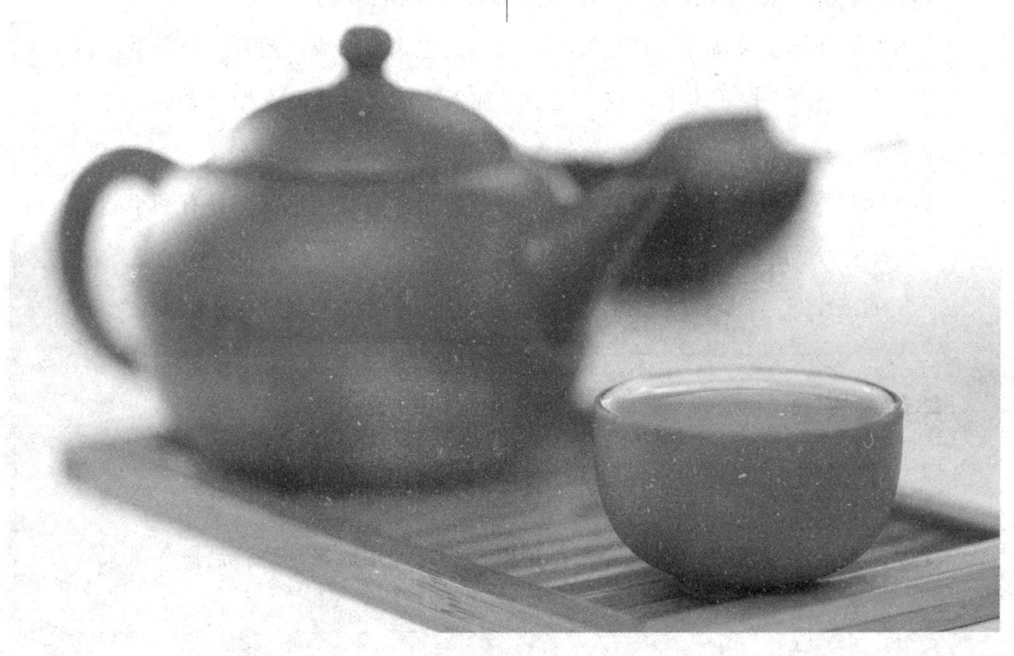

7.介绍几款养胆食谱

金钱银花炖瘦肉

【原料】金钱草80克（鲜者200克），金银花60克（鲜品150克），猪瘦肉600克，黄酒20毫升。

【做法】将金钱草与金银花用纱布包好，同猪肉块一同加水浸没，武火烧开加黄酒，文火炖2小时，取出药包。饮汤食肉，每次1小碗，日服2次。过夜煮沸，3日内服完。

【功效】清热解毒、消石。适用于胆囊炎与胆管炎、预防胆结石。

凉拌卷心菜

【原料】卷心菜300克，香油、精盐、酱油、白糖各适量。

【做法】将卷心菜洗净，切成3厘米长、1.5厘米宽的块，用开水烫一下，再用凉开水过凉，控干水分，放在碗中。加入酱油、精盐、白糖、香油，拌匀即成。

【功效】卷心菜有通经散结之功效，经常食用，可减轻症状，并有利于胆结石的排出。适用于胆石症、动脉硬化等。

芹菜玉米粥

【原料】芹菜60克，玉米糁50克。

【做法】将芹菜洗净，切成碎末，备用。锅内加水适量，烧开后撒入玉米糁

（边撒边搅拌），煮至五成熟时加入芹菜末，再煮至粥熟即成，每日2～3次，可长期食用。

【功效】芹菜和玉米均含有丰富的纤维素，可促进肠蠕动，有利于大便通畅，以减少胆囊炎的发作次数。适用于急、慢性胆囊炎及便秘患者。

薄荷粥

【原料】薄荷20克，粳米100克，冰糖5克。

【做法】将鲜薄荷叶去杂质及老、黄叶片，清水洗净，沥干水，备用；粳米淘洗净，直接放锅内，加水适量；煮锅置火上，先用武火煮沸，改用文火慢煮，米烂粥稠时，倒入薄荷叶及适量冰糖，烧沸即成。

【功效】疏散风热，清利头目，利咽透疹，疏肝行气。

莲子粥

【原料】莲子25克，大米或糯米50克，冰糖适量。

【做法】莲子用开水泡胀，除去皮心，入锅内，加冷水适量，用小火煮半小时至熟而不烂时盛起，米淘洗干净，入锅内，加冷水适量，用大火烧开10分钟后倒入莲子及汤，改用小火煮约半小时，加冰糖调化即可。

【功效】养胆护胆，对于胆结石有一定的预防作用。

二、丑时——护肝养精血

1.丑时保证深度睡眠

丑时，也就是凌晨的1～3时，这个时候，气血流注肝经，肝经当值的时间到了，也是肝脏排毒的最旺盛时期。此时若不让身体进入睡眠状态，肝脏就无法完成排出代谢废物的任务，健康、养生、长寿均无从谈起。

和子时一样，丑时最重要的依然是睡觉，这个时候人要达到深度睡眠。只有这样，肝血才能及时回流，肝脏才能正常发挥自己的代谢功能。如果此时不休息，精神处于亢奋状态，这就使得肝脏不得不继续输出能量来支持人的思维和行动，导致新陈代谢无法完成，这是非常伤肝的。所以丑时不睡觉的人通常面色黄灰，神情倦怠并且急躁，血液里面的垃圾无法及时净化。

《素问·五脏生成论》中说：“故人卧则血归于肝，肝受血而能视，足受血而能步，掌受血而能握，指受血而能摄。”它的意思指的是当人躺在床上的时候，血液会回到肝脏中，肝脏有了血液的滋养才能让人有良好的视力，脚有了血液的滋养才能走路，手掌有了血液的滋养才能弯曲把握，手指有了血液的滋养才能抓住东西。

很多人白天起来没有精神，这是因为丑时没有好好睡觉，或丑时没有深度睡眠，初生之阳气没有得到厥阴的滋养，缺乏能量和动力。如果白天没精神，千万不要甘于委靡不振，不要白天贪睡，以免晚上再次睡不着，陷入恶性循环。要打起精神，全神贯注参与工作或学习，减少不必要的妄想和忧思。

还有的人早上起来容易有肝上火的现象发生，肝上火的临床症状一般为头痛，胁痛，眼睛干涩，耳鸣耳聋，情绪激动，口干口苦，舌红苔薄，形体消瘦，小便短赤，大便燥结，心烦气躁，失眠多梦。女性患者还可能会出现月经提前，量多色暗甚至血崩的现象。这些都说明丑时睡眠不足，造成“阴不养阳”而导致内火上升的缘故。

所以要强调的是，丑时一定要睡眠，而且必须要“在这段时间内睡着”。一定要想办法尽量在子时前就寝，此时肝胆都需要养护。退而求其次，如果在前一天晚上睡眠不好，就一定要在第二天找时间适当休息一会儿，这样才有助于强化肝脏。

2.营造一种舒适睡眠环境

对生活紧张的现代人来说，睡个好觉已经越来越成为一件奢侈的事了。但其实，只要懂得一些诀窍，同样可以安枕无忧到天亮！暗黑无光、静寂无声、躺倒放松，这是睡眠的三大条件。不过，事情总不那么绝对，有时单调而重复的声音，反而使人昏昏欲睡。我们要努力营造一个安静、舒适的睡眠环境。具体要求是：

（1）卧室宁静，空气流通

良好的睡眠要求卧室整洁宁静、空气清新流通，这是十分重要的。因为喧闹嘈杂的环境只能使人情绪烦躁、心神不安，根本无法睡眠。如果卧室空气流通差，二氧化碳含量高，空气混浊，在这样的环境里睡觉，醒来后往往有头昏、头痛、疲乏之感。因此，除特别寒冷的季节之外，一般应开窗睡觉。

（2）房间的主色调看似无关紧要，其实对睡眠影响不小

如果房内充斥红色、橘红或鲜黄色等令人振奋的颜色，会使人不易入睡；而紫色、黄褐色或海军蓝等深暗的色调，可能造成你心情沉重。最好选择淡蓝、淡绿或略带其他色彩的浅色调，作为卧房主色。使房内维持适度的光线与安静，将有助于睡眠。如果选用双层窗帘或隔音窗帘，不仅可使室内光线变暗，还有隔音效果。入睡前应先拉上窗帘，关掉灯，使卧室处于一种暗寂状态。

3.开灯睡觉不利健康

许多人习惯开灯睡觉，认为这样有安全感，殊不知这种习惯对身体有极大危害。

睡觉时关闭所有电灯，半夜起来上厕所也不要开灯。因为即使短暂的灯光也会使人体内分泌褪黑素的酶分泌量锐减。我们的大脑中有一个叫做松果体的内分泌器官，在夜间，当我们进入睡眠状态时，松果体就会分泌出褪黑素，这种激素在夜间11时至次日凌晨分泌量最为旺盛，而在天亮之后便停止分泌。褪黑素的分泌可以抑制人体交感神经的兴奋性，使我们的血压

下降，心跳速度减慢，从而使心脏得以喘息，使机体的免疫力得到增强，消除白天工作和学习所带来的身体和大脑疲劳，甚至还可以杀灭癌细胞。可如果经常开灯睡觉或挑灯夜战，这种褪黑素的分泌就会受到抑制，它所发挥的功效相应有所减弱，对人体的保护作用当然也会被削弱，这时人体患病的概率就会有所提高，健康就会受到威胁。国外曾有研究显示，经常开灯睡觉或夜间点灯活动的人，他们的癌症发生率比正常人要高2倍。可见，为了健康，熄灯睡觉大有必要。

4.认识肝脏的主要功能

肝脏的主要功能归纳起来有以下2方面：

（1）肝主疏泄

疏，即疏通。泄，即发泄、升发。肝主疏泄，是指肝气具有疏通气机，使之畅达的功能。气机，即气的运动。人体各组织器官的生理活动，依赖于气的运动。而肝的疏泄功能，对于气机的调畅，起着重要的作用。肝的疏泄功能正常，则气机调畅，周身各组织器官的生理活动就正常。如果肝的疏泄功能异常，就可产生种种病变。

这一功能主要体现在以下几个方面：

①疏通气机：气机即气的升降出入运动。机体的脏腑、经络、器官等活动，全赖于气的升降出入运动。而肝的生理特点又是主升、主动的。所以，这对于气机的疏通、畅达、升发无疑是一个重要的因素。肝的疏泄功能正常，则气机调畅，升降适宜，气血和调，经络通利，脏腑器官功能正常。如果肝的疏泄功能异常，则可出现两方面的病理现象：一是肝的疏泄功能减退，即肝失疏泄，则气机不畅，肝气郁结，出现胸胁、两乳或少腹等某些局部的胀痛不适。若“木不疏土”（肝属木，脾属土），还可出现肝胃（脾与胃相表

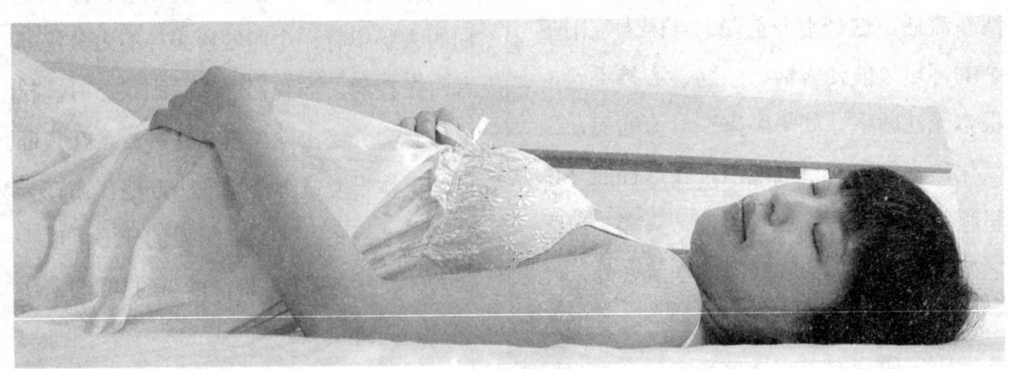

里）不和等症，可现食欲缺乏，脘腹痞满等脾胃功能失常之症状。因气行则血行，气滞则血瘀，进而出现癥积、痞块，妇女则可出现经行不畅，痛经、闭经等。

②对情志的影响：肝性如木，喜条达舒畅，恶抑郁，忌精神刺激。故肝疏泄正常则气机调畅，气血和调，人的精神愉快、心情舒畅；若肝脏失疏泄则肝脏不舒，气机不畅，精神抑郁，出现郁闷不乐；抑郁难解或开泄太过、阳气升腾而上，则出现心烦易怒等。反之，对过度的精神刺激，又常常是导致肝失疏泄的重要原因。所以“怒伤肝”及“肝喜条达而恶抑郁”。

③疏泄胆汁：肝与胆相表里，由经络联系。祖国传统医学认为，胆汁的形成是“借肝之余气，溢入于胆，积聚而成”。所以肝的疏泄功能也表现于胆汁的分泌和排泄上。若肝失疏泄，胆道不利，则影响胆汁的正常分泌与排泄，出现胁痛、食少、口苦、呕吐黄水或黄疸等证。

（2）肝藏血

肝藏血的含义主要有两个方面：

①调节血量：当人体处于相对安静的状态时，部分血液回肝而藏之。当人体处于活动状态时，则血运送至全身，以供养各组织器官的功能活动，故有“肝藏血，心行之，人动则血运于诸经，人静血归于肝脏”之说。在《黄帝内经·素问》中也提到：“人卧则血归于肝。”以祖国传统医学观点看来，晚上11时至凌晨3时，血液流经肝、胆，此时应让身体得到完全休息，否则肝的修复功能会受到影响。若肝藏血功能失调，则血液逆流外溢，可出现呕血、衄血、月经过多、崩漏等出血性疾病。

②滋养肝脏本身：肝脏要发挥正常生理功能，其自身也需要有充足的血液滋养，若肝血不足，则出现眩晕眼花、视力减退、视物不清。而且肝脉与冲脉相连，冲为血海，主月经，当肝血不足，冲脉受损，女子会出现月经不调，量少色淡，甚至经闭。

5.春季养肝正当时

春天，是万物复苏的季节。祖国传统医学认为肝脏与草木相似，草木在春季萌发、生长；肝脏在春季时功能也更活跃。因此，初春养生以养肝护肝为先。

下面介绍几种养肝护肝的方法：

（1）多饮水

初春寒冷干燥易缺水，多喝水可补充体液，增强血液循环，促进新陈代谢，多喝水还可促进腺体，尤其是消化腺和胰液、胆汁的分泌，以利消化、吸收和废物的排出，减少代谢产物和毒素对肝脏的损害。

（2）饮食平衡

不要暴饮暴食或常饥饿，这种饥、饱不匀的饮食习惯，会引起消化液分泌异常，导致肝脏功能的失调。所以，春季饮食要保持均衡，食物中的蛋白质、糖类、脂肪、维生素、矿物质等要保持相应的比例；同时还要保持五味不偏；尽量少吃辛辣食品，多吃新鲜蔬菜、水果等。

（3）少饮酒

初春时节，寒气较盛，少量饮酒有利于通经、活血化瘀和肝脏阳气之升发。但不能贪杯过量，要知道肝脏代谢酒精的能力是有限的，多饮酒伤肝。医学研究表明，体重60千克的健康人，每天只能代谢60克酒精。若超过限量，就会影响肝脏健康，甚至造成酒精中毒，危及生命。

（4）心情舒畅

乐观使人健康。由于肝喜疏恶郁，故生气发怒易导致肝脏气血瘀滞不畅而成疾。要想肝脏强健，首先要学会制怒，即使生气也不要超过3分钟，要尽力做到心平气和、乐观开朗、无忧无虑，从而使肝火熄灭，肝气正常生发、顺调。如果违反这一自然规律，就会伤及肝气，久之，易导致肝病。

（5）适量运动

春季是万物萌动的大好时节，也是体育锻炼的黄金季节。在春季开展适合时令的户外活动，如散步、踏青、打球、打太极拳等，既能使人体气血通畅，促进吐故纳新，强身健体，又可以怡情养肝，达到护肝保健之目的。

（6）服饰要宽松

春阳生发，人体亦然。古人云宽松衣带、披散头发，形体得以舒展，气血不致瘀积。肝气血顺畅，身体必然强健。

6.养肝忌发怒

“怒”是历代养生家最忌讳的一种情绪，它是情志致病的魁首，对人体健康危害极大。怒不仅伤肝脏，怒气还伤心、伤胃、伤脑等，从而导致各种疾病。

动不动就想发脾气的人，在中医里被归类为“肝火上炎”，意指肝管辖范围的自主神经出了问题。在治疗上，一般会用龙胆泻肝汤来平肝熄火。通过发泄和转移，也可使怒气消除，保持精神愉悦。

肝疏泄气机、疏泄情志。如果一个人经常发怒，肯定会影响到肝。当肝气瘀积时，人就容易感觉郁闷，忧郁症就会接踵而至。因此，应注意保持情绪稳定，遇事不要太激动，尤其不要动怒，否则对肝脏损伤会比较大。

《千金要方》指出："卫生切要知三戒：大怒、大欲、并大醉，三者若还有一焉，须防损失真元气。"《老老恒言·戒怒》亦说："人借气以充身，故平日在乎善养。所忌最是怒，怒气一发，则气逆而不顺，窒而不舒，伤我气，即足以伤我身。"这些论述把戒怒放在首位，指出了气怒伤身的严重危害性，故戒怒是养生第一大要素。

制怒之法，首先是以理制怒。即以理性克服感情上的冲动，在日常工作和生活中，虽遇可怒之事，但想一想其不良后果，可理智地控制自己的过激情绪，使情绪反应发之于情、止之于理。其次，可用提醒法制怒。在自己的床头或案头写上"制怒""息怒""遇事戒怒"等警言，以此作为自己的生活信条。

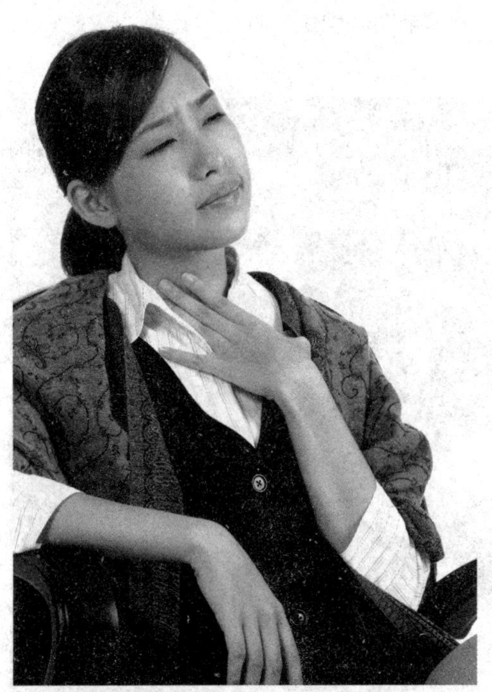

7.护肝怎样吃

"护肝"应该怎样吃？是肝病患者每天都要面对的问题。首先要注意饮食营养和食品卫生，摄取充足的糖、蛋白质、维生素等，以保证机体营养物质的供给充足；忌食生冷不洁食物，并要注意个人卫生，减少传染的机会。护肝食物应该怎么挑？则是患者家属每天需要面对的问题了。

①奶、蛋、鱼、瘦肉、豆制品等优质蛋白质食品，在每日膳食中应轮换供应。

②可适当选用葡萄糖、蔗糖、蜂蜜、果汁等易于消化的单、双糖，以增加糖原储备。

③酵母中含有丰富的B族维生素，应注意供应。

④忌酒精和一切辛辣及刺激性食品。

⑤避免油炸及干硬食品。

⑥少吃或不吃含纤维较多的食品以及产气多的食品，如芹菜、韭菜、黄豆芽、红薯、干豆类、汽水、萝卜等。

有六个食疗验方值得推荐，现详述如下：

①活泥鳅2000克，放清水中养1天，使其排净肠内废物。次日放干燥箱内烘干或焙干，研末装瓶。每日1次，每次10克，温开水送服，15日为一疗程。有温中益气，解毒功效。

②茵陈、车前草各100克（或车前子20克），加水1000毫升，煮取800毫升，每次服200毫升，加白糖20克，每日2～3次。有利湿清热功效。

③茵陈30～60克，粳米50～100克，白糖适量。先将茵陈洗净，煎汁，去渣，入粳米后，加水适量，煮粥欲熟时，加入适量白糖稍煮1～2分钟即可。每日服2～3次，7～10日为一疗程。有清热利湿、退黄疸功效。适用于急性传染性黄疸型肝炎。

④酸枣50克，加水500毫升，文火煎1小时，加白糖适量。每日服1次，适用于急、慢性肝炎，有降低转氨酶作用。

⑤枸杞子30克，母鸡1只，清汤1250毫升，料酒10毫升。在鸡肛门部开膛，挖去内脏，洗净；将枸杞子洗净装入鸡腹内，然后放入钵内（鸡腹部向上），摆上葱、姜，注入清汤，加盐、料酒、胡椒粉，隔水蒸2小时取出，拣去姜、葱，调好咸淡即成。每日2次，吃肉喝汤，有保肝益精、养阴明目功效。适用于慢性肝炎、早期肝硬化、贫血等患者。

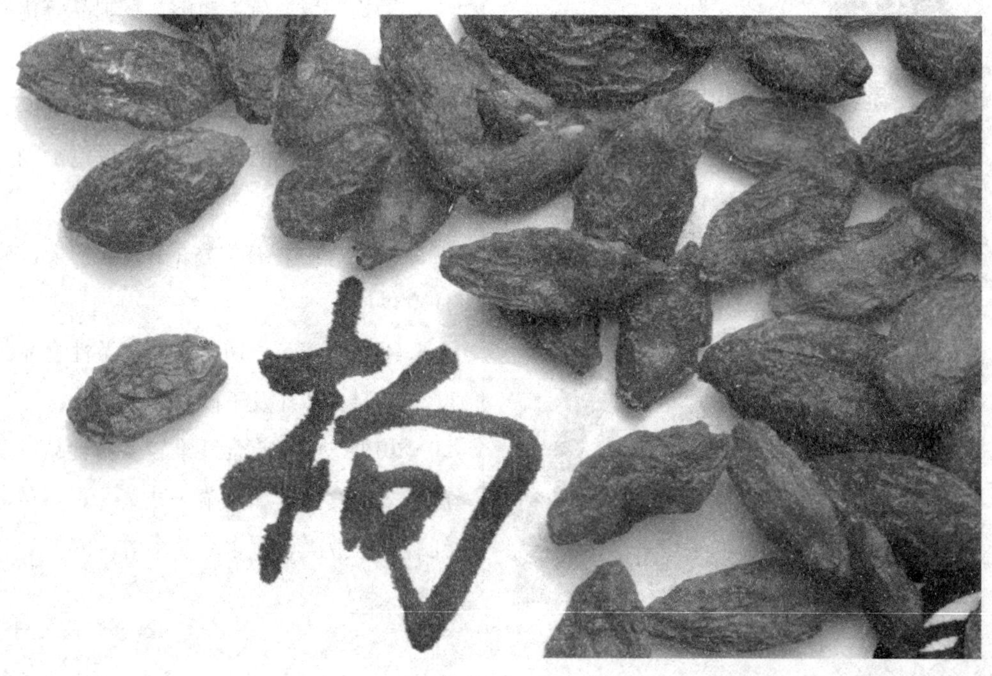

⑥鲜芹菜100～150克，洗净，捣烂取汁，加蜂蜜炖服，每日1次。有清热解毒、养肝功效。

8.远离妇科病一定要养肝

对于女性来说，肝脏似乎更容易受伤。每个月的“大失血”让血总是处于亏损状态。血虚又会影响肝的功能，所以月经时女子火气大也就不足为怪了。不但是月经，女性的一生几乎都与肝经存在着密切的联系。除了月经外，女子的白带、怀孕、分娩、哺乳等都需要耗费大量的气血。也就是说，女性的生理功能只有依赖雄厚的气血滋养才能完成，因此才会有“女子以血为主，以肝为养”的养生古训。

肝藏血，主疏泄。它相当于一个“血库”，这个血库充盈，肝的疏泄功能正常，则任冲二脉通畅，月经就会准时到来，妊娠、孕育及分娩等也得以顺利进行。如果“血库”告急，或是肝的疏泄功能不正常，以致冲任失调，就会导致月经紊乱、白带异常等病症，严重时还会导致不孕。

另外，女性大多心思细腻、多愁喜怒。这样的心理特点，使女性较男性而言更容易肝气郁结。在五行理论中，肝属木，脾属土，木克土，脾土归肝木管辖。也就是说，肝是脾胃的直接上司。正常情况下，它们各司其职，相安无事。但当我们生气或郁闷的时候，就容易肝气过旺或肝气郁结，这样呢，肝就会把所受的“气”全部撒在他的下属脾胃身上，从而造成肝旺脾虚。

因此，在这里告诫女性的是，想要远离妇科病一定要养好你的肝。

9.勤敲打、按摩经络，疏通肝气

经络学是在中医学当中一个重要组成部分，平时多按摩几个肝经的重要穴位、敲打敲打肝经，对疏通肝气是有帮助。肝经起于脚大拇指内侧趾甲缘上，沿腿的内侧向上到达肋骨缘期门穴，肝经上有14个穴位，比较常用的按摩穴位有这么几个，一个就是在脚上，还有两个是在躯干，脚上的是叫太冲穴，就是足部的大拇指和第二个指头有一个指缝，然后再往上面一寸的地方。另外两个穴，一个是期门穴，一个是章门穴，这是肝经当中两个重要的穴位，期门穴就在乳头的位置，正好是在第四肋间隙。章门穴正好是向下两肋，是第六肋间隙，正对着乳头这个地方。肝经左右两侧都有，经络穴位按压感觉酸胀是气血不足，感觉疼痛是经络不通，要敲打、按摩通畅。

10.养肝护肝食谱

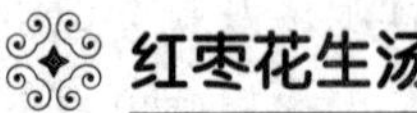

红枣花生汤

【原料】红枣20枚，花生仁30克，冰糖15克。

【做法】水煎，临睡前服。

【功效】红枣味甘性温，花生仁味甘性平。有柔肝养血、降低血清丙氨酸氨基转移酶之功。血清丙氨酸氨基转移酶轻度升高的肝炎患者可经常食用。

韭菜炒羊肝

【原料】韭菜150克，羊肝200克，生姜、葱、精盐、味精适量。

【做法】将韭菜洗净，切成段；羊肝洗净，除去筋膜，切成薄片；生姜切成片，葱切成节。将铁锅烧热，注入菜油烧沸，投入羊肝翻炒，待羊肝变色，即下韭菜、葱、姜和精盐，再翻炒片刻，酌加味精即成。当菜食用。

【功效】补肝明目、温肾固精。

猪肝炒胡萝卜

【原料】猪肝250克，胡萝卜100克，盐、酒、姜、生粉适量。

【做法】将猪肝洗净，切片，放入碗内，加盐、酒、姜、生粉适量拌匀待用。将胡萝卜洗净，切片。炒锅置于旺火上，倒油于锅内，烧热，将胡萝卜放入锅内煸炒，然后倒入猪肝翻炒几下即可装盘。佐餐食用。

【功效】补肝、养血、益目。适用于夜盲、目涩、目难远视。猪肝含有丰富的铁与维生素，应用猪肝治病历史悠久。胡萝卜含有丰富的胡萝卜素，有安五脏、补中下气、利胃肠道的功能，所以胡萝卜既可做菜又能作果，生熟皆可服食。

玄参炖猪肝

【原料】玄参15克，猪肝500克，花生油、淀粉、糖、酱油、料酒、葱、姜、精盐、味精各适量。

【做法】玄参片洗净，用纱布包好，与猪肝同煮1小时，取出猪肝切片备用；将油锅烧沸，入姜、葱煸炒，再放入猪肝片，加酱油、糖、料酒少许，加入猪肝原汤，用湿淀粉勾芡，加入精盐、味精调味即可。佐餐食用。

【功效】滋阴补血、养肝明目。用于阴虚火旺所致的目涩昏花、红赤不堪、畏光轻微之症。猪肝养血能补肝明目，玄参苦寒能滋阴降火、凉血除烦。长时间读书，用眼过度，肝目受损，常吃猪肝能有所补养。

枸杞子炖羊脑

【原料】枸杞子50克，羊脑1具，食盐、葱、姜、料酒、味精各适量。

【做法】将枸杞子、羊脑洗净（注意不要把羊脑碰破），放入锅内，加水适量，放食盐、葱、姜、料酒，隔水炖熟。食用时，加入味精少许即成。每日2次，佐餐食。

【功效】补肝肾、益脑安神、强身。适用于肝血虚所致的头痛、头晕、癫痫等症。

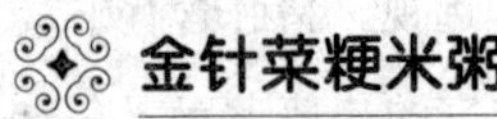

金针菜粳米粥

【原料】水发金针菜0.5克，粳米100克，食盐、味精、麻油各适量。

【做法】金针菜泡发开，洗净切碎，与粳米同煮成粥，加食盐、味精、麻油调味服食。

【功效】有舒和肝气、消痰化浊之功。

酸枣汤

【原料】酸枣50克，白糖适量。

【做法】先将酸枣洗净，放入锅内加水适量煮沸，再加白糖搅匀。每日服1次，随量饮服。

【功效】酸甜可口，为养心安神，滋阴益肝气。用于急慢性肝炎、氨基转移酶高、心烦不安等症。

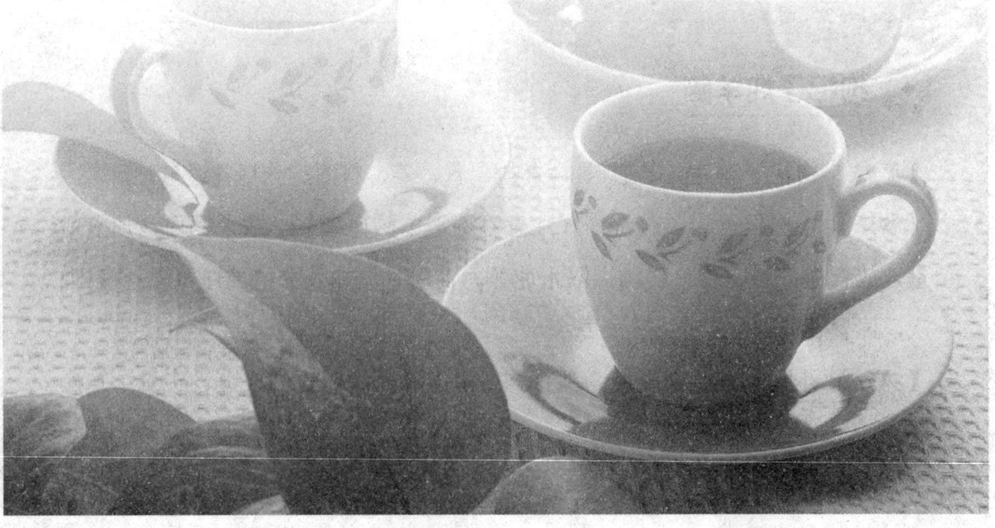

三、寅时—— 清肺保健康

1.寅时，养肺保证全身气血大分配

寅时，凌晨3～5时，此时正是肺经当值的时间，全身的气血都必须“朝会”于肺。肝在丑时把血液吐故纳新之后，将新鲜血液提供给肺，再由肺调配，输布于全身。肺经旺的时候睡觉，能够使肺气得以舒展，以顺应阳气的舒展，来完成新陈代谢。这样人在清晨面色红润、精力充沛。寅时，有肺病者反应最为强烈，如剧咳或哮喘而醒。

《素问·灵兰秘典论》指出：“肺者，相傅之官，治节出焉。”如果把心比作一位君主，那肺就像一位辅佐君主的宰相，协助心脏治理全身，调节气血营卫，沟通和营养各个脏腑。

十二经脉在《黄帝内经》里面有这样一个顺序：肺、大肠、胃、脾、心、小肠、膀胱、肾、心包、胆、肝。十二经脉周而复始，如环无端。可《黄帝内经》为什么强调经脉循行从肺经开始呢？

这是因为寅时是一个很重要的时辰。因为肺经主一身之气，“主治节”。凌晨3～5时的时候，人体的气血开始重新分配，心、肝、脾、肺、肾等分别需要多少，这个气血的分配是由肺经去完成的。肺经分配着全身的气血，推动着新的一天经络的运动，开始新的一天人的正常工作和生活。

有些老年人常常说自己的“觉少”，会到早上四五点钟的时候醒过来再也睡不着。这是什么原因呢？按中医养生学来说，就是老年人的身体各项功能比以前都差多了，肃降的能力也越来越差了，气血太虚而引起的。如果这个时候醒来同时是大汗淋漓的话，就要注意了。这个时候心脏病患者很容易出现死亡，而原因就是气血不够。所以一般老年人心脏功能不太好的话不提倡早锻炼，有心脏病的患者一定要晚点起床，同时要慢慢起床。

另外，需要注意的是，如果熬夜的

话，一般能熬过一两点，但是感觉到三四点钟是最难熬的。为什么到三四点钟人感觉最难熬？这是因为，寅时为肃降之气运行的阶段，要是再熬，对人体的伤害最大。

2.寅时醒来睡不着的方法

如果因为气血虚而引起的寅时易醒，造成气血不养神，那么可以这样做：

（1）学会调整自己的呼吸

仰卧平躺，双手放两边，闭眼，开始吸气，慢举双手到头上方（要设想指尖仿佛有线牵引）。继续进行非常缓慢的吸气，同时数10下。数到第十下时，双肩应伸展到头上方，双肘靠双耳，双手落地。屏气数10下，呼气数10下。慢慢回转双臂成弧形放在身边。反复10次，每做1次吸气你会感到昏昏犹如入梦乡，最后进入深沉的睡眠中。

（2）赤龙搅海咽津法

“赤龙”指人体口腔之舌，“海”指人体之口腔，所谓“赤龙搅海”，就是用舌头在口腔内搅动，使体内水分上升至口腔，通过唾液腺变为唾液，再徐徐咽下，从而达到健身祛病、延年益寿的目的。唾液，即口水，呈半透明液体状，是人体之精华，与健康长寿息息相关。赤龙搅海的练习方法：

①舌舔上腭，静坐闭目冥心，舌尖轻舔上腭，调和气息，舌端唾液频生。当津液满口后，分3次咽下，咽时要汩汩有声，直送丹田。如此便五脏邪火不生，气血流畅，百脉调匀。

②赤龙搅海，舌在口腔内舔摩内侧齿龈，先顺时针旋转18圈，再逆时针旋转18圈；然后，舌以同一顺序舔摩外侧齿龈两个18圈；共计36圈。此法固齿，健脾胃，轻身，祛病。

③鼓漱华池，口唇轻闭，舌在舌根的带动下在口内前后蠕动。当津液生出后要鼓漱有声，共36次。津液满口后分3次咽下，并用意念引入丹田，此谓“玉液还丹”，即玉液灌溉五脏，润泽肢体。

3.了解肺的生理特性

（1）肺为华盖

盖，就是伞。华盖，原指古代帝王的车盖。肺为华盖是指肺在体腔中位居最高，具有保护诸脏，抵御外邪的作用。肺位于胸腔，居五脏的最高位置。有覆盖诸脏的作用，肺又主一身之表，为脏腑之外卫，故称肺为华盖，这是肺的生理特征。肺通过气管、喉、鼻直接与外界相通。因此，肺的生理功能最易受外界环境的影响。如自然界的风、寒、暑、湿、燥、火“六淫”之邪侵袭人体，尤其是风寒邪气，多首先入肺而导致肺卫失宣、肺窍不利等病变。由于肺与皮毛相合，所以病变初期多见发热恶寒、咳嗽、鼻塞等肺卫功能失调的症状。

（2）肺为娇脏

肺为娇脏是指肺脏清虚娇嫩而易受邪侵的特性。娇是娇嫩之意。肺为清虚之体，且居高位，为诸脏之华盖，百脉之所朝，外合皮毛，开窍于鼻，与天气直接相通：六淫外邪侵犯人体，不论是从口鼻而入，还是侵犯皮毛，皆易于犯肺而致病。他脏之寒热病变，亦常波及于肺，以其不耐寒热，易于受邪，“其性恶寒、恶热、恶燥、恶湿，最畏火、风。邪著则失其清肃之令，遂痹塞不通爽矣”（《临证指南医案·卷四》），故称娇脏。肺位最高，邪必先伤，肺叶娇嫩，不耐邪侵，肺为清虚之脏，不容邪气所干；故无论外感、内伤或其他脏腑病变，皆可累及于肺而为病。

（3）肺与秋气相应

肺为清虚之体。性喜清润，与秋季气候清肃、空气明润相通应，故肺气在秋季最旺，太旺就是太过，故秋季多见肺的病变；肺气旺于秋，肺与秋季、西方、燥、金、白色、辛味等是一个系统；如秋金之时，燥气当令，此时燥邪极易侵入人体而耗伤肺的阴津，出现干咳、皮肤和口鼻干燥等症状；又如风寒束表，侵犯肺卫，出现恶寒发热、头项强痛等外感表证等。肺与秋气相应是肺的生理特征之一。

4.教你生活中养肺3个小妙招

（1）摩鼻

先用冷水清洗鼻腔，然后再对鼻子进行按摩，如点压迎香等穴位，用双手大拇指上下摩擦鼻梁两侧，或按住鼻孔一侧重点让另一侧鼻孔通通气。可强健鼻腔功能，保护呼吸道。

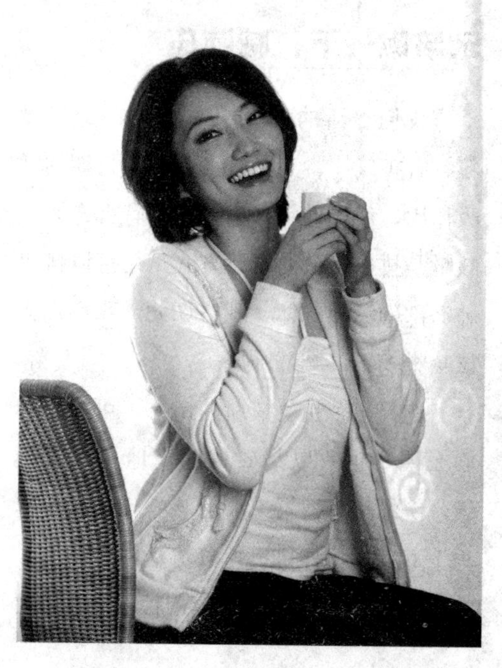

（2）捶背

端坐，腰背自然直立，双目微闭放松，两手握成空拳，适当用力地反捶脊背中央及两侧，同时进行叩齿，吞咽口中津液。捶背时，先从下向上，再从上到下及先捶背中央，再捶左右两侧，各捶6～8遍。捶背可以健肺养肺，预防感冒。

（3）摩喉

坐立均可，端正身体的姿势，仰头，颈部伸直，用手沿咽喉部向下按摩，直至胸部。左右手交替按摩各36次。按摩时，拇指与其他四指张开，以虎口对准咽喉部，自颌下向下按摩，动作宜缓慢，用力适当。利咽喉，预防感冒咳嗽。

5.咳嗽一下，减肺压

我们生活的大气中，粉尘、金属微粒、有害气体、工业废气弥漫，长期的呼吸作用，使我们肺部瘀积许多有害毒素。咳嗽是排出痰液的主要方式，还可以排出肺深部的污浊气体。既然如此，我们真应该咳嗽一下，减减肺压。

选择一个空气清新的地方，可以是街心公园，也可以是郊外的空地。先吸足气，缓缓抬起双臂，突然咳嗽，同时迅速垂下双臂，这样可以使气流从口鼻喷出，咳出痰液。反复几次。做完后，千万不要忘了正常呼吸几次。为了使咳嗽更为有效，建议在这样做之前先喝一大杯清水。对于退休在家的老年人，可以在晨练和晚上散步时进行这个活动；而上班族可以选择在早上起床和晚上临睡前进行。如果有条件，还是建议你在晚饭后适当地散散步，不仅能给你的肺减压，还对身体健康很有益。

除了能够帮助肺部减压排毒外，主动咳嗽还有很多作用。一位波兰学者在研究中发现，让115名有心搏停止危险的患者接受训练，在出现心脏病发作征兆时咳嗽。研究中一共有365次这样的场合，在其中292次场合中，通过主动咳嗽患者的症状消失了，只有73例需要医疗救护。而在美国，许多医院的心脏病患者都要首先接受一种咳嗽自救训练和告诫，以便在心脏发生意外而来不及呼救或医务人员未来得及抢救时，作为一种应急的复苏自救术。

对于老年人和心脑血管病患者，在很多情况下容易发生昏厥，如果发现不及时，抢救不及时，生命逝去的悲剧就不可避免地上演了。所以，建议经常单独在家的老年人和心脑血管病患者，早上起床和蹲大便结束后，先用力吸几口气主动咳嗽一阵后再起身。因为剧烈咳嗽可促进全身血液循环，将血液输送到大脑，从而有效避免昏厥的发生。

6.秋季养肺正当时

如果因秋燥而伤肺，到冬季老年人就容易感染许多肺部疾病。医学专家们认为，在秋季养肺是最适宜的。那么，在秋季怎样进行养肺呢？

（1）养肺先要宁心神

养肺首先要心情舒畅，切忌悲忧伤感。即使遇到伤感的事，也应主动予以排解。同时还应收敛神气，以适应秋天的万物萧条。通俗地说，心平气和是养肺的最好方法。肺是呼吸器官，而情绪变化表现最明显的地方就是呼吸。呼吸急促、不平稳不仅增加肺的负担，同时也会使身体里的气外泄，这与“秋收”恰恰相反。因此，秋天的精神调养很重要。

（2）注意饮食

秋季是肺气旺、肝气衰退的季节，所以，应当少吃辣的，多吃酸的。正如著名养生学家陈直所指出的“秋三月，肺气旺，肺属金，其味辛，金能克木，木属肝，其味酸，故当秋之时，其饮食之味，宜增酸以养肝气。”这就是说，在饮食调理上注意以防燥护阴为原则，少用辣椒、葱、薤、蒜，多吃一些芝麻、糯米、粳米、甘蔗、菠萝、乳品等柔软食物。

（3）主动饮水

干燥的秋季使人的皮肤日蒸发的水分在600毫升以上，肺呼吸的日蒸发水分在

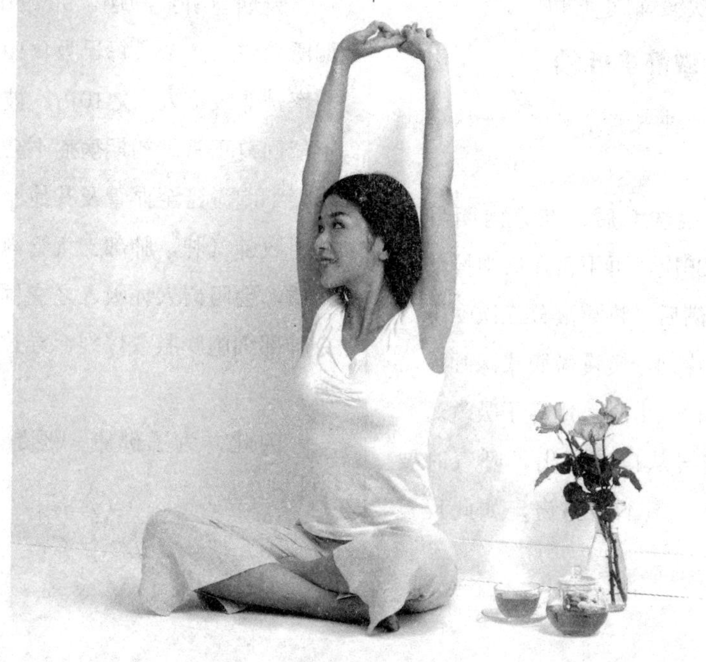

300毫升以上，因此，主动饮水是秋季养肺的重要环节。当然，主动饮水也是有一定技巧的，即一次不宜大量地快速饮水，要多次少饮。最好是在清晨锻炼之前和晚上睡觉前各饮水200毫升，白天的两餐之间可饮水800毫升左右，这样可使肺腑滋润，充满生机。

（4）运动养肺

要想促进肺功能，最根本的就是全面增强体质，坚持锻炼身体。步行是最简便、安全的运动。体质较弱者可以从慢速散步开始，每日步行500～1500米。开始时可用自己习惯的速度走，然后用稍快的速度，适应后再逐渐增加锻炼的时间和距离。每日锻炼半小时左右，也可采用隔日锻炼一次，每次锻炼1小时以上。

（5）学做静坐吐纳

在此介绍一种秋季养生功——秋季吐纳健身法。

首先，清晨洗漱后，在室内闭目静坐，牙齿闭合36次，再用舌在口中搅动，待口中津液充满后，将津液分三次咽下。

然后稍停片刻，慢慢做腹式深呼吸。吸气时，舌头顶住上腭，用鼻子吸气。

再将气慢慢从口中呼出，呼气时要默念“呬”字，但不要出声，如此反复做36次。坚持做此养生功，有保肺健身的功效。

还可将两手搓热，敷在眼部3秒，反复做8次。坚持此功，不仅可以明目，且对肝、肺、心都有益处。

7.保护肺脏远离吸烟

吸烟有害健康，这是大家都知道的。但是这也挡不住那些香烟对于某些人的吸引力，更有甚者每日都会吸一包甚至几包烟。吸烟不仅减少人类的寿命，严重影响睡眠质量，而且吸烟还影响生育功能，孕妇抽烟还有造成流产的危险。另外，吸烟还能引发心脑血管疾病，导致癌症的产生。

吸烟会引致肺癌。90%的肺癌是由吸烟所导致。一个人每日吸食10支烟，其患病率是非吸烟人士之10倍。被破坏的细胞不能回复正常。初期病症不会被察觉，直至癌细胞漫延至血管及其他器官。吸烟亦会引致肺气肿，肺部支气管内积聚之有毒物质，会阻碍人体吸入之空气正常呼出，令肺部细胞膨胀或爆裂，导致患者呼吸困难。

因此，为了健康，还是远离吸烟恶习。

8.养肺的养生药膳

润肺银耳羹

【原料】银耳5克，冰糖50克。

【做法】将银耳放入盆内，以温水浸泡30分钟，待其发透后摘去蒂头、拣去杂质；将银耳撕成片状，放入洁净的锅内，加水适量，以武火煮沸后，再用文火煮1小时，然后加入冰糖，直至银耳炖烂为止。

【功效】滋阴润燥，养肺止咳。

银耳海带鸭煲：

【原料】银耳30克，枸杞子20克，海带50克，子鸭1只，料酒、木耳各10克，姜5克，盐4克，葱10克，味精3克，大枣3枚。

【做法】银耳、木耳用温水浸泡，去蒂头，撕成瓣；枸杞子去果柄、杂质；海带洗净，用冷水浸泡，切2厘米×5厘米的块;子鸭宰杀后去毛、内脏及爪；用沸水汆去血水，除去腥味；姜拍松；葱切段;将子鸭、银耳、木耳、海带、料酒、姜、葱、大枣同放炖锅内，加水2800毫升，置武火烧沸，再用文火炖煮35分钟，加入盐、味精、枸杞子，再将炖品倒入煲内，装饰上桌食用。

【功效】有清肺热，宜脾胃，软坚，化痰，利水泄热的功效。适用于肺热咳嗽，肺燥干咳，胃肠燥热，血管硬化等患者春季食用。

荸荠百合雪梨羹

【原料】荸荠5只，百合20克，雪梨1只，冰糖适量。

【做法】将荸荠以清水洗净，去皮捣烂；雪梨去皮核，切碎成小块；百合洗净备用；将上3味原料混合加水适量，文火熬煮50分钟。至熟烂成糊状时，加入冰糖，搅匀后放入干净玻璃瓶中即成。每日服食3次，每次1～2汤匙。

【功效】滋阴润肺、止咳化痰、清热除烦。适用于慢性支气管炎、喘息性支气管炎、阴虚肺热痰质黏稠不易咳出者，亦可用于急性肺炎恢复期的调养食疗。

羊肺汤

【原料】羊肺1具，杏仁9克，柿霜、绿豆粉、酥油各30克，蜂蜜60克。

【做法】先将杏仁去皮后研成细末，同柿霜、绿豆粉、酥油装入碗内，倒入蜂蜜调匀，然后边调边加清水少许，至以上5味和匀后成浓汁状待用；将羊肺用清水冲洗干净，挤尽血水，再将上面所说的药汁灌入羊肺内，然后将羊肺装在容器内，加水约500毫升，隔水炖熟，取出羊肺装入碗，注入汤汁即成。

【功效】羊肺味甘平性，能补虚弱、益肺气、利小便；柿霜、绿豆粉、酥油、蜂蜜同用，可滋阴液，益气血、清邪热；杏仁则降肺气、止咳喘。药食后用，共奏滋阴清热、益气养血、止咳平喘之功。对于久病体弱、阴虚内热、虚火灼肺、宣降失常之肺痨咳嗽、吐痰黏稠多白沫、精神疲乏、形体消瘦、心悸气喘、口唇干燥等症，有较好疗效。

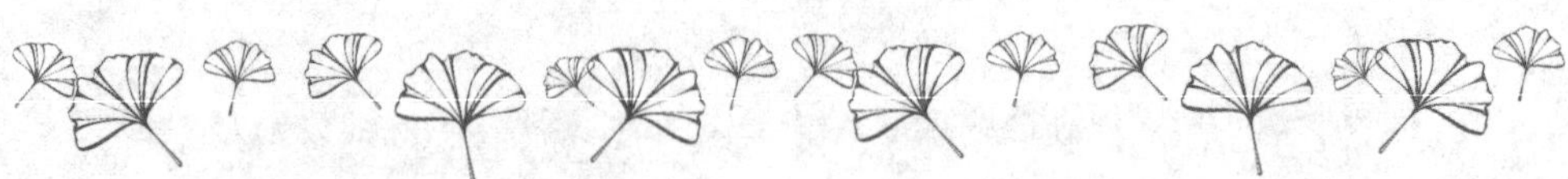

玉参焖鸭

【原料】玉竹50克，沙参50克，老鸭1只，葱、生姜、味精、精盐各适量。

【做法】将老鸭宰杀后，除去毛和内脏，洗净放砂锅（或瓷器）内；再将沙参、玉竹放入，加水适量，先用武火烧沸，再用文火焖煮1小时以上，使鸭肉酥烂，放入调料。饮汤，吃鸭肉。

【功效】补肺、滋阴。适用于肺阴虚的咳喘、糖尿病和胃阴虚的慢性胃炎以及津亏肠燥引起的大便秘结等症。

萝卜杏仁煮牛肺

【原料】萝卜500克，苦杏仁15克，牛肺250克。

【做法】萝卜切块，杏仁去皮尖；牛肺用开水烫过，再以姜汁、料酒旺火炒透；瓦锅内加水适量，放入牛肺、萝卜、杏仁，煮熟即成。吃肺，饮汤。每周2～3次。

【功效】补肺、清肺、降气、除痰。适用于肺虚体弱、慢性支气管炎。尤宜冬、春季节选用。

百合枇杷藕茶

【原料】百合（鲜好者）、枇杷（去核）、鲜藕（洗净、切片）各30克，糖（白糖或冰糖）适量。

【做法】将百合、枇杷和藕片合煮汁，调入适量白糖，若冰糖更佳。代茶频频饮之。

【功效】清热养阴、润肺止咳。适用于燥热伤肺、虚热扰胸所致肺炎干咳不止，甚或咳痰带血、口干舌燥、面颊及唇红赤、舌苔薄干、脉细数无力等症。

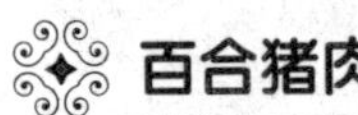

百合猪肉汤

【原料】鲜百合50克，猪瘦肉120克，姜丝、葱末、精盐、味精、香油各适量。

【做法】将百合洗净，撕成小片；猪瘦肉洗净，切丝，备用。锅内加水适量，放入猪肉丝、姜丝、葱末，武火烧沸，改用文火煮3～5分钟，加入百合片，再煮数沸，撇去浮沫，调入精盐、味精、香油即可。每日1剂。连服15～20日。

【功效】百合性微寒，味甘，有养阴润肺、清心安神等功效，可治疗阴虚潮热、劳嗽咯血、干咳无痰、虚烦惊悸、心神不宁、失眠等症。猪肉性平，味甘、咸，有滋补肾阴、滋养肝血、润泽皮肤等功效。两者合食，可养阴清热、润肺止咳，又能强健体质，利于病体康复。本汤适于治疗肺炎之潮热、咳嗽等。

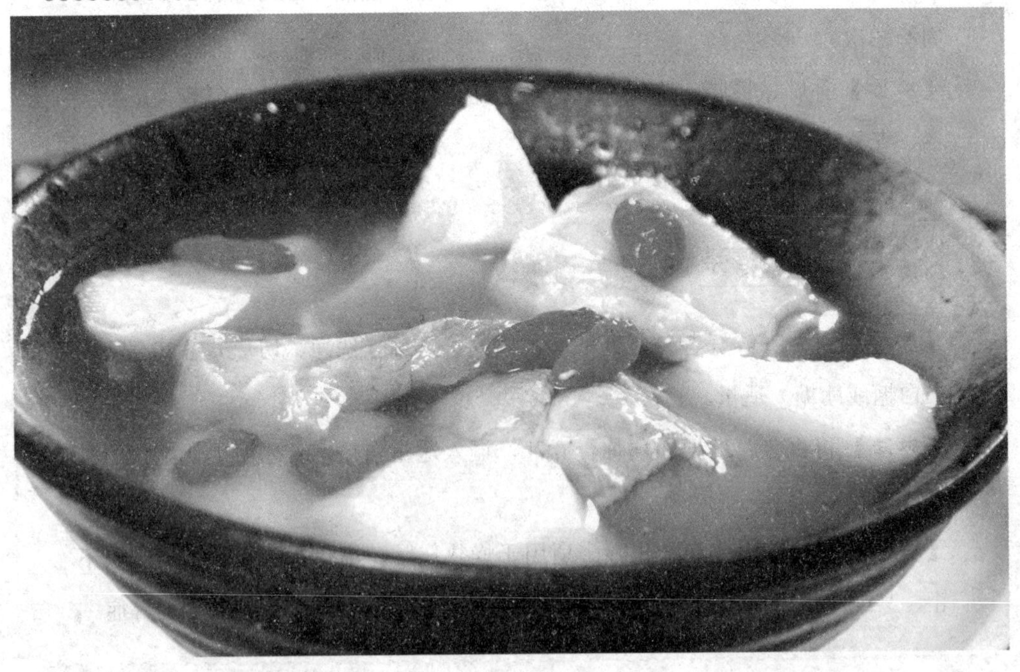

四、卯时——通肠促大便

1.卯时，是人“方便”的时候

卯时，清晨5～7时，正是大肠经当值的时间。此时要养成排便的习惯。起床后宜先喝杯温开水，然后去卫生间把一天积攒下来的废物排出体外。晨起一杯温水，可稀释血液，有防止血栓形成的作用。卯时是最“方便”的时候。

《素问·灵兰秘典》中说：“大肠者，传导之官，变化出焉。”由此可知，大肠这位“传导之官”在人体有传化和疏导的作用：一方面，大肠上接小肠，接受小肠的食物残渣，吸收其中多余的水分，形成粪便，在大肠之气的运动下，将粪便传至大肠末端，并经肛门有节制地排出体外；另外一方面，大肠还起着主津的作用，即大肠通过吸收水分，参与调节体内的水液代谢。在这位传导之官当值的时候，我们最应该做的就是排便，将一夜的浊气排出。

大便形状和颜色可辨疾病。一般来说，大便以黄色成形为原则。如果大便不成形可能是身体不够健康的预警信号。此外，大便太硬或太软，颜色偏红、偏黑、偏棕色，甚至偏绿、带有油脂，都必须特别留意。

一般来说，大便的颜色是很淡的黄色；有的接近于白色，可能是消化不良；如果带有鲜红色，表示肛门或直肠处出血；暗红则可能是肠道出血；黑色则表明胃部有毛病。残渣和剩余水分，将其中部分水液吸收，使食物残渣形成粪便，即常说的燥化作用。

大肠主传化糟粕和主津的功能，什么时候发挥得最好呢？那就是卯时，也就是上午的5～7时，此时是这位传导之官当值。

2.大肠的主要功能

（1）主传化糟粕

大肠接受小肠下传的食物残渣，吸收其中多余的水液，形成粪便。大肠之气的运动，将粪便传送至大肠末端，并经过肛门有节制地排出体外，故大肠有“传道之官”之称。

（2）大肠主津

大肠接受小肠下传的含有大量水液的食物残渣，将其中的水液吸收，使之形成粪便，即是所谓的燥化作用。大肠吸收水液，参与体内的水液代谢，故说“大肠主津”。

3.便秘对人体的危害

便秘是一种常见症状，原因很复杂，危害也不少，至少有以下8种。

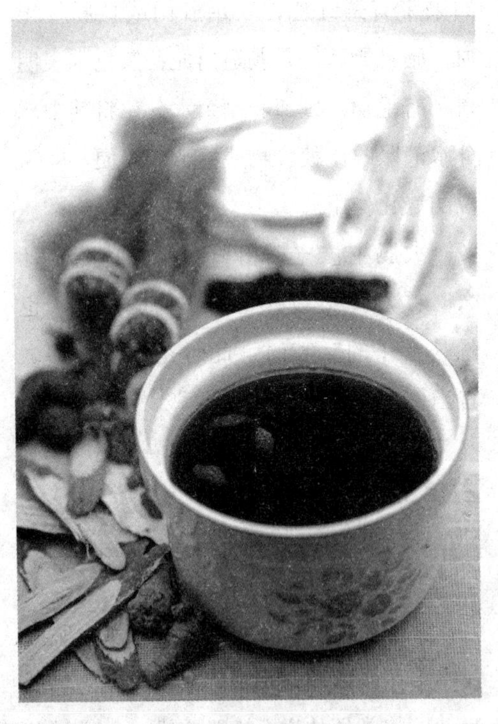

（1）引起肛肠疾患

便秘时，排便困难，粪便干燥，可直接引起或加重肛门、直肠疾患，如直肠炎、肛裂、痔疮等。

（2）胃肠道神经功能紊乱

便秘时，粪便潴留，有害物质吸收可引起胃肠道神经功能紊乱而致食欲不振、腹部胀满、嗳气、口苦、肛门排气等表现。

（3）形成粪便溃疡

较硬的粪块压迫肠腔及盆腔周围结构，阻碍了结肠扩张，使直肠或结肠受压而形成粪便溃疡，严重者可引起肠穿孔。

（4）患结肠癌

可能是因便秘而使肠内致癌物长时间不能排除所致。据资料表明，严重便秘者约10%患结肠癌。

（5）诱发心、脑血管疾病发作

临床上关于因便秘而用力增加腹压，屏气使劲排便造成的心、脑血管疾病的发作有逐年增多趋势，如诱发心绞痛、心肌梗死、脑出血、卒中猝死等。

（6）引起性生活障碍

这是由于每次长时间用力排便，使直肠疲劳，肛门收缩过紧及盆腔底部痉挛性收缩的缘故，以致不射精或性欲减退，性生活没有高潮等。

（7）引发妇科病

易使女性发生痛经、阴道痉挛并会出现尿潴留、尿路感染等病状。

（8）影响大脑功能

便秘时代谢产物久滞于消化道，细菌的作用产生大量有害物质，如甲烷、酚、氨等。这些物质部分扩散进入中枢神经系统，干扰大脑功能。突出表现是记忆力下降、注意力分散、思维迟钝等。

以上危害虽并非所有患者都会出现，但足以说明必须在日常生活中加强便秘的预防和治疗。预防措施的关键是多饮水，养成定时排便的习惯，并注意食用含纤维素多的食物，如新鲜水果、蔬菜和各种杂粮等。治疗重在增加胃肠道的蠕动功能。

4.日常生活中怎样预防便秘

（1）多做运动

能活动的人应尽量做一些运动，比如散步、打太极拳。不能活动的患者，如瘫痪患者，可试做腹肌收缩和提肛运动，产后妇女也可尽早做腹肌收缩运动。具体方法是：深呼气，同时放松腹肌，使腹部隆起；呼气时，收缩腹肌，使腹部凹陷。

（2）定时如厕

有些人因为有肛裂或痔疮，害怕大便，而隐忍不厕，结果使大便更加干燥；也有的人，因工作、饮食无规律造成大便不规律，有便意时，不能及时停止手头工作，而是隐忍不便，长此以往不按时如厕，不及时将大便排出，势必造成便秘日益加重。最好能养成早晨起床后排便的习惯，有规律的排便，对防治便秘非常重要。

（3）多食粗粮

众所周知，食物纤维具有吸收水分软化大便的作用，也是构成粪便的主体。能促使肠道肌肉蠕动，将粪便快速推下。这些食物纤维主要在粗粮中含量较多。粗粮进食太少会造成肠道内食物纤维残渣较少，粪便减少，肠道有效刺激太少，肠蠕动减缓，粪便在肠道停留时间太长，水分被肠道过度吸收，而致大便干燥，秘结。

（4）不可常服泻药

泻药的长期使用，最终可能造成大肠的依赖性，所以最好不要持续使用泻药，而断断续续使用会好得多。如果你有长期习惯性的便秘，最好请医生帮你找出原因，有针对性地用药，彻底解决问题，如果长期靠泻药应付，便秘只能越来越严重。

（5）不可乱服久服抗生素

有些人无论什么部位的炎症，都喜欢自作主张服抗生素如复方新诺明、氟哌酸等。不知道乱用这些抗生素，能杀灭肠道内的一些有用菌群，如嗜酸菌，结果使菌群失调而便秘。

（6）补充嗜酸菌

嗜酸菌是大肠中非常重要的菌群，若能让其在肠道中成功地生存，将可免除由各种原因造成的便秘。现在市场常见的金双歧口服液便是这类制剂。它与缓泻剂不同的是，见效慢，往往要数周或数月才能见到效果。当便秘情况减轻时，表示嗜酸菌已经成功地繁殖。所以即使停止食用，也不会再出现便秘。

5.欲得长生，肠中常清

《黄帝内经》中记载胃肠道“受五脏浊气，名曰传化之腑，此不能久留，输泄者也”。指出人体产生的垃圾不能在人体内停留过久，需及时传送和排泄。汉朝王充在《论衡》中记载：“欲得长生，肠中常清；欲得不死，肠中无滓。”就是讲究每日通行大便或多通大便，以求健康长寿。

随着人们生活水平的不断提高，一日三餐的食物也越来越丰富，各种食品层出不穷。这虽然大大满足了人们的口感，但却在无形中加重了肠道和排泄系统的负担，导致肠道排泄功能日趋减弱。这是因为人们吃的各种食物都是经过肠道吸收和排泄的，由于人们的食物过于精细，食物纤维越来越少。导致肠道无法将食物残渣正常、及时地排出体外，而是滞留在肠道的弯弯褶褶中形成宿便。宿便在细菌的作用下，腐败、发酵，产生各种毒素和恶臭的气体。这样，人的肠道不但会逐渐变得臃肿而狭窄，而且排泄功能越来越差，残渣无法及时排出，最终导致恶性循环。

有一项试验证明，人体内的这些污物最多可以积存到6.5千克左右。对于一个经常不排便的人，如果他的体重是60千克，也就是说，有10%的重量来自于宿便，而这些宿便造成的危害就可想而知有多么严重了。

因此，欲得长生，肠中常清。

6.黎明同房，瘫倒一床

有句俗语，叫做“黎明同房，瘫倒一床”。卯时天门开，此时人体阴阳平衡。若行房事，便会使阴阳失衡，以致危害到健康。清晨性爱是美丽的“罂粟”，只有远离才能永葆身心健康。

我国民间有样一句谚语“男人头上三把刀，早酒晚茶黎明色”。“黎明色”就指清晨性爱。为什么这么说呢？这是因为卯时天大亮了，这在天地之象代表天门开，此时人体阴阳应该是平衡的。但若选择此时进行房事，就会破坏人体阴阳的平衡，从而使双方心力交瘁。因为男女交欢时要消耗大量肾精，中医认为肾为“作强之官，伎巧出焉”。关于“伎巧出焉”，唐朝医家王冰解释为“造化形容”，也就是父精母血运化胎儿，意思是说肾主管的阴阳平衡了，人体才能过正常的性生活。若清晨行房事，身体耗费大量的肾精，就会导致阴阳失衡、疲惫不堪。肾精亏虚，还会导致卫表不固，这样外邪就很容易乘虚而入。所以，房事过后应该需要一个养息和调整的过程，以使身体得到恢复。如果男女交合之后匆匆爬起来赶去上班，不仅会因精力不济而很难进入到工作状态，若再加上外感风邪，还很容易引起健康问题。正如俗话所言：“黎明同房，瘫倒一床”。所以，哪怕黎时前会出现性欲高潮，也一定要节制，不可行房事。

7.莫饮卯时酒

民谚有“莫饮卯时（上午5～7时）酒，昏昏醉到酉（下午5～7时）”，说明早酒危害之重。早酒中的主要成分是乙醇（酒精），少量饮酒可以使人体唾液、胃液分泌增加，促进胃肠道消化和吸收。此外，少量饮酒还能提高高密度脂蛋白（HDL）水平，有预防和减少动脉硬化及冠心病发病率的作用。但是，清晨贪恋杯中物却不可取。

常言道：“一日之计在于晨。”早晨是一天的开始，若是晨起空腹就饮酒，酒精更容易被身体吸收，加重醉意，从而引起头昏目眩，造成神智恍惚，使一天的工作和学习受到不良影响。此外，清晨空腹饮酒，易损害胃黏膜，引起急、慢性胃炎。长期早晨喝酒还易引起酒精中毒。可见，早晨喝酒对身体的危害很大，可使胃、肠、心、肝、肾等多脏器受损。

酒，不仅在卯时不可以饮，且在晚上也不要多饮。古人指出：“再三防夜醉。”《本草纲目》也指出：人知戒早饮，而不知夜饮更甚。既醉且饱，睡而就枕，热拥伤心伤目。夜气收敛，酒以发之，乱其清明，劳其脾胃，停湿生疮，动火助欲，因而致病者多矣。也就是说，到了晚上，夜气收敛，一方面所饮之酒不能发散，热壅于里，有伤心伤目的害处；另一方面，酒本是发散走窜之物，会扰乱夜间人气的收敛和平静，导致人体生病。

那什么时候饮酒好呢？《老老恒言》认为：“酒固老年所宜……午后饮之，藉以宣导血脉，古人饮酒，每在食后。”这说明饮酒的最佳时间，应在每日中午吃饭后。

8.养肠的食疗药膳

双笋清润汤

【原料】竹笋1根，竹荪6根，鲜香菇4朵，枸杞子10克，嫩姜1小块，豆苗20克，盐、胡椒粉适量。

【做法】竹荪洗净，切成3段，竹笋煮熟后去壳，切成薄片，香菇切片，姜片备用。锅中倒1000毫升水煮开后放人竹笋、竹荪、鲜香菇、枸杞子、嫩姜，煮10分钟后加入豆苗、盐、胡椒粉，煮熟后即可食用。

【功效】能生津润燥，滋阴补肺，有很好的清肠排毒作用，能促进胃肠道蠕动，还有降脂降压作用。

猪血番茄木耳汤

【原料】猪血100克，番茄1个，黑木耳25克，植物油15毫升，高汤、葱花、蒜末、料酒、鸡精、盐、醋各适量。

【做法】猪血切成薄片，番茄切成片，木耳撕成小块。锅中放油，烧热后放葱花、蒜末爆炒，将猪血煸至两面变色，加高汤烧开。加入番茄、木耳，料酒少许，煮开10分钟即后放入盐、鸡精即可食用。

【功效】猪血有很强的滑肠作用，可把肠道内的许多毒素带出体外。黑木耳有较强的吸附力，可吸附消化道内的杂质和毒素，是良好的清肠排毒食品，经常食用有良好效果。

凉拌海带丝

【原料】浸发海带250克，豆腐丝100克，酱油、盐、白糖、味精、香油、姜末各少许。

【做法】将浸泡的海带洗净，用开水烫一下，取出切成细丝，放在盘内，把豆腐丝及全部调料倒入盘中，加少许香油拌好，即可。佐餐食用。

【功效】润肠通便。适用于老年便秘者，对预防大肠癌的发生有一定的作用。

红杏炖雪梨

【原料】红杏10克，鸭梨5个，白砂糖30～50克，清水半碗。

【做法】梨洗净，除去心和核，与红杏、白砂糖放在半碗清水中。隔水炖1小时，食梨、杏，饮汤。

【功效】红杏润肠下气通便，鸭梨清热生津润肺；两物相配，清热生津、润肠通便。可治疗肠燥便秘。

姜汁拌菠菜

【原料】菠菜250克，姜25克，精盐、酱油、香油、味精、醋、花椒油各适量。

【做法】菠菜去须根留红头，洗净后切长段，置开水锅内略焯后捞出，沥水，装盘抖散，晾凉，加入搅成的姜汁及精盐、酱油、香油、味精、醋、花椒油调匀拌入味。佐餐食。

【功效】具有养血通便、开胃解酒的功效。适用于肠燥便秘、老年性便秘、习惯性便秘、痔疮、高血压、酒精中毒等症。

蕨菜木耳肉片

【原料】蕨菜15克，木耳6克，猪瘦肉100克，调料适量。

【做法】蕨菜水浸漂后切段；木耳水泡发胀，洗净；猪肉洗净切片，湿淀粉拌匀，锅中放油烧热后放入，炒至变色，入蕨菜、木耳及盐、酱油、醋、白糖、泡姜、泡辣椒，翻炒均匀。佐餐食。

【功效】润肠通便。适用于老年人津血不足、肠燥便秘、大便不利。

蜂蜜酒

【原料】蜂蜜500克，红曲50克。

【做法】将蜂蜜加水1000毫升，再加入红曲（研末），混匀装入干净的瓶中，用牛皮纸封口，发酵1个半月，经过滤后便可饮用。随量饮之。

【功效】滑肠通便、润肺补中、缓急解毒。适用于肠燥便秘、肺虚久咳、特别适宜于老年人，长期饮用对身体大有裨益。

葛粉决明粥

【原料】决明子（炒）10～15克，葛粉30克，粳米50克，冰糖适量。

【做法】先把决明子放入砂锅内炒至微有香气，取出，待冷后煎汁，去渣取汁，放入粳米、葛粉煮粥，粥将熟时，加入冰糖，再煮1～2沸即可食。

【功效】清热通便。适用于肠热便秘以及高血压、高脂血症。

【宜忌】脾胃虚寒者不宜用。

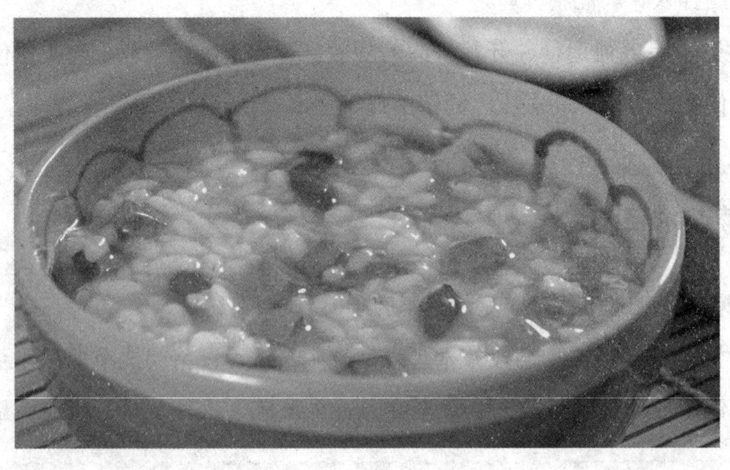

五、辰时——补胃消化好

1.辰时，吃好早餐能养胃

辰时胃经“当值”，这个时候是上午7～9时，7时我们要吃早饭了。而这个时候是胃经“当值”，所以，胃在此时是最容易接纳食物的。

中医把脾胃称为后天之本，为什么是后天之本呢？因为我们要健康地活着就要吃东西，而吃下去的东西要依靠脾胃的运化才能被人体消化吸收。如果脾胃的运化功能出了问题，就会直接影响到营养物质的吸收，从而对人体的健康产生影响。所以，养生之道应以调养脾胃为先。

“胃者，五藏六府之海也，水谷皆入于胃，五藏六府皆禀气于胃。五味各走其所喜，谷味酸，先走肝；谷味苦，先走心；谷味甘，先走脾；谷味辛，先走肺；谷味咸，先走肾。谷气津液已行，营卫大通，乃化糟粕，以次传下。”

《灵枢·五味》

<<< 上文翻译 >>>

“胃腑是全身各脏腑组织功能活动所需精微物质的来源，所以被称为“五脏六腑之海”。水谷饮食都是先进入到胃通过胃的消化产生精微之气而濡养全身，五脏六腑都是从胃腑之中禀受水谷的精微之气，而具备五味的水谷精微分别走向所适宜的脏器。若水谷之味酸，其中的精微就首先归走肝脏；若水谷之味苦，其中的精微就首先归走心脏；若水谷之味甘，其中的精微就首先归走脾脏；若水谷之味辛，其中的精微就首先归走肺脏；若水谷之味咸，其中的精微就首先归走肾脏；当水谷中的精微津液化生并补充到营、卫二气，营、卫二气便得到充养而盈溢于周身，而水谷中的糟粕也从此化成，并依次向下传导而排出体外。”

胃为水谷之海，负责收纳、腐熟食物。食物经过腐熟之后，胃就会行使自己的“通降”功能，把食物运送到小肠。小肠负责收纳精微，最后把食物残渣运送到大肠，形成糟粕，排出体外。胃的受纳、腐熟水谷功能必须与脾的运化功能相配合，缺少了脾胃的正常运转，饮食的消化和吸收功能则不能正常进行，人体的生长发育、新陈代谢也就没有了物质来源。脾胃在人体中的重要性可想而知，所以中医称脾胃为“后天之本”。

在中医里，脾胃被称为“仓廪之官”，负责掌管人体内的收纳和消化，如果早饭没有吃，那么胃经当值的时候就相对于被闲置，那么脾经也就没什么可以输送分配的东西了，脾胃就会持空运作，人自然就会感觉头晕无力。人的生命是靠胃经养育的，一旦胃经绝断，就会回天乏术了。

这时候吃早饭，就是要补充营养。这个时候是天地阳气最旺的时候，所以这时吃早饭是最容易消化的时候。早饭吃多了是不会发胖的。因为有脾经和胃经在运化，所以早饭一定要吃多、吃好。

2.胃的主要生理功能

（1）胃气主降

《医学入门·脏腑》中称“凡胃中腐熟水谷，其滓秽自胃之下口，传入于小肠上口，自小肠泌别清浊，水入于膀胱上口，滓秽入于大肠上口”。是指饮食入胃，经过胃的腐熟，初步进行消化之后，必须下行入小肠，再经过小肠的分清泌浊。其浊者下移于膀胱、大肠，排出体外；清者（营养）供应全身需求。胃的这种功能就叫做“胃气”。只有胃气通降，汇而不藏，实而不满，虚实交替，才能生化不息，腐熟水谷。若胃气不降，满而不泄，糟粕浊气留于脾胃，就会出现胃脘胀满、疼痛、纳呆等症。若胃气不降反而上逆，就会出现呃逆、恶心、呕吐等症。

（2）喜润恶燥

喜润恶燥是指胃喜滋润而恶于燥烈的特性。胃有腐熟水谷的功效，只有胃中津液充足，才能消化水谷，使五脏六腑得到滋养。若胃中津液不足，则会燥气横生，出现口干舌燥、腹胀、口渴等症。

（3）胃与脾相表里

胃和脾通过经络相连，形成表里关系。胃与脾一脏一腑，胃主受纳，脾主运化；胃主降气，脾主升清，两者一升一降，共同完成食物的消化和吸收功能。

3.不吃早餐对身体的危害

早餐是启动大脑的“开关”，有的人不吃早餐或随意应付式地吃早餐，长此以往对身体健康及生活会有很多害处。

（1）精神不振

不吃早餐或早餐摄入不足，会使已经空虚一夜的身体处于营养“暂时”性的缺乏状态，精神不好，工作效率、大脑思维能力会显著降低，严重时会出现心慌、手抖、头昏等状况，甚至发生低血糖休克。

（2）诱发胃肠道炎

早餐不足，午餐必然会因饥饿大量进食，消化吸收难以跟上，会增加消化系统的负担，还会因为打乱了消化系统的生理活动规律，易引起功能失调，诱发胃肠道疾病。

（3）易发心脏病

不吃早餐会使血液中的血小板较易凝聚在一起，再加上身体经过一夜的排泄失水很多，血黏度会增大，早上工作紧张时更会引起流往心脏的血液量不足，从而增加心脏病发生的概率。

（4）影响容貌

不吃早餐的人往往都是为了多睡些觉，甚至睡“回笼觉”，赖床的结果会打乱自己的生物节律，睡得多但精神差，并会使皮肤松弛，影响容貌。

（5）易患胆结石

人体早晨空腹时胆汁中胆固醇的饱和度特别高，此时胆汁酸分泌较少，胆固醇溶解较慢，容易析出而产生胆结石。

4.早餐要讲究营养搭配

营养搭配是早餐中最重要、最值得关注的原则。早餐讲究营养搭配，也就是要求做到主副相辅、干稀平衡、荤素搭配。

蔬菜、水果少是早餐营养结构搭配不合理的最大问题。我们平常吃的早餐多数是酸性食物，比如鸡蛋、油条、牛奶等。而蔬菜、水果属于碱性食品，所以只有吃点蔬菜、水果，才能做到膳食酸碱以及各种营养素的平衡。追求早餐的质量，最重要的一点就是要讲究食物营养组合的合理性，营养学专家根据早餐食物的种类制定了一种评价早餐质量的方法。首先，按照膳食金字塔的分类方法把食物分为谷类、肉类、奶类和果蔬类，如果能全部食用这4类，则为早餐营养充足；食用了其中3类则为早餐质量较好；食用了其中2类或者少于2类就算早餐质量较差。比如说如果早餐为油条、酱豆腐、鸡蛋、粥，就少了维生素、钙、铁等营养，而且含盐量过高，所以应该添加黄瓜一类的蔬菜。

依据这一方法，营养专家为我们推荐了几个营养早餐方案：

①一份春卷、一杯豆浆、一块西瓜。

②一个鸡蛋、一碗面条、一个桃子、一杯酸奶。

③一份瘦肉炒米粉、一杯牛奶、一根香蕉。

5.清晨宜喝一杯水

中医认为，脾胃是人体内一切精、血、气的生物之源，也称为“后天之本”。脾胃功能强盛的人，常常精力旺盛，身体健壮。人在经过一夜的睡眠后，在清早的时候，胃和小肠所储存的食物都被消化吸收了，而将吸收不了的东西送到了大肠。喝水以后，排空的胃肠道就等于被洗刷了一遍，使其干净清洁，有助于对新的一天进食食物更好地进行消化和吸收。不过，喝水后最好停一会儿再去运动。经过运动，腹部肌肉的收缩，使水分在胃肠道里来一次更有力的冲洗。人的胃肠道内壁外表看上去是光滑的黏膜，实际上它包含着无数微小的绒毛，而饮入一定量的水，经过运动冲刷，就能更好地将绒毛间的一些污垢和废物洗刷干净。这不仅有利于对食物营养素的吸收，而且可以使胃肠道每天得到洗刷清理，残渣不会瘀积干结，有助于排泄。

6.解读保养胃肠道的“五味”

（1）温——温热

不吃过冷、过烫、过黏的食物，如冰淇淋等冰镇饮料，刚从冰箱取出的食物，糯米饭、糯米汤圆等。

（2）软——软烂

不吃过硬的、没有煮烂的食物，如炒蚕豆、炒黄豆等，这些食物都会损伤胃黏膜。

（3）淡——清淡

主要是不吃过咸的食物。高盐饮食可以直接对胃黏膜造成损害，抑制可以提高胃黏膜抵抗力的物质的形成。需要注意的是，世界卫生组织推荐每人每日用盐量为

6克，其中包括了一些含盐食物中易被忽略的盐，比如酱油；各种腌渍食物；海鱼、虾、牡蛎、海带；各种熟食，如火腿、香肠、肉干、咸蛋、烧鸡以及各种酱菜等。这些物质人均盐的摄入量为每日2克，减掉这2克，实际上每日人均用盐量只有4克。可以采用餐食加盐法，或者用酱油、豆酱代替食盐，5毫升酱油、20克黄豆酱含盐1克，但味道好，用盐少。

（4）素——素净

不吃油腻的煎炸或烧烤食物，控制肉类摄入。这是因为“辛辣助火”“肥甘生痰”，偏食油腻之物，可导致胃腑灼热而致胃痛。

（5）鲜——新鲜

不吃腌渍、熏制以及过度加工或霉变的食物。这些食物如火腿、香肠、方便面、肉松等，含有较多的防腐剂和硝酸盐。硝酸盐可以在胃液的作用下被还原为致癌物质亚硝酸盐。霉变食物还可以刺激食管和胃黏膜，久之可诱发癌变。

7.如何让你的胃充分休息

如何保护胃？首先要迎合胃的“胃口”，不能为难胃。所以那些不易消化的食物如高脂肪食物，刺激性太强的食物如白酒、辣椒，不宜大量摄取，以减轻胃肠道负担。当然，最关键是要给胃以充分的休息。胃病的产生，多是积劳成疾的结果。

减轻胃肠道负担，需要从入口做起，也就是要改掉狼吞虎咽的习惯换之以细嚼慢咽。细嚼慢咽的好处不仅在于可以把食物磨碎细研，减少胃蠕动强度。毕竟与肌肉组织的胃相比，钙质的牙齿更耐磨，研磨食物造成的磨损更小，而且可将食物与唾液中的消化酶充分融合，有助消化。

当然还有更好的方法，便是将食物通过豆浆机或果汁机搅拌成浆后服用，这样便将牙齿和胃全面解放开来。而且这样的食物状态是最利于消化吸收的，对身体能量的损耗也是最小的（需配以适量固态食物，以防腹泻和胃排空引起的饥饿感）。

同样，让胃休息，晚餐以少食为宜。因为晚上胃肠道的消化功能最弱，贪多会让胃肠道依旧保持着消化能力，久而久之会形成胃炎。

8.摩腹有助于胃肠道保健

摩腹是用手指或手掌面着力于腹部，腕关节及前臂协同配合，做环形旋转摩动。可用一指或中间三指的指腹摩动，也可用掌面摩动。用指腹摩动的叫指摩法，用掌面摩动的叫掌摩法。摩腹时肘关节自然屈曲，腕部放松，指掌伸直，指或掌着力于摩动部位，进行摩动。摩的动作不能过急，也不宜过缓，注意轻重适宜，和缓协调，用力自如。

（1）穴位按摩

摩腹时刺激某个点，即用指腹在某个穴位上摩动，如摩天枢，用指腹在脐旁2寸（这里说的是针灸术语，不是一般的长度单位，具体见有关专业书籍，下同）处的天枢穴上摩动，以期收到针刺天枢穴能达到的效果。

（2）全腹按摩

是指用掌摩动整个腹部，通常先在脐部摩动数次，然后边摩动边向外扩大；再做反方向按摩，从外向内，边摩动边向内收缩，至脐部为止。

9.教你科学敲胃经

足阳明胃经是人体十二经脉之一，简称胃经，它具备了整个消化系统的功能，相当于人体的能量源头。经常拍打可以充实胃经的经气，使它与相关的脏腑气血充盛，保持正常功能。胃经在腿（外侧靠前的部分）上，在脸上、头部、胸腹部等都有穴位分布。敲腿上、胸腹部的胃经穴位或在胃经路线上拔罐、刮痧等，都可以调节脏腑功能，增强体质，保证身体健康。身体健康，人精神状态自然好，皮肤也会变得很好。如果每天坚持用手指按压脸上的四白穴（眼睛平视时，瞳孔正下方眼眶下缘稍下方的凹陷处），然后轻轻揉3分钟左右，则可以增强胃肠道功能，排出体内毒素，人的皮肤也会变得细腻起来，祛痘、美白的效果也不错。而按人迎穴（前喉外侧3厘米处，能摸到动脉的搏动在这里），则可以促进脸部血液循环顺畅，减少小皱纹，使皮肤自然有光泽。

另外，从锁骨下，顺着两乳，过腹部，到双下肢下面，经小腿胫骨外侧到第二个足趾间。足三里穴以及向下部分，要重点敲打。胃经在面部的部分，可以用指腹轻叩；颈部部分可以用手掌拍打；腿部则可握拳拍打。拍打的最佳时间是胃经当值的时间，平时也可以拍打一下。

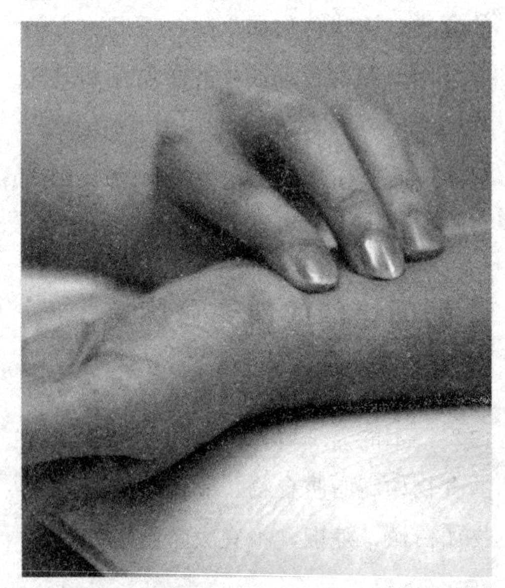

10.养胃的食疗药膳

银耳香菇肉丝面

【原料】发涨银耳、猪瘦肉、鲜香菇各50克，油（水）面250克，小白菜100克，湿芡粉、蒜泥、生油、精盐、葱花、醋、味精、砂糖各适量。

【做法】银耳去根蒂，撕成瓣片；猪瘦肉、小白菜、鲜香菇洗净。猪瘦肉切成丝，加盐码味，用部分湿芡粉上浆；香菇切成丝，小白菜切段；炒锅烧热后下生油，将肉丝爆香，再放入银耳、部分葱花、蒜泥、香菇炒出香味时，放入小白菜轻炒几下，加入清水继续煮至熟软，然后加入砂糖、醋、味精翻炒，下湿芡粉勾芡后盛入大碗中。另将油（水）面在开水锅中煮熟后，捞入盛有辅料的大碗中，加入盐、葱花、醋、味精、砂糖等拌匀，作主食。

【功效】益脾养胃，补气血，舒肝肾，保健强身。适用于急性胃炎恢复期者，其他慢性胃肠道疾病患者，保健养生者。

红枣益脾糕

【原料】干姜1克，红枣30克，鸡内金10克，面粉500克，白糖300克，发面适量（用酵母发面）。

【做法】干姜、红枣、鸡内金放入锅内，用武火烧沸后，转用文火煮20分钟，去渣留汁；面粉、白糖、酵母放入盆内，加药汁、清水各适量，揉成面团。待面团发酵后，做成糕坯；将糕坯上笼用武火蒸15～20分钟即成。每日1次，做早餐食用。

【功效】健脾益胃，开胃除寒。适用于脾胃虚寒性慢性胃炎。

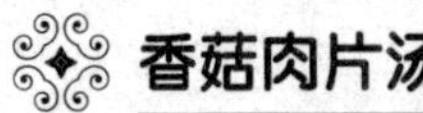

香菇肉片汤

【原料】鲜香菇100克，猪瘦肉100克，骨肉汤300毫升，湿芡粉50克，盐、味精、姜末、葱花各适量。

【做法】将鲜香菇去蒂、洗净，切成薄片，放入煮沸的骨肉汤中，煮沸10分钟；猪瘦肉洗净后切成薄片，用盐、味精码味5分钟后再用湿芡粉上浆；分散加入煮沸的香菇汤中，用锅铲推散，再煮沸3分钟，散上葱花、姜末，盛入碗中热食或佐餐食。

【功效】健胃补脾，滋阴润燥、增强机体免疫力。胃、十二指肠溃疡患者，胃肠炎患者及正常人均可食用。

白术内金糕

【原料】白术、鸡内金各10克，干姜1克，红枣30克，面粉500克，白糖300克，酵母适量。

【做法】将白术、鸡内金、干姜、红枣洗净，放入砂锅内，加水煎取药汁，去渣。将面粉、白糖和酵母一起置面盆内，加入药汁和匀，揉成面团，待发酵后，加碱调至酸碱适度，做成糕坯，上笼用武火蒸30分钟即可。随意食。

【功效】健脾养胃、助消化。适用于脾胃虚弱所致的食欲不振、消化不良、泄泻、食后胃痛等症。

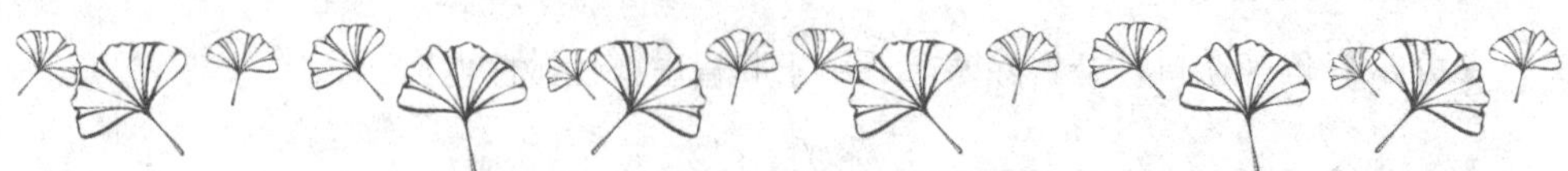

怀山药泥

【原料】怀山药200克，豆沙150克，京糕100克，水豆粉50克，白糖150克，植物油100克。

【做法】将怀山药粉碎成细末，加入白糖50克，加水少许，搅成细泥，置一碗中；京糕加工成细泥，另置一碗中，加白糖25克，拌匀；豆沙另置一碗中；3个碗均上笼蒸熟透后，取出待用；将炒锅烧热，下植物油，倒入怀山药泥，炒至浓稠时，盛在盘子的中间，将炒锅下植物油，依次再炒京糕泥和豆沙，分别盛在怀山药泥的两边；将手勺置武火上，加清水少许，白糖75克，烧沸去末，用水豆粉勾成芡汁，浇在三泥上面即成。可供早、晚点心食用。

【功效】健脾和胃。适用于脾胃虚弱的便溏、腹泻等慢性胃肠道疾病。

冬笋炒鸡丝

【原料】冬笋150克，鸡肉250克，蒜苗100克，鸡蛋1个，食用油、黄酒、清汤、精盐、鸡精、湿淀粉、香油各适量。

【做法】把鸡肉洗净，切成丝。冬笋洗净，切成丝。把鸡肉丝放入碗中，打入1个鸡蛋，加入黄酒、精盐、湿淀粉，搅匀。锅内注油烧热，下入鸡肉丝，翻炒后加入黄酒，炒后盛出。锅留底油，下入冬笋丝，稍炒后加入蒜苗、鸡丝，调入精盐、清汤，焖2分钟，加入鸡精，用湿淀粉勾芡，淋入香油即可。

【功效】开胃健脾，宽胸利膈。适用于慢性胃炎引起嗳气的患者。

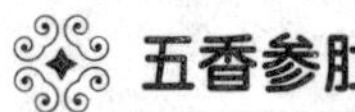

五香参肚卷

【原料】猪肚1个，升麻4克，砂仁10克，炒枳壳20克，党参25克，柴胡4克，胡椒面5克，五香粉30克，蒜末10克，姜末10克，精盐8克，醪糟汁30克，味精2克。

【做法】将5味中药去净灰渣、烘干、研制成末；猪肚洗净切大片；将盐、中药末、五香粉、胡椒面、味精、姜、蒜末、醪糟汁调拌均匀，抹于猪肚片上，从内向外裹紧成卷，用麻绳均匀地捆扎好；将捆扎好的猪肚挂在通风地方风干或烘干，吃时蒸熟，晾凉，切成圆片形。佐餐服食。

【功效】益脾胃、升清气。适用于脾胃气虚所致胃脘饱胀、嗳气、疲乏无力、气短消瘦、胃下垂等症。

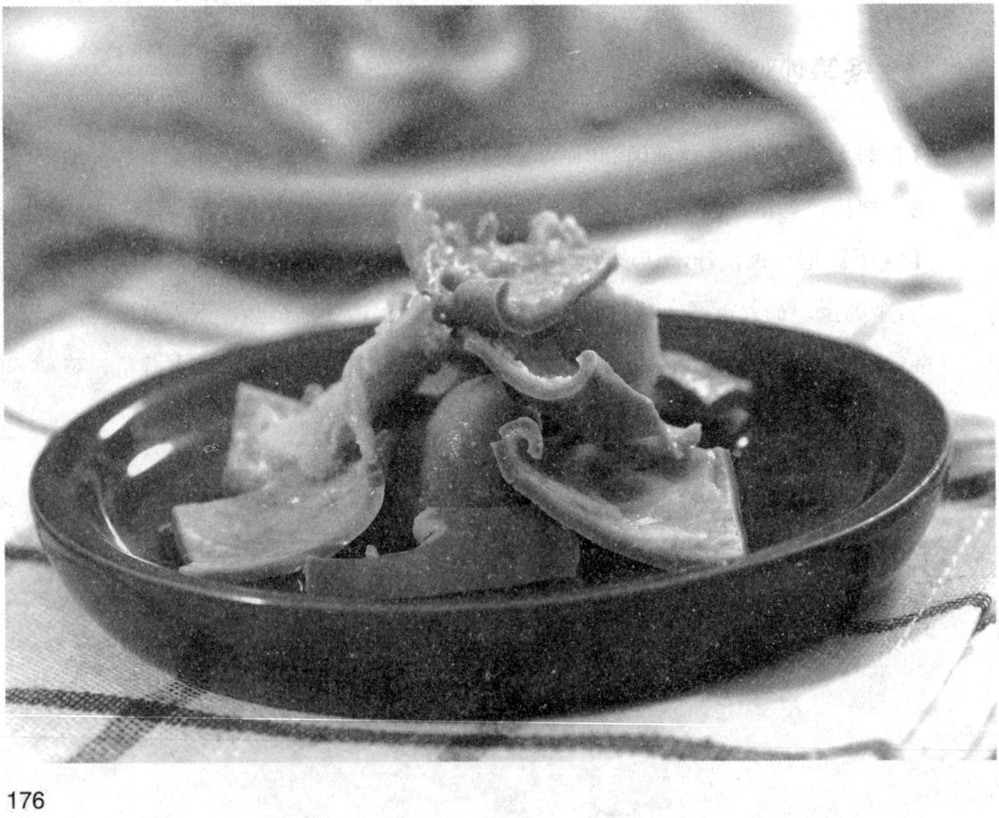

六、巳时——健脾主运化

1.巳时养脾，脾好消化好

巳时，就是上午的9～11时，这是脾经当值的时段。此时足太阴脾经最旺，是脾脏最活跃的时间。这个时候大脑是最具活力的时候，是人的一天当中的第一黄金时间，是老年人锻炼身体的最好时候，是上班族最出效率的时候，也是学子学习效率最高的时候。所以，你必须吃好早饭，保证脾经有足够的营养吸收，这样，大脑才有热量应付日常的运转。

中医学认为：胃主受纳，脾主运化。这是指吃到嘴里的食物，首先要经过牙齿咀嚼，唾液拌和，下咽至胃，由胃收纳。然后经胃之腐熟，分解混匀成食糜，通过“胃气主降”的作用，将食糜运送至十二指肠、空肠，这就是中医所指的“脾运”功能。食物在胃、胰等胃肠激素的作用下，促进胃蛋白酶、胰酶等消化酶的大量分泌，将“水谷精微”中的氨基酸、葡萄糖、脂肪酸等营养物质，依赖“脾气主升”的作用，经气、血、津液的运行而输布到全身，这个过程，则可以理解为脾所主“化”的生理作用。由此可见，所谓“脾主运化”，“运”是指机械消化，“化”指化学性消化及其代谢过程而已。但是，脾胃虽为人体的消化器官，运化水谷精微之枢纽，若要完成饮食营养的消化吸收，合成新的气、血、精、津液，必须依赖心、肝、胆、肺等其他脏腑的相互配合。需要说明的是，中医所指的脾，并不是西医解剖学中的脾脏，而是既泛指脐周腹部小肠的消化吸收，又概括了胃、肠、肝、胆、胰等消化器官的生理功能，因此，脾胃功能健全，则体丰肤泽，面色红润，四肢强劲，精力充沛；反之则肌肉消瘦，面色萎黄，四肢无力，神疲乏力。

7～9时是胃经当值的时间，我们吃的饭菜需要脾脏来进行运化，转化为精、气、神，转化为血液。脾胃相表里，脾胃分不开，有人大便不成形，这样的人或者很胖或者很瘦，胖也是虚胖。这个时代胖人太多，这种人大多是习惯于不吃早餐和经常吃宵夜的人。得糖尿病的人也是这些人，早饭不吃，到下午时猛吃，在亥时前不睡觉。所以说胃的调理是很重要的，调理从7时开始，调理好胃是把脾脏调理好的重要前提。

2.脾的生理功能

（1）脾主运化

运，即转运输送，化，即消化吸收。脾主运化，指脾具有将水谷化为精微，并将精微物质转输至全身各脏腑组织的功能。脾的运化功能，统而言之曰运化水谷，分而言之，则包括运化水谷和运化水液两个方面。

①运化水谷。水谷，泛指各种饮食物。脾运化水谷，是指脾对饮食物的消化吸收作用。

②运化水湿。运化水湿又称运化水液，是指脾对水液的吸收和转输，调节人体水液代谢的作用，即脾配合肺、肾、三焦、膀胱等脏腑，调节、维持人体水液代谢平衡的作用。脾主运化水湿是调节人体水液代谢的关键环节。

（2）脾主生血统血

脾主生血，指脾有生血的功能。统血，统是统摄、控制的意思。脾主统血，指脾具有统摄血液，使之在经脉中运行而不溢于脉外的功能。

（3）脾主升清

升，指上升和输布；清，指精微物质。脾主升清是指脾具有将水谷精微等营养物质，吸收并上输于心、肺、头目，再通过心肺的作用化生气血，以营养全身，并维持人体内脏位置相对恒定的作用。这种运化功能的特点是以上升为主，故说“脾气主升”。

3.脾主长夏

长夏对应的脏器是“脾”，主气是“太阴湿土”。意思说脾土的阴气最重，性“湿”。盖因为这个时候阳气均发泄在外，而内阴气最重，所以叫“太阴”。“脾”的本性是“湿”的，所以脾“喜燥恶湿”。但是夏天的“湿”又比较重。

我们说脾主“运化”，胃主“受纳”，水谷津液进入胃后，脾将清气升散于五脏六腑，而胃将运化之后的浊阴之物降排至体外，所以有“脾升胃降”的说法。夏天的“湿”困顿脾之后，首先影响的就是这个功能。

另外，脾统血，主四肢，主肌肉，所以运化不力就会出现肢体痿软等症，而脾土被长夏的“太阴湿土”困顿则特别容易出现胃肠道运化功能受阻的症状和四肢困顿乏力等症状，这就是长夏的时候为什么老犯困的原因。所以长夏要注意“午休”，因为这个时候也是一天中的长夏。

此外，脾与中央方位、湿、土、黄色、甘味等有内在联系。脾运湿又恶湿，若脾为湿困，运化失职，可引起胸脘痞满、食少体倦、大便溏薄、口甜多涎、舌苔滑腻等，反映了脾与湿的关系。故长夏之时，处方遣药，常常加入藿香、佩兰等芳香化浊醒脾燥湿之品。此外，脾为后天之本，气血生化之源，脾气虚弱则会出现倦怠乏力、食欲不振等，临床治疗脾虚多选用党参、黄芪、白术、扁豆、大枣、饴糖等甘味之品，这体现了脾与甘的关系。

4.流口水有可能是脾虚的缘故

中医有“五脏化液”的说法，也就是说，人的五脏都有对应的液体，具体而言，则是：心为汗，肺为涕，肝为泪，脾为涎，肾为唾。脾脏对应的为涎，就是俗称的口水。

口水也称口津、涎，是指唾液中比较清稀的部分。正常情况下，口水上行于口，但不会溢出，因为有嘴唇挡着。脾虚之人肌肉弹力不足，容易松弛，因此睡后会张口，形成口水外流。

中医认为，涎由脾气化生并传输分散，故有“脾在液为涎”之说。在脾气充足的情况下，脾的“固摄”功能和涎液的化生正常，故涎液能正常传输，帮助吞咽及消化，但不会溢出口腔。但在脾虚的情况下，脾的“固摄”功能失调，涎液不能正常传输，从而发生“流口水”的现象。因此，想要克服睡觉流口水的毛病，不妨考虑由脾虚入手。

中医专家指出，脾虚首先和饮食不节有关，吃饭没规律、暴饮暴食或饥一顿饱一顿，都可能导致脾虚。此外，过多食用寒凉、生冷或是肥甘厚味、难以消化的食物（如油腻的食物、甜食等），也都容易伤脾。因此，睡觉时爱流口水的成人，饮食上要有规律，要多吃健脾食物，如薏苡仁（薏米）、莲子、粳米、芡实、山药、扁豆、豇豆、胡萝卜、香菇、大枣、栗子，或是用陈皮泡水喝。

5.小心思伤脾

《黄帝内经》认为，脾在志为思，过思则伤脾。在这里，“思”有思虑、思考的意思。原本一个人有点心事，或偶尔思考一件事，对身体的生理活动并没有什么影响。但是过思就不行了，过度思虑会影响我们体内气机的正常运行。《素问·

举痛论》如是说："思则心有所存，神有所归，正气留而不行，故气结矣。"意思是说，一个人如果思虑太多，精神过度集中于某一事物，就会使体内的正气停留在局部而不能正常运行，以致"思则气结"。气结中焦，水谷不化，始则食少倦怠，胃纳呆滞，气血日损，肌肉日削等脾胃之虚；久则可导致胸腹胀满，痞结疼痛，小便不利等脾气壅滞之实。故《灵枢·本神》说："脾气虚则四肢不用，五藏不安，实则腹胀经溲不利"。此外，因情欲无穷，所愿不得，以致阴火销铄真阴，发生精遗滑泄，妇女带下，或阴器萎缩等病证，久则阴愈竭，阳愈衰，以至不治。正如《素问·痿论》所说："思想无穷，所愿不得，意淫于外……发为筋痿及为白淫"。

思为脾志，因而过思则易伤脾。伤脾可以表现为气血不足所致的乏力，出现头昏、心慌、贫血等症状。有的还可出现嗳气、恶心、呕吐、腹胀、腹泻等消化道疾病所表现出的一系列症状。

精神状态对于人体阴阳、气血、脏腑有着十分重要的影响。同样，当人的阴阳、气血、脏腑发生问题时也会影响人的精神状态。人们常说的因郁致病和因病致郁也就是这个道理。补益有利于健康长寿，在补益的过程中实施精神补养很重要，就是通过各种有效的方法把人的精神调整到最佳状态。

6.中医养脾的几点建议

（1）饮食养脾

应用饮食来养护后天之本——脾胃，这是最主要也是最重要的。这其中又包括两个方面，一是饮食养脾方法，二是常吃养脾食物。

①饮食养脾方法：脾虚可用食补，最好的食物就是山药薏米芡实粥了（按1:1:1的比例）。胃寒可去掉薏米；胃热可去掉芡实、山药，换成绿豆，绿豆薏米粥，最祛湿热，对于肝旺脾虚，舌苔黄腻的人，最为对症。山药、薏米、芡实都有健脾益胃之神效，但用时也各有侧重，山药可补五脏，脾、肺、肾兼顾，益气养阴，又兼具收敛之功。薏米健脾而清肺，利水而益胃，补中有清，以去湿浊见长。芡实，健脾补肾，止泻止遗，最具收敛固脱之能。将三药打粉熬粥再加入大枣，以治疗贫血之症，疗效显著。

②常吃养脾食物：粳米、糯米、锅巴、番薯、薏苡仁、饭豇豆、白扁豆、牛肉、牛肚、鲫鱼、鲈鱼、大枣、莲子肉、花生、栗子、藕、香菇、高粱、玉米、豇豆、马铃薯、芋头、面筋、花菜、大白

菜、胡萝卜、荠菜这些都是健脾养胃的食物，可适当多食。

（2）药物补脾

补脾药物分为中草药与中成药。常用中草药有党参、太子参、人参、黄芪、白术、茯苓、怀山药、芡实、莲子肉、黄精、炙甘草等。常用的中成药有四君子丸、补中益气丸、香砂六君子丸、香砂养胃丸、参苓白术散、资生丸、健脾丸、枳术丸、理中丸、保和丸等。以上健脾胃的中药，若能在老中医指导下选用，将会收到更好的效果。

（3）运动养脾

体育运动对脾胃的养生保健可包括各种运动方式，如散步、慢跑、登山、游泳等。中老年人可根据自己的体质状况选择适合于自己的运动方式，坚持锻炼、持之以恒，对脾胃的养生保健很有益处。中国古今许多养生家都提倡饭后散步缓行，以助脾胃消化功能，这的确是“以动助脾”的养护后天之道。千百年的养生实践证明，这种方法的确行之有效。

（4）摩腹养脾

每当饱食之后，以手按摩腹部，也是古代养生家们的一种养护脾胃的常用方法。食后摩腹法是：饭后，将手搓热，放于上腹部，按顺时针方向环转推摩，自上而下，自左而右，可连续二三十次。此法可促进胃肠消化功能，有利于腹腔血液循环，还能治疗一些疾病。只要持之以恒，对脾的运化功能有益。自唐朝孙思邈提出：“饭后即自以热手摩腹”之后，后世养生家多有所沿用，实践证明行之有效。

（5）艾灸健脾

最常用的艾灸健脾穴位有：

足三里——为胃经合穴，全身四大总穴之一，经常用艾灸，具有健脾胃，补中气，通经络，和气血的作用。

神阙——为任脉经穴，经常艾灸，可温通元阳，脾胃健旺。

气海——常用艾灸此穴，补元气，暖脾阳，强壮后天之本，祛病养生延年。

7.巳时是老年人活动的最佳时段

巳时脾经当值。脾主肌肉，此时锻炼便可借天时以养脾，健身效果是最好的。按照中医理论，巳时正逢脾经当值。《素问》认为“脾主全身之肌肉”，这与它的运化功能是分不开的。水谷精微和津液等物质在脾的运化作用下被输送到全身各处，并化生成气血以滋养肌肉，为身体的活动提供充分的热量。脾的功能正常，则肌肉发达丰满，壮实有力。如果运化无力，带不走水谷精微，就会造成脾虚或脾湿太重，甚至慢慢感到连吃饭都不香了。人上了年纪后之所以会出现肌肉松弛、四肢无力、食欲下降等症状，就是因为脾脏衰弱、运化无力的缘故。巳时气血正好流注脾经，此时脾经是最旺盛的。它吸收了胃传来的食物，并将其输送到全身各处。肌肉得到足够的营养就会“蠢蠢欲动”，这时我们就会产生“活动筋骨”的意愿。

早上不宜起来得太早进行锻炼，大家也许不知道，其实早晨的空气并不新鲜，甚至有可能是空气污染严重的时段。根据气象统计资料表明，一天中，清早的空气指数很不好（尤其是5～8时）。健康养生专家指出，这个时间段陆地上空的近低层大气，都会出现逆温层，其高度为200～1000米，这个温层就像一个盖子一样，使城市中较多的烟尘和杂质聚集在其下面，再加上清晨空气扰动小，致使烟尘杂质非常不容易扩散到高空和周围去，这样就会造成地面空气污染加重。因此，选择清晨锻炼身体对健康是非常不利的。

所以，为了健康还是选择巳时，也就是9～11时，进行简单的运动，不但健脾养胃，还能促进身体健康。

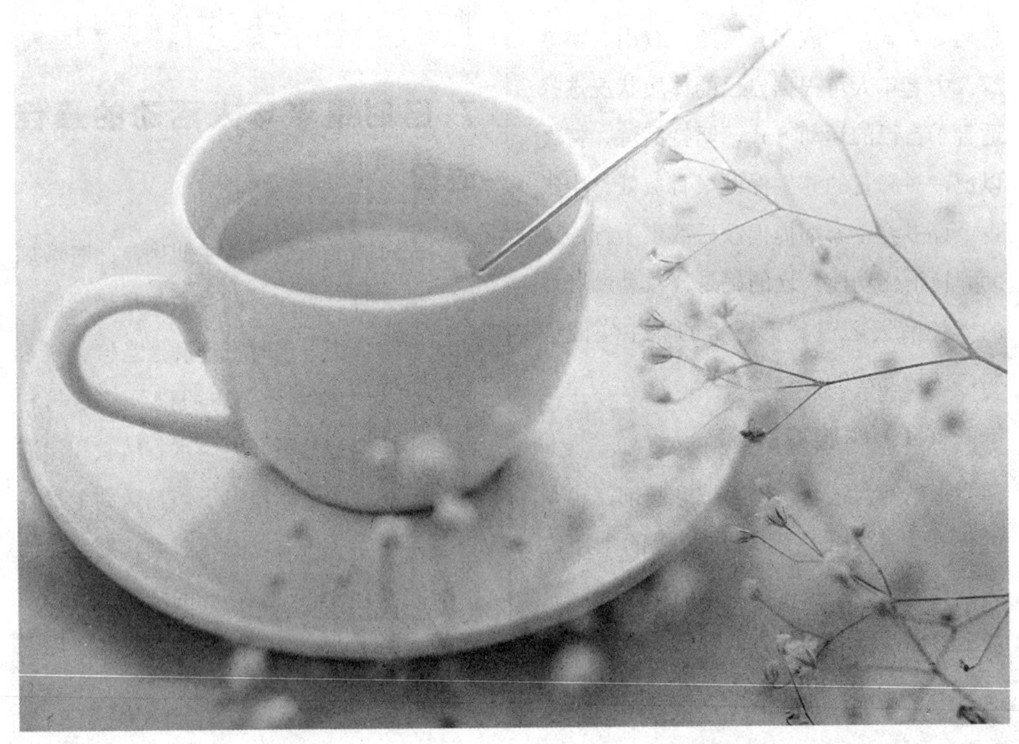

8.补脾的养生药膳

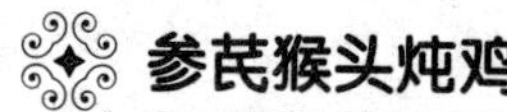

参芪猴头炖鸡

【原料】猴头菌100克，母鸡1只（约750克），黄芪、党参、大枣各10克，姜片、葱结、绍酒、清汤、淀粉各适量。

【做法】将猴头菌洗净去蒂，发胀后将菌内残水挤压干净，以除苦味，再切成2毫米厚的片待用。把母鸡去头脚，剁方块，放入炖盅内，加入姜片、葱结、绍酒、清汤，上放猴头菌片和浸软洗净的黄芪、党参、大枣，用文火慢慢炖，直至肉熟烂为止，调味即成。

【功效】补气健脾养胃。

芪参消滞粥

【原料】黄芪10克，党参6克，粳米50克，水适量。

【做法】将黄芪、党参洗净，沥干，粉碎，入锅加水旺火煮沸后，改中火熬至水将剩约一半时，用纱布过滤，弃渣取汁，以汁代水继续煮沸后，加入粳米并改文火煮米至熟即成。每日1次，连服10日为一疗程。

【功效】具有补气补虚、健脾生津、润肠消滞之效。适用脾虚气弱型疳积者食用。

山楂糯米糕

【原料】山楂粉250克，鸡内金粉30克，枳壳粉10克，糯米粉300克，白糖30克，水适量。

【做法】将上料共糅合成面团，分捏成约50克的小块，入蒸笼置沸水锅旺火蒸至糕熟即成。每日3次，每次1块，温开水送服。

【功效】具健脾开胃、消食化滞之效。适于积滞伤脾型疳积者食用。

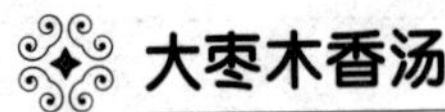

大枣木香汤

【原料】大枣20枚，木香6克。

【做法】大枣去核，置锅中。加适量水，用文火先煮1小时，加入木香后再煮片刻，去渣即成。温服。每日2次。

【功效】健脾和胃、燥湿止泻。适用于小儿腹泻。

白术槟榔猪肚粥

【原料】白术30克，槟榔10克，猪肚1个，生姜3克，粳米100克，盐3克，味精2克。

【做法】将白术、槟榔和生姜洗净，猪肚洗净切条，将白术、槟榔、生姜同放砂锅中水煎取汁，去药渣。粳米淘洗干净，加猪肚药汁同煮为粥，煮至米熟粥稠，加盐、味精调味即可食用。

【功效】补中益气、健脾和胃。适用于小儿脾胃虚弱引起的消化不良、不思饮食、倦怠、大便泄泻的辅助治疗。

【宜忌】槟榔属破气耗气之品，用量不宜过大。

糯米固肠汤

【原料】糯米30克，山药15克，胡椒粉、白糖各适量。

【做法】将糯米略炒与山药一起下锅，加适量水，置火上煮粥，待熟后加胡椒及白糖适量调味即可。饮服。每日2次。

【功效】健脾暖胃、温中止泻。适用于小儿脾胃虚寒泄泻。

参苓粥

【原料】人参3～6克，白茯苓（去黑皮）5～10克，粳米50克，生姜1～2片，食盐少许。

【做法】将人参、白茯苓、生姜水煎，去渣取汁，再将粳米放入药汁内煮粥，临熟时加入少许盐，搅和匀。空腹食用。

【功效】健脾益气。适用于脾胃气虚、不思饮食、日渐消瘦。

益脾饼

【原料】白术30克，干姜6克，红枣250克，鸡内金15克，面粉500克，植物油、食盐各适量。

【做法】将白术、干姜用纱布包成药包扎紧，放入锅内，下红枣，加水适量，先用武火烧沸，后用文火熬煮1小时左右，除去药包和红枣的核，把枣肉搅拌成枣泥待用。②将鸡内金粉碎成细末，与面粉混合均匀；再将枣泥倒入，加盐、水适量，和成面团。③将面团分成若干小团，做成薄饼，在锅内放入植物油，用文火烙熟即成。当主食吃。

【功效】健脾益气、开胃消食。适用于食欲不振、食后胃痛、慢性腹泻、慢性胃肠病等。

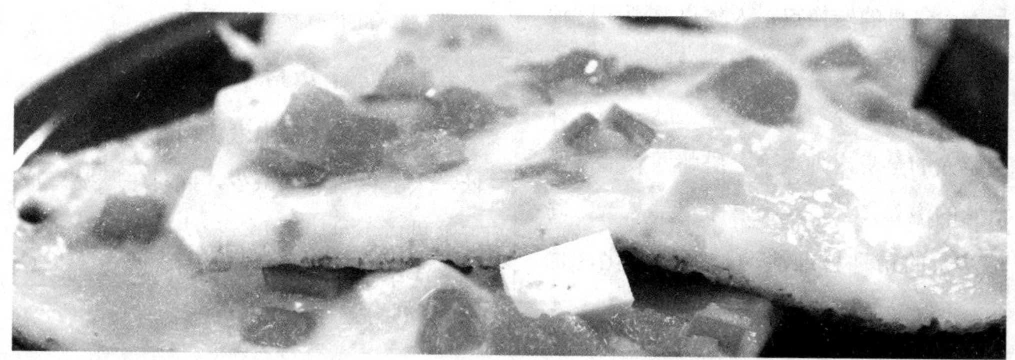

七、午时——休心宜小憩

1.午时，养心记得要小憩

午时，就是中午的11～13时，心经当值，此时不宜做剧烈运动，午时一阴生，动养阳，静养阴，所以此时宜静养，可以静卧闭目养神或小睡一会儿。但午睡不宜超过1小时，否则易引起失眠。此外，午餐时也不要吃得太多，凡事过犹不及。

中国养生古文化非常重视子时和午时。我们知道，子时阳气生发，而午时的特点就是午时阴生。一上午的运化全是阳气，到这个时候才生阴。古人并不是全方位考虑阳的问题，而是考虑到这时候阴气开始升起了。从某种意义上说，这个时候是阴阳的转换点，也就是说，子时和午时是天地气机的转换点，人体也要顺应这种变化，顺应自然，才能保持健康。

《黄帝内经》讲：心主血脉，心主神明。人的全身内外上下、脏腑四肢都需要血脉的滋养，都需要血脉来提供热量；同时，人的精神思维活动、情绪变化，也由心所主。加上现代人生活节奏快，精神压力大，更增加了心脏负担，所以现在患心血管疾病和抑郁、失眠、健忘症的人非常多。其主要根源就是因为心过于劳累，负担过重，以致“积劳成疾”，主血脉和主神明的功能出了问题。人在午时能睡片刻，对于养心大有好处，可使下午乃至晚上精力充沛。尤其对于高血压患者，午休最有补益。午休也有助于消化。

2.科学午睡有益健康

（1）午睡前不要吃得太饱

太油腻或太饱使胃膨胀，膈肌升高，影响心脏正常收缩和舒张；太油腻会增加血黏度，加重冠状动脉病变。

（2）午饭后不宜立即午睡

因为饭后大量血液流向胃部，血压降低，大脑供氧明显减少，此时午睡易造成大脑供血不足。因此，应先休息20分钟后再上床午睡。

（3）注意睡姿

睡觉宜采取头高脚低及右侧卧位，以减轻对心脏的压力，并可防止打鼾。

（4）高血压的患者睡前忌服降压药

因为在入睡后人体的血压较低，比醒时下降20%左右，睡前服药易使心、脑、肾等重要脏器供血不足，促使血小板等凝血物质附着在血管壁上形成血栓，导致缺血性中风。

（5）午睡时间以1小时左右为宜

起床前应先在床上稍微活动一下手脚，然后再慢慢坐起。可在心前区和胸部做5～10分钟的自我按摩，以加强血液循环。下床后，最好能立即喝一杯白开水，以补充体内水分，稀释过稠的血液，以利于扩张血管和减少血栓形成。

3.伏案午睡损害健康

（1）损害视力

眼科医生认为，趴在桌子上睡觉容易压迫眼球，使眼睛充血，造成眼部血压升高，甚至还会引起角膜变形，眼睛弧度改变等结果。尤其是高度近视的人，经常伏案午睡会严重损害视力。

（2）脑部缺血

伏案午睡后人的心率会逐渐减慢，流经各组织的血液的流速也会相对变慢，流入大脑的血液也会比平时减少。而午饭后较多的血液还要流入胃肠道帮助消化吸收。如果伏案午睡，就会使脑部的缺血更加严重，出现生理性的一时“脑贫血”，产生头晕、耳鸣、腿软、乏力等症状。

（3）压迫胸部

伏案午睡时，上身需要趴在桌子上，这样就使身体的弯曲度有所增加，而这样的直接结果就是压迫胸部，影响呼吸，使呼吸不顺畅。伏在桌子上睡觉时总觉得呼吸很困难，上不来气，其实这是由于胸廓无法舒展造成的。经常这样就会导致心脏负担加重诱发心脏病，女性经常压迫胸部的姿势还可能会诱发乳房疾病。

4.了解心脏的主要功能

（1）主血脉

心主血脉，即指心气推动和调控血液在脉管中运行，流注全身，发挥营养和滋润作用。心主血脉包括心主血和主脉两个方面。

①主血：心主血的基本内涵，是心气能推动血液运行，以输送营养物质于全身脏腑形体官窍。人体各脏腑器官、四肢百骸、肌肉皮毛以及心脉自身，皆有赖于血液的濡养，才能发挥其正常的生理功能，

以维持生命活动。

心主血的另一内涵是心有生血的作用，即所谓“奉心化赤”。主要指饮食水谷经脾胃之气的运化，化为水谷之精，水谷之精再化为营气和津液，营气和津液入脉，经心火（即心阳）的作用，化为赤色血液，即《素问·经脉别论》所谓“浊气归心，淫精与脉。”

②主脉：心主脉，是指心气推动和调控心脏的搏动和脉管的舒缩，使脉道通利，血流通畅。心与脉直接相连，形成一个密闭循环的管道系统。心气充沛，心脏有规律地搏动，脉管有规律地舒缩，血液则被输送到各脏腑形体官窍，发挥濡养作用，以维持人体正常的生命活动。《素问·六节藏象论》所说“心者……其充在血脉”，即是针对心、脉和血液所构成的一个相对独立系统而言。

（2）藏神

心藏神，又称主神明或主神志，是指心有统帅全身脏腑、经络、形体、官窍的生理活动和主司精神、意识、思维、情志等心理活动的功能。故《素问·灵兰秘典论》说：“心者，君主之官也，神明出焉。”

人体之神，有广义与狭义之分。广义之神，是整个人体生命活动的主宰和总的体现；狭义之神，是指人的精神、意识、思维、情感活动及性格倾向等。心所藏之神，既是主宰人体生命活动的广义之神，又包括精神、意识、思维、情志等狭义之神。

心的主血脉与藏神功能是密切相关的。血是神志活动的物质基础之一，如《灵枢·营卫生会》说：“血者，神气也。”心血，即在心脏与血脉中化生和运行的血液。心血充足则能化神养神而使心神灵敏不惑。而心神清明，则能驭气以调控心血的运行，濡养全身脏腑形体官窍及心脉自身。

5.夏季宜养心

按照中医理论，季节和五行五脏是有所对应的：夏季属火，对应的脏腑为“心”，所以养心也成为夏季保健的一大关键点。从具体内容来说，夏养心的“心”并非完全现代医学里“心脏”的概念，而是包括心脏在内“主神”的整个神经系统甚至精神心理因素。

俗话说：“心静自然凉。”炎热的夏季，人们往往变得比较容易烦躁，当人过分激动、紧张，特别是大喜、大悲、大怒时，会引起血压上升，心跳加快，使冠心病患者的心脏缺血、缺氧，从而诱发心绞痛或者心肌梗死。所以，消暑首先应该保持精神安静、喜怒平和，多做一些比较安静的事情，比如绘画、书法、听音乐、下棋、种花、钓鱼等，以保持心情舒畅。

夏天，天气炎热，血液循环加速，心脏容易负担过重，所以夏天要慢养心，不能劳累。只有心先慢下来，呼吸才慢得下来。工休时要减慢生活节奏，使心跳减慢、呼吸频率降低，生命活动的节奏慢下来，心脏才能得到休息。

在饮食方面，应多吃一些清淡的、易消化、富含维生素的食物，少吃油腻和刺激性较大的食物，否则易造成身体内、外皆热，出现上火的痤疮、口腔溃疡、便秘等病症。苦味食物具有清除心火的作用，可减缓因心火旺盛所导致的心烦、易怒。此外，天然的苦味食物还具有清热、燥湿的作用，可起到清除心烦、解热祛暑、消除疲劳等作用。因此，酷热多湿的夏季应适当吃点苦瓜、苦菜、苦荞麦、绿茶、苦丁茶等苦味食品，以健脾开胃、增进食欲，以远离心火旺盛的困扰、预防中暑的发生。

6.大笑——小心乐极生悲

笑是非常有益的活动，“笑一笑，十年少”的说法是有道理的。美国的一些精神病专家指出，没有笑，人们就容易患病，且容易患重病。因为一次普通的笑能使人体的胸、腹、心肺乃至肝脏得到有益的锻炼，可以引起身体内部的活动，促进内分泌系统的分泌，有益于减轻疾病，同时笑还能解除烦恼和抑郁等，可见笑的好处的确不少。但是大笑、狂笑却不利于健康，尤其对冠心病患者更是如此，因为大笑可加速血液循环，同时使脉搏加快，呼吸次数增加，血压增高，心脏耗氧量增加，易诱发冠心病患者的心绞痛，甚至会出现心肌梗死。对某些有脑血管疾病的患者，还可能诱发脑栓塞、脑出血，甚至出现猝死。

在现代的各种激烈比赛运动场上，或在激动人心的电视屏幕前，由于过度兴奋大笑不止而致命的事件层出不穷。因此，笑要笑得适度，尤其是患有冠心病的老年人，主张常笑但不可大笑。

7.过分激动不利于心脏健康

当人们在生活和工作中遇到过于强烈的精神刺激而过分激动时，大脑皮质在这种刺激的作用下容易发生紊乱，自主神经的调节功能亦会失调，此时即会出现交感神经过度兴奋、儿茶酚胺分泌过多，血液循环速度就会加快，脉搏、呼吸的次数也会增加，随之血压升高、心肌的耗氧量增加。

同时，过度激动会促使血小板集聚，增大血黏度和凝聚性，亦可引起脂质代谢紊乱，使血脂升高，或者引起自主神经功能紊乱，导致冠状动脉痉挛等。这时，如果再有动脉粥样硬化，就会加重心肌缺血缺氧，可诱发心绞痛、心肌梗死等，甚至可诱发猝死；如果患有脑血管疾病，还可能猝发脑栓塞、脑出血等。这就是为什么有人在与他人发生激烈争执时，或是在突获振奋人心的消息时，或是在观看激烈比赛时，会突然晕倒，甚至不省人事。

要防止因过分激动而诱发冠心病，平时要注意心态的调整，凡事以一颗平常心来看待。切忌大喜大悲，避免对生命健康构成威胁。

8.怎样利用音乐来改善心情

音乐疗法可分为聆听性音乐疗法和表演性音乐疗法。表演性又分为演奏和演唱两种。心情不佳时最简单的改善方法就是听自己喜欢的音乐。一些音乐治疗专家主张在应用聆听性音乐疗法过程中，先听一段使自己心烦的音乐，然后再听能使人心情舒畅的音乐，这样往往效果更好，不妨一试。每次聆听音乐的时间不宜太长，太长会产生厌烦。第二种方法是演奏抒发自己情感的音乐。演奏时全神贯注，一定程度摆脱了不良情绪。第三种方法是演唱。这种方法不但能改善情绪，而且对增强心肺功能，治疗哮喘等也有很好的效果。演唱时不要注重唱得怎么样，只要用心去唱就可以了。

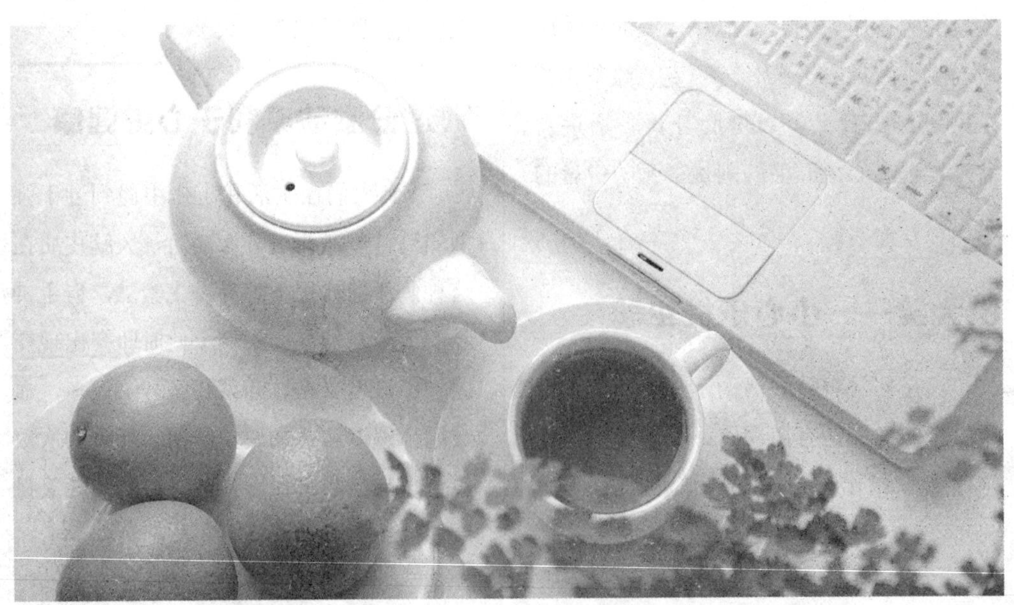

9.适宜养心的药膳食疗

菊花肉片

【原料】瘦猪肉500～600克，鲜菊花瓣100克，鸡蛋3只，精盐、料酒、味精适量。

【做法】轻轻洗净菊花瓣；猪肉洗净切成片，将鸡蛋打入碗中，加入料酒、精盐、淀粉调成糊状物，投入肉片拌匀备用；将肉片入油锅炸熟；锅内留油少许，投入葱、姜拌炒片刻，加入熟肉片、清汤、菊花瓣翻炒均匀，以味精调味拌炒几下即成。佐餐食。

【功效】祛风清热、平肝明目。本品适用于降低血压、扩张冠状动脉、改善心肌供血状况，可作为高血压、冠心病患者经常的膳食。

玉竹猪心

【原料】玉竹50克，猪心500克，生姜、葱、花椒、食盐、白糖、味精、香油适量。

【做法】将玉竹洗净，切成节，用水稍润，煎熬2次，收取药液1000毫升。将猪心破开，洗净血水，与药液、生姜、葱、花椒同置锅内，在火上煮到猪心六成熟时，将它捞出晾凉。将猪心放在卤汁锅内，用文火煮熟捞起，抹净浮沫。在锅内加卤汁适量；放入食盐、白糖、味精和香油，加热成浓汁，将其均匀地涂在猪心里外即成。每日2次，佐餐食。

【功效】安神宁心、养阴生津。适用于冠心病、心律不齐以及热病伤阴的干咳烦渴。

参枣炖蘑菇

【原料】蘑菇50克，人参末3克，丹参30克，大枣10枚。

【做法】将蘑菇用温水浸泡后洗净，置入砂锅内，加入人参、丹参、大枣水煮40分钟即成。吃蘑菇，喝汤，可加少许白糖或冰糖调味。每日1次，7日为一个疗程。

【功效】补益心气、活血化瘀。适用于气虚血瘀型冠心病。

柏子仁猪心汤

【原料】柏子仁10克，大枣10枚，山药100克，猪心1只，绍酒10毫升，姜5克，葱10克，盐5克，鸡汤500毫升。

【做法】将柏子仁洗净，大枣去核，山药切片，猪心洗净，用沸水焯一下，捞起切片。姜拍松，葱切花。把猪心片装入碗内，加入料酒、姜、葱、盐腌渍30分钟。然后将鸡汤放入锅内，置武火烧沸，放入柏子仁、大枣、山药片，用文火煎煮25分钟，再放入猪心片，煮10分钟即成。每日1次，食猪心30克，喝汤，吃大枣、山药片。

【功效】滋补气血、养心安神。适宜于心气不足型冠心病患者食用，症见心悸气短、胸闷隐痛，倦怠懒言、面色少华等。

陈皮参芪煲猪心

【原料】陈皮3克，党参15克，黄芪15克，猪心1只，绍酒适量，盐5克，胡萝卜100克，植物油30毫升。

【做法】把陈皮、党参、黄芪洗净，陈皮切3厘米见方的块，党参切片，黄芪切片，胡萝卜切4厘米见方的块，猪心洗净，切成3厘米见方的块；把锅置中火上烧热，加入植物油，六成热时，加入猪心、胡萝卜、绍酒、盐、党参、陈皮、黄芪、加鸡汤300毫升，烧沸，再用文火煲至浓稠即成。每日1次，每次食猪心30克，胡萝卜50克，木耳随意食用。

【功效】补心气、益气血、疏肝解郁。

炒香舌片

【原料】酸枣仁12克，猪舌1只，冬菇30克，葱10克，黑木耳20克，酱油10毫升，盐5克，绍酒10毫升，生粉20克，姜5克，植物油50毫升。

【做法】把酸枣仁烘干，研成细粉；猪舌洗净，用沸水焯透，刮去外层皮膜，切薄片；黑木耳洗净，发透，去蒂根，撕成瓣状；葱切段；姜切丝。把猪舌放碗内，加入酸枣仁粉、绍酒、盐、酱油、生粉、姜、葱各一半，加适量水调稠状待用。③把炒勺放在中火上烧热，加入植物油，烧六成热时，下入姜、葱另一半爆香，再下入腌渍之舌片，翻炒2分钟，下入黑木耳，炒熟即成。每日1次，每次吃猪舌50克，吃黑木耳。

【功效】滋补肝肾、宁心安神。

党参田七炖鸡

【原料】党参15克，田七10克，鸡肉100克。

【做法】先将田七研成细粉，备用。将党参切片，用纱布袋装后扎口，与鸡肉同入锅，加水适量，加葱、姜、精盐、料酒，用文火炖至肉烂，加入田七粉，拌匀即成。佐餐，当菜食用，每日1次或隔日1次，连续食用半个月以上。

【功效】补养心气、改善心肌缺血。

 人参麦冬炖瘦肉

【原料】人参10克，麦冬10克，五味子6克，瘦猪肉50克，冬菇30克，姜5克，葱10克，盐5克。

【做法】把人参洗净、润透，切片，麦冬洗净去心，五味子洗净，冬菇洗净，一切两半，姜拍松，葱切段。猪肉切4厘米见方的块；把瘦猪肉放入炖锅内，加入冬菇、姜、葱、盐、人参、麦冬、五味子、注入鸡汤或上汤600毫升；把炖锅置武火上烧沸，再用文火煮1小时即成。每日1次，佐餐食用。

【功效】活血清热、滋阴养心。

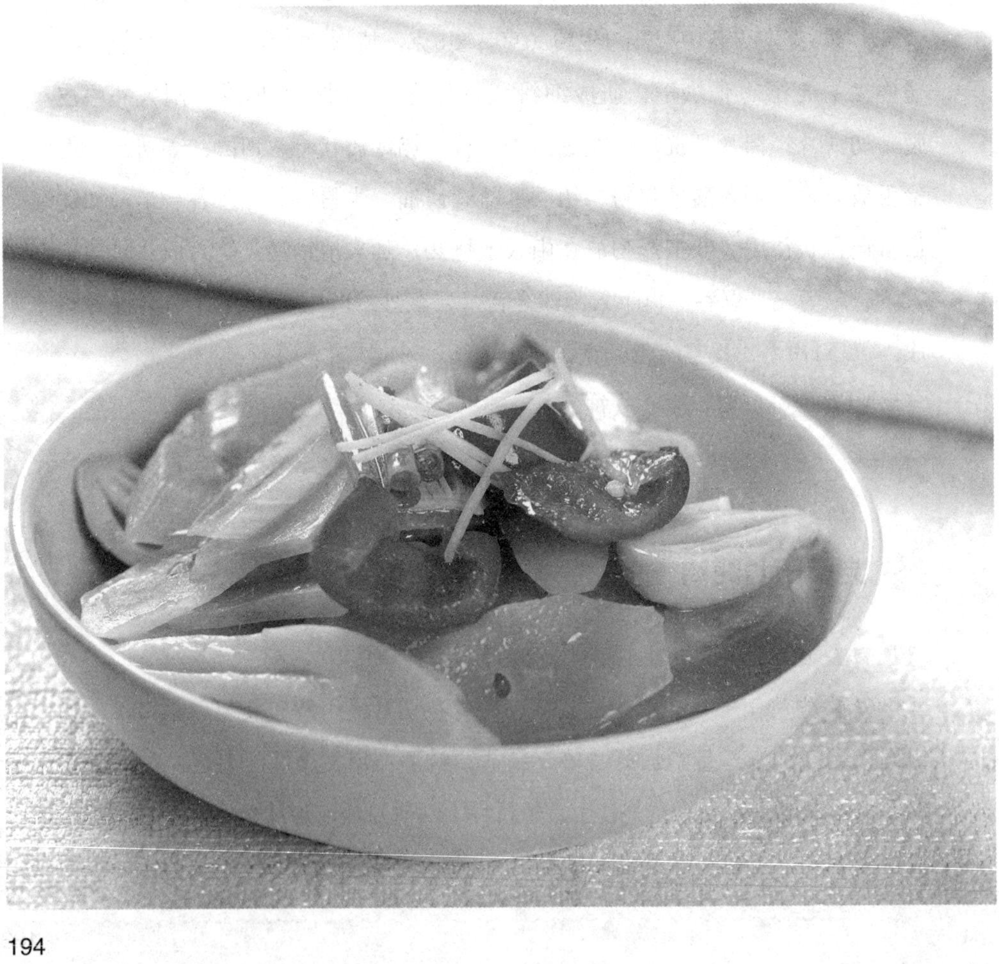

八、未时——小肠经当值

1.未时，记得养好你的小肠

未时，就是下午13～15时，此时是小肠经当值，小肠分清浊，把水液归于膀胱，糟粕送入大肠，精华输送于脾。小肠的功能就是先吸收被脾胃腐熟后的食物的精华，然后再把它分配给各个脏器。老年人消化吸收能力减弱，所以需要悠闲自在，小肠才能在没有压力的情况下更好地完成工作。而年轻人小肠吸收功能很好，营养物质能很快被消化吸收，所以这个时段的大脑养分充足、头脑清晰、学习工作很有效率。所以午餐最好在13时前吃完，这样才有利于营养更好地吸收。

所谓午餐要吃好，就是营养价值要高，不见得要多，一定要好，午餐的营养元素一定要丰富。健康的午餐应以五谷为主，五谷杂粮既含有丰富的糖类、蛋白质、脂肪，也有较多的膳食纤维和维生素，再配合大量蔬菜、瓜类及水果和适量肉类、蛋类及鱼类食物，并减少油、盐及糖分，这样就能保证一份营养午餐。

中医认为，心与小肠互为表里。心为君主之官，心是不受邪的，因为它主散。因此，心脏病在最初很可能会表现在小肠经上。在临床上，有一些患者每天到下午14时的时候，就会胸闷心慌。可是去医院检查，又查不出心脏有什么问题。因为小肠是属于阳，是外边，外边很敏感的地方出问题了，里边的心脏肯定也就出问题了。因此，如果经常在未时出现脸红、胸闷的现象，就应该注意心脏了。

2.怎样改进你的午餐

午餐要尽可能多变换花样，不要为了省事老是吃一种食物，有条件时可多食富含维生素A、维生素C和微量元素的食物，多喝水，可选择一些清热的饮料如绿茶、菊花茶等，预防上火症状。在食堂用餐者，要避免吃馅饼、比萨、熏肉之类的食品，它们都含有大量的脂肪，却不易被人觉察。

为了改进工作午餐质量，美食专家提出以下建议：

（1）注意午餐中的“三低一高”，即低油、低盐、低糖及高纤维。

（2）注意营养午餐食物分量分配的“123”，即：$^1/_6$是肉或鱼或蛋类，$^2/_6$是蔬菜，$^3/_6$是饭或面或粉（三者比例1∶2∶3）。

（3）宜吃蛋白质和胆碱含量高的肉类、鱼类、禽蛋和大豆制品等食物。因为这类食物中的优质蛋白质可使血液中酪氨酸增加，使头脑保持敏锐，对提高理解力和记忆功能有重要作用。

（4）宜多吃瘦肉、鲜果或果汁等脂肪含量低的食物，要保持有一定量的牛奶、豆浆或鸡蛋等优质蛋白质的摄入，可使人反应灵活，思维敏捷。

（5）忌以糖类食物为主，如吃了富含糖和淀粉多的米饭、面条、面包和甜点心等食物，会使人感觉疲倦，上班工作精力难以集中。

（6）忌以方便食品代替午餐，例如方便面、西式快餐等，这些食品营养含量低。

3.了解小肠的生理功能

（1）受盛化物

受盛，即接受，以器盛物之意。化物，即变化、化生之意。小肠的受盛化物表现以下两方面：一是指小肠接受由胃腑下传的初步消化的食物，起了容器的作用，即受盛；二是胃初步消化的食物，在小肠必须停留一定时间，由小肠对其进行进一步消化，将饮食水谷精微化为精微和糟粕，即化物作用。小肠受盛功能失常，则气机阻滞，表现为腹部疼痛；若化物功能失常，可导致消化吸收功能障碍，表现为腹胀、腹泻、便溏等。

（2）泌别清浊

“泌”有分泌之意；“别”，即分别、分离；“清”，指水谷精微，即具有营养作用的物质；“浊”，即代谢产物。小肠接受了胃传递过来的经初步加工过的食物，接下来就是将食物进一步消化成为人体可以吸收和利用的物质，并将其中的精华物质吸收，提供给人体使用，最后再将剩下的糟粕物质向下传递给大肠，由大肠排出体外。

4.颈椎病或许是小肠经的问题

颈椎病的发展是一个很漫长的过程，常和身体素质、职业、生活习惯、寒冷有明显关系。胃肠道吸收功能差、生活不规律、长期紧张工作、思想高度集中者是颈椎病的高发人群，如财务人员、电脑人员、驾驶员、教师、办公室工作人员、缝纫工等。颈椎病本是中老年人的多发病、常见病，但是社会工作节奏加快、复杂程度提高，使颈椎病有年轻化趋势。

中医学理论上虽然没有“颈椎病”的病名，但是由于颈椎病的症状和中医的“痹证”“痿证”“头痛”“眩晕”“项强”等很近似，医书中也有所谓“骨错缝，筋出槽”等描述。

《黄帝内经·素问》中对痹证有如下描述：“风寒湿三气杂至，合而为痹也。其风气胜者为行痹，寒气胜者为痛痹，湿气胜者为著痹也。”中医根据症状和部位，还将痹证分为筋痹、脉痹、骨痹、皮痹和肌痹。在这些描述中也包括了对颈椎病的描述。在中医学上，颈、肩、臂痛等症基本被视为“痹证”，通常认为其病因是由于外伤、气血不和、风寒湿邪侵袭、经络不通等所致，头晕、目眩、耳鸣则和痰浊、肝风、虚损相关。中医认为，颈椎病的主要病机是肝肾亏虚，精髓不足，气血衰少，盘骨失于濡养，风寒湿邪易于骤袭，痹着经络，气滞血瘀。

中医还认为，对颈椎病的治疗不仅要着眼于颈、肩、背、臂等身体局部，还要有机地联系经络、脏腑、气血等，进行整体的辨证施治，并将脾、肝、肾等内脏的功能和肌肉、筋骨、关节功能有机结合，注重两者之间的互相影响、相互促进的作用，故而中医将颈椎病分为风寒湿痹、气血虚弱、肝肾不足、经络受阻、痰湿困阻及外伤等不同类型。

基于中医对颈椎病的上述认识，在治疗颈椎病上形成了外用药物、针灸疗法、外治手法以及内治疗法等一整套措施。中医师会根据患者不同的病因、脉象和证象，采用不同的施治原则、不同的用药以及不同的施治方法，尤其是中医治疗中内外并重的原则区别于现代医学的治疗方法，即不但注重局部、整复错位、松弛肌肉、伸展筋脉，而且更加注重疏通经络、调节内脏的整体康复。

小肠经最常见的症状是肩臂疼痛，其他的小肠经证候还有重听、眼黄、眼涩等与体液有关的不适，有时还可能出现尿频、腹胀。梳理小肠经，刺激小肠经上的穴位是很有效的方法。

如果您是在办公桌前，打开手掌，有三条掌纹，将最上面的那条对准桌子的边缘，然后小臂外旋使手掌垂直做“手刀”状，此时桌沿接触的部位就是后溪穴。上下动一动手掌，感到接触点酸痛。保持这一动作，或用手指按揉此穴，边按揉边做耸肩缩脖或向左右两侧看或摇头晃脑的动作，就可以很快消除颈肩酸痛症状。平时可能还感觉不到此穴的威力，有痛症时，针刺此穴位就可以显出其功效。后溪是小肠经“输”穴，还是八脉交会穴之一，通督脉，所以腰背疼痛取此穴也非常有效。

另外，按摩天窗穴对于颈肩疼痛也很有效。天窗穴在耳颈外侧部，胸锁乳突肌的后缘，于喉结处相平。点按此穴，通常酸胀感能窜到后背，顿时会觉得肩膀有轻松之感。所以此穴还是预防颈椎病的要穴，长期守在电脑旁的朋友，若能经常按按此穴，会获益良多。

5.老年人宜时常按按养老穴

养老穴的意思是说，此穴对老年人非常容易患的各种疾病很有益。养老穴属于小肠经脉的穴道，因为小肠的功能是吸收水谷所化之精气供养全身，同时因为此穴可以治疗目视不明、耳闭不闻、肩臂疼痛、手脚不能自如等老年病，是调治老年人疾病的重要穴位，所以称为养老穴。

养老穴其定位在前臂背面尺侧，当尺骨小头近端桡侧凹陷中。取法：①屈肘，掌心向胸，在尺骨小头的桡侧缘上，与尺骨小头最高点平齐的骨缝中是穴。②掌心向下，用另一手指按捺在尺骨小头的最高点上；然后掌心转向胸部，当手指滑入的骨缝中是穴。主治：①目视不明，头痛，面痛。②肩、背、肘、臂疼痛。

长期按摩此穴，对老年人身体器官退化、衰老等各种疾病具有疗效。养老穴对所有的老年病都有作用，如高血压、动脉硬化、颈椎病、老年痴呆、头昏眼花、胸闷气短、耳鸣耳聋、记忆力减退、手指麻木、上肢酸痛等。用现代医学的话来说，就是能够很好地改善身体的微循环。长期按摩此穴，能够舒筋通络、聪耳明目。有病的老年人翻身起坐一般比较费力，这养老穴也管用。有人说我现在眼睛越来越花了，眼睛一疲劳就视物模糊，视力下降，您就天天按揉养老穴吧，又方便又有效。另外，此穴对落枕、闪腰岔气、呃逆等疾病，也非常有效。

治疗老花眼的穴位，就是刺激手背小指侧手腕上的养老穴，这个养老穴对上了年纪的人所得的老花眼及眼睛疲劳极有效果。和养老穴有同样效果的养老点，位于掌心小指根侧，平时没事可多刺激养老穴、养老点。

6.常揉腹部，健康肠道

揉腹养生是一种比较适合老年朋友使用的自我保健方法，这种养生法在我国已经有几千年的历史了。《黄帝内经》中有记载：“腹部按揉，养生一诀。”在南北朝齐梁时期，达摩写的《易筋经》上有揉腹三法。唐朝的名医孙思邈也曾经写道：“腹宜常摩，可祛百病。”

中医认为，人体的腹部为“五脏六腑之宫城，阴阳气血之发源”。揉腹可通和上下，分理阴阳，去旧生新，充实五脏，驱外感之诸邪，清内生之百症。现代医学也认为，揉腹可使胃肠道及腹壁肌肉强健，可促进血液和淋巴液的循环，能促进胃肠的蠕动和消化液的分泌，明显改善大小肠的蠕动功能，可起到排泄作用，防止和消除便秘。

揉腹还可减肥健美，腹属脾，脾为气血生化之源，而肥胖的主因亦是脾失健运，气血郁滞所致。通过腹部运动，可以健脾助运，减少腹部气血、脂肪的郁积，从而达到减肥的效果。

此外，睡觉前按揉腹部，有助于入睡，防止失眠。对于患有动脉硬化、高血压、脑血管疾病的患者，按揉腹部能平息肝火，心平气和，血液流通，可起到辅助治疗的作用。

揉腹养生一般选择在晚上入睡前和起床前进行，洗净双手。按腹时取仰卧位，双膝屈曲，先用左手掌紧按腹部，右手叠于左手上，按顺时针方向绕脐揉腹50次以上，再用右手掌叠左手掌，逆时针方向摩腹50次以上。揉腹时，用力要适度，精力集中，呼吸自然，持之以恒。这种方法比较适合男性朋友。

女性揉腹的做法与男性不同。两手搓热，左手叉腰（拇指在前，四指在后），右手掌由心口窝处，向左下方来回揉摩40～50次。然后右手叉腰，左手掌自肚脐处，向右下方揉搓，经过小腹，回到原处为一次，也揉擦45～50次。左右手揉擦的部位不同，右手揉擦于肚脐上方和心口窝下方之间，而左手则揉擦于肚脐下方和小腹之间。女性久练此功，可以增强脏腑、帮助消化、调经聚气，同时还可以达到减肥的效果。

揉腹养生作为一种古老的养生方法，对于维护我们身体健康有如此多的好处，所以我们应该多揉一揉自己的腹部。

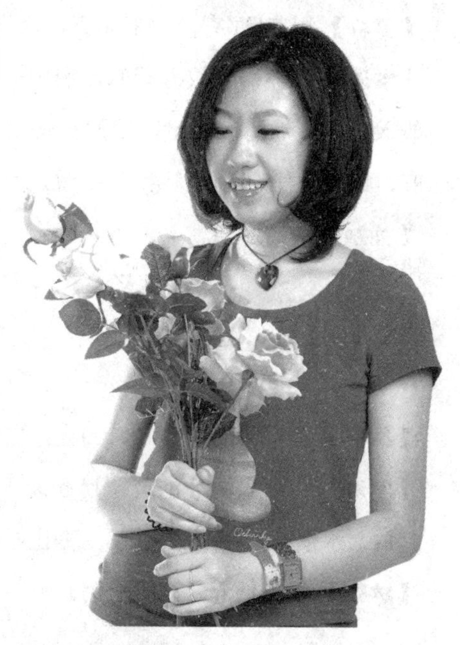

7.养小肠的食疗药膳

姜汁菠菜

【原料】菠菜250克，生姜25克，食盐2克，酱油15克，香油3克，醋1毫升，味精1克、花椒油1毫升。

【做法】择去菠菜黄叶，削去须根保留红头，再折成6厘米的长段，用清水反复淘洗干净，捞出沥去水待用。生姜洗净后捣汁待用；锅内注入清水约1000毫升，烧沸后倒入菠菜略焯，约2分钟即可捞出沥去水，晾凉待用；将姜汁和其他调料拌入菠菜，拌匀后，即可食用。佐餐食之。

【功效】通胃肠道，生津血。

芝麻粥

【原料】黑芝麻6克，大米50克，蜂蜜少许。

【做法】烧热锅，放入芝麻，用中火炒熟至有香味时取出备用。将大米洗净放入锅内，加清水适量，用武火烧沸后，转用文火煮，至米八成熟时，放芝麻、蜂蜜，拌匀，继续煮至米烂成粥即可。每日2次，早、晚餐服用。

【功效】润肠通便。

苹果西米粥

【原料】苹果500克，西米100克，白糖适量。

【做法】将西米洗净泡透，捞起沥干；苹果去皮核切成小丁，两者与白糖一起放入水锅里，用大火烧沸，改用文火熬成粥即可。

【功效】生津止渴，调肠止泻。

山药麦芽粥

【原料】鲜山药、小白菜各100克，麦芽20克，粳米80克，骨头汤1000毫升，食盐或糖少许。

【做法】将鲜山药去须根，刮去表皮，洗净后切成小丁；麦芽洗净；粳米洗净；与骨头汤共煮，快熟时，加入洗净、切碎的小白菜，烧煮成稀稠适宜之粥。食前用食盐或糖（蜂蜜）调味，空腹温热食，日服1剂。

【功效】开胃健脾，益气补中，润肺宽肠，增进食欲，保健强身。

山楂蜂蜜饮

【原料】鲜山楂500克，核桃仁100克，蜂蜜50克，凉开水500毫升。

【做法】将鲜山楂去核、蒂，洗净、切块，与洗净的核桃仁放入榨汁机中取汁，对入蜂蜜和凉开水，混匀后随量饮食。取汁后的残渣亦可煎汤服用。

【功效】润胃肠道，补肺肾，生津液，消饮食。适用于肠易激综合征患者；厌食、食欲不振者；肺虚咳嗽、肾虚阳痿、津亏口渴、大便秘结等患者。

砂仁山药鱼头汤

【原料】砂仁6克，鳙鱼头1个（约300克），冬菇、火腿各30克，豆腐1块（约200克），山药、葱节、姜片各20克，料酒20毫升，豆瓣酱10克，精盐5克，植物油适量，鲜汤500毫升。

【做法】砂仁研成细粉，鱼头去鳃、洗净；冬菇洗净、切片；火腿用热水清洗干净，切片；豆腐切成长方块；山药刮洗干净，切片。炒锅预热后，用植物油将葱节、姜片和豆瓣酱爆香，放入鱼头，翻炒几下，注入鲜汤（或清水）约500毫升，加入砂仁粉、冬菇、山药片、料酒、食盐，置中火上炖25分钟，将豆腐放入，再煮几分钟即成。空腹或佐餐食用。

【功效】补脾胃，益气血，健脑补脑，益智生津。适用于急性胃肠炎、腹泻患者恢复期；保健养生者。

山药萝卜炖猪骨汤

【原料】鲜山药、红皮白萝卜、带肉猪骨各500克，生姜50克，葱节20克，葱花10克，食盐3～5克。

【做法】鲜山药去须根，刮去外皮，切块；红皮白萝卜洗净、切块；带肉猪骨洗净、剁成段；生姜洗净、拍碎，共入锅内，大火烧开后撇去浮沫，加入葱节，改为文火炖至骨酥肉烂，加盐和葱花调味后，温热食用。

【功效】健脾益胃，滋阴润肠，化食去积。适用于急性胃肠炎恢复期患者，正常人。

八宝粥

【原料】芡实、山药、莲肉、茯苓、党参、白术、薏苡仁、白扁豆各6克，大米150克。

【做法】先将诸药加水适量，煎煮30分钟，捞去党参、白术药渣，再加入淘净大米，继续煎煮，至粥成即可食用。

【功效】助消化，消胀止泻。适用于消化不良、腹脘胀满、泄泻者食用。

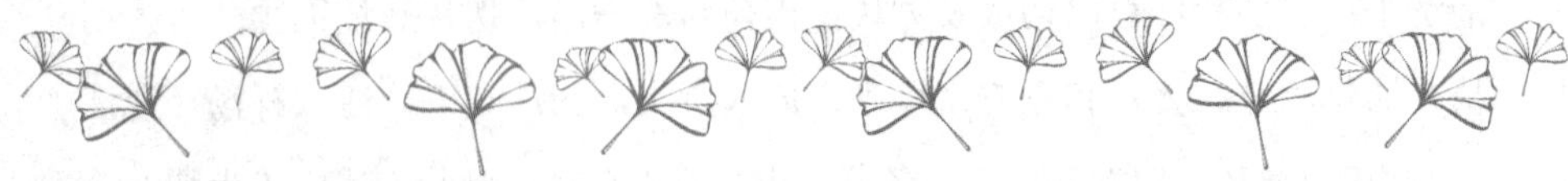

九、申时——膀胱经当值

1.申时，要养膀胱经

申时，也就是下午的15～17时，此时正是膀胱经当值的时间。膀胱经是很重要的经脉，在中医里号称太阳，是从足后跟沿着后小腿、后脊柱正中间的两旁，一直上到脑部的一条大经脉。膀胱是贮藏水液和津液的，水液排出体外，津液则在体内循环。膀胱就像太阳一样，能够把精液气化，因为膀胱与肾相表里，膀胱的气化功能不足，肾经里面的水液调不上来，就会出现口干舌燥的情况。若膀胱有热，可致膀胱咳，即咳而遗尿。申时人的体温较热，阴虚者尤为突出。小腿疼或是这个时候特别犯困都是膀胱经阳虚问题，是太阳经虚的相。后脑痛与记忆力衰退也和膀胱经有关，是阳气上不来，上面的气血不够导致，所以膀胱经千万别理解为储尿器的问题。

膀胱的功能是储藏和排泄尿液。如果膀胱发生病变，会出现什么情况呢？如果膀胱储尿功能出现问题，就会出现尿频、尿急、遗尿、尿失禁等。《素问·脉要精微论》："水泉不止者，是膀胱不藏也。"也就是说，小便失禁是膀胱不能储藏津液的表现。如果膀胱排尿功能失调，就会出现小便不利、淋沥不尽，甚至小便癃闭不通等问题。

申时正是人体新陈代谢率最高的时候，肺部呼吸运动最活跃，人体运动能力也达到最高峰，此时锻炼身体不易受伤，而且此时阳光充足、温度适宜、风力较小，可谓是锻炼的最佳时间段。另外，在申时这个时段，气血正好运行到脑部。古语说"朝而授业，夕而习复"，就是说早晨学完东西，到下午15～17时的时候，就应该好好地去练习来强化我们的记忆。

申时，膀胱经活跃，这个时候要有意识的多喝水，喝水多有利于膀胱的清洗和排泄，通过大量的排尿，对身体的排毒效果更为明显。

2.申时运动正当时

为什么说申时是运动的最佳时间，这是因为申时所对应的是猴子，猴子善动，喜爱上蹿下跳。另外，这个时候还是人体新陈代谢率最高的时候，肺部呼吸运动最活跃，人体运动能力也达到最高峰，此时锻炼身体不易受伤，而且此时阳光充足、温度适宜、风力较小。所以说这个时候是运动的最佳时间。

运动必须出汗，这样不仅可以疏通全身经络，也可改善人的心情。如果今天您情绪低落，可以用出汗解脱烦恼。通过运动出汗，还可以使皮肤更健康、睡眠更深，还可缓解疼痛、放松肌肉、治疗关节炎。出汗是一种自然排毒的有效方法，通过消除体内多余的热量，分泌适量的汗液利于人体排出体内“垃圾”，并且对人体这台“发动机”起到散热、调节体温的作用。

“故饮食饱甚，汗出于胃。惊而夺精，汗出于心。持重远行，汗出于肾。疾走恐惧，汗出于肝。摇体劳苦，汗出于脾。故春秋冬夏，四时阴阳，生病起于过用，此为常也。”

《素问·经脉别论》

<<< 上文翻译 >>>

“根据以上的道理，如饮食过于大饱，出汗是因为胃脏劳累；惊恐耗伤了精华，出汗是因为心脏劳累；疾走害怕，出汗是因为肝脏劳累；摇体劳力，是因为脾脏劳累。出汗过多，损伤阳气。所以在四时，季节变化使人阴生病，阳生病，共起始于人体的过用，这也是社会常识。”

岐伯说的这五种“一场出汗”，核心只有两个字，就是“过用”——以现在的话说就是过度。不可过饱、不可太劳累、不可让情绪过度波动，否则，就会出现异常。而“出汗”则是这些异常情况的外在反应。所以说，申时运动锻炼的时候让身体微微出汗即可，出汗过度的话，可造成人体血液循环的流量减少，循环变慢，使得人体的散热量趋减，从而导致体温升高。大量出汗还能使人体盐分流失，细胞因缺钠而造成热痉挛，对人体的健康不利。

3.一定要记得多喝水

几乎每个人都知道身体补水的重要性，但是喝水到底对身体有哪些好处呢？

首先，排毒作用。现在，国内的大多数家庭保持着午餐凑合吃，而晚餐吃好的生活习惯。这样，晚餐摄入的动物蛋白质及盐分进入体内较多。动物蛋白质在体内分解代谢会产生一定的毒性物质。如果不及时排出，则会对健康产生危害。而早晨起床及时饮水，可通过促进排尿，尽快把毒素排出体外。

其次，促进排便的作用。清晨饮水可预防习惯性便秘。由于胃肠道得到及时地清理洗刷，粪便不会淤积干结。同时，饮水对胃肠道也是一种轻微的刺激，能促使胃肠道蠕动，有利于排便。

第三，有效预防心绞痛。人体通过一夜的睡眠后，体内水分随尿液、汗液和呼吸丢失许多，血液会变得黏稠，血管腔也因血容量减少而变窄，这常使供给心脏血液的冠状动脉发生急性供血不足，甚至发生闭塞。因此，心绞痛及心肌梗死多发生在清晨及上午9时左右。老年人如在清晨喝杯水，就能达到补充水分、降低血黏度和扩张、复原血管的目的，从而减少心绞痛及心肌梗死的发生。

最后，可防治高血压和动脉硬化。平时饮水多、爱喝茶的人高血压及动脉硬化发病率就低。这是因为多喝水，可加快体内氯化钠的排出速度。

每天应该补充多少水分因人而异，总的原则是保持24小时尿量在2000～3000毫升。要讲究合理饮水，养成每日饮水的习惯，忌平时不饮，临时暴饮。饮水最佳的时间是两餐之间及晚上和清晨，避免在饭前半小时内和进食后立即饮大量水，以免稀释胃酸、影响食欲和消化。另外，需要注意的是一天中有3个时间一定要喝水。早晨起床时喝水，即可以补水，又促进毒素的排出。起床时所喝的水有10%被大肠吸收，90%被小肠吸收，但起床一段时间后，所喝的水就只能被小肠吸收，而不能被大肠吸收，对排便起不到作用了。下午3：00左右再补充一些水分，这个时间中医认为是膀胱经最活跃的时间，所以要多喝水。晚上9：00，这时是人体免疫系统活跃的时间，此时人体会加强免疫功能、再造细胞等，所以及时补充水分也很必要。至于饮什么样的水最好，不必过分讲究，普通的饮用水就行。

4.膀胱的生理功能

（1）贮存尿液

人体的津液通过肺、脾、肾等脏器的作用，布散全身，发挥其滋养濡润机体的作用。其代谢后的浊液（废水）则下归于肾，经肾气的蒸化作用，升清降浊：清者回流体内，重新参与水液代谢；浊者下输于膀胱，变成尿液，由膀胱贮存。

（2）排泄尿液

膀胱中尿液的按时排泄，由肾气及膀胱之气的激发和固摄作用调节。肾气与膀胱之气的作用协调，则膀胱开合有度，尿液可及时地从溺窍排出体外。

膀胱的贮尿和排尿功能，依赖于肾气与膀胱之气的升降协调。肾气主上升，膀胱之气主通降。肾气之升，激发尿液的生成并控制其排泄；膀胱之气通降，推动膀胱收缩而排尿。若肾气和膀胱之气的激发和固摄作用失常，膀胱开合失权，既可出现小便不利或癃闭，又可出现尿频、尿急、遗尿、小便不禁等。故《素问·宣明五气》说：“膀胱不利为癃，不约为遗溺。”

5.怎样预防膀胱结石

人体尿液中含有一种晶体聚合抑制物质，它能阻止尿中磷酸盐、尿酸盐、草酸盐等晶体从尿中沉淀出来。如果尿中晶体物质含量过高，或其抑制物质减少，都可能使尿中形成结石。尿液偏酸多形成尿酸盐、草酸盐结石；碱性尿液多形成磷酸钙结石。泌尿系感染、甲状腺功能亢进、尿路不畅、地理气候、水源环境、种族遗传等因素，均可诱发形成结石。

在我国，本病南方发病率高于北方，男性多于女性。30～40岁者居多。临床上根据病变部位不同而分为肾结石、输尿管结石、膀胱结石和尿道结石。

所谓膀胱结石是指在膀胱内形成的结石。它可以分为原发性膀胱结石和继发性膀胱结石。前者是指在膀胱内形成的结石，多由于营养不良引起，多发于儿童，随着我国经济的不断发展，儿童膀胱结石现已呈下降趋势；后者则是指来源于上尿路或继发于下尿路梗阻、感染、膀胱异物或神经源性膀胱等因素而形成的膀胱结石。

怎样预防膀胱结石的发生呢？

（1）增加饮水量

增加饮水量，可以降低尿内盐类的浓度，减少沉淀的机会。另外，饮水量增加排尿量，也会促使一些盐类物质不断随着尿液被排出体外。

（2）注意蛋白质的摄取

蛋白质容易使尿液里出现尿酸、钙及磷，导致结石的形成。假使曾患过钙结石，应特别注意是否摄取过量蛋白质，尤其要注意曾有尿酸过多或胱胺酸结石的病人。每天限量吃180克的高蛋白质食物，包括肉类、干酪、鸡肉和鱼肉。

（3）多活动

不爱活动的人容易使钙质淤积在血液中，运动可以帮助钙质流向它所属的骨头。要防止膀胱结石的发生，应注意不要整天坐等结石的形成，应该到户外走走或做运动。

6.申时犯困就是膀胱经有问题

正常情况下，申时应当是人思维活跃、记忆力强的时辰。此时，膀胱经当值，气血旺盛；而膀胱经与肾经相表里，膀胱经气血旺盛，肾经也会从中受益；而“肾藏精。精生髓”，“脑为髓海”，“肾脑相通”，大脑灵活与否和肾脏的关系密切。膀胱经影响肾经，肾影响脑，膀胱经通过肾经影响大脑，其气血充沛，人的思维自然活跃。如果这个时候总感觉精神恍惚，极度疲乏、沉闷，总是提不起劲，工作效率变低，还特别容易出错，而且男人比女人的症状更为严重。这种午后犯困的现象表明此时身体阳气处于快速下降阶段，这个时候作为人体阳气“仓库”的膀胱经就成了一个重要的支柱，需要从调理膀胱经开始，提升阳气为大脑提供必要的气血补充。

怎样调理膀胱经？首先是要吃好饭，按时吃，睡好“子午觉”。其次是可以在申时敲打背部两旁的膀胱经，以促进膀胱气血流通。在敲打时，可借用小保健锤来敲打。

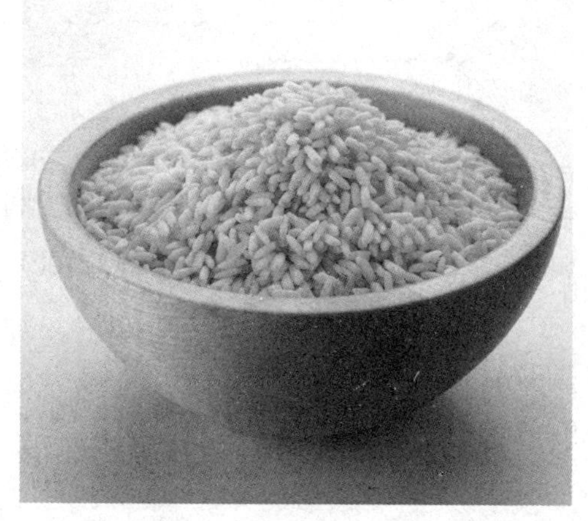

7.养膀胱的食疗药膳

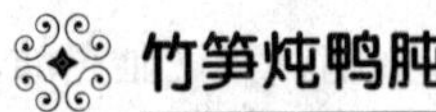

竹笋炖鸭肫

【原料】鸡内金30克，鸭肫100克，竹笋200克，黑木耳30克，绍酒20毫升，葱15克，姜10克，植物油50毫升，盐适量。

【做法】将竹笋洗净切片；鸡内金研成细粉；鸭肫切片；黑木耳发透去泥沙及蒂；葱切段；姜切片。将植物油放炒勺内，烧六成热时，加入葱、姜炒香，放入鸭肫、竹笋、木耳及绍酒、盐，炒熟后加入鸡内金粉炒匀即成。每日1次，佐餐食。

【功效】消食积、通石淋。

茅根赤豆粥

【原料】鲜茅根200克（干茅根50克），赤豆、粳米各100克。

【做法】茅根入砂锅内，加清水1000毫升，煎至700毫升，去渣留汁，加入赤豆、粳米煮粥。每日2次，温热服食。

【功效】凉血止血、利尿排石。

三金排石粥

【原料】金钱草30克，郁金15克，鸡内金10克，三棱、莪术各12克，炮山甲6克，薏苡仁、牛膝各9克，粳米100克，白糖适量。

【做法】将上药水煎，取汁去渣，加入淘净的粳米煮成粥，再加白糖调味。每日2次，温热服。

【功效】清热通淋、化瘀排石。

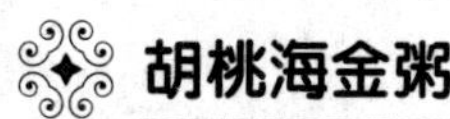

胡桃海金粥

【原料】胡桃仁10个，海金沙15克，粳米100克。

【做法】胡桃仁捣碎，海金沙用布包扎好，加水600毫升，煮20分钟，去海金沙，入粳米煮粥。每日早、晚，空腹温热服食。

【功效】化石排石。适用于尿路结石。此粥对尿路结石屡试有效，对结石攻不下的年老体弱患者尤为适宜。

糯米车前叶粥

【原料】鲜车前叶10～15克，糯米50克。

【做法】将车前叶洗净，切碎，煮汁后去渣，然后加入糯米煮成粥。每日2～3次，6～7日为一个疗程。

【功效】清热利尿。适用于小儿急性腹泻及小便不通等症。

柚核瓜皮茶

【原料】柚子核20克，冬瓜皮50克。

【做法】将柚子核捣碎，冬瓜皮洗净切碎，共置锅内，水煎取汁，代茶饮用，每日1剂，连服5～7日。

【功效】清热利尿、消食下气。适用于小儿夏季热之烦渴、小便不利、消化不良等。

蒲公英粥

【原料】蒲公英干品30～45克（鲜品60～90克），粳米30～60克。

【做法】将蒲公英洗净，煎取浓汁，去渣，粳米洗净与药汁同入锅煮粥。空腹食用。每日食2次。

【功效】清热解毒、消肿散结、利尿通淋。

鲤鱼汤

【原料】新鲜鲤鱼1尾（约500克），料酒、食盐、葱、姜、胡椒粉、味精、香菜各适量。

【做法】将鲤鱼洗净，用葱末、姜末、料酒、盐、胡椒粉、香菜末腌半小时。在锅中注入清水适量，然后放入鲤鱼、料酒、盐、葱、姜，先用武火烧沸，后用文火炖45分钟，用胡椒粉、香菜末调味即成。佐餐食用。

【功效】利尿消肿、清热解毒。

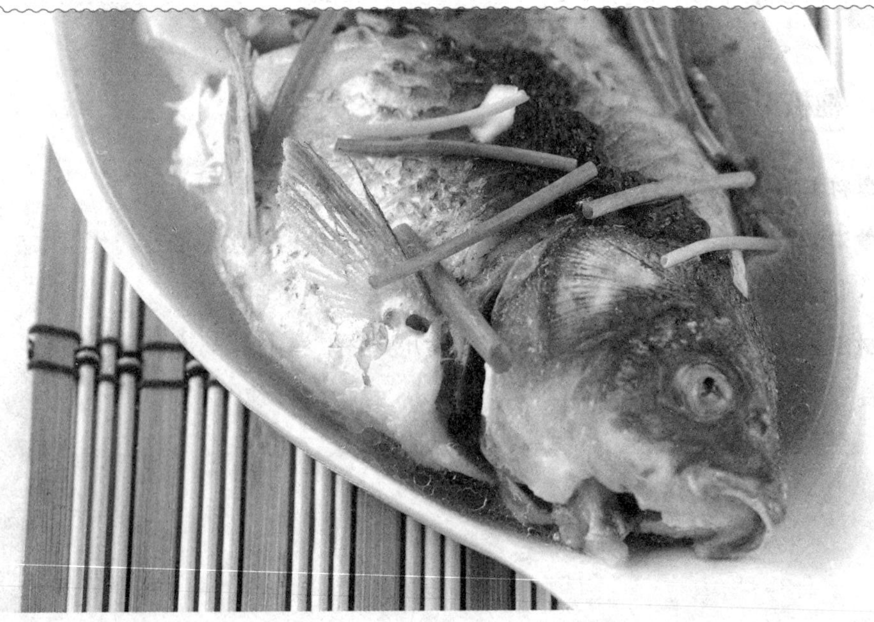

十、酉时——养肾养元气

1.酉时养肾，肾经决定你寿命长短

酉时，也就是下午的17～19时，此时是肾经当值的时间。肾为先天之本，肾藏生殖之精和五脏六腑之精，主生长，发育，生殖，为全身阴阳之根本。肾在酉时进入储藏精华阶段，由于此时是一天工作需要稍微休息之时，因此不宜过于劳累，否则会伤气伤血。

《素问·六节藏象论篇》说："肾者，主蛰，封藏之本，精之处也，其华在发，其充在骨，为阴中之少阴，通于冬气。"即肾主蛰伏，是封藏精气的根本，为精所居，其充养在骨，因为肾居下焦属阴，其功能特性以藏精为主，这一点与冬季养藏相应，故少阴当做"太阴"。

肾脏为"作强之官"，"作强"是什么意思？尽管说法不统一，但总体来看，与工匠有关系而被很多人接受。古时候，"作强之官"管理的主要是一些实用技巧或发明创造等事物。所以，《黄帝内经》在为肾"加公进爵"的时候，是将其看做创造生命的高度来认识的，这里也回应了一些人认为将肾脏排在最后一位说明其不重要的错误认识，将其作为五脏中最后一个，源于肾在位置上居于最下位的原因。其实，肾是终点也是起点，况且肾为脏腑阴阳之本，有"先天之本"的美誉，所以，肾也可以排在首位。

肾所藏之精，可化生为肾气，肾气是元气的一种，所谓元气，也叫原气，受之于先天，而需要靠后天荣养。所谓的先天，从一定意义上我们可以理解为是由父母精血化生，而从脱离母体的角度来看，元气则发源于肾（包括命门），藏于丹田，借三焦之道，通达全身，推动五脏六腑等一切器官组织的活动，为生化动力的源泉。所谓的靠后天荣养，就是说元气需要在人出生后，通过饮食起居、生活习惯、修身养性等进行调护和滋养。因此，一些人更为直接地将元气称为肾气，也有人将元气和肾合而为一称为“肾元”。

所以，作为人体精气之源的肾气，就成为了人体生命依存的重要物质。自然，肾足则人体健康，延年益寿，反之，则百病从生，短命早衰。肾中所藏的“肾精”充盈与否，直接影响人体的强弱和寿命的长短，人体的生长发育衰老过程，就是由于肾之精气之盛衰决定的。肾与人们的体力、智力、寿命都有着密切的关系。说了这么多，实际上，是在层层剥离中让大家更清晰地看到养肾和生命之间不可分割的必然联系。

2.肾经的生理功能

（1）肾主精之藏

精是什么？是维持生命的最基本的物质，《素问·金匮真言论》说：“夫精者，生之本也。”精气包括“先天之精”和“后天之精”。“先天之精”是禀受于父母的生殖之精，即《灵枢本神》所说的“生之来，谓之精”；“后天之精”来源于通过脾胃运化功能而生成的水谷之精气，以及脏腑生理活动中化生的精气通过代谢平衡后的剩余部分，藏之于肾，故《素问·上古天真论》说：“肾者主水，受五脏六腑之精而藏之。”肾对于精气有闭藏之功，为精气在体内能充分发挥效用创造了良好条件，具有防止精气流失而影响生命滋养生长的功能，所以，《素问·六节藏象论》才有言：“肾者主蛰，封藏之本，精之处也。”

《素问·上古天真论》说：“女子七岁，肾气盛，齿更，发长；二七而天癸至，任脉通，太冲脉盛，月事以时下，故有子；三七，肾气平均，故真牙生而长极；四七，筋骨坚，发长极，身体盛壮；五七，阳明脉衰，面始焦，发始坠；六七，三阳脉衰于上，面皆焦，发始白；七七，任脉虚，太冲脉衰少，天癸竭，地道不通，故形坏而无子也。丈夫八岁，肾气实，发长齿更；二八，肾气盛，天癸至，精气溢泻，阴阳和，故能有子；三八，肾气平均，筋骨劲强，故真牙生而长极；四八，筋骨隆盛，肌肉满壮；五八，肾气衰，发坠齿槁；六八，阳气衰竭于上，面焦，发鬓斑白；七八，肝气衰，筋不能动，天癸竭，精少，肾脏衰，形体皆极；八八，则齿发去。”

从《素问·上古天真论》的这一段论述，就不难知道，肾中精气的主要生理效应是促进机体的生长、发育和逐步具备生殖能力。正是由于“先天之精”不断地得到“后天之精”的培补，肾中精气逐渐充盛，出现了幼年时期的齿更发长、性征出现等生理现象。肾气伴随人的一生，主导着人生理的变化，肾气盛则身体发育成长，肾气衰弱则人体进入了年迈体衰，所以，有的人尽管年龄不大，但由于肾气不足，单从面容上看，就比实际年龄大，即人们常说的“未老先衰”。反之，有的人尽管年事已高，但看上去则比实际年龄要小几岁，甚至几十岁，道理就源于此。先天肾气不足，或房事太频繁，易损伤肾气，致肾不纳气而证见咳喘；或短气不足以息，吸气尤感困难；或伴遗精、腰痛者，肾不纳气，精关不固也。当补肾中元气，使元气归根。人参胡桃汤、人参蛤蚧散，皆可随证选用。

（2）肾主气之纳

所谓的纳，即固摄、受纳之意。这里是说肾具有摄纳肺所吸入的清气，防止呼吸表浅的效用。那么，前面我们说过肺主气，这里肾又纳气，其间二者的关系到底是如何呢？这一点从《类证治裁·喘症》中可以知晓，其曰：“肺为气之主，肾为气之根，肺主出气，肾主纳气，阴阳相交，呼吸乃和。”可见，纳气实际上是肾的闭藏之功在呼吸上的一种体现，所以，尽管人的呼吸由肺所主，但必须有赖于肾的闭藏，即纳气。从这里可以看出，呼吸均匀和调必须使肾的纳气功能正常，所以，气喘还跟肾的纳气是否正常有关。

肾有纳气的作用，肺有吸气的作用。也就是说，肾脏功能正常时，喘容易治疗，毕竟只是肺出现了问题。肾纳气功能减弱、衰退，哮喘就不容易治好，常常会有久治不愈的现象。

久喘久咳致肺肾阴虚，且以肾阴亏损为主者，其证喘咳，痰少而黏，不易咳出，口燥咽干，夜来加剧，短气不足以息，吸气困难尤为显著，苔少乏津；或房事过度，过于劳累，惊恐伤及肾阴而证见腰酸腿软，头昏耳鸣，梦中遗精，吸气困难，微咳痰少，舌质红，苔少，脉细数等。应补肾纳气，兼保肺金。宜用六味地黄汤加五味子治之。阴虚阳浮而证见两颧发赤、咽喉不利者，宜于上方中增加沉香、麦冬、磁石以镇纳之。

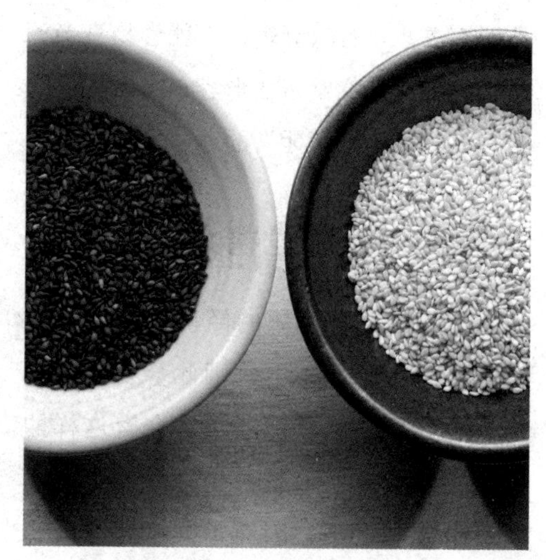

（3）肾主骨生髓

“髓”是什么意思？《黄帝内经》将髓分为三种：脑髓、骨髓、脊髓。此三种髓，均由肾精所化生。因此，肾中精气的盛衰，不仅影响到骨的生长与发育，而且也影响到髓的充盈和发育。如何影响呢？从反面来看最为明显，即肾精亏虚，骨髓化生无源，骨骼失其滋养。在小儿就会骨骼发育不良或生长迟缓；在成人，则可见腰膝酸软、步履蹒跚；在老年，则骨质脆弱、易于骨折等。从正面来看，则肾精充足，髓化生有源，骨质得养，在小儿则发育旺盛，在成人则骨质致密，步履矫健，在老年人则多坚固有力，富有一定的韧性。

再者，《黄帝内经》说“齿为骨之余”。也就是说，一个人牙齿的好坏，还跟肾有关系，肾气衰竭，人就容易衰老掉牙，这就是人们常常在形容一个人很老的时候，说其“老掉牙”的缘故。

3.憋尿对肾脏危害大

人们都有过憋尿的经历，有的人是因为工作太忙放不下，因此会长时间憋尿，像司机、售货员就经常会有这样的经历；还有一些人是为了打牌或下棋不肯离开“战场”，因而不得不憋尿。为了能少尿或免去憋尿的痛苦，有些人干脆选择整天不喝水或少喝水。其实，有了“尿意”而不能及时排尿，或是减少排尿的次数，对健康都是非常不利的。临床上常见的肾结石、肾积水等，都和长时间不喝水有密切关系，而长时间憋尿会对人体产生危害。

尿液是由肾脏生成的，是机体的代谢产物。尿液由肾脏生成后，通过输尿管、膀胱、尿道排出体外。正常人一天的尿量为1000～2000毫升，其中，男子每天为1500～2000毫升，女子每天为1000～1500毫升。正常尿液的颜色为淡黄色，呈透明状，无沉淀、混浊现象。刚解出的小便有特殊的青草芳香味，久置后因分解而出现氨气味。

尿液中的成分受饮食、机体代谢、人体内环境及肾脏处理各种物质的能力等因素影响。尿中96%～99%是水分，其他大部分是废物，如尿酸、肌酐等。俗话说“流水不腐”，正常的排尿不仅能排出身体内的代谢产物，而且对泌尿系统也有自净作用。

憋尿时膀胱胀大，膀胱壁血管被压迫，膀胱黏膜缺血，抵抗力降低，这时万一有少量细菌侵入，便使其有更多时间繁殖，也有更多时间侵入组织，不仅容易引起膀胱炎、尿道炎等泌尿系统疾病，还会使膀胱满盈、压力增高，尿液会逆流向上到输尿管，若已有细菌侵入，便会将细菌送到更上游的位置，引发肾盂肾炎。而肾盂肾炎反复发作会导致慢性感染，严重者还有可能发展为尿毒症，影响肾脏功能。

4.了解肾阴虚与肾阳虚

简单地说，肾虚就是肾的精、气、阴、阳不足，是中医里肾脏功能方面的问题。我们平常所讲的肾虚包括了肾阴虚、肾阳虚，也包括肾的阴阳两虚。肾虚问题涉及了很多的中医基础理论，一般人很难明白，再加上当前宣传得不够细致，把很多问题都混淆了，所以糊涂的人更多了。

（1）肾阴虚

生活中很多人不注意健康，消耗的身体物质比较多，如性生活过于频繁，或者用脑多度、劳力过度，都会使身体的物质匮乏。再有就是人生下来时先天不足，父母给的物质就非常少，体内的物质当然也是匮乏的。身体的物质匮乏了，人就会出现头晕耳鸣、四肢乏力、腰膝酸软、记忆力减退、容易衰老、脱发、牙齿松动等问题。还有性欲减退、容易早泄、遗精等，这些都归于肾阴虚。

阴虚则火旺，所以阴虚的人容易出现“五心烦热”的状况。什么是“五心”？就是两个手心、两个脚心、一个心口。阴虚的人总觉得五心有热的感觉。还有就是容易盗汗。什么是盗汗？就是睡眠时身上就流汗，睡醒了就不流汗。哪些人容易肾阴虚呢？中青年人。中青年是人的一生中最有活力、负担最重的阶段，无论是学习、工作、锻炼，身体消耗的物质会特别多。另外，中青年人性需求也很强，消耗的物质自然也多。

（2）肾阳虚

肾阳虚，即肾脏阳气虚衰，是肾脏阳气衰竭表现的症候，多由素体阳虚，或年老肾亏，或久病伤肾，以及房劳过度等因素引起的。临床表现为腰膝酸痛，畏寒肢冷，尤以下肢为甚，头目眩晕，精神委靡，面色白；或黎黑，舌淡胖苔白，脉沉弱；或阳痿，早泄，妇女宫寒不孕，或大便久泄不止，完谷不化，五更泄泻；或水肿，腰以下为甚，按之凹陷不起，甚则腹部胀痛，心悸咳喘阳虚生外寒，所以阳虚者的另外一个特点就是畏寒怕冷、手脚冰凉、面色苍白。

（3）肾阴虚与肾阳虚的简易辨别

那么怎么区分肾阴虚和肾阳虚呢？告诉大家几个简单的方法。

看年龄。一般来说，中青年人容易肾

阴虚，中老年人容易肾阳虚。道理很简单，上文也提到过，就是中青年人负担重，身体物质消耗多，很容易出现物质匮乏的状况，所以多出现阴虚；中老年人就不同，他们身体物质消耗小多了，但他们身体器官逐渐衰老，“零部件”的性能已经大不如前，功能往往不好，所以往往出现功能性肾虚，就是肾阳虚。

看冷热。畏寒怕冷、手脚冰凉的是阳虚；五心烦热、容易盗汗的是阴虚。

看性功能。阴虚的人早泄、遗精的比较多；阳虚的人阳痿的比较多。

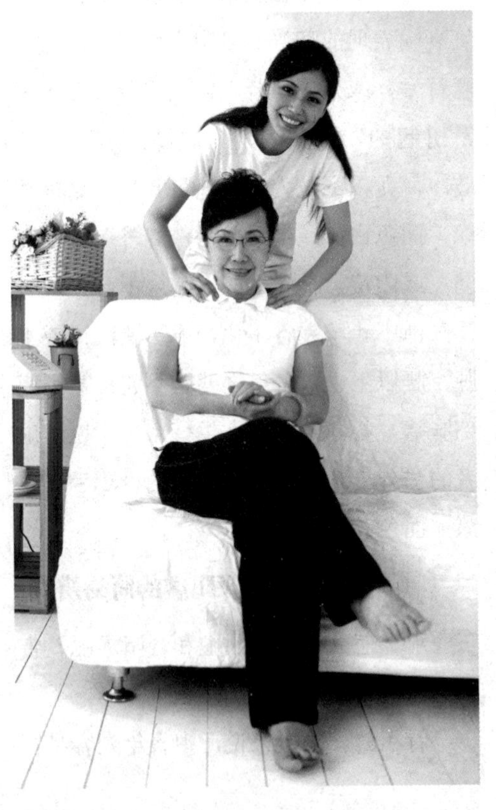

看二便。小便发黄、便秘的人多属于阴虚；小便清长、大便溏稀的人多属于阳虚。

当然，肾阴虚与肾阳虚的共同点也比较多，比如精力不足、腰膝酸软、头昏耳鸣、衰老加快等。况且还有阴阳两虚的情况，所谓阴极及阳、阳极及阴就是这个道理。我们应该学会用整体的观点看肾虚，辨证治疗。

5.过度惊恐易伤肾

受惊可导致恐惧，恐惧也常感到受惊，两者虽有区别，但有必然联系。当人们遇到突然、意外的刺激后，常常会受到惊吓，由心底生出短暂或较长的惧意。

有些人认为，受惊后感到恐惧是人之常情，不会对人体造成伤害。其实不然，如果受到的惊吓过大，恐惧过度，就会对机体造成一定的伤害。现实中，因惊恐而致死的事件也时有发生。中医认为，过恐伤肾。当人们过于恐惧时，会损耗肾气，使精气失调，极易发生大小便失禁、遗精、流产等意外。

日常生活中，人们应避免受到惊吓，也不要因有趣、好玩而做一些惊吓他人的举动。尤其是已患有肾病或患有高血压、冠心病的患者，更应避免产生恐惧情绪，以免发生意外。

6.冬季养肾要诀

《素问·四气调神大论篇》说：“冬三月，此谓闭藏，水冰地坼，无扰乎阳，早卧晚起，必待日光，使志若伏若匿，若有私意，若已有得，去寒就温，无泄皮肤，使气亟夺，此冬气之应，养藏之道也。逆之则伤肾，春为痿厥，奉生者少。”这里说的意思是之所以《黄帝内经》在谈到冬季养生的时候要“闭藏”，是因为春天的生发之气所必需，所以冬天要关闭所有的气机进行收藏。而且农历的冬季，始于立冬。所谓的立就是创建，开始之意；冬，通终，即万物收藏。不仅从立冬这一节气的字面上看出一些端倪，而《黄帝内经》也以一种“天人相应”的大道告诉我们，对于养生大自然其实给了我们太多的暗示。如本来无孔不入的水现在也不流动成为了冰，开始了闭藏；大地的闭藏更是到了极限，都到了闭藏丰盈以至开裂的境地。所以，这个阶段，人也要顾及阳气的闭藏。因此，在四季中，只有冬季出现了“早卧晚起”之说，晚起是为了“无扰乎阳”而“必待日光”，就是要等到太阳出来阳气日渐升腾的时候再起床，阳气闭藏好了，身体就能够保持温暖，阳气也就可以尽收丹田，还可以帮助我们去消化一些“冬补”之食，所以，冬天人体气血都归附于身体，故而可以吃一些味厚之品，我国明代著名医家张景岳有句名言：“善补阳者，必于阴中求阳；善补阴者，必于阳中求阴。”对于肾之阴精渐衰的人，冬天可配食乌龟、甲鱼、枸杞子等护阴之品。

其实，冬季养阳保肾的办法还有很多。比如冬天养肾可以经常叩齿，肾“在液为唾”，冬日以舌抵上腭，待唾液满口后，慢慢咽下，能够滋养肾精；冬季人处于“阴盛阳衰”状态，宜进行“日光浴”，以助肾中阳气升发；冬天怕冷的人可以穿件棉或毛的背心。这是为什么呢？肾与膀胱，一脏一腑，互为表里，“肝胆相照”，膀胱经脉行于背部，寒邪入侵，首当其冲，故冬天应注意背部保暖，以保肾阳。冬夜睡前最好用热水泡脚，并按揉脚心。

7.冬季养肾的饮食

冬季显著的特点就是寒冷，该如何抵御寒冷的袭击呢？不外乎使体内产热增加，散热减少。具体到饮食上，就需要适当进食高热量食品，以促进糖类、脂肪、蛋白质的分解代谢，故应多吃具有御寒功效的食物，进行温补和调养，滋养五脏、扶正固本、培育元气，促使体内阳气升发，从而温养全身组织使身体更强壮，有利于抗拒外邪，起到很好的御寒作用，减少疾病的发生。

如果冬季怕冷建议最好适当补充一些钙和铁，以提高御寒能力。具体说来含钙的食物主要包括牛奶、豆制品、海带、紫菜、贝类、鱼虾等；含铁的食物则主要为动物血、蛋黄、猪肝、黄豆、芝麻、黑木耳和红枣等；如果是气虚则可用人参或西洋参，两者均含有多糖类等多种活性物质，有大补元气之功效；如果是阳虚者可用鹿茸，其富含氨基酸及钙、磷、镁，有壮肾阳、强筋骨之功效；如果是阴虚者可服枸杞子、百合，均含有蛋白质、脂肪、糖类及多种生物碱等，有养阴润肺、清心安神等功效。

冬季是一个寒冷的季节。事实上，冬令进补与平衡阴阳、疏通经络、调和气血有密切关系。所以，进补还应顺应自然，注意养阳，以滋补为主。根据中医“虚则补之，寒则温之”的原则，在膳食中应多吃温性、热性，特别是温补肾阳的食物进行调理，以应“冬气”。从而帮助实现体内阳气的升发，为来年的身体健康打好基础。俗话说“三九补一冬，来年无病痛”，就是这个道理。

8.叩齿咽津强肾法

中医认为，牙齿的好坏是由肾气的盛衰决定的。“齿为肾之余”，肾气充足则牙齿坚固，肾中精气衰落则牙齿脱落。而叩齿时，牙齿和面部肌肉的不断活动，能改善牙周和面部肌肉的血液循环，改善供血状态，提高细胞的代谢功能，使牙齿坚固，面部肌肤红润光泽。

不少长寿老人在解大小便时都有咬紧牙根的习惯。的确，当你咬牙时，牙根部位受到按摩，血运通畅，营养充足，牙齿当然会健壮。而牙齿是人体“后勤”部门营养补给第一关，长年牙坚齿固，全身受益，这就是坚持叩齿得以长寿的“秘密”。

同时，《黄帝内经》认为“脾为涎，肾为唾”，肾是先天之本，脾是后天之本，而唾液就来源于人的这两个根本，所以唾液是千万不能浪费的，怎么办呢？别无选择，那就是咽下去。肾的盛衰关系到唾液的盈亏，反之，唾液也能起到滋补肾精的作用，肾精充足，则能内养五脏，外润肌肤。

叩齿咽津的具体做法是：精神放松，口唇微闭，心神合一，默念叩击：臼牙三六，门牙三六，轻重交替，节奏有致。叩齿，每日早、晚各做一次。叩齿后，用舌在腔内搅动，先上后下，先内后外，搅动数次，可按摩齿龈，加速牙龈部的营养供应，然后可聚集唾液，分次吞咽。长期坚持，不仅健脾强肾、延缓衰老，还可以护肤养颜，何乐而不为呢？

9.抖肾，瞬间的强肾法

人过中年，肾虚是比较正常的，还有那些长期从事脑力劳动的人，出现肾气虚弱的现象也很常见，如失眠、疲劳、易感冒等，这都是肾气消耗过多引起的。这些人的日常养生，除了要注意休息，建议大家经常抖抖肾。

所谓抖肾，就是用抖动的方式来刺激肾俞穴。具体做法是：双手握拳，拳心虚空，贴在肾俞位置（平时大家说的后腰，腰眼部位）后，轻轻跳动，脚尖不离地，就是双脚轻微踮起的感觉。这时双拳也不动，全身随着身体抖动，感觉到腰部轻微发热为止。同时，在抖肾的过程中，膝关节在抖动时带动了全身的抖动，全身的关节都得到了活动，特别是脊椎部位，所以对伏案工作的人放松脊椎、养护腰椎很有好处。

这个方法最大的功效是鼓动肾气，短时间内使人体阳气生发起来。长期从事脑力劳动的人都缺乏运动，导致人体阴气过盛，阳气相对不足，于是就会产生乏力、疲劳、健忘等症状，因此，抖肾法很适合现在从事脑力劳动的人，每次抖三五分钟，就可以缓解一小时连续劳动的疲劳。当然，对于中老年人养生来说，这个方法也很适合，肾气衰了，按摩肾俞有直接补肾的功效。

在过去，这种运动被誉为中医里的金匮肾气丸，有温补肾阳的功效，是很有效的补肾方法。

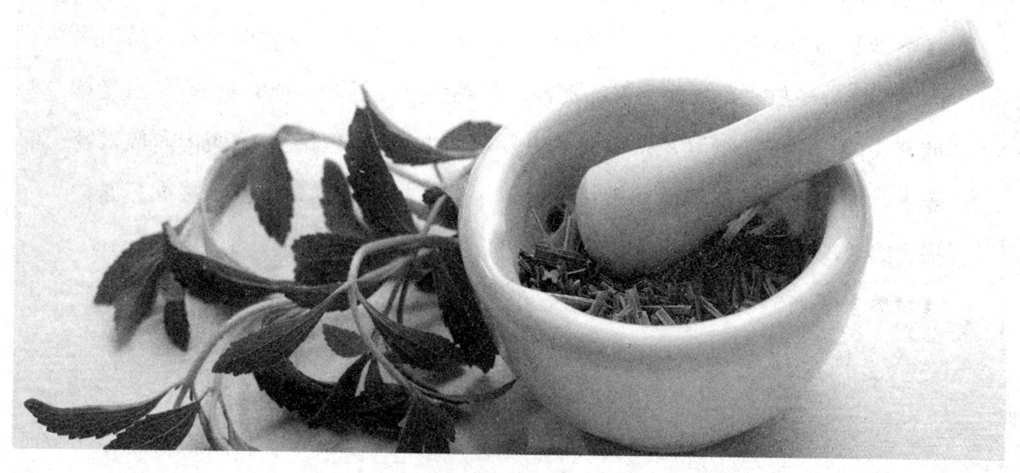

10.养肾补肾药膳食疗

核桃鸭子

【原料】核桃仁200克，荸荠150克，老鸭1只，鸡泥100克，蛋清、玉米粉、味精、料酒、盐、食油、葱、生姜、油菜末各适量。

【做法】将老鸭宰杀后用开水氽一遍，装入盆内，加入葱、生姜、食盐、料酒少许，上笼蒸熟透取出晾凉，去骨，把肉切成两块；把鸡泥、蛋清、玉米粉、味精、料酒、盐调成糊。把核桃仁、荸荠剁碎，加入糊内，淋在鸭子内膛肉上，将鸭子放入锅内，用温油炸酥，沥去余油，用刀切成长条块，放在盘内，四周撒些油菜末即可。佐餐食。

【功效】补肾固精、温肺定喘、润肠。适用于肾虚咳嗽、腰痛、阳痿、大便燥结等症。

虫草炖鸡

【原料】冬虫夏草10克，母鸡1只，料酒15毫升，生姜5克，葱白10克，胡椒粉3克，盐3克，味精2克，鲜汤适量。

【做法】将母鸡宰杀去毛，去肠杂及爪，洗净，在沸水锅内焯片刻，捞出用凉水洗净。冬虫夏草用温水洗净泥沙。将鸡头顺颈劈开，取8～10枚冬虫夏草放鸡头内，用棉线缠紧，余下的冬虫夏草同生姜片一同装入鸡腹内，放入容器中，加入鲜汤、料汤、胡椒粉、盐，用绵纸封严容器口，上笼武火蒸熟，揭去绵纸，加味精即成。

【功效】补气滋阴、补肾强身。

八宝鸭

【原料】鸭1只（约1500克），糯米饭90克，菇丁、莲子、笋片、香菇片各15克，奶汤15毫升、熟火腿、虾仁、熟植物油、白糖各30克，酱油60毫升，味精0.6克，盐、湿淀粉适量。

【做法】将鸭沿鸭背剖开，挖出内脏，洗净，用刀在脊梁骨上角一寸宽处斩断骨，使粗骨逐脱开，再斩掉脚趾，投入热水锅中翻汆一下，用冷水洗净。将莲子泡软，剥成两片，去心；冬菇、笋、火腿均切成虾仁大小，放入容器中，加糯米饭，拌匀，再入白糖、酱油、味精、料酒、盐及少许奶汤拌匀。把拌好的料从鸭背脊骨剖开处塞入，一部分塞入腹内，另一部分塞在脊骨剖开口上，然后把鸭头、鸭颈都弯在米馅心上，使蒸鸭时汁流在馅心中，扩大鲜味。把鸭肚朝上，扣放在大小合适的大汤碗中，放笼中蒸2～4小时，蒸至鸭酥烂不变形时出笼。铁锅置旺火上，加笋片、虾仁、冬菇片及少量奶汤，滚至笋熟，勾芡，加入熟植物油20克，拌匀出锅，淋在全鸭上。

【功效】补肾健脾、强身健体。适用于脾肾虚、食欲不振、消化不良、腰膝酸软、尿清长等病。

灵芝双鞭

【原料】灵芝10克，枸杞子10克，肉苁蓉6克，牛鞭100克，狗鞭10克，母鸡肉500克。小茴香3克，生姜10克，料酒15毫升，味精2克。

【做法】将牛鞭加水发透，去净表皮，顺尿道对剖两半，用清水洗净，再用冷水漂30分钟。狗鞭用油砂炒酥，用温水浸泡约30分钟，刷洗干净。将牛鞭、狗鞭放入砂锅内，加清水武火烧沸，撇去浮沫，放入小茴香、生姜、料酒、鸡肉、灵芝，改文火煨炖，至六成熟时，用清洁纱布滤出汤中的小茴香和生姜，将肉苁蓉、枸杞子用纱布袋装好，放入汤内，继续炖至牛鞭、狗鞭酥烂时将牛鞭、狗鞭捞入碗中，加味精、盐即成。

【功效】温肾壮阳、抗老延年。用于阳痿、性功能减退、免疫功能低下、肾气不足、腰酸腿痛的辅助治疗。

姜附烧狗肉

【原料】熟附片30克，生姜150克，狗肉1000克，大蒜、葱各适量。

【做法】将狗肉洗净，切成小块；将生姜煨熟。将附片放入锅（或砂锅）内，先煎熬2小时，然后将狗肉、大蒜、生姜、葱放入，加水适量炖煮，直至狗肉炽烂即成。可分多餐服食，一次不宜过饱。

【功效】温肾散寒、壮阳益精。适用于阳痿、夜多小便、畏寒、四肢冰冷等阳虚症，对身体虚寒的慢性支气管炎、慢性肾炎也有一定疗效。

山药苁蓉羊骨汤

【原料】山药50克，肉苁蓉20克，菟丝子10克，葱白3根，精羊肉500克，羊脊骨1具，料酒20毫升，葱10克，生姜10克，小茴香3克，胡椒粉3克，大茴香1粒，盐4克，味精2克。

【做法】将羊脊骨剁成数节，用清水洗净，羊肉洗净后放入清水锅中焯透，捞出洗净血沫，切成指条块。菟丝子、肉苁蓉、山药装入纱布袋内。羊肉、羊脊骨放入砂锅内，加清水，用武火烧沸后撇去浮沫，再放小茴香、大茴香、料酒、葱、生姜，转文火煨至肉烂，最后加入胡椒粉、盐，搅匀加入味精即成。

【功效】温肾补阳。用于阳痿遗精、性功能减退、腰肌劳损、尿频、遗尿辅助治疗。

炒鳝丝

【原料】鳝鱼250克，芹菜、洋葱、水发玉兰片各15克，酱油2毫升，黄酒4毫升，白糖2克，味精1克，湿淀粉12克，香菜6克，高汤、油各30毫升，胡椒面0.5克，盐2克。

【做法】将鳝鱼宰杀去骨，切成细丝；芹菜、洋葱、水发玉兰片切成3厘米长的细丝。将植物油倒入炒勺中，在旺火上烧开，放入鳝鱼丝，煸炒半分钟，即入芹菜、洋葱和玉兰片丝，炒约10分钟，迅速捞出，倒出余油；接着把炒勺再放旺火上，加植物油烧热，放入刚捞出的各种原料，炒匀，放入酱油、黄酒、白糖、味精、盐、胡椒面、高汤、湿淀粉，再连续翻炒几下，即可装盘，把香菜末放在盘子边沿。佐餐随意服食。

【功效】补气益精。适用于肾阳亏虚、阳痿，伴有腰痛、腰膝酸软、畏寒肢冷、面色苍白等症，久服可收意想不到之功效。

鳝段炖猪肉

【原料】黄鳝500克，猪瘦肉250克，蒜1瓣，葱、生姜5克，酱油、盐、料酒、味精各适量。

【做法】将黄鳝宰杀后，用温水洗去表面黏液，切成3厘米长的段；猪肉切块，各用黄油、精盐渍20分钟。把油烧热，爆香蒜茸、姜末，煸炒鳝段、肉段，加酒、酱油、白糖、葱花，味精炒匀，盛于碗中，隔水炖约2小时。佐餐食用。

【功效】补肾强腰膝。适用于肾虚腰痛、腰膝酸软等症。

十一、戌时——要养心包经

1.心包经主管人体喜怒哀乐

戌时，就是晚上19～21时，此时是心包经当值的时间。这个时候要清除心脏周围的外邪，保持心情舒畅，使心脏保持良好的状态。此时不要做剧烈运动，以散步等方式创造入眠的条件，晚餐也不要过于肥腻。

心包和三焦是中医独特的概念，在解剖学上是很难反映出来的，这是思维模式不同的投影。心为“君主之官”，是“不会”犯错的，即使犯错也不能为错误承担责任，就象古时候的帝王，再开明，臣子也不能直接批评他。所以，必须有代心受过的脏腑，于是，就有了心包的概念。

心包经是〞主喜乐〞的，如果我们每天有很愉快的心情吃晚饭，对身体就是大大的补益了。因为，心包经通畅，食物能得到很好的利用，动用的肾气和脾胃之气相对会少些。女性30岁后常常出现心慌、心悸的症状，多数是功能性的问题，从心治效果渺茫，其实是心包经受邪，疏通心包经症状就消失了。

心包经可代心行事，其功能及病理变化与心基本一致，其脉多血少气。如果此经经气发生异常变化，则会出现手心热、臂肘挛急、胸胁、胀满、心慌、面红、笑个不停、心烦、心痛等症状。

心包能让人高兴，心情郁闷时，试一个简单的动作——鼓掌，就是两手相互对击，啪啪作响。手掌中央有心包经通过，大陵穴位于手腕内侧横纹中央，劳宫穴位于握拳时中指尖点按位置，中指尖是心包经井穴中冲穴。小指侧有心经通过，大鱼际还有肺经的鱼际穴，两大拇指桡侧还有肺经井穴少商穴。所以鼓掌动作可以振奋心包经、肺经、心经。

2.晚餐一定不要过饱

戌时，一般是晚餐的时间，需要注意的是晚餐一定不要过饱，七八分饱即可。如果晚餐过饱，会使胃鼓胀，其紧张工作的信息不断传向大脑，促使大脑活跃，并扩散到大脑皮质其他部位，诱发失眠多梦，久而久之，易引起神经衰弱等疾病。中医所说的“胃不和，卧不安”，就是这个道理。

晚餐过饱，使部分蛋白质不能消化吸收，在肠道细菌的作用下，会产生大量有毒物质。加上睡眠时肠壁蠕动减慢，相对延长了这些物质在肠道的停留时间，有可能促进大肠癌的发生。晚餐吃得过多，还可引起胆固醇升高，刺激肝脏制造更多的低密度与极低密度脂蛋白，诱发动脉硬化；长期晚餐过饱，反复刺激胰岛素大量分泌，往往造成胰岛素β细胞提前衰竭，从而埋下糖尿病的祸根。

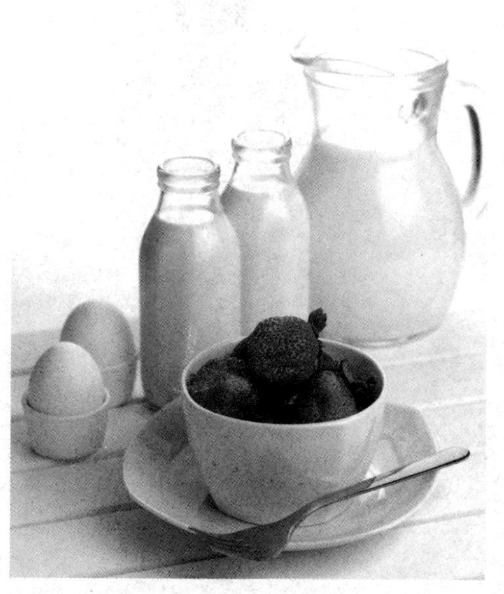

3.吃饭需要细嚼慢咽

咀嚼是牙齿把食物咬碎研细的过程，在医学上称为物理消化，充分的咀嚼有很多好处。

（1）增进食欲

“味美食欲高”是众所悉知的道理。味觉感受器——味蕾布满舌头的表面，细细地咀嚼，可使食物的美味和味蕾充分接触，既可品尝出鲜美的味道，又能促进消化腺的分泌和胃肠的蠕动，所以，可以增进食欲。

（2）利于美容

细嚼慢咽能够促进面部肌肉的运动，改善局部血液循环，提高颜面皮肤和肌肉的新陈代谢，减少皱纹，令面部皮肤红润，青春长在。

（3）促进吸收

食物嚼得越细，越能减轻胃肠的负担，又能与消化液充分混合，营养的吸收会明显提高。

（4）有益牙齿

多咀嚼一些较硬的食物，像烧饼或植物纤维等，反复耐心地细嚼，可对牙齿和牙龈产生较大的摩擦，从而起到清洁牙齿和按摩牙龈、促进局部血液循环作用。咀嚼时，牙齿所受的压力频频传给颌骨，这种生理性的刺激，可以促进颌骨的发育。

（5）杀灭细菌

食物能促进唾液的分泌，它在口腔的时间越长，唾液分泌越多。唾液中含有淀粉酶，以利于消化。唾液还含有溶菌酶、氧化酶和多种生物活性物质，它们对细菌有杀灭作用，使人少患胃肠道疾病。

4.心包经的生理功能

由于心包经是心的外围组织，故有保护心脏，代心受邪的作用。藏脏象学说认为，心为君主之官，邪不能犯，所以外邪侵袭于心时，首先侵犯心包经，故曰“诸邪之在于心者，皆在于心之包经”（《灵枢·邪客》）。其临床表现，主要是心藏神的功能异常，如在外感热病中，因温热之邪内陷，出现高热神昏、谵语妄言等心神受扰的病态，称之为“热入心包”。由痰浊引起的神志异常，表现为神昏模糊、意识障碍等心神昏乱的病态，称之为“痰浊蒙蔽心包”。实际上，心包受邪所出现的病变与心是一致的，故在辨证和治疗上也大体相同。

5.戌时揉心包经可养护心脏

经常按揉心包经对于解郁、解压的效果非常好。人一旦过了35岁，身体的功能就开始下滑，再加上长时间饮食不合理，生活习惯不健康，使得人体极易与心肌梗死、脑中风等严重病症结缘。平时若坚持按揉心包经，就可保证血液在血管内欢快地流淌，顺利排出体内多余的胆固醇。

如何按揉心包经呢？戌时正是心包经当值的时间，气血最旺盛，这个时候按揉心包经的效果最好。

按揉心包经时，关键在于得气，按压速度不宜太快。因为我们的主要目的是让经络上每一点的按压，都能真正被传送到心包上，从而使心包内的积液、废物尽快地排泄掉，使心脏恢复活力并增强搏动力。

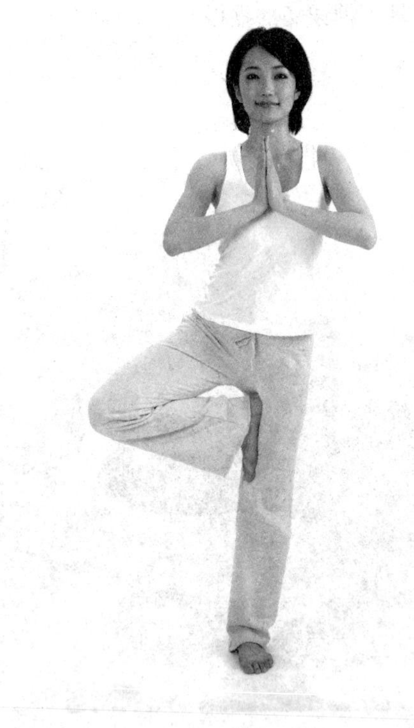

按压心包经时，要从胸到手循经脉走向按压，穴位正确与否不重要，所谓“离穴不离经”。只要沿着这条线一点一点地按压过去，遇到痛的点就停住不动，直到它不痛，要让按压到的每一点都能一直传导到心脏里去。每一点的按压都要深透，但不是力量重，而是时间长，这样才能得气。按揉的时候，要注意全身放轻松，心态平和，自上而下慢慢揉捏。

6.敲心包经能治心脏病

一般患了心脏病，敲心包经就能取得很好的疗效，不花钱就能使患者的心脏自动恢复正常。可能有人会有疑问，治疗心脏病不该敲心经吗？实际上，心经是主宰心的功能，中医认为，心脏最高的思维中枢，是负责管理神志方面的疾病，譬如健忘、神经衰弱、失眠、神经错乱等。而心包经则是代心受邪，就是说心脏本身的毛病是由心包经来负责。所以说敲心包经可以预防和治疗一切心脏方面的毛病，尤其是对于治疗心包积水有很好的疗效。

临床案例表明，有心包积水的患者，经过半小时的敲心包经治疗后再做磁共振检查，经过计算，减少了积水30%。另外还有其他疾病的患者，如肺气肿、肝腹水等，分别敲击肺经和肝经，可以有效地去掉肺部和肝脏的积水。可见，敲击经络可以有效清除脏腑的积水，比吃西药的作用还要快，可以立即得到反馈信息。

敲经络，是通过疏通人体各脏腑来治疗疾病的，它没有任何副作用，它就像打扫卫生一样，今天扫得彻底，明天可以继续，不存在伤害和错误。不像吃进去的西药，必须通过肝肾代谢，会损害肝肾。敲击经络，既是养生又是治疗，一举多得，冠心病患者不妨一试。

7.心包经上的神奇穴位

（1）劳宫穴

半握拳，食、中、无名及小指轻压掌心，中指与无名指两指间，即是本穴。当血压急剧上升时，只要刺激位于手掌中央的劳宫穴，便会降低血压，并有很好的效果。刺激方法为以大拇指从劳宫穴开始轻轻按压，逐个按压到每个指尖，左右交换按压，按压时一定要保持心平气和、呼吸均匀。另外，如果在一些场合觉得紧张，手心出汗、心跳加快、呼吸困难，这时不妨按按左手的劳宫穴，它可以帮你找回从容自信的感觉。

（2）郄门穴

心绞痛来势汹汹，可迅速按压郄门穴以缓解病情，此穴位于腕横纹上5寸处，可以在用右手拇指点揉左侧穴位的同时顺时针转左手腕就可揉出来了。当病情非常危急的时候，甚至可以用牙签、发卡等物品强烈刺激此穴位。此法也适用于出现心律失常时。另外，郄门穴还可治疗老年痴呆、失眠、健忘、神志不清，心绞痛。当然，心绞痛还可以通过艾灸曲泽穴来得到治疗。平时就可经常按摩此穴，以疏通经气，保健养生。

（3）内关穴

仰掌握拳，从掌后第一横纹上两横指，两条大筋之间，即是本穴。内关穴为心包经的络穴、八脉交会穴与阴维脉相会，对心律不齐、冠心病、心绞痛等心脏方面疾病，常选用内关穴来治疗。内关穴如有青筋凸起，扭曲，紫暗，提示心包经有堵塞不畅，要注意心脏疾病发生。按摩时，可用左手的拇指尖按压右内关穴上，左手食指压在同侧外关穴上，按摩10～15分钟，之后再用右手按摩左侧的穴位，每日2～3次，按摩以产生酸胀感为度。

（4）曲泽穴

曲泽穴具有宽胸行气的作用，按揉此穴可以防止肝火过旺，进而放松神经系统以利于血压降低。如果心有损伤，它还能提供充足的气血帮助修复。曲泽穴还可以治疗心悸、胃痛、肘臂疼痛、胸闷、急性胃肠炎、支气管炎、中暑、呕吐、泄泻等。

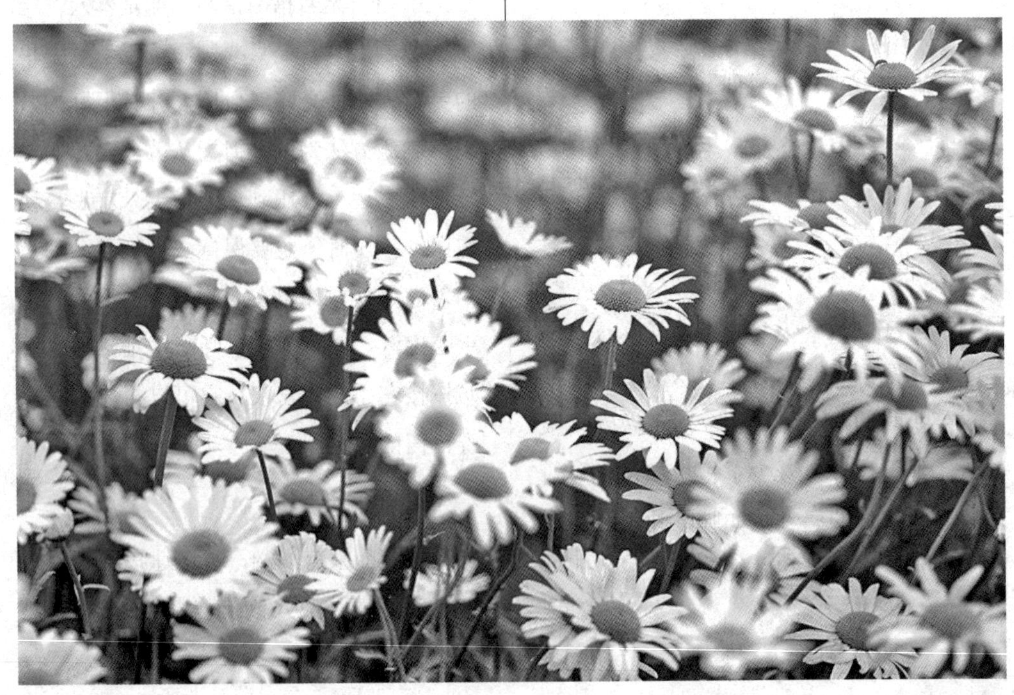

8.心包经的食疗药膳

山楂大枣莲子粥

【原料】山楂肉50克，大枣30克，莲子30克，粳米50克。

【做法】将山楂肉、大枣、莲子放入陶罐内，注入清井水，煮至莲子熟烂后，放入粳米，待成粥后，即可食用。

【功效】这道粥里面的莲子去心火的作用很好，但偏于苦寒，若是干燥之人，苦寒之下更易干燥，因此加入山楂和大枣，起温补生津的作用。

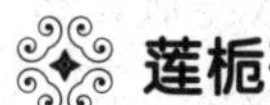

莲栀茶

【原料】莲子心3克，栀子9克，连翘6克，甘草6克。

【做法】以上诸味同洗净，开水浸泡代茶服用。每剂浸泡数次，每日1剂，连服2～3日。

【功效】清心除火。适用于心火上炎之口疮。

竹叶地黄粥

【原料】鲜竹叶30～45克（干品15～30克）或淡竹叶30～60克，生地黄15～30克，粳米50克～100克，砂糖少许。

【做法】先将竹叶或淡竹叶洗干净，再与生地黄加水煎汁，去渣，放入粳米，粥煮成时放砂糖拌匀。每日2～3次，病愈后即止。

【功效】清心火、除烦热、利小便。

枸杞叶炒猪心

【原料】枸杞叶250克，猪心1个，精盐、白糖、酱油、菜油、芡粉少许。

【做法】将猪心洗净，切成片；枸杞叶洗净备用。取菜油适量，烧至八成热时，倒入猪心，略加煸炒后，再放入枸杞叶，酌加精盐、白糖、酱油，待枸杞叶软后，勾芡，起锅盛盘。佐餐食。每日1次。

【功效】益精明目、养心安神。

芸豆芝麻糕

【原料】大白芸豆400克，芝麻200克，白糖120克。

【做法】芸豆洗净，放于凉水中浸泡24小时，入锅煮软，再倒入笼屉，蒸1小时，筛去杂质压成泥状。芝麻在锅中翻炒，出香味后，将其碾碎，加白糖，搅拌均匀。取一块干净的纱布，用水蘸湿后拧干，平铺在桌上，将制好的芸豆泥均匀地抹在上面，约5毫米厚，再撒一层芝麻，切成小块即可。

【功效】益气活血。

苦瓜炒肉丝

【原料】猪里脊肉50克，苦瓜200克，淀粉3克，精盐1克，白糖3克，料酒4毫升，味精2克，米醋3毫升，酱油5毫升，植物油25毫升。

【做法】苦瓜洗净、去瓤，切成约3厘米长丝备用。猪里脊肉切成与苦瓜丝相仿的丝状，放进碗中，加精盐和淀粉拌匀。植物油放入炒锅中，置于旺火上，把里脊丝放进锅内煸炒，炒至八成熟时，将苦瓜丝倒进锅里一起翻炒，执白糖、料酒、酱油、精盐、米醋、味精等调味料，拌匀即可。

【功效】清热解毒、润燥除湿。

双笋鸡蛋汤

【原料】鸡蛋2个，莴苣（莴笋）100克，鸡汤600毫升，冬笋30克，精盐2克，胡椒粉3克，味精2克，水淀粉10毫升。

【做法】莴笋去老叶、去皮，洗净，切成小段备用。冬笋去老皮，切成细丝。鸡蛋在碗中打散待用。鸡汤倒入锅中，大火煮沸，把莴笋倒入汤中，煮沸后，加冬笋丝和胡椒粉、精盐、味精，拌匀，用水淀粉稍勾芡，淋上鸡蛋液，即可。

【功效】安神补心、滋阴养血。

黑木耳水果粥

【原料】取粳米、小米各50克，黑木耳20克，苹果1个，香蕉2个，白糖适量。

【做法】黑木耳泡发，择洗干净，切小块。将苹果洗净，削去皮，挖掉核，切成小方块。香蕉剥去皮，切成小段。粳米、小米洗净，放入锅内，加适量水，置于大火上煮沸，改用中火熬成粥。黑木耳块、苹果块、香蕉段、白糖放入熬好的粥中搅拌均匀，煮至沸，即可将锅离火。当早餐或晚餐食用。

【功效】具有活血通脉的功效。

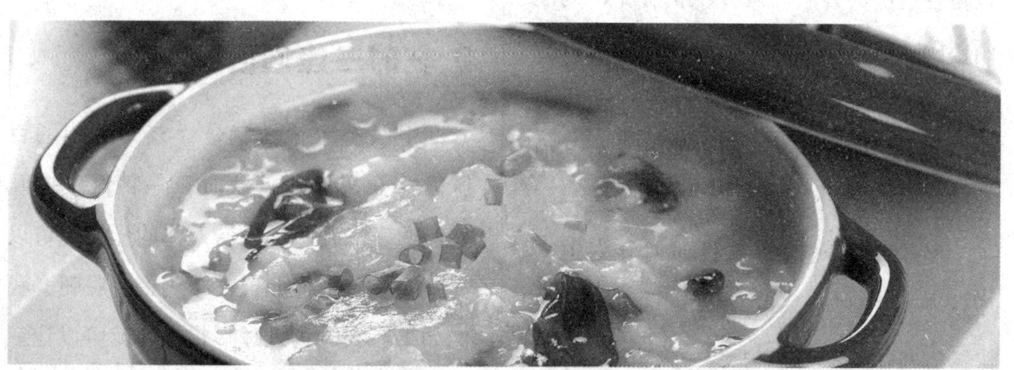

十二、亥时——三焦通百脉

1.亥时记得养三焦

亥时，也就是晚上的21～23时，是一天中的最后一个时辰，此时是三焦经当令。 三焦是六腑中最大的腑，具有主持诸气、疏通水道的作用。这时候应该休息，准备睡觉，或者是夫妻融洽等，这都是最佳时间。亥时“三焦能通百脉”，亥时入睡，百脉可得到最好的休养生息，对身体、对美容十分有益。

三焦或三焦经都是传统中医的专有名词。《类经》中说：“三焦者，确有一腑，盖脏腑之外，躯壳之内，包罗脏腑，一腔之大腑也。”所谓“包罗脏腑”，即包覆各脏腑的外膜，可以保护脏腑，为油脂体膜，故称为“焦”。三焦油膜可以完整包覆整个体腔，显然比五脏六腑还要大，所以又叫大腑。其存在形式又与其他脏腑完全不同，又叫“孤腑”。

所谓三焦就是将胸腹部划分为上、中、下三个区域：《黄帝内经》对上、中、下三焦的位置及分界已有粗略描述，如《灵枢·营卫生会》说：“上焦出于胃上口，并咽以上，贯膈而布胸中”；“中焦亦并胃中，出上焦之后”；“下焦者，别回肠，注于膀胱而渗入焉”。原文大体指出了膈上为上焦，胃部为中焦，胃以下为下焦。

即上焦胸部，包括心、肺两脏；中焦上腹部，从解剖部位来说，应包括脾、胃、肝、胆；下焦下腹部，包括肾、膀胱、小肠、大肠。

从亥时（21时）开始到寅时（5时）结束，是人体细胞休养生息、推陈出新的时间，也是人随着地球旋转到背向太阳的一面。阴主静，是人睡眠的良辰，此时休息，才会有良好的身体与精神状态。

2.亥时三焦通百脉

中医有个说法就是“亥时三焦通百脉”，意思是说，亥时三焦精气气血旺盛，而三焦经负责输送人体的元气，可以充分而有效地把元气输布到各个脏腑。我们如果在亥时进入睡眠状态，就可以让三焦安心做好这项工作，让百脉都得到休养生息。

亥时是一天中承前启后的关键时刻，阴气极旺将衰，阳气已尽将生，我们晚上最佳的入眠时间是在亥时睡着。这样不仅能让身体得到很好的休息和调养，有利于孕育新的生命力量，促进阳气的生发，还是养阴的至要之法。古人讲“先睡眼，后睡心”，亥时你不能上床，不能让自己安静下来，做到“先睡眼”，那到子时你就不可能熟睡，也就谈不上“后睡心”。

亥时相当于一年中的“冬季”，冬季是万物闭藏之时，人到此时也要闭藏，其目的就是为了第二天的生长。那么，此时此刻我们该怎么做呢？要收藏兴奋，保持心境平静。睡前要做到不生气、不狂喜、不大悲。

人如果在亥时睡眠，百脉就会得到休养生息，对身体十分有益。最好在22时左右入睡。在生活中，很多百岁老人都有一个共同的特点，就是在亥时睡觉。

人体脏腑直接受三焦的管理，如果三焦不通，必然会生百病。

3.高质量睡眠对床铺的要求

（1）睡床不宜过硬或过软

因为睡床过硬，睡着就会不舒服，不利于驱除疲劳。如果过软，睡久了会改变腰椎的正常生理弯曲度，使人体体形发生畸变。所以，从保健的角度来看，以木板上铺两床棉褥为宜，冬季可稍加一些垫絮。正确的睡床应以垫子能铺平为原则，使臀部不要过度下沉为最好。

（2）睡床不宜太窄或者太宽

因为睡床太窄，在转身或起床时容易发生摔伤，被子也容易掉落地上，并且睡着也不舒服；但若是太宽，就会占很大面积，影响对房间的统一安排，其实床太宽了也没用，只要自己睡着舒适就行了。

（3）睡床不宜过短或过长

如果睡床过短，会使人伸不开腿，感到不舒服。但是睡床也不宜过长，除了占有较多的面积，也会使人感到别扭。理想的睡床长度是比就寝者身高长20～30厘米。

（4）睡床也不宜太高或太低

睡床高低的设置，应以略高于自己的膝盖骨有宜。因为这样上床既不吃力，下床又可以伸腿就能穿上鞋子，对于上下床都很方便。如果睡床太低也不好，因为太低了不但易受潮湿之气的侵袭，而且床下通风不良，往往会使人膝部感到很不舒服。

4.高质量睡眠对枕头的要求

使用枕头的高矮软硬固然要随个人的习惯，但要从使用什么样的枕头能对颅脑起保护作用来讲，却有很多讲究。

从科学的角度来讲，那些喜欢使用硬枕头的人，应该在大枕头靠脊背一侧的边缘上，再加一个约5厘米厚的小枕头，注意在睡觉时，将头放在大枕头上，而颈椎部则要靠在小枕头上。如此，头和颈部都会枕垫妥帖，既保持了颈椎的正常生理状态，也避免了颈项的裸露、受凉。但如果枕头太硬，就会使头部与枕头接触的部位太小，而这个部位受到的压力太大，会使人感到不舒服，睡觉不踏实，从而影响睡眠效果。相对来说，那些喜欢软枕头的人，只要准备一个大枕头就可以了，但是在把头放在枕头上的同时，则要把枕头靠脊背后侧推窝得高一些，使颈项的弯曲度能与枕头的高度相吻合而保持颈椎的自然弧度，如此就可以起到防止颈椎病发生的效果。但枕头太软，对头部没有支撑作用，会影响头部和颈部的正常弯曲度，降低睡眠效果，容易导致颈椎蜕变。另外，使用太软的枕头会影响通风、散热和汗液的蒸发，也会影响睡眠和健康。

5.三焦经的生理功能

（1）通行元气

三焦通行元气之说，首见于《难经》。如三十一难说：“三焦者，水谷之道路，气之所终始也。”三十八难说：“所以腑有六者，谓三焦也，有原气之别使，主持诸气。”六十六难说：“三焦者，元气之别使也，主通行三气，经历五脏六腑。”原文明确地说明三焦是人体元气（原气）升降出入的道路，人体元气是通过三焦而到达五脏六腑和全身各处的。

（2）运行水谷

《素问·金匮真言论》称三焦为六腑之一，《素问·五藏别论》称三焦为传化之府，其具有传化水谷的功能。《素问·六节藏象论》说：“三焦……仓廪之本，营之居也，名曰器，能化糟粕，转味而入出者也。”指出三焦具有对水谷的精微变化为营气，以及传化糟粕的作用。《难经》明确提出三焦的运行水谷作用，如三十一难说：“三焦者，水谷之道路，气之所终始也。上焦者，在心下，下膈，在胃上口，主内而不出。……中焦者，在胃中脘，不上不下，主腐熟水谷。……下焦者，当膀胱上口，主分别清浊，主出而不内。”水谷在人体运行道路及气之所终始，包括饮食物的消化、精微物质的吸收、糟粕的排泄全部过程，用“三焦者，水谷之道路”来概括。根据上、中、下三焦所处部位不同，对水谷运行过程中所起的作用也就不同，而有上焦主纳，中焦主腐熟，下焦主分别清浊、主出的具体描述。这是以三焦运行水谷来概括饮食物的消化、吸收及排泄的功能。

（3）运行水液

三焦为人体水液运行的主要通道，这在《黄帝内经》中有多处论述，如《素问·灵兰秘典论》说："三焦者，决渎之官，水道出焉。"《灵枢·本输》说："三焦者，中渎之腑，水道出焉，属膀胱，是孤之腑也。"说明三焦是人体管理水液的器官，有疏通水道，运行水液的作用。

6.三焦不同 功能有异

（1）上焦

上焦如雾，根据三焦部位划分，上焦主要指胸中，包括心肺二脏。心主血，推动血液运行于全身。肺主气，主宣发肃降，将水谷精气布散于全身。因此，上焦的生理功能，主要是输布水谷精微（气血）。如《灵枢·决气》说："上焦开发，宣五谷味，熏肤、充身、泽毛，若雾露之溉……。"《灵枢·营卫生会》又概括为"上焦如雾"。所谓"如雾"，是形容上焦心肺敷布气血，犹如雾露弥漫之状，灌溉并温养全身脏腑组织的作用。

（2）中焦

中焦主要指上腹部，包括脾、胃及肝、胆等内脏。胃主腐熟，脾主运化，肝胆主疏泄，并分泌、排泄胆汁以助消化。因此，中焦具有消化、吸收并传输水谷精微和化生气血的功能。《灵枢·营卫生会》说："中焦……此所受气者，泌糟粕，蒸津液，化其精微，上注于肺脉，乃化而为血，以奉生身。"并概括中焦的功能为"中焦如沤"。沤，是浸泡的意思。所谓"如沤"，是形容中焦脾胃腐熟、运化水谷，进而化生气血的作用。《难经》亦持此说，如三十一难说："中焦者，在胃中脘，不上不下，主腐熟水谷。"

（3）下焦

下焦主要指下腹部，包括肾、膀胱及大小肠。《难经·三十一难》说："下焦……主分别清浊，主出而不内，以传道也。"是说下焦的主要生理功能为传导糟粕，排泄二便。糟粕的排泄，一是从大肠排出大便，一是从膀胱排出小便。如《灵枢·营卫生会》说："下焦者，别回肠，注于膀胱而渗入焉。故水谷者，常并居于胃中，成糟粕而俱下于大肠，而成下焦。渗而俱下，济泌别汁，循下焦而渗入膀胱焉。"就是说下焦有排泄二便的作用。

7.三焦经的保养

（1）饮食

建议大家多吃面食，如果您不爱吃

面食，也可以吃大米，它味甘、性平，除了归脾经、胃经、大肠经、小肠经、膀胱经之外，其余各经也都适用，所以也适合三焦经。

（2）运动

运动保养三焦的做法是可以参考“八段锦”中的“两手托天理三焦”。此功法的作用是通三焦经、心包经，促进全身气血循环，改善各种慢性病症状。锻炼的方法是：

自然站立，两足平开，与肩同宽，含胸收腹，腰脊放松。正头平视，口齿轻闭，宁神调息，气沉丹田。双手自体侧缓缓举至头顶，转掌心向上，用力向上托举，足跟亦随双手的托举而起落。托举六次后，双手转掌心朝下，沿体前缓缓按至小腹，还原。

方法：两腿微屈，两手插掌，两腿徐缓挺膝伸直，两手上托经胸前内旋向上托起至两手心朝上（吸），两臂继续上托，肘关节伸直，舒胸展体（闭气）略有停顿；身体重心缓缓下降，双手分开，两臂分别向身体两侧下落捧于腹前（呼）。

练习本动作最好在亥时（21时～23时），此时三焦经经气最旺，五脏六腑的经气全部开放，人感觉很舒服。这时应该把主要任务转到睡眠上了，让身体中的三焦经络都得到休息和养护，以备下一个时辰，即子时孕育新的生机。

8.亥时最宜性爱活动

“阴阳者，天地之道也”。这告诉人们：宇宙间的万事万物要以阴阳为法则来分析和认识，这其中也包含了我们常说的性爱。性爱是人体阴阳整体观念的最佳体现。那么，在这十二个时辰中，哪个时辰过性生活最好呢？

从古时候起，中外的医学家就开始争论什么时辰过性生活最合适。上古彭祖认为，当大寒大热、大风、大雨、日蚀、月蚀、地震、雷电之时为天地交感、阴阳错乱，不宜同房。饭饱、喜怒恐惧、酒醉时亦不宜同房。

现在性生活需要注意的有14个禁忌：

（1）女性月经期忌同房

强行交合对女子身体不利，会引发多种妇科病，甚至导致不孕。

（2）剧烈体力运动后

带着一身疲困不休息就行房事，对五脏不利，会导致气血虚亏。

（3）遇到惊恐之事

恶劣心情未消除就打起精神进行性生活，阴阳之气不合，全身会发虚汗，有损健康。

（4）酒醉后勉强行房事

会造成精气衰竭，肝脏受损，而且不

利于优生优育；酒臭会引起女方厌恶导致性冷淡。

（5）忍尿仓促交合

因尿液储积膀胱，使经脉阻塞，血气瘀滞，使阴茎疼痛。

（6）妇女产后忌过早同房

此时子宫口开张，抗病力下降，极易感染，引发月经不调、盆腔炎等疾病。

（7）性交合不宜过频。

以第二天不感到身心疲倦为宜，否则常会伤阳气损阴气，影响身体健康。

（8）夫妻争吵后不宜性交

勉强为之，会造成生理与心理上的双重痛苦，甚至导致性冷淡、性交疼痛等。

（9）以药助性是性生活大忌

由此会纵欲伤身，导致虚损性疾病；还会促成虚劳早衰，使性功能更快衰退。

（10）患病期间或疾病初愈时

正值精血虚弱，若同房交接，会使身体更加亏损不足，加重病情或引发旧疾。

（11）性生活不专一

喜新厌旧或婚外性行为只有一时欢悦，紧张心情下不利身心健康，甚至诱发多种癌症。

（12）忌不洁性交

性器官有自洁功能，但性生活前不清洗干净，对女性不利，容易引发炎症，也影响性生活质量。

（13）风雨雷电交加时不宜行房

受恶劣环境的影响，性生活会失去和谐，难以达到性高潮并使心理受损。

（14）夫妻性生活不宜在时间、次数、方式等方面程序化

“定式型”会磨灭激情，失去新鲜感，难达到高潮。

西方医学鼻祖特尔·比桑庭的观点是：“最佳做爱时间是晚饭后2小时、准备入睡时；最不恰当的时间是午夜，及消化活动旺盛时。”16世纪另一个意大利学者指出：最佳做爱时间是在吃了一顿粗茶淡饭之后，不饿不饱也不困的时候。

这两种说法都有道理，中医养生专家针对亥时给我们提供了一种解释，可供大家参考。

晚上22时左右行房事最好。为什么亥时行房事最好呢？可以先看亥字的写法。

亥字上面的两个横代表阴与阳，下面是两个人，在前面的是女人，在后面的是男人;女人挺着肚子，意思是怀孕了。这个亥字的意思就是，此时男女交合就可达到阴阳平衡，就可以怀孕。亥字也传达了这样一个意思：如果您想让生命有一个起点，就要从亥时开始。

现代人大多数也赞成亥时性爱，因为性活动需要付出较大的体力，亥时行房事后可以立即入睡，使双方得到充分的休息，第二天可以保持充沛的精力。

9.三焦适宜的食疗药膳

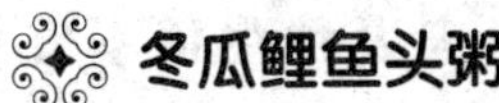

冬瓜鲤鱼头粥

【原料】鲤鱼头1个，新鲜连皮冬瓜100克，粳米适量。

【做法】先将鲤鱼头洗净去鳃，冬瓜皮洗净，切成小块，然后一同煮水，取汁去渣，与洗净的粳米煮为稀粥，放入调味品即可。每日1次，5～7日为一个疗程，经常食用效果较好。

【功效】利小便、消水肿、清热毒、止烦渴。

水芹炒肉丝

【原料】水芹250克，猪瘦肉150克。

【做法】水芹切段，猪瘦肉洗净切丝，葱切片。武火起锅，煸炒肉丝，再依次放入葱片、水芹段、酱油、精盐，再炒3分钟即可。单食或佐餐。

【功效】清肝火、降血压。

芹菜豆腐羹

【原料】芹菜100克，豆腐2块，冬菇2个。

【做法】芹菜洗净，用开水汆熟沥干，切成末，豆腐切成小片，冬菇泡发，洗净，切成丁。炒锅加油，烧至七成热，加入鲜汤，豆腐片、冬菇丁、姜末、食盐、芹菜丁，煮沸3分钟，加味精勾好芡，淋上麻油，去火即可。

【功效】清热利水、降压止血。

猪肉炒山楂

【原料】去皮猪肉750克，去核山楂250克，鲜姜、葱、料酒、花椒、植物油等。

【做法】先将山楂放入锅，加入水2000毫升煮制。将猪肉另锅煮至七成熟捞出待凉，切成1寸长，浸在酱油、黄酒、葱、姜、花椒调成的汁中，1小时以后沥干。炒锅内放适量植物油，用文火烧热，放肉条炒至肉色微黄时，用漏勺捞出，沥去油，再将煮锅内的山楂放油锅内略翻炒，再将肉条放入同炒，加白糖，用文火收干汤汁，即起锅装盘。佐餐食用。

【功效】活血化瘀。

茭白猪肉粥

【原料】茭白100克，猪肉末50克，香菇25克，精盐5克，味精2克，植物油25毫升，粳米100克。

【做法】先将茭白洗净，切细丝，香菇水发，切末；将植物油下锅，猪肉末炒散，加入茭白、香菇、精盐、味精炒入味，盛入碗中备用；另将粳米淘洗干净，加水1000毫升，先用旺火烧开，再转用文火熬煮成稀粥，加入各料，搅匀，稍煮片刻。每日服1剂，分数次食用。

【功效】清热解毒、除烦止渴、通利二便、催乳。

五味银叶红枣蜜

【原料】五味子250克，银杏叶500克，红枣250克，蜂蜜1000克，冰糖50克。

【做法】将五味子、银杏叶、红枣洗净，共入锅中煮3次，去渣合汁备用。

将煎好的汁加入蜂蜜、冰糖，上火慢熬半小时，冷却后装瓶备用。每日2次，每次2匙，早晚饭后用开水冲服。此方宜长期服用。

【功效】养五脏、助心血、通脉软坚、舒张血管、降血压、降胆固醇。

冬瓜蚕豆壳粥

【原料】新鲜连皮冬瓜80～100克，或冬瓜子（干的15克，新鲜的30克），蚕豆壳20克，粳米适量。

【做法】先将蚕豆壳煎煮，取汁去渣，再将冬瓜洗净，切成小块，同粳米适量一并煮为粥，然后对入蚕豆壳汁即成；或用冬瓜子、蚕豆壳一并煎水，去渣同米煮粥。每日2次，10～15日为一个疗程，经常食用效果较好。

【功效】利小便、消水肿、清热毒、止烦渴。

茯苓豆腐

【原料】豆腐500克，茯苓粉30克，松仁40克，胡萝卜、香菇、鸡蛋清、精盐、料酒、清汤、淀粉各适量。

【做法】豆腐沥水，香菇、胡萝卜切成菱形薄片，鸡蛋清打至泡沫状。将豆腐切成小方块，撒上茯苓粉、精盐，然后将豆腐块摆平，抹上鸡蛋清，摆上香菇、胡萝卜、松仁，入蒸锅内用旺火蒸10分钟，取出。清汤、精盐、料酒倒入锅内烧开，加淀粉勾成白汁芡，浇在豆腐上即成。

【功效】具有健脾化湿、防肥减肥、降血糖等功用，

【第五章】

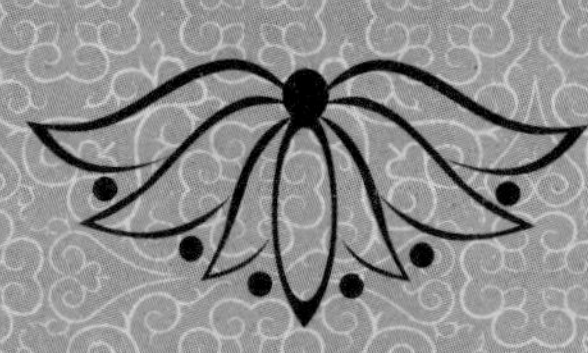

经络养生，小穴位大健康

经络是经脉与络脉的总称，意指周身气血运行的通道。经络是古人在长期生活保健和医疗实践中逐渐发现并形成理论的，它是以手、足三阴和三阳经以及任、督二脉为主体，网络遍布全身的一个综合系统。它内联五脏六腑，外布五官七窍、四肢百骸，沟通表里、上下、内外，将人体的各部分连接成有机的、与自然界阴阳属性密不可分的整体。经络理论不仅指导着中医各科的临床实践，而且是人体保健、养生祛病的重要依据。

《黄帝内经》的经络研究包括：经络的概念及组成、经络生理功能、病理变化和临床应用等几个方面。

经络学说是研究人体经络系统的循行分布、生理功能、病理变化及其脏腑关系的学说，因此，经络系统也是人体功能系统的重要组成部分。经络学是中医独特的生理病理学，它不仅是针灸学的重要依据，也是中医各科明理、取法、治则的指针，对中医临床具有普遍的指导意义和使用价值。《灵枢・经别》中指出：“十二经脉者，人之所以生，病之所以成，人之所以治，病之所以起，学之所始，粗之所易，上之所难也。”充分说明了学习经络和研究经络的重要意义。

一、经络，所谓“通则不痛，不通则痛”

1.了解一下什么是经络

经络是人体内气血运行通路的主干和分支。包括经脉和络脉两部分，其中纵行的干线称为经脉，由经脉分出网络遍布全身各个部位的分支称为络脉。《灵枢·经脉》：“经脉十二者，伏行分肉之间，深而不见；其常见者，足太阴过于外踝之上，无所隐故也。诸脉之浮而常见者，皆络脉也。”经络的主要内容有：十二经脉、十二经别、奇经八脉、十五络脉、十二经筋、十二皮部等。其中属于经脉方面的，以十二经脉为主，属于络脉方面的，以十五络脉为主。它们纵横交贯，遍布全身，将人体内外、脏腑、肢节联成为一个有机的整体。

2500年前，中国诞生了第一部医学巨著——《黄帝内经》，在这部典籍中，一个重要的概念贯穿于全书，那就是经络。经络是经脉和络脉的总称，古人发现人体上有一些纵贯全身的路线，称之为经脉；又发现这些大干线上有一些分枝，在分枝上又有更细小的分枝，古人称这些分枝为络脉，“脉”是这种结构的总括概念。

经络概念的形成最早肯定与血脉有关，即经络概念起源于人民对血脉的认识。如1973年长沙马王堆三号汉墓出土的两本帛书《足臂十一脉灸经》和《阴阳十一脉灸经》，就论述了人体十一脉的循行、主病，且论述了灸法，全文体例与《灵枢·经脉》很接近，仅缺手少阴心经，余十一脉均有脉无穴，也没有五行的概念，虽涉及脏腑，但无十二经内系十二脏腑的关系，而且十一经脉彼此孤立，也无四肢和内脏由经脉相联系的记载等。从这两本灸经所记载的内容看，虽已涉及经络学说的有关知识，但较为粗浅、简略，尚未形成完整和系统的经络学说。这两本帛书未提“经络”或“经脉”，只是有“脉”字，可见对有形之脉的原始观察，使人类对人体内物质结构（脉）有了初步的认识，这当是形成经络概念的基础。

《黄帝内经》经络学说作为中医基本理论的重要组成部分，以其独特的理论体系指导着实践应用，贯穿于中医的生理、病理、诊断和治疗等各个方面，因此，在《黄帝内经》里经络已经不同于血脉。大多数学者认为，《黄帝内经》经络学说是建立在直观的实践经验基础上，因为《黄帝内经》对经络的论述基本都围绕着对具体疾病的诊断和治疗，而这些内容只有在经历临床实践后才可能逐步形成。

经络学说是祖国医学基础理论的核心之一，源于远古，服务当今。在两千多年的医学长河中，一直为保障中华民族人民的健康发挥着重要的作用。

2.经络的生理

《黄帝内经》认为经络内属于脏腑，外络于肢节，既能运行气血，又能传递信息。故人体的各部分之所以能组成一个有机的整体，就是通过经络的连接与沟通来实现的。所以我们说经络具有沟通内外、联络上下、运行气血、协调阴阳、感应传导，调整虚实的功能。

（1）沟通内外、联络上下

人体由五脏六腑、四肢百骸、五官九窍、皮肉筋骨等组成，它们各有其独特的生理功能。只有通过经络的联系作用，这些功能才能达到相互配合、相互协调，从而使人体形成一个有机的整体。

（2）运行气血，调整阴阳

经络是人体气血运行的通路。如《灵枢·经脉》指出："人始生，先成精，精成而脑髓生，骨为干，脉为营，筋为刚，肉为墙，皮肤坚而毛发长，谷入于胃，脉道以通，血气乃行。"又如《灵枢·本脏》说："经脉者，所以行血气而营阴阳，濡筋骨，利关节者也。"说明经络是人体各组成部分之间的气血运行通路，有"内溉脏腑，外濡腠理"的作用，使营养物质输布到全身各组织器官，从而完成和调于五脏，洒陈于六腑的生理功能。由于经脉的联系调节功能，使阴阳得以保持相对的平衡，同时气血的运行也都有了正常的节律，故经络"行气血而营阴阳"的含义就是指经脉具有调和阴阳、协调平衡的作用。

（3）感应传导，调整虚实

经络不仅有运行气血以营养全身的功能，而且还有传导经气的感应和传递信息的作用，所以经络也是人体各组成部分之间信息传递的网络通路。如《灵枢·邪气脏腑病形》指出："中气穴，则针游于巷"（中：读zhòng，仲），又如《灵枢·九针十二原》则强调“刺之要，气至而有效”，指出针刺治病的关键是“得气”，即针感沿着一定的路线向远处扩散。这种针刺的感觉是依赖于经络循行的感应传导现象，现代称为经络传感理论，又称“经络感传现象”，感传是针灸治疗疾病的基础。此外，经络还通过“调和阴阳”的功能，而发挥调整虚实、补偏救弊的作用，这种作用也体现在治疗中。如《灵枢·刺节真邪》说：“泻其有余，补其不足，阴阳平复。”即通过经络途径在治疗中调整虚实，或补或泻，使疾病痊愈。

3.经络的病理

从病理方面来看，经络又是外邪侵入人体的主要途径。由于经络有沟通内外、联系上下的作用，因此，在病理上经络又成为外邪传入人体的途径之一。

（1）传递病邪

经络与疾病的发生、传变有密切的关系。某一经络功能异常，就易遭受外邪的侵袭。既病之后，外邪又可沿着经络进一步内传脏腑。经络不仅是外邪由表入里的传变途径，而且也是内脏之间、内脏与体表组织间病变相互影响的途径。如《素问·缪刺论》说：“夫邪之客于形也，必先舍于皮毛，留而不去，入舍于孙脉，留而不去，入舍于络脉，留而不去，入舍于经脉，内连五藏，散于胃肠道，阴阳俱感，五藏乃伤，此邪之从皮毛而入，极于五藏之次也。”

（2）反映病候

当人体内部发生病变后，也同样可以通过经络的内外在联系反映到体表的一定部位，即在相应的经络循行部位出现症状和体征。如《灵枢·邪客》指出：“肺心有邪，其气留于两肘；肝有邪，其气流于两腋；脾有邪，其气留于两髀；肾有邪，其气留于两腘。”由于经络系统能够有规律地反映出若干症候，因此，临床上可以根据这些症候推断出病在何经、何脏、何腑，从而进一步确定病变的性质及其发展趋势。

4.经络的诊断治疗

（1）诊断

由于经络有一定的循行部位和脏腑络属，可以反映所属脏腑的病证，因而在临床上，就可以根据疾病所出现的症状，结合经络循行的部位及所联系的脏腑，作为临床诊断的依据。如胁痛，多病在肝胆，胁部是肝经和胆经的循行之处。人们根据经络循行通路，或经气聚集的某些穴位上出现的疼痛、结节、条索状等反应物，以及皮肤的形态、温度、电阻改变等来诊断和治疗疾病，如肺脏有病，中府穴可有压痛。

（2）治疗

经络学说早已被广泛用于指导临床各科的治疗，特别是针灸、按摩和中药处方。如针灸中的“循经取穴法”，就是经络学说的具体应用。如胃病，常循经远取足三里穴；胁痛则取太冲等穴。中药治疗亦是通过经络这一渠道，使药达病所，以发挥其治疗作用。如麻黄归肺、膀胱经，故能发汗、平喘和利尿。金元四大家中的张洁古、李杲还根据经络学说，创立了“引经报使药”理论。如治头痛，属太阳经的用羌活；属少阳经的用柴胡。

5.经络四时阴阳养生

《黄帝内经》中很多篇章都阐明人和自然关系密切，天人相应的整体观。也就是说，人的生命离不开天地四时阴阳，能够认识天人相应的整体观的人才能顺应人与自然的关系，顺应天地阴阳就会有益于寿命，违反这一关系就会损伤生命。那么人与天地阴阳又是如何相应的呢？其中一个重要的方面就是人的经络、血脉的运行与四时阴阳密切相关，这就是今天常说的节律，人的生理本能和于天地阴阳的节律，表现为经络气血有规律地循行。

《黄帝内经》认为人体经络气血运行与自然界天地阴阳日月是密切结合的。如：

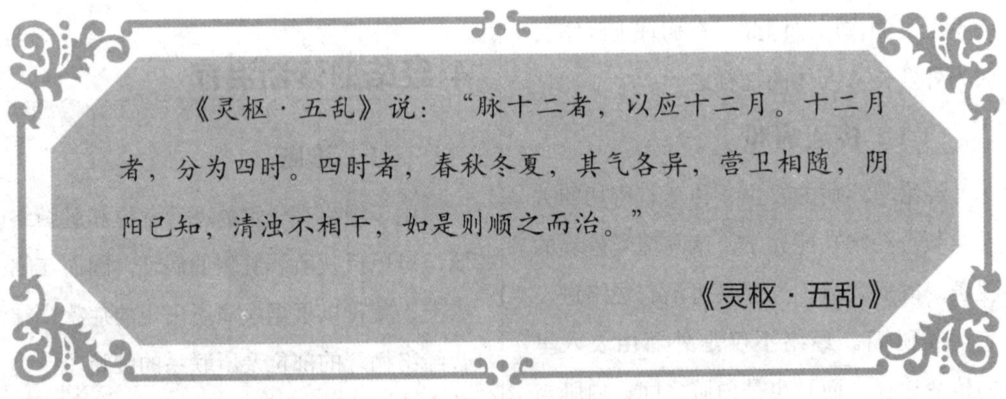

《灵枢·五乱》说：“脉十二者，以应十二月。十二月者，分为四时。四时者，春秋冬夏，其气各异，营卫相随，阴阳已知，清浊不相干，如是则顺之而治。”

《灵枢·五乱》

<<< 上文翻译 >>>

也就是说：“体十二经脉与一年中十二个月相应。十二个月分为四季，四季就是春、夏、秋、冬，其气候各不相同。人体营气与卫气，是内外相随，阴阳互相协调的，清气与浊气不致互相干犯，这样就能顺应四季而保持健康。”

上文说明经脉与四时十二月相应有规律地运行。

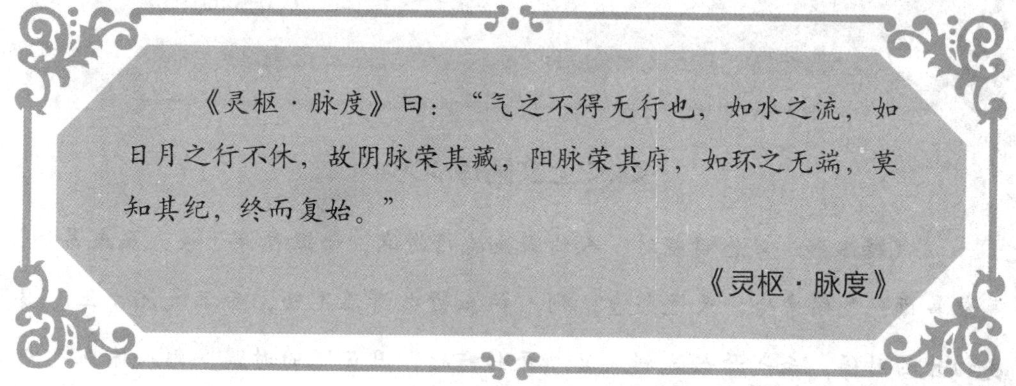

《灵枢·脉度》曰：“气之不得无行也，如水之流，如日月之行不休，故阴脉荣其藏，阳脉荣其府，如环之无端，莫知其纪，终而复始。”

《灵枢·脉度》

<<< 上文翻译 >>>

“脉气的营运不会停息，如流动的水，又如运行的日月，永无止时。所以阴脉营运五脏的精气，阳脉营运六腑的精气，就像圆环一样没有尾端，也没有办法知道它的起点。因其总是周而复始地循环着。”

上文把人的血脉运行与自然界水流和日月运行联系起来。

《黄帝内经》关于人与天地相应的观点，在经络学说中占有重要地位，同时又详细地说明人体经络血脉运行的迟速、节律与四时及时辰的关系。如：

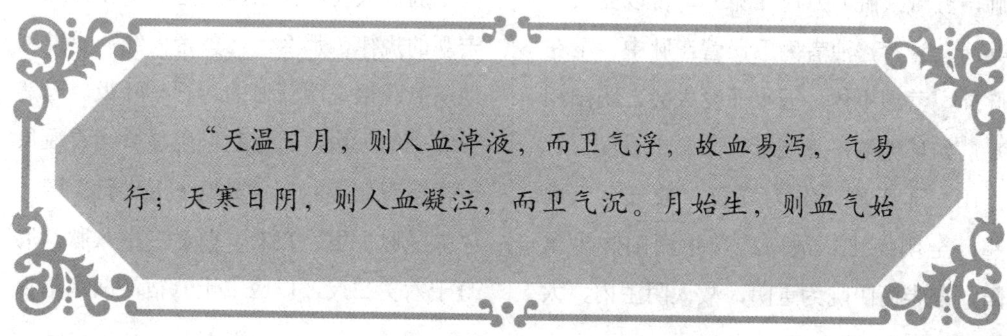

“天温日月，则人血淖液，而卫气浮，故血易泻，气易行；天寒日阴，则人血凝泣，而卫气沉。月始生，则血气始

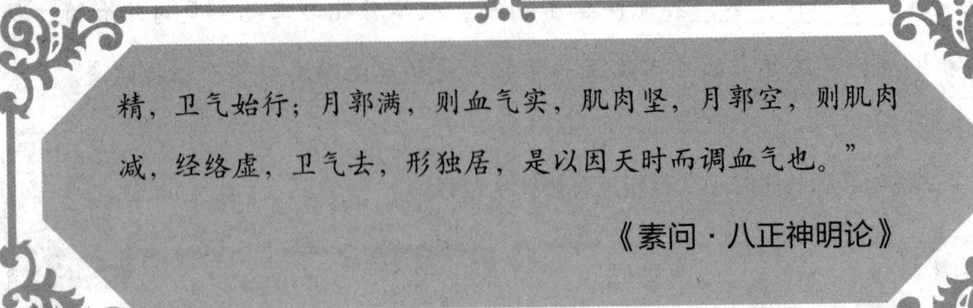

精，卫气始行；月郭满，则血气实，肌肉坚，月郭空，则肌肉减，经络虚，卫气去，形独居，是以因天时而调血气也。”

《素问·八正神明论》

<<< 上文翻译 >>>

“气候温和，日色晴朗时，人的血液流行滑润，而卫气浮于表，血容易泻，气容易行；气候寒冷，天气阴霾，则人的血行也滞涩不畅，而卫气沉于里。月亮初升的时候，血气开始流利，卫气开始畅行；月正圆的时候，则人体血气充实，肌肉坚实；月黑无光的时候，肌肉减弱，经络空虚，卫气衰减，形体独居。所以要顺着天时而调血气。”

同时，古人更详细地认识到，人体脏腑器官要不断接受水谷精气的营养，“受气于谷”。营卫气血在经脉中分别在一昼夜运行五十周，《灵枢·营卫生会》详尽地阐述了营卫二气在静脉中的运行规律，其曰：“人受气于谷，谷入于胃，以传与肺，五藏（脏）六府（腑），皆以受气，其清者为营，浊者为卫，营在脉中，卫在脉外，营周不休，五十而复大会，阴阳相贯，如环无端，卫气行于阴二十五度，行于阳二十五度，分为昼夜，故气至阳而起，至阴而止。故曰：日中而阳陇为重阳，夜半而阴陇为重阴，故太阴主内，太阳主外，各行二十五度，分为昼夜。”但是营卫二气昼夜运行的途径不尽相同，营气是沿着十二经脉，一阴一阳地连接流注白天黑夜各二十五周；而卫气是白天运行于阳经，晚上运行于阴经或五脏，亦在昼夜各运行二十五周，营卫二气昼夜各运行五十周后大会。如果以上是营卫在经脉中宏观的规律，那么，《黄帝内经》更准确地从微观来说明营血的运行与呼吸。自然界时刻的关系，就像我们用显微镜看血象一样微观化了。如《灵枢·五十营》曰：“人经脉上下、左右、前后二十八脉，周身十六丈二尺，以应二十八宿，漏水下百刻，以分昼夜。故人一呼，脉再动，气行三寸，一吸，脉亦再动，气行三寸，呼吸定息，气行六寸。十息气行六尺，日行二分。二百七十息，气行十六丈二尺，气行交通于中，一周于身，下水二刻，日行二十五分。五百四十息，气行再周于身。”由此看出，古人已非常精确地计算出营气在人体循行二十八脉的时刻、呼吸次数及脉行长度，营气运行规律与日月运行相一致。

综上所述，人体气血盛衰、运行迟速、营卫的循行与天地四时阴阳、日月运行是有共同节律的。《黄帝内经》中养生理论体系主要是顺应天地阴阳四时规律，从而使人体内环境——营卫气血经脉和于自然界规律，使五脏之道畅通，这也是《素问·调经论》所说“守经隧”的深刻含义。其曰：“五脏之道，五藏之道，皆出于经隧，以行血气。血气不和，百病乃变化而生，是故守经隧焉。”守，具有预防、保卫、调养之义，可见《黄帝内经》非常重视五脏之道——经脉的调治、调养；重视十二经脉在五脏虚实中的重要作用。由于“血气不足”导致经脉不畅，会使百病产生，临症通过“调经守隧”可以治疗多种疾病。其中经络也会发生虚实的病症，经络是病邪、病症居舍的住所，要根据具体变现来调治。如《素问·脉经论》所云：“夫十二经脉者，皆络三百六十五节，节有病必被经脉，经脉之病，皆有虚实，何以合之？岐伯曰：五藏者故得六腑与为表里，经络支节，各生虚实，其病所居，随而调之。”

为此，顺应四时应用来养身虽然包括很多具体的方法，如饮食、起居、情志等诸多方面，但其核心是调养脏腑经脉之气，使经脉之气在外与天地应用同步，使气血运行、精气输布；在内使五脏之经隧畅通，使人体筋骨强健，气脉畅达，僻邪不至。

6.经络之气是养生的根本

中医学认为精、气、神是生命活动最基本、最重要的物质及功能。精、气、神三者关系密切，生理上相互转化，相辅相成。所谓精，从广义上说，包括精、血、津液。一般所说的精是指人体的真阴（又称元阴），不但具有生殖功能，促进人体的生长发育，而且能够抵抗外界各种不良因素影响而免于发生疾病。因此阴精充盛不仅生长发育正常，而且抗病能力也强。精的来源，有先、后天之分。先天之精是秉受于父母的，它在整个生命活动中作为“生命之根”而起作用，但先天之精需要不断地有物质补充才能保证人的精不亏，才能发挥其功能，这种物质即是后天之精。后天之精是来自饮食的营养物质，亦称水谷精微。有了营养物质的不断补充，才能维持人体生命活动。古人云：“肾为先天之本，脾胃为后天之本。”所以说，人脾胃功能的强健，是保养精气的关键，即《黄帝内经》所强调的“得谷者昌，失谷者亡”。古人云“高年之人，真气耗竭，五脏衰弱，全赖饮食以自气血”。故注意全面均衡营养的饮食，才是保证后天养先天的重要手段。

所谓气，是生命活动的原动力。气有两个含义，既是运行于体内微小难见的物质，又是人体各脏腑器官活动的能力。因此中医所说的气，既是物质，又是功能。人体的呼吸吐纳、水谷代谢、营养敷布、血液运行、津流濡润、抵御外邪等一切生命活动，无不依赖于气化功能来维持。在《寿亲养老新书》中谓：“人由气生，气由神往，养气全神可得其道。”

所谓神，是精神、意志、知觉、运动等一切生命活动的最高统帅。它包括魂、魄、意、志、思、虑、智等活动，通过这些活动能够体现人的健康情况。如：目光炯炯有神就是神的具体体现。古人很重视人的神，《素问·移精变气论》也说：“得神者昌，失神者亡。”因为神充则身强，神衰则身弱；神存则能生，神去则会死。中医治病时，用观察患者的“神”，来判断患者的预后，有神气的，预后良好；没有神气的，预后不良。这也是望诊中的重要内容之一。

精、气、神三者之间是相互滋生、相互助长的，他们之间的关系很密切。从中医学来说，人的生命起源是“精”，维持生命的动力是“气”，而生命的体现就是“神”的活动。所以说精充气就足，气足神就旺；精亏气就虚，气虚神也就少。反过来说，神旺说明气足，气足说明精充。中医评定一个人的健康情况，或是疾病的顺逆，都是从这三方面考虑的。

《黄帝内经》中的养生思想非常重视养精、养气、养神，其中《素问·上古天真论》中强调养精，说明寿命长短与精气相关。通过养生可以天寿过度，肾气有余，精气充盛，气脉畅通，年皆百数能有子也，说明先天后天之精充足，寿命及生殖能力超过常人。《素问·四气调神大论》则注意调养五脏之精，提示人们要顺应四时的养生之道。而《素问·生气通天论》则强调养生命之气。

气，在人体内是无处不到、无器不有、无时不行的精微物质和动力，它是人生命活动的重要物质，如《素问·调经论》曰：“人之所有者，血与气尔。”说明气的重要意义和作用。《灵枢·决气》

专门阐明人体多种气的概念和功能，而养气、养精、养神中养经络之真气又是三养中的核心、根本。在《黄帝内经》养生理论的指导下，后人通过养生的气功锻炼达到把人体的真气调动充实，汇聚、储存于丹田部位，并循着经络运行于周身及脏腑。这是通过调动经络之真气达到养生强身目的的重要手法。真气是由人体元气、大气和谷气组成的。《灵枢·刺节真邪》曰：“真气者，所受于天，与谷气并而充身也。”就是说，人之周身无处不在、无器不有，均得到此真元之气的充养，真气又依于经络之中，构成经络之气（真气）而运行充养于周身上下内外。

总之，经络是真气运行的通路，养生的目的是使经络之真气充足，而起到行气血、通阴阳、濡筋骨的作用。经络之气充足则得以化精、充神。养经络之气又有很多具体的方法，如马王堆帛书的导引图、华佗五禽戏等多种养生的方法，均为养经络之真气的行之有效的方法。

7.经络系统的构成

经络是人体经脉和络脉的总称。《灵枢·脉度》说：“经脉为里，支而横者为络，络之别者为孙。”《灵枢·经脉》也说：“经脉十二者，伏行分肉之间，深而不见；其常见者，足太阴过于外踝之上，无所隐故也。诸脉之浮而常见者，皆络脉也。”两篇分别从形态、分布和循行上，对经和络的含义进行了明确的含义。

《灵枢·九针十二原》指出：“经脉十二，络脉十五。”即指出：人体有大的主体经脉十二条，而别出的大络有十五条，也就是后世所称的十二正经和十五别络。此外，还有奇经八脉、十二经别、十二经筋及十二皮部等，构成人体经络的完整系统。

（1）十二经脉

十二经脉又名十二正经，是经络系统的主体。命名是根据其阴阳属性，所属脏腑、循行部位综合而定的。它们分别隶属于十二脏腑，各经用其所属脏腑的名称，结合循行于手足、内外、前中后的不同部位，并依据阴阳学说，给予不同的名称。十二经脉的名称为：手太阴肺经、手厥阴心包经、手少阴心经、手阳明大肠经、手少阳三焦经、手太阳小肠经、足太阴脾经、足厥阴肝经、足少阴肾经、足阳明胃经、足少阳胆经、足太阳膀胱经。

十二经脉通过手足阴阳表里经的联接而逐经相传，构成了一个周而复始、如环无端的传注系统。气血通过经脉即可内至脏腑，外达肌表，营运全身。其流注次序是：从手太阴肺经开始，依次传至手阳明大肠经、足阳明胃经、足太阴脾经、手少阴心经、手太阳小肠经、足太阳膀胱经、足少阴肾经、手厥阴心包经、手少阳三焦经、足少阳胆经，足厥阴肝经、再回到手太阴肺经。其走向和交接规律是：手之三阴经从胸走手，在手指末端交手三阳经；手之三阳经从手走头，在头面部交足三阳经；足之三阳经从头走足，在足趾末端交足三阴经；足之三阴经从足走腹，在胸腹腔交手三阴经。

（2）十五络脉

络脉是对经脉支横别出分支部分的统称。《灵枢·脉度》“经脉为里，支而横着为络，络之别者为孙。”络脉还有别络、孙络、浮络、血络之分。别络，又称十五络脉，是较大的和主要的络脉，是从经脉直接别出的主干部分，是络脉系统的主要部分。它由十二经脉各自别出一格，加上任脉之别络。督脉之别络和脾之大络，共十五络组成。

十二经脉的别络均从本经四肢肘膝以下的络穴分出，走向其相表里的经脉，即阴经别络于阳经，阳经别络于阴经。任脉的别络从鸠尾分出以后散布于腹部；督脉的别络从长强分出经背部向上散布于头，左右别走足太阳经；脾之大络从大包分出以后散布于胸胁。此外，还有从络脉分出的浮行于浅表部位的浮络和细小的孙络，遍及全身，难以计数。《灵枢·经脉》篇指出，经脉与络脉的区别是：经脉“深而不见”、络脉“浮而常见者”。经脉部位较深，不易看到。有病从寸口察知，络脉部位表浅，显露于外易见，有病直接观察其色即可以诊断。

（3）奇经八脉

奇经八脉是任脉、督脉、冲脉、带脉、阴跷脉、阳跷脉、阴维脉、阳维脉的总称。它们与十二正经不同，既不直属脏腑，又无表里配合关系，其循行别道奇行，故称奇经。

奇经八脉的分布部位与十二经脉纵横交互，八脉中的督脉、任脉、冲脉皆起于胞中，同出于会阴，其中督脉行于背正中线；任脉行于前正中线；冲脉行于腹部会于足少阴经。奇经中的带脉横行于腰部，阳蹻脉行于下肢外侧及肩、头部；阴蹻脉行于下肢内侧及眼；阳维脉行于下肢外侧、肩和头项；阴维脉行于下肢内侧、腹和颈部。

（4）十二经别

经别，即是别行的正经。十二经别，就是从十二经脉别行分出，深入躯体深部，循行于胸、腹及头部的经脉，是十二经脉中最重要的支脉。由于其与一般经脉不同，但又包括在正经系统之内，所以称之为别行的正经，简称为“经别”。

十二经别多从四肢肘膝关节以上的正经别出（离），经过躯干深入体腔与相关的脏腑联系（入），再浅出体表上行头项部（出），在头项部，阳经经别合于本经的经脉，阴经的经别合于其表里的阳经经脉（合），由此将十二经别汇合成6组，称为（六合）。足太阳、足少阴经别从腘部分出，入走肾与膀胱，上出于项，合于足太阳膀胱经；足少阳、足厥阴经别从下肢分出，行至毛际，入走肝胆，上系于目，合于足少阳胆经；足阳明、足太阴经别从髀部分出，入走脾胃，上出鼻頞，合于足阳明胃经；手太阳、手少阴强从腋部分出，入走心与小肠，上出目内眦，合于手及阳小肠经；手少阳、手厥阴经别从所属正经分出，进入胸中，入走三焦，上出耳后，合于手少阳三焦经；手阳明、手太阴经别从所属正经分出，入走肺与大肠，上出缺盆，合于手阳明大肠经。

（5）十二经筋

是十二经脉之气濡养筋肉骨节的体系，是十二经脉的外周连属部分，能约束骨骼，以利于关节的屈伸，保持人体正常的运动功能。正如《素问·痿论》所说：“宗筋主束骨而利机关也。”其分布有一定的规律，与十二经络相联系。全身筋肉按十二经脉分布划分为十二组肌肉群，以手足三阴三阳名之为十二经筋。《灵枢·经筋》对经筋的循行进行了描述，指出其循行同十二经脉的体表通路基本一致，其走向规律是从四肢末端走向头身，皆不入内脏。走行有结、散、聚、著的特点，分布较广，密切联系十二经脉，维络周身，约束骨骼、利于关节活动的功能。经筋有阴阳之别，阳筋刚，阴筋柔，刚柔并济来维持人体关节的屈伸运动。如果经筋功能失常，则多影响肢体的正常活动，表现为肌肉的疾患和运动功能异常。

十二经筋均起于四肢末端，上行于头面胸腹部。每遇骨节部位则结于或聚于此，遇胸腹壁或入胸腹腔则散于或布于该部而成片，但与脏腑无属络关系。三阳经筋分布于项背和四肢外侧，三阴经筋分布于胸腹和四肢内侧。足三阳经筋起于足趾，循股外上行结于頄（面）；足三阴经筋起于足趾，循股内上行结于阴器（腹）；手三阳经筋起于手指，循臑外上行结于角（头）；手三阴经筋起于手指，循臑内上行结于贲（胸）。

经筋与经脉的关系表现在：经筋靠脏腑经脉气血的濡养，才能得以维持它的功能。主要起着把人体四肢百骸连结起来及人体运动力量的功能作用。

经脉着藏于经筋之中，经筋有着藏护

卫经脉，促进调节经脉中气血正常运行的作用。或者说，经筋的舒缩有调节气血流量、流速的作用。

经筋与经脉一样，也是呈一个网络纵横人体全身。经筋是人体运动的动力来源，即人体的运动全仰赖于筋，它既有保护人体的作用，又是力量的源泉。

但十二经筋又各有不同，手足三阳行于外，其筋多刚；手足三阴行于里，其筋多柔。足三阴和足阳明之筋皆聚于阴器，故曰前阴为宗筋所聚，筋之大会。筋属肝所主，由肝而生，因此，惟足厥阳之筋络诸筋，肝为罢极之本的功能也体现在它对经筋的这种维系与补充作业之中。

（6）十二皮部

皮部，是指体表的皮肤按经络循行分布部位的分区。故《素问·皮部论》说："皮有分部"："皮者，脉之部也。""欲知皮部，以经脉为纪。"由于正经有十二条，所以体表皮肤亦相应地划分为十二个部分，称之为"十二皮部"。可以说，皮部是十二经脉在体表的分布范围。同时，皮部不仅是经脉的分区，也是别络的分区，它同别络，特别是浮络更有密切的关系。故《素问·皮部论》又说："凡十二经络脉者，皮之部也。"因此，十二皮部就是十二经脉及其所属络脉在皮表的分区，也是十二经脉之气的散布所在。

"是故百病之始生也，必先于皮毛。邪中之，则腠理开，开则入客于络脉，留而不去，传入于经，留而不去，传入于府，廪于胃肠道。邪之始入于皮也，　然起毫毛，开腠理，其入于络也，则络脉盛，色变；其入客于经也，则感虚，乃陷下，其留于筋骨之间。寒多则筋挛骨痛；热多则筋弛骨消，肉烁（䐃）破，毛直而败。"

《素问·皮部论》

<<< 上文翻译 >>>

“各种疾病的发生，都是先从外在的皮毛开始。邪气中伤皮毛，腠理开泄，则邪气侵入络脉；邪留不去，则内传入经；病邪再留不去，则传入到腑，积聚在胃肠道中。疾病之初，邪气侵犯皮毛时，表现为恶寒，体表毫毛竖立，腠理开泄；邪气入络脉，络脉盛满，则皮肉浮络颜色发生改变；邪气侵入经脉，经虚邪入，脉虚气少，则病进一步发展；邪气留滞筋骨，若寒邪盛则筋脉挛急，骨节疼痛；热邪盛则筋脉弛缓，骨软无力，皮肉破坏，毛发枯槁。”

这段文字详细地说明了皮部与络脉、经脉的关系，强调了它们在发病、病理上的不同，从结构上说皮部包括的内容较络脉为多，如皮肤、毛孔等，这些是明显与络脉不同的。然而作为经络系统的结构部分，络脉是主导性的，在功能上皮部也属络脉管辖，所以皮部反映的当然是络脉的情况。

8.经络能决生死、处百病

经脉为什么重要？因为经脉是人体气血的通道。第一，气要通过它输送到各个器官；第二，血要通过它到达各个部分。没有了气、离开了血，人就没有了支撑，就会没有了生命。

在《黄帝内经·灵枢》中，对经脉和十二经脉的作用进行了阐释：“经脉者，所以能决生死、处百病、调虚实，不可不通。”意思是经脉能决定人的生死、治疗各种疾病、调节气血虚实，必须畅通。

然而，现代人对经络养生懵懵懂懂，毫无概念，经络养生理疗也一直被人们抛诸脑后，未能引起足够的重视。其实，中医师开中草药方调理病患，偶尔施以针灸理疗；整复师帮人推拿筋肉，以及运用指压、刮痧、拔罐、温灸、放血、整脊等民俗疗法，皆有其特殊保健优点，最终目的也都是帮助病患实现气血的通畅、调和，提升脏腑组织器官功能，实现身体的健康。

人们常说“气通则不痛，气滞则血瘀”、“气虚血虚”，可见气血在生理上、病理上的关系密切、互为因果。经络养生常常利用特殊手法，将阻碍经络气行的筋脉（肌腱、韧带、筋膜）硬块组织疏通，达到气行血行、气血调和，进而强化身体脏腑功能。

二、经络养生，求医不如求己

1.手太阴肺经——人体的相傅之官

（1）手太阴肺经的循行

《灵枢·经脉》：“肺手太阴之脉，起于中焦，下络大肠，还循胃口，上膈属肺。从肺系，横出腋下，下循臑内，行少阴、心主之前，下肘中，循臂内上骨下廉，入寸口，上鱼，循鱼际，出大指之端。其支者，从腕后，直出次指内廉，出其端。”

《灵枢·经脉》

<<< 上文翻译 >>>

“肺的经脉叫手太阴经，其循行从中焦开始，向下联络大肠，然后向上环绕胃的上、下口，再上穿膈膜，入属肺脏，再从肺系中横行出走腋下（中府穴），沿上臂内侧前缘直下，行走在手少阴经和手厥阴经的前面，下到肘中，再沿着前臂内侧上骨的下缘，进入到寸口动脉搏动处，再前行到手大鱼际，并沿手大鱼际边侧出行到拇指的尖端（少商穴）；它的支脉，从手腕后（列缺穴）直走到食指尖端的内侧（商阳穴），与手阳明大肠经相连接。”

（2）手太阴肺经的症候

《灵枢·经脉》：“是动则病肺胀满，膨膨而喘咳，缺盆中痛，甚则交两手而瞀，此为臂厥。是主肺所生病者，咳，上气喘渴，烦心胸满，臑臂内前廉痛厥，掌中热。气盛有余，则肩背痛寒，汗出中风，小便数而欠。气虚则肩背痛寒，少气不足以息，溺色变。”

《灵枢·经脉》

<<< 上文翻译 >>>

“因外邪侵犯本经而发生的病症，证见肺部胀满，咳嗽气喘，锁骨上窝中疼痛，严重时患者会两手交叉按着胸部，且视物不明，神志不清，这叫“臂厥”病。肺的所主病发生，证见咳嗽，气息上涌，喘促喝喝有声，心烦意乱，胸部胀满，膊臂内侧前缘疼痛发冷，掌心发热。本经邪盛有余的，就会发生肩背疼痛游走，汗出，小便次数频繁而量少。”

2.手阳明大肠经——延年益寿的良药

（1）手阳明大肠经的循行

《灵枢·经脉》：“大肠手阳明之脉，起于大指次指之端，循指上廉，出合谷两骨之间，上入两筋之中，循臂上廉，入肘外廉，上臑外前廉，上肩，出髃骨之前廉，上出于柱骨之会上、

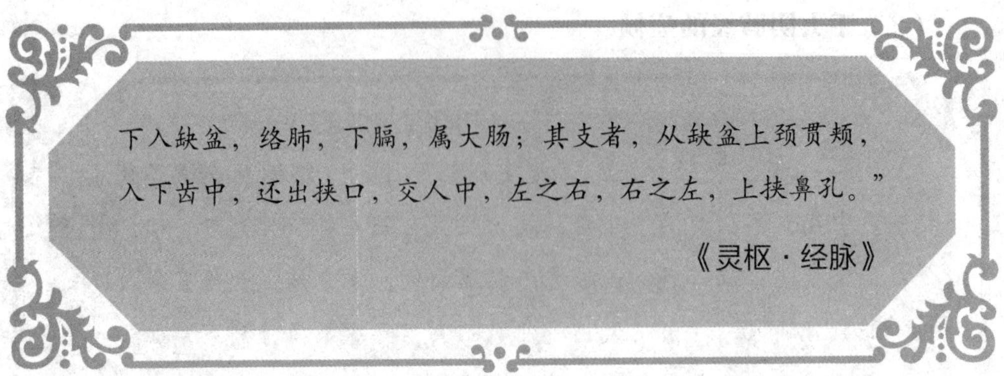

下入缺盆，络肺，下膈，属大肠；其支者，从缺盆上颈贯颊，入下齿中，还出挟口，交人中，左之右，右之左，上挟鼻孔。”

《灵枢·经脉》

<<< 上文翻译 >>>

“手阳明大肠经从食指末端起始（商阳），沿食指桡侧缘（二间、三间），出第一、二掌骨间（合谷）、进入两筋（拇长伸肌腱和拇短伸肌腱）之间（阳溪），沿前臂桡侧，进入肘外侧（曲池、肘髎），经上臂外侧前边，上肩，出肩峰部前边（肩髃），向上交会颈部（大椎），下入缺盆（锁骨上窝），络于肺，通过横膈，属于大肠。

它的支脉：从锁骨上窝上行颈旁，通过面颊，进入下齿槽，出来挟口旁（会地仓），交会人中部——左边的向右，右边的向左，上夹鼻孔旁（禾髎、迎香）。

（2）手阳明大肠经的症候

《灵枢·经脉》：“是动则病齿痛颈肿。是主津液所生病者，目黄口干，鼽衄，喉痹，肩前臑痛，大指次指痛不用，气有余则当脉所过者热肿，虚则寒栗不复。”

《灵枢·经脉》

<<< 上文翻译 >>>

“外邪侵犯本经而发的病症为牙齿疼痛，颈部肿大。本腑所主的津液发生病变，表现为眼睛发黄，口中发干，鼻流清涕或出血，喉肿痛，肩前及上臂作痛，食指疼痛不能动。气有余的实证，为在本经脉循行所过的部位上发热而肿；气不足的虚证，为恶寒战栗，且难以回复温暖。”

3.足阳明胃经——人体的后天之本

（1）足阳明胃经的循行

《灵枢·经脉》：“胃足阳明之脉。起于鼻之交頞中，旁纳（一本作约字）太阳之脉，下循鼻外，入上齿中，还出挟口，环唇，下交承浆，却循颐后下廉，出大迎，循颊车，上耳前，过客主人，循发际，至额颅；其支者，从大迎前下人迎，循喉咙，入缺盆，下膈，属胃，络脾；其直者，从缺盆下乳内廉，下挟脐，入气街中；其支者，起于胃口，下循腹里，下至气街中而合，以下髀关，抵伏兔，下膝膑中，下循胫外廉，下足跗，入中指内间；其支者，下廉叁寸而别，下入中指外间；其支者，别跗上，入大趾间，出其端。”

《灵枢·经脉》

<<< 上文翻译 >>>

“胃的经脉叫足阳明经，它循行始于鼻的两旁（迎香穴），然后上行，左右相交在鼻梁上端的凹陷，并缠束两旁的足太阳经脉（睛明穴），再沿着鼻外侧（承泣穴、四白穴）下行，进入上齿龈，再返回外出挟口两边并环绕口唇，相交在任脉的承浆穴，再沿着腮部后方下缘出到大迎穴，沿着耳下颊车上行到耳前，经过足少阳经的客主人穴，再沿发际到前额骨；它的支脉，从大迎穴前方下到人迎穴，沿喉咙进入锁骨上窝，再下膈膜，入属胃腑，联络脾脏。它的直行经脉，从锁骨上窝下走到乳头内缘，再向下从脐两旁，下入到气街；另一支脉，从胃口起行，向下到腹内，再下到气街与直行到此的经脉会合，然后下到髀关，直达大腿前外侧中下部的伏兔穴，再下进入膝盖中，沿胫骨前外侧下到足背上，进入足中趾内侧；还有一支脉，从膝下三寸处分出，然后下行到足中趾外侧；再有一支脉，从足背上分出，进入足大趾，直达尖端，与足太阴脾经相连。”

（2）足阳明胃经的症候：

《灵枢·经脉》：“是动则病洒洒振寒，善呻数欠颜黑，病至则恶人与火，闻木声则惕然而惊，心欲动，独闭户塞牖而处。甚则欲上高而歌，弃衣而走，贲向腹胀，是为骭厥。是主血所生病者，狂疟温淫汗出，鼽衄，口喎唇胗，颈肿喉痹，大腹水肿，膝膑肿痛，循膺、乳、气街、股、伏兔、骭外廉、足跗上皆痛，中指不用，气盛则身以前皆热，其有余于胃，则消谷善饥，溺色黄；气不足则身以前皆寒栗，胃中寒则胀满。”

《灵枢·经脉》

<<< 上文翻译 >>>

“本经是动病发生，表现为身体发冷颤抖，像被冷水淋洒一般，时时伸肢挺腰，频频哈欠，额部发黑，病发时讨厌见人与火光，听到木响更是惊恐无比，心跳不宁，只想关门闭窗独居室内，严重时就想登上高处放声唱歌，或脱去衣服到处乱跑，还伴有肠鸣腹胀，这叫“骭厥”。胃所主病的发生，主要是血的病变，表现为神志失常，言行狂乱，温病严重，汗水自出，鼻塞或鼻腔出血，口角歪斜，唇生疮疹，脖颈肿大，咽喉肿痛，腹部水肿，膝盖肿痛，并沿着胸侧、乳部、腹肌沟、大腿、伏兔、足胫外缘、足背上等处均有疼痛，足中趾不能屈伸。本经邪盛有余，就会身前、胸腹部发热，如果胃热炽盛就会吃得多、饿得快，小便变色。本经正气不足的就会身前、胸腹部发冷，若胃中有寒就会胀满。”

4.足太阴脾经——养好此经远离妇科病

（1）足太阴脾经的循行

《灵枢·经脉》：“脾足太阴之脉，起于大指之端，循指内侧白肉际，过核骨后，上内踝前廉，上踹内，循胫骨后，交出厥阴之前，上膝股内前廉，入腹属脾络胃，上鬲，挟咽，连舌本，散舌下；其支者，复从胃，别上鬲，注心中。”

《灵枢·经脉》

<<< 上文翻译 >>>

“足太阴脾经的脉起于足大趾的末端(隐白穴),沿着大趾内侧的赤白肉际,过大趾,本节后的半圆骨,上行到内踝的前缘(商丘穴),再上行到小腿肚内,沿着胫骨后面,交出足厥阴经的前面,向上经膝、股内侧的前缘进入腹中,入属脾脏、联络胃腑,再上穿横膈,并行于食管两旁,与舌根相连接后分散于舌下。它的支脉,从胃腑分出。向上别行,穿过横膈,流入心中,与手少阴心经相接。”

(2)足太阴脾经的症候

“是动则病舌本强,食则呕,胃脘痛,腹胀善噫,得后与气则快然如衰,身体皆重。是主脾所生病者,舌本痛,体不能动摇,食不下,烦心,心下急痛,溏,瘕泄,水闭,黄疸,不能卧,强立股膝内肿厥,足大指不用。”

《灵枢·经脉》

<<< 上文翻译 >>>

“足太阴脾经因受外邪影响而出现异常变化,就会发作舌根强硬、食后即吐、胃脘疼痛、腹胀嗳气之症。在解过大便或放屁之后,便会感到爽快,似乎病情已经衰退,可全身会感觉沉重。本经所主脾脏的发病情况是:舌根疼痛,身体不能活动,饮食不下,心情烦躁,心下急痛,大便溏泻,腹中气结,小便不通,发作黄疸,不能躺卧,只能勉强站立,两股及膝部内侧发肿厥冷,足大趾不能活动。”

5.手少阴心经——统络人体的君王

（1）手少阴心经的循行

“心手少阴之脉，起于心中，出属心系，下鬲络小肠；其支者，从心系上挟咽，系目系；其直者，复从心系却上肺，下出腋下，下循臑内后廉，行太阴心主之后，下肘内，循臂内后廉，抵掌后锐骨之端，入掌内后廉，循小指之内出其端。”

《灵枢·经脉》

<<<上文翻译>>>

“手少阴心经，起于心中，从心中出而联属于心系，下过膈膜，联络小肠；它的支脉，从心与他脏相联的脉络上挟咽喉，与眼球内连于脑的脉络相联系；直行的脉，从心与他脏相联系的脉络上行至肺向下，横出腋下（极泉穴），沿上臂内侧的后缘，行手太阴经和手厥阴经的后面，下行肘内（少海穴），沿臂内侧后缘达掌后小指侧高骨端，入手掌内后缘，沿小指内侧至尖端（少冲穴），与手太阳经相接。”

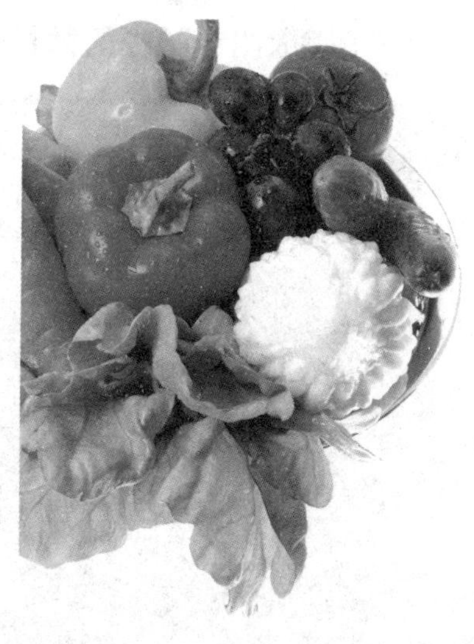

（2）手少阴心经的症候

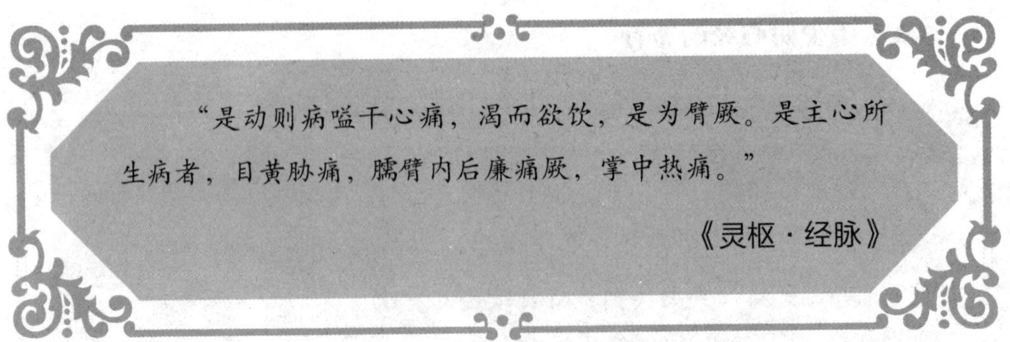

“是动则病嗌干心痛，渴而欲饮，是为臂厥。是主心所生病者，目黄胁痛，臑臂内后廉痛厥，掌中热痛。”

《灵枢·经脉》

<<< 上文翻译 >>>

“外邪侵犯本经所发病症，表现为咽喉干燥，心痛，渴欲饮水，这是臂间经气厥逆的现象。本经所主心脏发病，会出现眼睛发黄，胁肋胀满疼痛，上臂和小臂内侧后缘疼痛、厥冷，或掌心热痛。”

6.手太阳小肠经——人体的受盛之官

（1）手太阳小肠经的循行

《灵枢·经脉》：“小肠手太阳之脉，起于小指之端，循手外侧上腕，出踝中，直上循臂骨下廉，出肘内侧两筋之间，上循臑外后廉，出肩解，绕肩胛，交肩上，入缺盆络心，循咽下鬲，抵胃属小肠；其支者，从缺盆循颈上颊，至目锐眦，却入耳中；其支者，别颊上出頁抵鼻，至目内眦，斜络于颧。”

《灵枢·经脉》

<<< 上文翻译 >>>

“手太阳小肠经，起于小指外侧的尖端（少泽穴），沿手外侧（阳谷穴）上至腕，过腕后小指侧高骨，直向上沿前臂骨的下缘，出肘后内侧两筋中间，向上沿上臂外侧后缘。出肩后骨缝，绕行肩胛，交于两肩之上，入缺盆，联络心，沿咽、食管下穿膈膜至胃，向下连属小肠；其支脉，从缺盆沿颈上颊，至眼外角，转入耳内；又一支脉，从颊部别出入眼眶下而达鼻部，再至眼内角，斜行络于颧骨部，与足太阳经相接。”

（2）手太阳小肠经的症候：

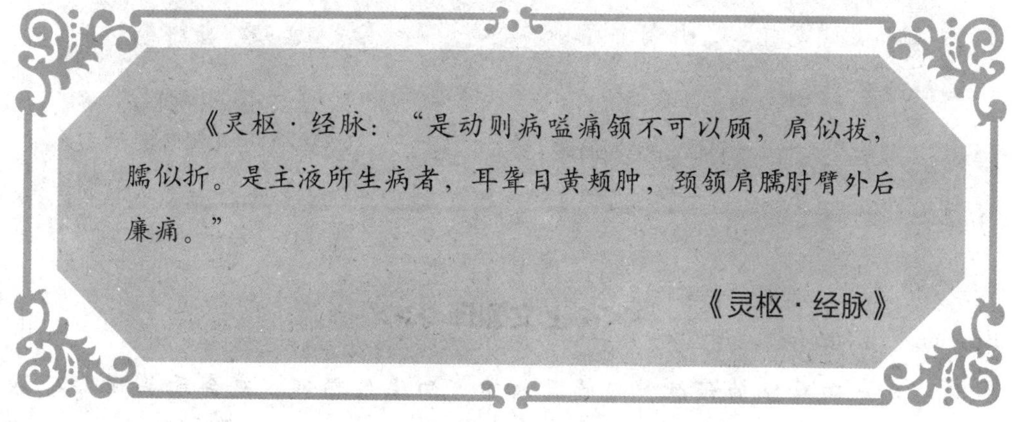

《灵枢 · 经脉：“是动则病嗌痛颔不可以顾，肩似拔，臑似折。是主液所生病者，耳聋目黄颊肿，颈颔肩臑肘臂外后廉痛。”

《灵枢 · 经脉》

<<< 上文翻译 >>>

“外邪侵犯本经生病，为咽喉疼痛，颔部肿，头项难以转侧，肩痛如拔，臂痛如折。本经所主的津液发生病变，会耳聋，眼睛发黄，颊肿，颈、颔、肩，臑、肘、臂后缘疼痛。”

7.足太阳膀胱经——通调五脏六腑

（1）足太阳膀胱经的循行

“膀胱足太阳之脉，起于目内眦，上额交巅；其支者，从巅至耳上角；其直者，从巅入络脑，还出别下项，循肩髆内，挟脊抵腰中，入循膂，络肾属膀胱；其支者，从腰中下挟脊贯臀，入腘中；其支者，从髆内左右，别下贯胛，挟脊内，过髀枢，循髀外从后廉下合腘中，以下贯踹指内，出外踝之后，循京骨，至小指外侧。”

《灵枢·经脉》

<<< 上文翻译 >>>

“足太阳膀胱的经脉，起于眼内角，向上经额部，交会于头顶（百会穴）；其支脉，由头顶至耳上角；其直行经脉，由头顶深入脑髓，而后复出，向下行至颈项后面（天柱穴），沿肩胛内侧，在脊柱两旁挟行，直达腰部，再沿脊柱旁深入腹内，与肾脏相联，后合并于本经所属的膀胱腑。另一条支脉，从左右肩胛骨分出，下穿肩胛骨，再沿脊柱两侧，下行至髀枢，后沿大腿外侧后缘下行（环跳穴），在膝弯内会合，然后通过小腿肚，从外踝骨后（昆仑穴）流出，沿着京骨，至小趾外侧的尖端（至阴穴）；与足少阴肾经相接。”

（2）足太阳膀胱经的症候

“是动则病冲头痛，目似脱，项如拔，脊痛，腰似折，髀不可以曲，腘如结，踹如裂，是为踝厥。是主筋所生病者，痔疟狂癫疾，头囟项痛，目黄，泪出，鼽衄，项、背、腰、尻、腘、踹、脚皆痛，小指不用。”

《灵枢·经脉》

<<< 上文翻译 >>>

“足太阳膀胱经气异常，会气上冲，头痛，眼球疼痛像要脱出，颈项像被牵拔似的僵硬疼痛，脊柱和腰疼痛如折，髋关节无法屈曲，膝腘麻木如被捆扎，小腿肚疼痛欲裂，这是踝厥病。足太阳膀胱经主筋异常发病，如疟疾、痔疮、癫病、狂病、囟与颈项疼痛，鼻流清涕或出血，目黄、流泪，项、背、腰、尾骶、腘、腨、脚疼痛，足小拇趾僵直无法活动。”

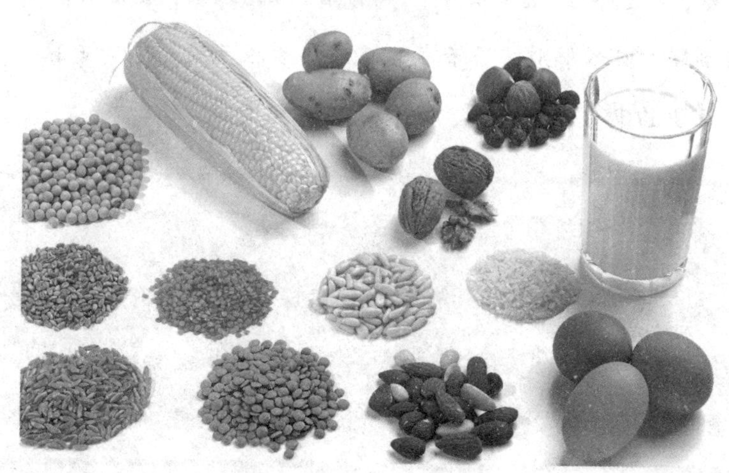

8.足少阴肾经——人体的元气之本

（1）足少阴肾经的循行

“肾足少阴之脉，起于小指之下，邪走足心，出于然谷之下，循内踝之后，别入跟中，以上踹指内，出腘内廉，上股内后廉，贯脊属肾络膀胱；其直者，从肾上贯肝鬲，入肺中，循喉咙，挟舌本；其支者，从肺出络心，注胸中。”

《灵枢·经脉》

<<< 上文翻译 >>>

“足少阴肾经，循行始于足小趾下，向内斜走足心（涌泉穴），到内踝前然谷穴下方，沿内踝后面分出进入足跟，上行到小腿肚内侧，出走腘窝内侧，沿大腿内侧后缘，穿过脊柱，进到体内入属肾脏，联络膀胱；直行的经脉，从肾上行，穿过肝脏与膈膜，进入肺脏，沿着喉咙，上挟舌根两边；它的支脉，从肺发出，与心联络，注于胸中（膻中穴），与手厥阴经相连接。”

“是动则病饥不欲食，面如漆柴，咳唾则有血，喝喝而喘，坐而欲起，目如无所见，心如悬若饥状。气不足则善恐，心惕惕如人将捕之，是为骨厥。是主肾所生病者，口热舌干，咽肿上气，嗌干及痛，烦心心痛，黄疸肠澼，脊股内后廉痛，痿厥嗜卧，足下热而痛。”

《灵枢·经脉》

<<< 上文翻译 >>>

“本经所发生的病变，表现为感觉饥饿却不想进食，面色如漆，暗黑无泽，咳吐带血，呼吸喘促，喝喝有声，刚坐下就想起身，两目不明，视物不清，心悬吊不安，有饥饿之感；精气不足时恐惧，心中怦跳，像有人逮捕他一样，这叫做“骨厥”。肾所生病的发生，证见口中觉热，舌头干燥，咽部肿大，有气上冲，喉咙发干疼痛，心中烦躁疼痛，皮肤面目发黄，下痢，脊柱、大腿内侧后缘疼痛，双足软弱而冰冷，嗜睡，足心发热而痛。”

9.手厥阴心包经——心脏的守护者

（1）手厥阴心包经的循行

“心主手厥阴心包络之脉，起于胸中，出属心包络，下鬲，历络三焦；其支者，循胸出胁，下腋三寸，上抵腋，下循臑内，行太阴少阴之间，入肘中，下臂行两筋之间，入掌中，循中指出其端；其支者，别掌中，循小指次指出其端。”

《灵枢·经脉》

<<< 上文翻译 >>>

“手厥阴心包络经，起于胸中，向外走行而联属于心包络，下行穿过膈膜，由此经过并联络三焦；它的支脉，循行胸中，横出于胁下，从腋缝下三寸处（天池穴）上行到腋窝，沿上臂内侧下行于手太阴经与手少阴经之间，进入肘中，然后沿前臂两筋之间下行，直入掌中（劳宫穴），经过中指到达指端（中冲穴）。另一条支脉，从掌内分出，沿无名指直达指端（关冲穴），与手少阳三焦经相接。”

（2）手厥阴心包经的症候

“是动则病手心热，臂肘挛急，腋肿，甚则胸胁支满，心中憺憺大动，面赤目黄，喜笑不休。是主脉所生病者，烦心心痛，掌中热。”

《灵枢·经脉》

<<< 上文翻译 >>>

“该经发生病变，主要表现为手心热，肘臂曲伸困难，腋下肿，胸胁胀闷，心痛，心烦，面红，目黄，喜笑无常等。其俞穴主治脉所发之病，如心烦、心痛、掌心发热等症。”

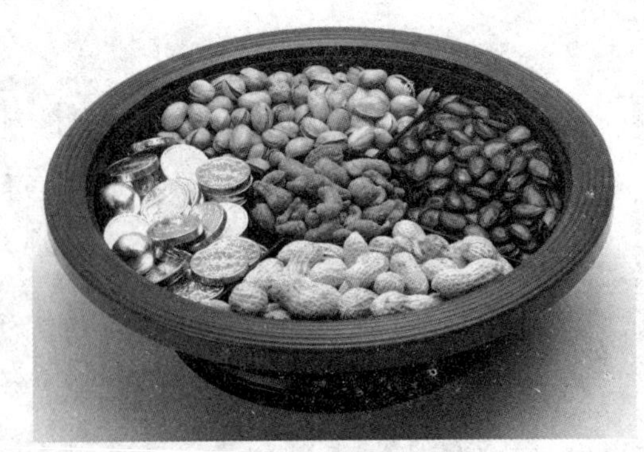

10.手少阳三焦经——人体的决渎之官

（1）手少阳三焦经的循行：

“三焦手少阳之脉，起于小指次指之端，上出两指之间，循手表腕，出臂外两骨之间，上贯肘，循臑外，上肩，而交出足少阳之后，入缺盆，布膻中，散落心包，下鬲，循属三焦；其支者，从膻中上出缺盆，上项，系耳后直上，出耳上角，以屈下颊至出頁，其支者，从耳后入耳中，出走耳前，过客主人前，交颊，至目锐眦。”

《灵枢·经脉》

<<< 上文翻译 >>>

“手少阳三焦经，起始于无名指末端（关冲穴），向上从第四、第五掌骨间出来，沿手背腕关节上行，从前臂外侧的桡骨和尺骨之间出来，向上穿过肘尖，沿上臂外侧上达肩部，交至足少阳胆经的后面出来，向前进入缺盆，分布于膻中，再散开与心包相联络，归入上、中、下三焦。它的支脉，从膻中分开向上出于缺盆，再向上进入项部，沿耳后（翳风穴）上行，从耳上角出来，由此屈折下行颊部，抵达眼眶下缘（颧髎穴）。另一条支脉，从耳后进入耳中，再行至耳前出来，经过客主人穴前面，与前脉交叉于面颊，抵达眼外角，与足少阳胆经相接。”

（2）手少阳三焦经的症候

“是动则病耳聋浑浑焞焞，嗌肿喉痹。是主气所生病者，汗出，目锐眦痛，颊痛，耳后肩臑肘臂外皆痛，小指次指不用。”

《灵枢·经脉》

<<< 上文翻译 >>>

“手少阳三焦经受外邪而异常，表现为听力模糊、咽喉肿闭之病。其所主气发病，为出汗，眼外角痛，颊痛，耳后、肩、臑、肘、臂的外侧痛，无名指不能活动。”

11.足少阳胆经——消化系统的总管

（1）足少阳胆经的循行

“胆足少阳之脉，起于目锐眦，上抵头角，下耳后，循颈行手少阳之前，至肩上，却交出手少阳之后，入缺盆；其支者，从耳后入耳中，出走耳前，至目锐眦后；其支者，别锐眦，下大迎，合于手少阳，抵于出页，下加颊车，下颈合缺盆以下胸中，贯鬲络肝属胆，循胁里，出气冲，绕毛际，横入髀厌中；其直者，从缺盆下腋，循胸过季胁，下合髀厌中，以下

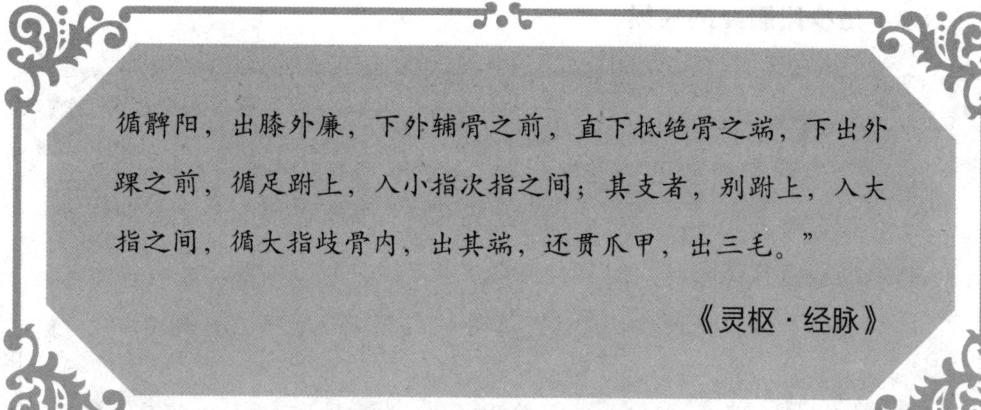

循髀阳，出膝外廉，下外辅骨之前，直下抵绝骨之端，下出外踝之前，循足跗上，入小指次指之间；其支者，别跗上，入大指之间，循大指歧骨内，出其端，还贯爪甲，出三毛。”

《灵枢·经脉》

<<< 上文翻译 >>>

“足少阳胆经，起于眼外角，上行至额角，折向下转至耳后（完骨穴），沿颈走手少阳经前面至肩上，交至手少阳经的后面，入于缺盆；它的支脉，从耳后入耳内，复出走耳前至眼外角后方；又一支脉，从眼外角，下走大迎，会合手少阳经，达眼眶下方，再下走颊车至颈，与本经前入缺盆之脉相合，然后下行至胸中，通过膈膜，与本经互为表里的肝脏相联络，连属于胆腑，再沿肋内下行，经气街，绕阴毛处，横入环跳部；直行的脉，从缺盆下腋，沿胸部过季肋，与前一支脉会合于环跳部，由此沿着大腿的外侧下行出膝外缘，向下入外辅骨之前，再直下至外踝上方三寸处的骨凹陷处，出外踝前，沿足背出足小指与第四指尖端（足窍阴穴）；又一支脉，由足背走向足大指，沿足大指与次指的骨缝，至大指尖端，又返回穿入爪甲后的毫毛处，与足厥阴经相接。”

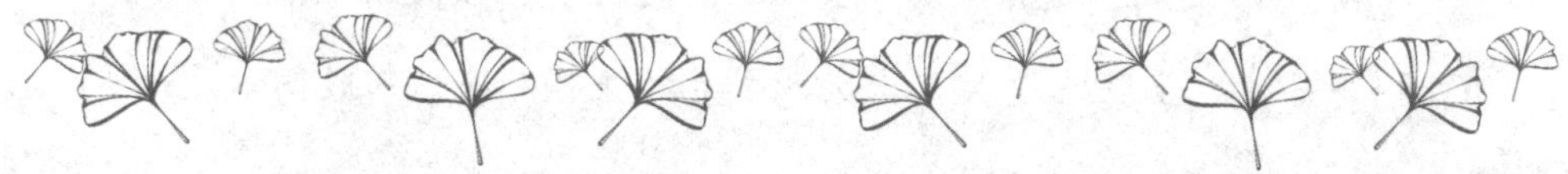

（2）足少阳胆经的症候

“是动则病口苦，善太息，心胁痛不能转侧，甚则面微有尘，体无膏泽，足外反热，是为阳厥。是主骨所生病者，头痛颔痛，目锐眦痛，缺盆中肿痛，腋下肿，马刀侠瘿，汗出振寒，疟，胸胁肋髀膝外至胫绝骨外踝前及诸节皆痛，小指次指不用。”

《灵枢·经脉》

<<< 上文翻译 >>>

“外邪侵犯本经，为口苦，时常叹气，胸胁部作痛，不能转动翻身，病重的面色灰暗无光泽，全身皮肤枯槁，足外侧发热，这叫做阳厥。其所主骨发病，会头痛，下颌及外眼角痛，缺盆部肿痛，腋下肿，腋下或颈旁生瘰疬，自汗出而发冷，疟疾，胸、胁、肋、大腿、膝外侧直至胫骨、绝骨、外踝前以及诸关节皆痛，足第四趾不能运动。”

12.足厥阴肝经——消解压力，护身卫体

（1）足厥阴肝经的循行

“肝足厥阴之脉，起于大指丛毛之际，上循足跗上廉，去内踝一寸，上踝八寸，交出太阴之后，上腘内廉，循股阴入毛

中，过阴器，抵小腹，挟胃属肝络胆，上贯鬲，布胁肋，循喉咙之后，上入颃颡，连目系，上出额，与督脉会于巅；其支者，从目系下颊里，环唇内；其支者，复从肝别贯鬲，上注肺。”

《灵枢·经脉》

<<< 上文翻译 >>>

“足厥阴肝经，起于足大趾爪甲后毫毛处的边缘（大敦穴），沿足背上行至内踝前一寸（中封穴），至踝上八寸，交出于足太阴经的后面，上走腘内缘，沿大腿内侧入阴毛中，左右交叉，环绕生殖器，向上达少腹，挟行于胃的两旁，连属肝脏，络于与本经相表里的胆腑，向上穿过膈膜，散布胁肋，再沿喉咙后面，绕到面部至上颚骨的上窍，连目系，出额部，与督脉会于巅顶的百会；其支脉，从目系下走颊内，环绕唇内；另一支脉，从肝别出穿过膈膜，注于肺中，与手太阴经相接。”

（2）足厥阴肝经的症候

“是动则病腰痛不可以俯仰，丈夫㿗疝，妇人少腹肿，甚则嗌干，面尘脱色。是主肝所生病者，胸满呕逆飧泄，狐疝遗溺闭癃。”

《素问·骨空论》

<<< 上文翻译 >>>

“外邪侵犯本经发病，表现为腰痛不能俯仰，男子患溃疝，妇女患少腹部肿胀，病重的咽喉发干，面色灰暗无泽。本经所主肝脏发病，胸中满闷，呕吐气逆，腹泻完谷不化，狐疝，遗尿或小便不通。

13.任脉——滋阴补肾的最佳经脉

（1）任脉的循行

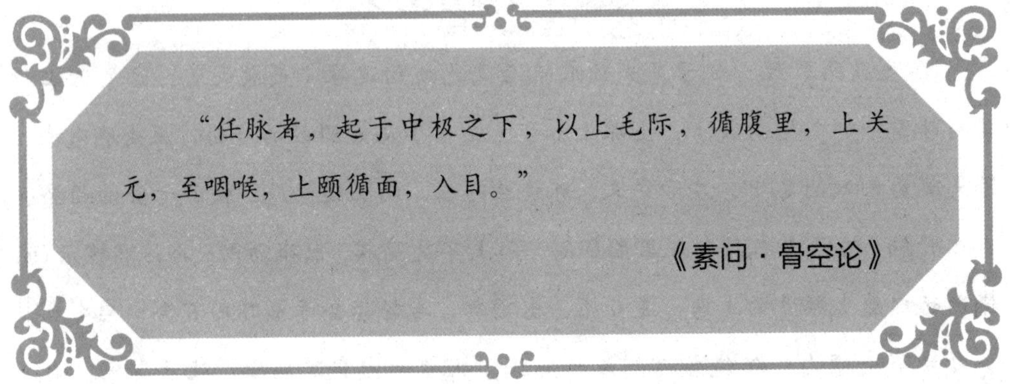

“任脉者，起于中极之下，以上毛际，循腹里，上关元，至咽喉，上颐循面，入目。”

《素问·骨空论》

<<< 上文翻译 >>>

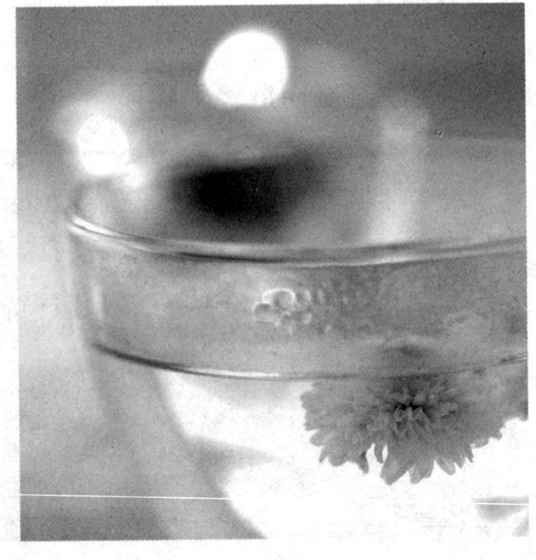

“任脉起于小腹内胞宫，下出会阴毛部，经阴阜，沿腹部正中线向上经过关元等穴，到达咽喉部（天突穴），再上行到达下唇内，左右分行，环绕口唇，交会于督脉之龈交穴，再分别通过鼻翼两旁，上至眼眶下（承泣穴），交于足阳明经。”

（2）任脉的症候

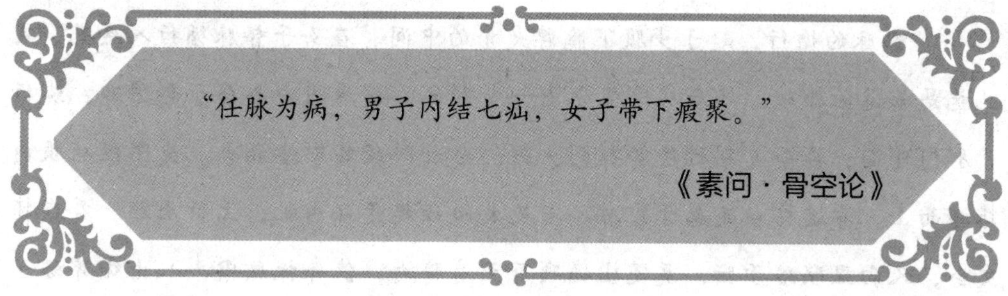

“任脉为病，男子内结七疝，女子带下瘕聚。”

《素问·骨空论》

<<< 上文翻译 >>>

“任脉发生病变，在男子为腹部的七种疝病，在女子为瘕聚病。”

14.督脉——为阳脉之都纲

（1）督脉的循行

“督脉者，起于少腹以下骨中央，女子入系廷孔，其孔溺孔之端也。其络循阴器，合篡间，绕篡后，别绕臀，至少阴与巨阳中络者，合少阴上股内后廉，贯脊属肾，与太阳起于目内眦，上额交巅，上入络脑，还出别下项，循肩髆内，侠脊抵腰中，入循膂，络肾。其男子循茎下至篡，与女子等，其少腹直上者，贯齐中央，上贯心入喉，上颐环唇，上系两目之下中央。”

《素问·骨空论》

<<< 上文翻译 >>>

“督脉的循行，起于少腹下髋髀大骨的中间。在女子督脉循行入廷孔，廷孔就是尿道的外端。然后从这里分出一支别络，循着阴户会合于会阴部，绕行于肛门外面；再分支别行绕臀部到少阴，与太阳经的中络相合。少阴经从股内后廉而上，穿过脊柱连属于肾脏，与足太阳经起于目内眦，上行至额，在巅顶交会，又向里联络于脑，复还出循项下至肩膊内，侠脊抵腰中，入内循膂络于肾而止。在男子，督脉则循阴茎，下至会阴，这与女子是相同的。不同的是，此后它从少腹直上，穿过脐中央，再向上通过心进入喉，又上行到颐，并环绕口唇，再上行系于两目之下。”

（2）督脉的症候

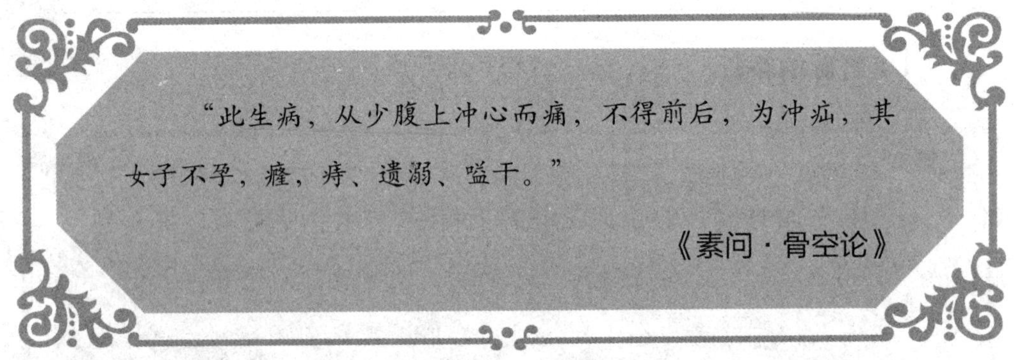

“此生病，从少腹上冲心而痛，不得前后，为冲疝，其女子不孕，癃，痔、遗溺、嗌干。”

《素问·骨空论》

<<< 上文翻译 >>>

“督脉发生病变，其症状是气从少腹直上冲心而痛，不能大小便，称为冲疝，如在女子，就不能怀孕，或小便不利，遗尿，嗌干等症。”

三、穴位保健，小穴位造就大健康

1.手太阴肺经的穴位

本经共有11个穴位。其中9个穴位分布在上肢掌面桡侧，2个穴位在前胸上部，首穴中府、云门、天府、侠白、尺泽、孔最、列缺、经渠、太渊、鱼际、末穴少商。

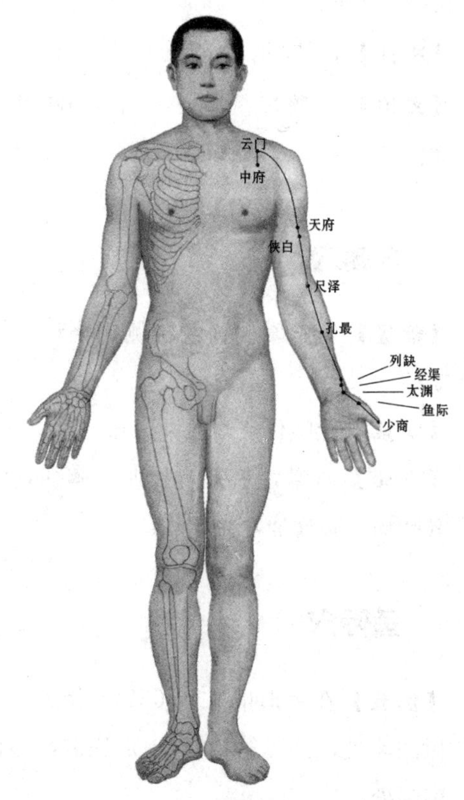

中府穴

【位置】胸前正中线旁开6寸，平第1肋间隙处。简易取穴法：云门直下1寸处是穴。

【功能】肃降肺气，和胃利水，止咳平喘，清泻肺热，健脾补气。

【主治】咳嗽，气喘，肺胀满，胸痛，肩背痛。

云门穴

【位置】在胸前壁的外上方，肩胛骨喙突上方，锁骨下窝凹陷处，距前正中线6寸。

【功能】清肺理气，泻四肢热。

【主治】咳嗽，气喘，胸痛，肩背痛，胸中烦痛。

天府穴

【位置】在臂内侧面，肱二头肌桡侧缘，腋前纹头下3寸处。

【功能】调理肺气，安神定志。

【主治】气喘，鼻衄，瘿气，臂痛。

侠白穴

【位置】在臂内侧面，肱二头肌桡侧缘，腋前纹头下4寸，或肘横纹上5寸处。

【功能】宣肺理气，宽胸和胃。清降肺浊，润脾除燥。

【主治】咳嗽，气喘，干呕，烦满，臑痛。

尺泽穴

【位置】在肘横纹中，肱二头肌腱桡侧凹陷处。

【功能】调理肺气，清热和中。

【主治】咳嗽，气喘，咳血，潮热，胸部胀满，咽喉肿痛，小儿惊风，吐泻，肘臂挛痛。

孔最穴

【位置】在前臂掌面桡侧，当尺泽与太渊连线上，腕横纹上7寸处。

【功能】清热止血，润肺理气。

【主治】咳嗽，气喘，咳血，咽喉肿痛，肘臂挛病，痔疾。

列缺穴

【位置】在前臂桡侧缘，桡骨茎突上方，腕横纹上1.5寸，当肱桡肌与拇长展肌腱之间。简便取穴法：两手虎口自然平直交叉，一手食指按在另一手桡骨茎突上，指尖下凹陷中是穴。

【功能】止咳平喘，通经活络，利水通淋。

【主治】伤风，头痛，项强，咳嗽，气喘，咽喉肿痛，口眼歪斜，齿痛。

经渠穴

【位置】在前臂掌面桡侧，桡骨茎突与桡动脉之间凹陷处，腕横纹上1寸。

【功能】宣肺利咽，降逆平喘。

【主治】咳嗽，气喘，胸痛，咽喉肿痛，手腕痛。

太渊穴

【位置】在腕掌侧横纹桡侧，桡动脉搏动处。

【功能】止咳化痰，通调血脉。

【主治】咳嗽，气喘，咳血，胸痛，咽喉肿痛，腕臂痛，无脉症。

鱼际穴

【位置】在手拇指本节（第1掌指关节）后凹陷处，约当第1掌骨中点桡侧，赤白肉际处。

【功能】清热，利咽。

【主治】咳嗽，咳血，咽喉肿痛，失音，发热。

少商穴

【位置】在手拇指末节桡侧，距指甲角0.1寸。

【功能】宣肺利咽，解热退热，消肿止痛，开窍醒神。

【主治】咽喉肿痛，咳嗽，鼻出血，发热，中风，昏厥，癫狂，癔症。

2.手阳明大肠经的穴位

本经共有20穴。15穴分布在上肢背面的桡侧，5穴在颈、面部。首穴商阳、二间、三间、合谷、阳溪、偏历、温溜、下廉、上廉、手三里、曲池、肘髎、手五里、臂臑、肩髃、巨骨、天鼎、扶突、禾髎、末穴迎香。

商阳穴

【位置】在手食指末节桡侧，距指甲角0.1寸。

【功能】清热解表，苏厥开窍。

【主治】中风昏迷，发热，耳聋，齿痛，咽喉肿痛，青盲，颔肿，胸满，喘咳，手指麻木等。

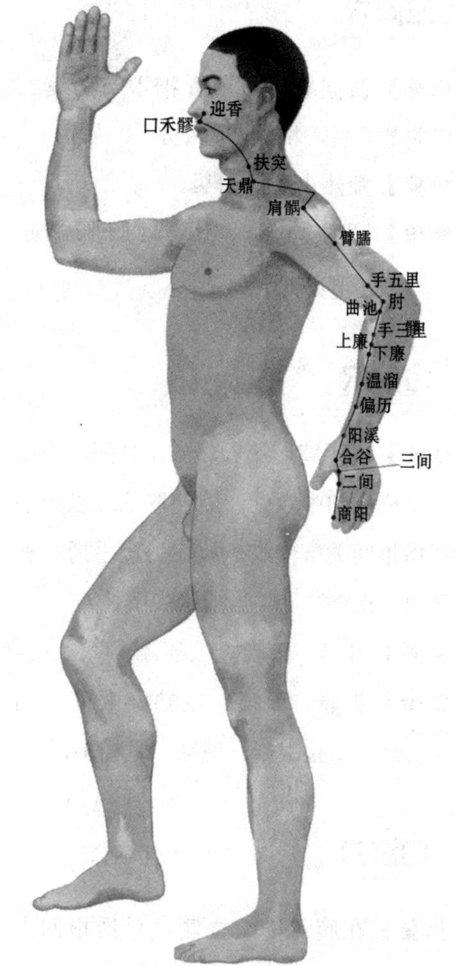

二间穴

【位置】在手食指本节（第二掌指关节）桡侧前缘，当赤白肉际凹陷处；微握拳取之。

【功能】解表，清热，利咽。

【主治】目昏，鼻出血，齿痛，牙龈炎，口歪，咽喉肿痛，热病，面神经炎，三叉神经痛，腰痛。

三间穴

【位置】微握拳，在手食指本节（第二掌指关节）后，桡侧凹陷处。

【功能】泄热止痛，利咽。

【主治】咽喉肿痛，牙痛，腹胀，眼痛，肠鸣，洞泄。

合谷穴

【位置】在手背，第一、二掌骨间，当第二掌骨桡侧的中点处。简便取法：以一手的拇指指间关节横纹，放在另一手拇、食指之间的指蹼缘上，当拇指尖下是穴。

【功能】开窍，解表，镇痛。

【主治】头痛、牙痛、发热、喉痛、指挛、臂痛、口歪眼斜、便秘、月经不调。

阳溪穴

【位置】在腕背横纹桡侧，手拇指向上翘起时，当拇短伸肌腱与拇长伸肌腱之间的凹陷中。

【功能】清热散风，通利关节。

【主治】头痛，目赤肿痛，耳聋，耳鸣，齿痛，咽喉肿痛，手腕痛。

偏历穴

【位置】屈肘，在前臂背面桡侧，当阳溪与曲池连线上，腕横纹上3寸。

【功能】清热利尿，通经活络。

【主治】鼻衄，耳聋，耳鸣，目赤，齿痛，咽喉肿痛，口眼歪斜，水肿，腕臂痛等。

温溜穴

【位置】屈肘，在前臂背面桡侧，当阳溪与曲池连线上，腕横纹上5寸。

【功能】清热理气。

【主治】头痛，面肿，咽喉肿痛，疔疮，肩背酸痛，肠鸣腹痛。

下廉穴

【位置】屈肘，在前臂背面桡侧，当阳溪与曲池的连线上，肘横纹下4寸。

【功能】调理胃肠道，通经活络。

【主治】头痛，眩晕，目痛，肘臂痛，腹痛腹胀。

上廉穴

【位置】屈肘，在前臂背面桡侧，当阳溪与曲池的连线上，肘横纹下3寸。

【功能】调理肠胃，通经活络。

【主治】头痛，肩膊酸痛，半身不遂，手臂麻木，肠鸣腹痛。

手三里穴

【位置】在前臂背面桡侧，当阳溪与曲

池连线上，肘横纹下2寸。

【功能】通经活络，清热明目，调理胃肠道。

【主治】牙痛颊肿，上肢不遂，腹痛，腹泻。

曲池穴

【位置】在肘横纹外侧端，屈肘，当尺泽与肱骨外上髁连线中点。

【功能】清热和营，降逆活络。

【主治】咽喉肿痛，牙痛，目赤痛，瘰疬，瘾疹，热病上肢不遂，手臂肿痛，腹痛吐泻，高血压，癫狂。

肘髎穴

【位置】在臂外侧，屈肘，曲池上方1寸，当肱骨边缘处。

【功能】舒筋活络。

【主治】运动系统疾病：肩周炎，肱骨外上髁炎等肩肘关节病。

手五里穴

【位置】在臂外侧，当曲池与肩髃连线上，曲池上3寸处。

【功能】理气散结，通经活络。

【主治】肘臂挛痛，淋巴结炎，颈、腋淋巴结结核、肿痛。

臂臑穴

【位置】在臂外侧，三角肌止点处，当曲池与肩髃的连线上，曲池上7寸。

【功能】清热明目，通经通络。

【主治】肩臂痛，颈项拘挛，瘰疬，目疾。

肩髃穴

【位置】在肩部三角肌上，臂外展或向前平伸时，当肩峰前下方凹陷处。

【功能】通经活络，疏散风热。

【主治】急性脑血管病后遗症，肩周炎；　高血压，乳腺炎，荨麻疹。

巨骨穴

【位置】位于肩上，当锁骨肩峰端与肩胛冈肩峰之间凹陷处。

【功能】通经活络。

【主治】肩背疼痛，半身不遂，瘾疹，瘰疬，以及肩关节周围炎。

天鼎穴

【位置】在颈外侧部，锁骨上窝之上，扶突穴之下，胸锁乳突肌后缘，平甲状软骨上切迹与胸锁关节上缘之中点处。

【功能】清利咽喉，理气散结。

【主治】暴喑气梗，咽喉肿痛，瘰疬，瘿气。

扶突穴

【位置】在颈外侧部，胃经人迎穴的外侧约2横指，当胸锁乳突肌前、后缘之间，与甲状软骨喉结相平处。

【功能】清咽消肿，理气降逆。

【主治】咳嗽，气喘，咽喉肿痛，暴喑，瘰疬，瘿气。

和髎穴

【位置】在上唇上外侧，当鼻孔外缘直下，上唇上1/3与中1/3的交界点取穴。

【功能】清热降浊。

【主治】头重痛，耳鸣，牙关拘急，颔肿，口渴。

迎香穴

【位置】在面部鼻唇沟内的上段，横平鼻翼中部，口禾髎穴外上方1寸处。

【功能】散风清热，通鼻窍。

【主治】鼻塞、不闻香臭、鼻衄、鼻渊、口眼歪斜、面痒、面部水肿、鼻息肉。

3.足阳明胃经的穴位

本经共有45个穴位，15个穴位分布在下肢的前外侧面，30个穴位在腹、胸部和头面部。首穴承泣、四白、巨髎、地仓、大迎、颊车、下关、头维、人迎、水突、气舍、缺盆、气户、库房、屋翳、膺窗、乳中、乳根、不容、承满、梁门、关门、太乙、滑肉门、天枢、外陵、大巨、水道、归来、气冲、髀关、伏兔、阴市、梁丘、犊鼻、足三里、上巨虚、条口、下巨虚、丰隆、解溪、冲阳、陷谷、内庭、末穴厉兑。

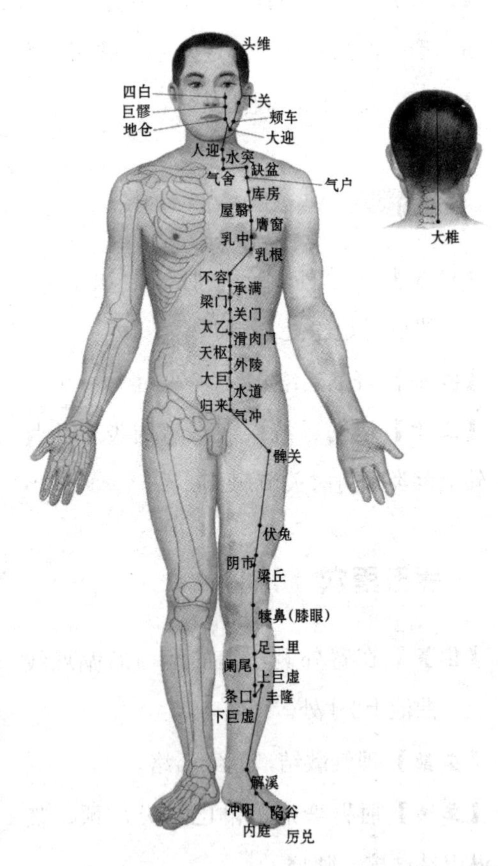

承泣穴

【位置】在面部，瞳孔直下，当眼球与眶下缘之间。

【功能】清风散热，明目止泪。

【主治】目赤肿痛，流泪，夜盲，眼睑瞤动，口眼歪斜。

四白穴

【位置】在面部，瞳孔直下，当眶下孔凹陷处。

【功能】祛风明目，通经活络。

【主治】目赤痛痒，目翳，眼睑瞤动，口眼歪斜，头痛眩晕。

巨髎穴

【位置】在面部，瞳孔直下，平鼻翼下缘处，当鼻唇沟外侧。

【功能】清热熄风，明目通翳。

【主治】口眼歪斜，眼睑目闰动，鼻出血，齿痛，唇颊肿。

地仓穴

【位置】口角旁0.4寸，巨髎穴直下取之，上直对瞳孔。

【功能】祛风止痛，舒筋活络。

【主治】口歪，流涎，眼睑瞤动。

大迎穴

【位置】在下颌角前方，咬肌附着部前缘，当面动脉搏动处。

【功能】祛风通络，消肿止痛。

【主治】口歪，口噤，颊肿，齿痛。

颊车穴

【位置】下颌角前上方一横指凹陷中，咀嚼时咬肌的隆起处。

【功能】疏风止痛，活络通关。

【主治】牙痛、颊肿、口㖞眼斜、口噤不语。

下关穴

【位置】在面部耳前方，当颧弓与下颌切迹所形成的凹陷中。

【功能】消肿止痛，聪耳通络。

【主治】耳聋，耳鸣，聤耳，齿痛，口噤，口眼歪斜。

头维穴

【位置】在头侧部，当额角发际上0.5寸，头正中线旁4.5寸。

【功能】祛风泄火，止痛明目。

【主治】头痛，目眩，口痛，流泪，眼睑瞤动。

人迎穴

【位置】在颈部，喉结旁，当胸锁乳突肌的前缘，颈总动脉搏动处。

【功能】利咽散结，理气降逆。

【主治】咽喉肿痛，气喘，瘰疬，瘿气，高血压。

水突穴

【位置】在颈部，胸锁乳突肌的前缘，当人迎与气舍连线的中点。

【功能】清热利咽，降逆平喘。

【主治】咽喉肿痛，咳嗽，气喘。

气舍穴

【位置】在颈部，当锁骨内侧端的上缘，胸锁乳突肌的胸骨头与锁骨头之间。

【功能】清热利肺，理气散结。

【主治】咽喉肿病，气喘，呃逆，瘿瘤，瘰疬，颈项强。

缺盆穴

【位置】在锁骨上窝中央，距前正中线4寸。

【功能】宽胸利膈，止咳平喘。

【主治】咳嗽，气喘，咽喉肿痛，缺盆肿痛，瘰疬。

气户穴

【位置】在胸部，当锁骨中点下缘，前正中线旁开4寸处。

【功能】理气宽胸，止咳平喘。

【主治】咳喘，胸痛，呃逆，胁肋疼痛。

库房穴

【位置】在胸部，当第1肋间隙，距前正中线4寸。

【功能】理气宽胸，清热化痰。

【主治】咳嗽，气喘，咳唾脓血，胸肋胀痛。

屋翳穴

【位置】在胸部，当第2肋间隙，距前正中线4寸。

【功能】止咳化痰，消痈止痒。

【主治】咳嗽，气喘，咳唾脓血，胸肋胀痛，乳痈。

膺窗穴

【位置】在胸部，当第3肋间隙，距前正中线4寸。

【功能】止咳宁嗽，消肿清热。

【主治】咳嗽，气喘，胸肋胀痛，胸满气短，乳痈等。

乳中穴

【位置】在胸部，当第4肋间隙，乳头中央，距前正中线4寸。

【功能】调气醒神。

【附记】：本穴不针不灸，只作胸腹部腧穴的定位标志。

乳根穴

【位置】在胸部，当乳头直下，乳房根部，第5肋间隙，距前正中线4寸。

【功能】通乳化瘀， 宣肺利气。

【主治】咳嗽，气喘，呃逆，胸痛，乳痈，乳汁少。

不容穴

【位置】在上腹，当脐中上6寸，距前正中线2寸。

【功能】调中和胃，理气止痛。

【主治】呕吐，胃病，食欲不振，腹胀。

承满穴

【位置】在上腹部，当脐上5寸，距前正中线2寸。

【功能】理气和胃，降逆止呕。

【主治】胃痛，吐血，食欲不振，腹胀。

梁门穴

【位置】在上腹部，当脐中上4寸，距前正中线2寸。

【功能】和胃理气，健脾调中。

【主治】胃痛，呕吐，食欲不振，腹胀，泄泻。

关门穴

【位置】在上腹部，当脐中上3寸，距前正中线2寸。

【功能】调理胃肠道，利水消肿。

【主治】腹胀，腹痛，肠鸣泄泻，水肿。

太乙穴

【位置】上腹部，当脐中上2寸，距前正中线2寸。

【功能】涤痰开窍，镇惊安神。

【主治】胃病，心烦，癫狂。

滑肉门穴

【位置】在上腹部，当脐中上1寸，距前正中线2寸。

【功能】镇惊安神，清心开窍。

【主治】胃痛，呕吐，癫狂。

天枢穴

【位置】在腹中部，平脐中，距脐中2寸。

【功能】调中和胃，理气健脾。

【主治】腹胀肠鸣，绕脐痛，便秘，泄泻，痢疾，月经不调。

外陵穴

【位置】在下腹部，当脐中下1寸，距前正中线2寸。

【功能】和胃化湿， 理气止痛。

【主治】腹痛，疝气，痛经。

大巨穴

【位置】在下腹部，当脐中下2寸，距前正中线2寸。

【功能】调胃肠道，固肾气。

【主治】小腹胀满，小便不利，疝气，遗精，早泄。

水道穴

【位置】在下腹部，当脐中下3寸，距前正中线2寸。

【功能】利水消肿，调经止痛。

【主治】小腹胀满，小便不利，痛经，不孕，疝气。

归来穴

【位置】在下腹部，当脐中下4寸，距前正中线2寸。

【功能】活血化瘀，调经止痛。

【主治】腹痛，疝气，月经不调，白带，阴挺。

气冲穴

【位置】在腹股沟稍上方，当脐中下5寸，距前正中线2寸。

【功能】调经血，舒宗筋，理气止痛。

【主治】肠鸣腹痛，疝气，月经不调，不孕，阳痿，阴肿。

髀关穴

【位置】在大腿前面，髂前上棘与髌底外侧端的连线上，屈股时，平会阴，居缝匠肌外侧凹陷处。

【功能】强腰膝，通经络。

【主治】腰痛膝冷，痿痹，腹痛。

伏兔穴

【位置】大腿前面，当髂前上棘与髌底外侧外侧端的连线上，髌底上6寸。

【功能】散寒化湿，疏通经络。

【主治】腰痛膝冷，下肢麻痹，疝气，脚气。

阴市穴

【位置】在大腿前面，当髂前上棘与髌底外侧端的连线上，髌底上3寸。

【功能】温经散寒，理气止痛。

【主治】腿膝痿痹，屈伸不利，疝气，腹胀腹痛。

梁丘穴

【位置】屈膝，大腿前面，当髂前上棘与髌底外侧端的连线上，髌底上2寸。

【功能】理气和胃，通经活络。

【主治】膝肿痛，下肢不遂，胃痛，乳痛，血尿。

犊鼻穴

【位置】屈膝，在膝部，髌骨与髌韧带外侧凹陷中。

【功能】通经活络，消肿止痛。

【主治】膝痛，下肢麻痹，屈伸不利，脚气。

足三里穴

【位置】在小腿前外侧，当犊鼻下3寸，距胫骨前缘一横指（中指）。

【功能】健脾和胃，扶正培元，通经活络，升降气机。

【主治】胃痛，呕吐，噎膈，腹胀，泄泻，痢疾，便秘，乳痈，肠痈，下肢痹痛，水肿，癫狂，脚气，虚劳羸瘦。

上巨虚穴

【位置】在小腿前外侧，当犊鼻下6寸，距胫骨前缘一横指（中指）。

【功能】调和胃肠道，通经活络。

【主治】肠鸣，腹痛，泄泻，便秘，肠痈，下肢痿痹，脚气。

条口穴

【位置】在小腿前外侧，当犊鼻下8寸，距胫骨前缘一横指（中指）。

【功能】舒筋活络，理气和中。

【主治】脘腹疼痛，下肢痿痹，转筋，跗肿，肩臂痛。

下巨虚穴

【位置】在小腿前外侧，当犊鼻下9寸，距胫骨前缘一横指（中指）。

【功能】调胃肠道，通经络，安神志。

【主治】小腹痛，泄泻，痢疾，乳痈，下肢痿痹。

丰隆穴

【位置】小腿前外侧，当外踝尖上8寸，

条口外，距胫骨前缘二横指（中指）。

【功能】健脾化痰，和胃降逆，开窍。

【主治】头痛，眩晕，痰多咳嗽，呕吐，便秘，水肿，癫狂痛，下肢痿痹。

解溪穴

【位置】在足背与小腿交界处的横纹中央凹陷中，当（蹲）长伸肌腱与趾长伸肌腱之间。

【功能】舒筋活络，清胃化痰，镇惊安神。

【主治】头痛，眩晕，癫狂，腹胀，便秘，下肢痿痹。

冲阳穴

【位置】在足背最高处，当拇长伸肌腱和趾长伸肌腱之间，足背动脉搏动处。

【功能】和胃化痰，通络宁神。

【主治】口眼歪斜，面肿，齿痛，癫狂，胃病，足痿无力。

陷谷穴

【位置】在足背，当第2、3跖骨结合部前方凹陷处。

【功能】清热解表，和胃行水，理气止痛。

【主治】面目水肿，水肿，肠鸣腹痛，足背肿痛。

内庭穴

【位置】在足背当第2、3跖骨结合部前方凹陷处。

【功能】清胃泻火，理气止痛。

【主治】齿痛，咽喉肿病，口歪，鼻衄，胃病吐酸，腹胀，泄泻，痢疾，便秘，热病，足背肿痛。

厉兑穴

【位置】在足第2趾末节外侧，距趾甲角0.1寸。

【功能】清热和胃，苏厥醒神，通经活络。

【主治】鼻衄，齿痛，咽喉肿痛，腹胀，热病，多梦，癫狂。

4.足太阴脾经的穴位

本经共有21个穴位。11个穴位分布在下肢内侧面，10个穴位分布在侧胸腹部。首穴隐白、大都、太白、公孙、商丘、三阴交、漏谷、地机、阴陵泉、血海、箕门、冲门、府舍、腹结、大横、腹哀、食窦、天溪、胸乡、周荣、末穴大包。

隐白穴

【位置】足大脚趾内侧端爪甲角旁约0.1

寸处

【功能】统血安神，益气定志。

【主治】腹胀便血、崩漏、癫狂、梦魇等。

大都穴

【位置】足大趾内侧，第1蹠趾关节前下方，赤白肉际处。

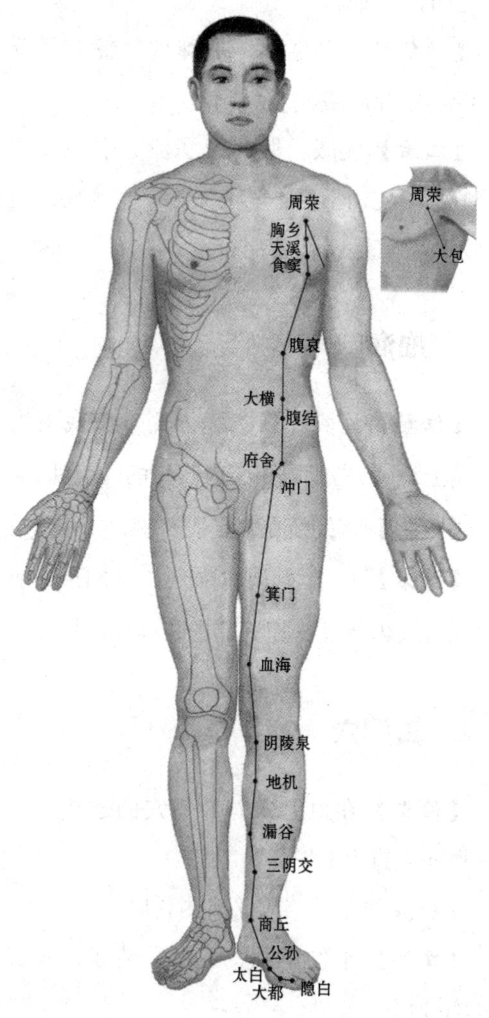

【功能】健脾利湿，和胃宁神。

【主治】腹胀，胃痛、食不化，呕吐，腹泻，便秘；热病，无汗，体重肢肿，厥心痛，不得卧，心烦。

太白穴

【位置】第一蹠骨小头后缘，赤白肉际凹陷处；第一蹠趾关节后缘，赤白肉际处取穴。

【功能】 健脾化湿，理气和胃。

【主治】腹痛、肠鸣，腹胀、呕吐，腹泻，痢疾、善噫食不化、饥不欲食，胃痛，便秘、痔漏、脚气、心痛脉缓、胸胁胀痛；体重节痛、痿证。

公孙穴

【位置】在足内侧缘，当第一跖骨基底的前下方。

【功能】健脾胃，调冲任。

【主治】胃痛，呕吐、饮食不化、肠鸣腹胀、腹痛，腹泻，痢疾，多饮、霍乱、水肿、烦心失眠、发狂妄言、嗜卧、肠风下血、脚气。

商丘穴

【位置】内踝前下方凹陷中，当舟骨结节与内踝尖连线的中点处。

【功能】健脾化湿，肃降肺气。

【主治】腹胀、肠鸣、腹泻，便秘，食不化、咳嗽、黄疸、怠惰嗜卧、癫狂、善笑、小儿痫疾、痔疾；足踝痛。

三阴交穴

【位置】在小腿内侧，当足内踝尖上3寸，胫骨内侧缘后方。

【功能】健脾胃，益肝肾，调经带。

【主治】腹痛，肠鸣，腹胀，泄泻，便溏，月经不调，崩漏，带下，阴挺，经闭，不孕，难产，遗精，阳痿，遗尿，疝气，足痿，瘾疹，失眠，神经衰弱，荨麻疹，神经性皮炎。

漏谷穴

【位置】在小腿内侧，当内踝尖与阴陵泉的连线上，距内踝尖6寸，胫骨内侧缘后方。

【功能】健脾和胃，利尿除湿。

【主治】腹胀，肠鸣、偏坠；小便不利，遗精、女人漏下赤白；下肢痿痹、腿膝厥冷。

地机穴

【位置】在小腿内侧，当内踝尖与阴陵泉的连线上，阴陵泉下3寸。

【功能】健脾渗湿，调经止带。

【主治】痛经，崩漏，月经不调，女子症瘕；腹胀、腹痛、食欲不振，腹泻，痢疾、小便不利，水肿。

阴陵泉穴

【位置】在小腿内侧，当胫骨内侧髁后下方凹陷处。

【功能】清利温热，健脾理气，益肾调经，通经活络。

【主治】腹胀，腹泻、暴泄，水肿，黄疸，喘逆、小便不利或失禁、阴茎痛、妇人阴痛、遗精；膝痛。

血海穴

【位置】屈膝，在大腿内侧，髌底内侧端上2寸，当股四头肌内侧头的隆起处。

【功能】调经统血，健脾化湿。

【主治】月经不调，痛经，经闭、崩漏、股内侧痛；瘾疹，皮肤湿疹，丹毒。

箕门穴

【位置】在血海穴与冲门穴的连线上，血海穴直上6寸。

【功能】健脾渗湿，清热利尿。

【主治】小便不利、五淋、遗尿；腹股沟肿痛。

冲门穴

【位置】在腹股沟外侧，距耻骨联合上缘中点3.5寸，当髂外动脉搏动处的外侧。

【功能】降逆利湿，理气消痔。

【主治】腹痛，疝气、痔痛、小便不利、胎气上冲，崩漏，带下。

府舍穴

【位置】冲门穴外上方0.7寸，前正中线旁开4寸。

【功能】健脾消满，理中和胃。

【主治】腹痛，腹满积聚，疝气、霍乱吐泻。

腹结穴

【位置】在下腹部，大横下1.3寸，距前正中线4寸。

【功能】健脾温中，宣通降逆。

【主治】腹痛，绕脐腹痛、腹泻、腹寒泄泻、咳逆，疝气。

大横穴

【位置】在腹中部，距脐中4寸。

【功能】温中散寒，调理胃肠道。

【主治】腹痛，小腹痛、腹泻，虚寒泻痢、大便秘结、善悲。

腹哀穴

【位置】脐中上3寸，前正中线旁开4寸。

【功能】健脾消食，通降腑气。

【主治】消化不良，绕脐痛，腹痛，便秘，痢疾。

食窦穴

【位置】在第5肋间隙，前正中线旁开6寸；任脉（中廷）旁6寸，当第五肋间隙中。

【功能】运化水谷，和胃下气。

【主治】胸胁胀痛；嗳气，翻胃、食已即吐，腹胀肠鸣，水肿。

天溪穴

【位置】在胸外侧部，当第4肋间隙，距前正中线6寸。

【功能】宽胸理气，止咳通乳。

【主治】肺炎，支气管炎，哮喘，胸膜炎；乳汁分泌不足，肋间神经痛。

胸乡穴

【位置】在第3肋间隙，前正中线旁开6寸；在天溪上一肋，距任脉6寸，当第三肋间隙中取穴。

【功能】宽胸理气，疏肝止痛。

【主治】胸胁胀痛、胸引背痛不得卧。

周荣穴

【位置】在胸外侧部，当第2肋间隙，距前正中线6寸。

【功能】宣肺平喘，理气化痰。

【主治】支气管炎，肺炎，胸膜炎，肺脓疡，支气管扩张；食管狭窄，膈肌痉挛，肋间神经痛。

大包穴

【位置】在侧胸部腋中线上，当第6肋间隙处；侧卧举臂，在腋下6寸，腋中线上取穴。

【功能】统血养经，宽胸止痛。

【主治】气喘；胸胁痛；全身疼痛，急性扭伤，四肢无力。

5.手少阴心经的穴位

本经共9个穴位。1个穴位在腋窝部，8个穴位在上肢掌侧面的尺侧。首穴极泉、青灵、少海、灵道、通里、阴郄、神门、少府、末穴少冲。

极泉穴

【位置】位于腋窝顶点，腋动脉搏动处。

【功能】宽胸理气，通经活络。

【主治】心痛，咽干烦渴，胁肋疼痛，瘰疬，肩臂疼痛等。

青灵穴

【位置】位于臂内侧，当极泉与少海的连线上，肘横纹上3寸，肱二头肌的内侧沟中。

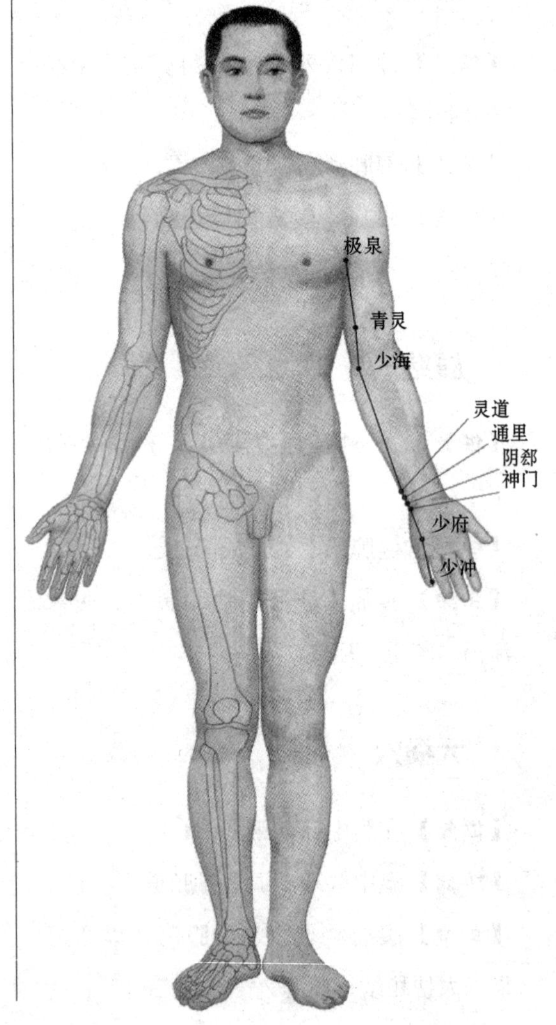

【功能】理血止痛。

【主治】头痛振寒，目黄，胁痛，肩臂疼痛等。

少海穴

【位置】屈肘，当肘横纹内侧端与肱骨内上髁连线的中点处。

【功能】理气通络，益心安神，降浊升清。

【主治】心痛，癔病、暴喑、健忘、癫狂善笑、痫证；肘臂挛痛，臂麻手颤，头项痛、目眩、腋胁痛；瘰鬁（瘰疬）。

灵道穴

【位置】位于前臂掌侧，当尺侧腕屈肌腱的桡侧缘，腕横纹上1.5寸。

【功能】宽胸理气。

【主治】心痛，暴喑，肘臂挛痛等。

通里穴

【位置】腕横纹上1寸，尺侧腕屈肌腱的桡侧缘。

【功能】宁志安神，益阴清心。

【主治】心悸，怔仲，暴喑，舌强不语，腕臂痛等。

阴郄穴

【位置】腕横纹上0.5寸，尺侧腕屈肌腱的桡侧缘。

【功能】宁心凉血。

【主治】心痛，惊悸；骨蒸盗汗；吐血，衄血，失音。

神门穴

【位置】在腕横纹尺侧端，尺侧腕屈肌腱的桡侧凹陷中。

【功能】宁心安神，宽胸理气。

【主治】心痛，心烦，怔忡，失眠，健忘，惊悸，癫狂，痫症。

少府穴

【位置】 在手掌面，第4、5掌骨之间，握拳时当小指与无名指指端之间；在4、5掌指关节后方，仰掌屈指，当小指端与无名指端之间。

【功能】清心宁神。

【主治】心悸，胸痛，小便不利，遗尿，阴痒痛，小指挛痛等。

少冲穴

【位置】小指桡侧指甲角旁0.1寸。

【功能】清热熄风，宁神醒脑。

【主治】心悸，心痛，胸胁痛，癫狂，热病，昏迷、喉咙疼痛。

6.手太阳小肠经的穴位

本经共有19个穴位。8个穴位分布在上肢背面的尺侧，11个穴位在肩、颈、面部。首穴少泽、前谷、后溪、腕骨、阳谷、养老、支正、小海、肩贞、臑腧、天宗、秉风、曲垣、肩外俞、肩中俞、天窗、天容、颧髎、末穴为听宫。

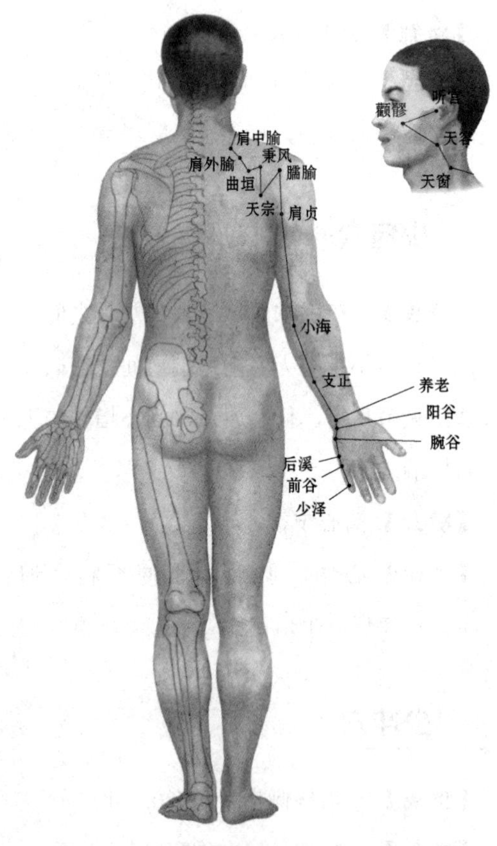

少泽穴

【位置】在小指末节尺侧，距指甲角0.1寸。

【功能】调气血，通血脉。

【主治】头痛，发热，眼睛干涩充血，乳汁分泌过少、乳腺炎等。

前谷穴

【位置】在手尺侧，微握拳，当小指本节（第五掌指关节）前的掌指横纹头赤白肉际。

【功能】降浊升清。

【主治】目痛，头痛耳鸣，咽喉肿痛，乳少，热病。

后溪穴

【位置】握拳小手指关节后横纹头赤白肉际处。

【功能】散风舒筋止痛。

【主治】头、项颈、肩、肘、臂、手指拘急、疼痛、麻木和耳鼻喉疾以及癫狂、痫症、癔症等。

腕骨穴

【位置】在手掌尺侧，当第五掌骨基底与钩骨之间的凹陷处，赤白肉际。

【功能】舒筋活络，泌别清浊。

【主治】头痛，项强，耳鸣耳聋，目翳，肩臂疼痛麻木，腕痛，指挛，胁痛，热病汗不出，口腔炎，黄疸，消渴，糖尿病，瘛疭，惊风，疟疾。

阳谷穴

【位置】在手腕尺侧，当尺骨茎突与三角骨之间的凹陷处。

【功能】明目安神，通经活络。

【主治】精神病，癫痫，肋间神经痛，尺神经痛；神经性耳聋，耳鸣，口腔炎，齿龈炎，腮腺炎。

养老穴

【位置】在前臂背面尺侧，当尺骨小头近端桡侧凹陷中。

【功能】清头明目，舒筋活络。

【主治】脑血管病后遗症，肩臂部神经痛；急性腰扭伤，落枕；近视眼。

支正穴

【位置】在前臂背面尺侧，当阳谷与小海的连线上，腕背横纹上5寸。

【功能】安神定惊，清热利窍，舒筋活络。

【主治】头痛，项强，目眩，颌肿，癫狂，消渴，肘挛，指痛。

小海穴

【位置】在肘外侧，当尺骨鹰突与肱骨内上髁之间凹陷处。

【功能】安神安志，清热通络。

【主治】头痛，耳鸣，项强，颊肿，瘰疬，癫痫，肘臂痛等。

肩贞穴

【位置】在肩关节后下方，臂内收时，腋后纹头上1寸（指寸）。

【功能】清头聪耳，通经活络。

【主治】耳鸣，耳聋；肩关节周围炎，脑血管病后遗症，颈淋巴结结核，头痛等。

臑腧穴

【位置】位于人体的肩部，当腋后纹头直上，肩胛冈下缘凹陷中。

【功能】舒筋活络。

【主治】肩臂疼痛，瘰疬。

天宗穴

【位置】在肩部，当腋后纹头直上，肩胛冈下缘凹陷中。

【功能】舒筋活络，理气消肿。

【主治】肩胛酸痛，肩周炎，肩背软组织损伤，肘臂外后侧痛，上肢不举，颈项颊颔肿痛，乳痈，乳腺炎，胸胁支满，咳嗽气喘，咳逆抢心，乳腺炎。

秉风穴

【位置】在肩胛部，冈上窝中央，天宗

直上，举臂有凹陷处。

【功能】散风活络，止咳化痰。

【主治】冈上肌腱炎，肩周炎，肩胛神经痛，支气管炎等。

曲垣穴

【位置】在肩胛部，冈上窝内侧端，当臑俞与第二胸椎棘突连线的中点处。

【功能】舒筋活络，疏风止痛。

【主治】冈上肌腱炎，肩胛部拘挛疼痛，肩背痛，肩关节周围软组织疾病。

肩外俞穴

【位置】在背部，当第一胸椎棘突下，旁开3寸。

【功能】舒筋活络， 祛风止痛。

【主治】颈椎病，肩胛区神经痛，痉挛，麻痹；肺炎，胸膜炎，神经衰弱，低血压等。

肩中俞穴

【位置】在背部，当第七颈椎棘突下，旁开2寸。

【功能】解表宣肺。

【主治】支气管炎，哮喘，支气管扩张，吐血；视力减退，肩背疼痛等。

天窗穴

【位置】位于人体的颈外侧部，胸锁乳突肌的后缘，扶突穴后，与喉结相平。

【功能】疏散内热。

【主治】耳鸣，耳聋，咽喉肿痛，颈项强痛，暴喑。

天容穴

【位置】下颌角后，胸锁乳突肌前缘。

【功能】滋阴润喉。

【主治】耳鸣，耳聋，咽喉肿痛，颈项强痛。

颧髎穴

【位置】在面部，当目外眦直下，颧骨下缘凹陷处。

【功能】清热消肿，祛风镇痉。

【主治】口眼歪斜，眼睑瞤动，齿痛，颊肿。

听宫穴

【位置】在面部，耳屏前，下颌骨髁状突的后方，张口时呈凹陷处。

【功能】开耳窍、止痛、益聪。

【主治】耳鸣，耳聋，聤耳，牙痛，癫狂痫。三叉神经痛、头痛、目眩头昏。

7.足太阳膀胱经的穴位

本经共有67个穴位，其中有49个穴位

分布在头面部、项背部和腰背部，18个穴位分布在下肢后面的正中线上和足的外侧部。首穴睛明、攒竹、眉冲、曲差、五处、承光、通天、络却、玉枕、天柱、大杼、风门、肺俞、厥阴俞、心俞、督俞、膈俞、肝俞、胆俞、脾俞、胃俞、三焦俞、肾俞、气海俞、大肠俞、关元俞、小肠俞、 膀胱俞、中膂俞、 白环俞、上髎、次髎、中髎、下髎、会阳、承扶、殷门、浮郄、委阳、委中、附分、魄户、膏肓俞、神堂、譩譆、膈关、魂门、阳纲、意舍、胃仓、肓门、志室、胞肓 、秩边

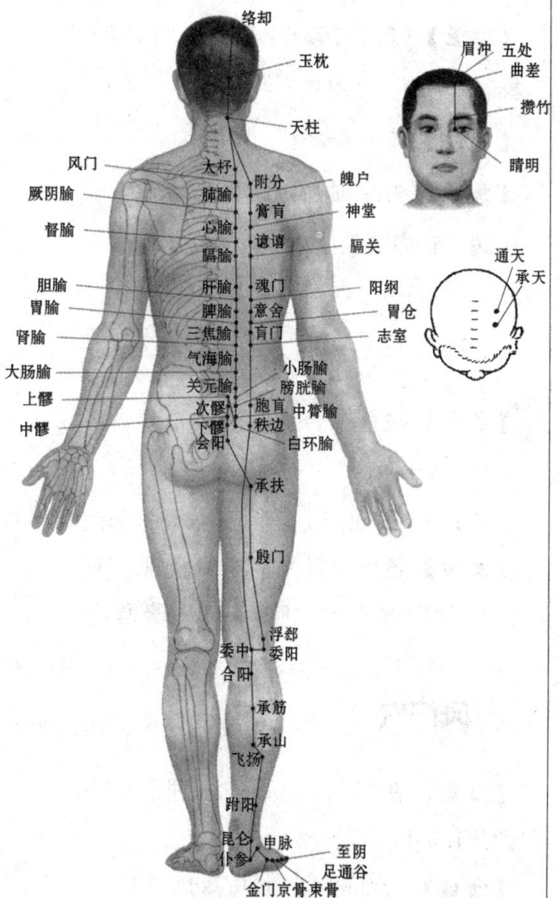

、合阳、 承筋、承山、飞扬、跗阳、昆仑、仆参、申脉、金门、京骨、束骨、足通谷、末穴至阴。

睛明穴

【位置】目内眦旁0.1寸处。

【功能】祛风明目。

【主治】目赤肿痛、眦痒、流泪、夜盲、青盲、色盲。

攒竹穴

【位置】眉毛内侧端眶上切迹处，即眉头凹陷中。

【功能】清热，明目。

【主治】头痛、失眠、眉棱骨痛、目赤、口眼歪斜。

眉冲穴

【位置】位于人体的头部，当攒竹穴直上入发际0.5寸，神庭穴与曲差穴连线之间。

【功能】疏风清热，清头明目。

【主治】头痛，眩晕，鼻塞；癫痫。

曲差穴

【位置】在头部，当前发际正中直上0.5寸，旁开1.5寸，即神庭与头维连线的内1/3与中1/3交点上。

【功能】疏风泄热，清头明目。

【主治】头痛，鼻塞，鼽衄；目视不明。

五处穴

【位置】在头部，当前发际正中直上1寸，旁开1.5寸。

【功能】疏风泄热，清头明目。

【主治】头痛，头晕；中风偏瘫；癫痫。

承光穴

【位置】在头部，当前发际正中直上2.5寸旁开1.5寸。

【功能】疏风泄热，清头明目。

【主治】目视不明，中风偏瘫，癫痫；头晕目眩。

通天穴

【位置】在头部，当前发际正中直上4寸，旁开1.5寸。

【功能】疏风清头，通利鼻窍。

【主治】鼻塞，鼻中瘜肉，鼻疮，鼻渊，鼻衄；头痛，目眩；中风偏瘫，癫痫。

络却穴

【位置】在头部，当前发际正中直上5.5寸，旁开1.5寸。

【功能】疏风清头，通经活络。

【主治】目视不明，风偏瘫，癫痫；耳鸣。

玉枕穴

【位置】后头部，当后发际正中直上2.5寸，旁开1.3寸，平枕外粗隆上缘的凹陷处。

【功能】疏风清头，通经活络，通窍明目。

【主治】头项痛，目视不明，鼻塞；脚癣。

天柱穴

【位置】哑门穴旁开1.3寸处（即第一颈椎棘突下旁开1.3寸处）。

【功能】疏风，解表，止痛。

【主治】头痛项强，眩晕，鼻塞咽肿，热病，狂病等。

大杼穴

【位置】在背部，当第一胸椎棘突下，旁开1.5寸。

【功能】祛风解表，疏调筋骨，宣肺降逆。

【主治】各种骨病（骨痛，肩、腰、骶、膝关节痛）；发热，咳嗽，头痛鼻塞。

风门穴

【位置】在背部，当第二胸椎棘突下，旁开1.5寸。

【功能】宣肺解表，疏风清热。

【主治】伤风，咳嗽；发热，头痛，项强，胸背痛。

肺俞穴

【位置】在背部，当第三胸椎棘突下，旁开1.5寸。

【功能】养阴清热，调理肺气。

【主治】发热，咳嗽，咳血，盗汗，鼻塞；发脱落，痘，疹，疮，癣。

厥阴俞穴

【位置】在背部，当第四胸椎棘突下，旁开 1.5寸。

【功能】疏通心脉，宽胸理气。

【主治】心痛，心悸；嗽，胸闷；牙痛。

心俞穴

【位置】在背部，当第五胸椎棘突下，旁开1.5寸。

【功能】养血宁心，理气止痛，通络宽胸。

【主治】心痛，心悸，胸闷，气短；咳嗽，吐血；失眠，健忘，癫痫；梦遗，盗汗。

督俞穴

【位置】在背部，当第六胸椎棘突下，旁开 1.5寸。

【功能】理气宽胸。

【主治】心痛，胸闷；胃痛，腹痛；咳嗽，气喘。

膈俞穴

【位置】在背部，第七胸椎棘突下，旁开1.5寸。

【功能】宽胸降逆，理血化淤，调气补虚，调和脾胃。

【主治】急性胃脘痛，呃逆，噎膈，便血；咳嗽，气喘，吐血，骨蒸盗汗。

肝俞穴

【位置】在背部，当第十胸椎棘突下，旁开1.5寸。

【功能】疏肝利胆，理气解郁，调和脾胃。

【主治】黄疸，口苦，胁痛；肺痨，潮热。

胆俞穴

【位置】在背部，当第十胸椎棘突下，旁开1.5寸。

【功能】疏肝利胆，理气解郁，调和脾胃。

【主治】黄疸，口苦，胁痛；肺痨，潮热。

脾俞穴

【位置】在背部，当第十一胸椎棘突

下，旁开1.5寸。

【功能】健脾利湿，益气和中

【主治】腹胀，黄疸，呕吐，泄泻，痢疾，便血；水肿。

胃俞穴

【位置】在背部，当第十二胸椎棘突下，旁开1.5寸。

【功能】理气和胃，化湿消滞。

【主治】胃脘痛，呕吐；腹胀，肠鸣。

三焦俞穴

【位置】在腰部，当第一腰椎棘突下，旁开1.5寸。

【功能】通利三焦，疏调水道。

【主治】水肿，小便不利；腹胀，肠鸣，泄泻，痢疾；膝关节无力。

肾俞穴

【位置】在腰部，当第二腰椎棘突下，旁开1.5寸。

【功能】滋阴壮阳，补肾益气，利水消肿。

【主治】遗尿，小便不利，水肿；遗精，阳痿，月经不调，白带；耳聋，耳鸣，咳嗽，气喘；中风偏瘫，腰痛，骨病。

气海俞穴

【位置】在腰部，当第三腰椎棘突下，旁开1.5寸。

【功能】培元益气，强壮腰膝。

【主治】腹胀，肠鸣，痔漏；痛经，腰痛。

大肠俞穴

【位置】在腰部，当第四腰椎棘突下，旁开 1.5寸。

【功能】通肠利腑，强壮腰膝。

【主治】腹胀，泄泻，便秘，痔疮出血；腰痛；荨麻疹。

关元俞穴

【位置】在腰部，当第五腰椎棘突下，旁开 1.5寸。

【功能】壮阳补肾，调理下焦。

【主治】腰骶痛；腹胀，泄泻；小便频数或不利，遗尿。

小肠俞穴

【位置】在骶部，当骶正中嵴旁开1.5寸，平第一骶后孔。

【功能】通肠利腑，清热利湿。

【主治】腰骶痛，膝关节痛；小腹胀痛，小便不利；遗精，白带。

膀胱俞穴

【位置】在骶部，当骶正中嵴旁1.5寸，平第二骶后孔。

【功能】通调膀胱，清热利湿。

【主治】小便不利，遗尿；腰脊强痛，腿痛；泄泻，便秘。

中膂俞穴

【位置】在骶部，当骶正中嵴旁1.5寸，平第三骶后孔。

【功能】清利下焦，益肾壮腰。

【主治】泄泻；疝气，腰脊强痛。

白环俞穴

【位置】在骶部，当骶正中嵴旁1.5寸，平第四骶后孔。

【功能】温补下元，调理气血。

【主治】遗精，白带，月经不调，遗尿；腰骶疼痛，疝气。

上髎穴

【位置】在骶部，当髂后上嵴与后正中线之间，适对第一骶后孔处。

【功能】壮腰补肾，通经活血。

【主治】月经不调，赤白带下，阴挺；遗精，阳痿；大、小便不利，腰骶痛。

次髎穴

【位置】在骶部，当髂后上棘内下方，适第二骶后孔处。

【功能】壮腰补肾，通经活血。

【主治】遗精，阳痿；月经不调，赤白带下；腰骶痛，下肢痿痹。

中髎穴

【位置】当次髎内下方，适对第三骶后孔处。

【功能】壮腰补肾，调经止痛，通调二便。

【主治】月经不调，白带，小便不利，便秘，泄泻；腰骶疼痛。

下髎穴

【位置】在骶部，当中髎内下方，适对第四骶后孔处。

【功能】壮腰补肾，调经止痛，通调二便。

【主治】腰骶痛，小腹痛；小便不利，带下。

会阳穴

【位置】男性在阴囊根部与肛门中间；女性在大阴唇后联合与肛门的中间处。

【功能】调经强肾，苏厥回阳，清热

利湿。

【主治】痔疾、二便不利、遗精、阳痿、月经不调、癫狂、昏迷。

承扶穴

【位置】在大腿后面，臀下横纹的中点。

【功能】疏经活络。

【主治】腰骶臀股部疼痛，痔疾。

殷门穴

【位置】在大腿后面，当承扶与委中的连线上，承扶下6寸。

【功能】疏经活络，壮腰脊，强筋骨。

【主治】腰痛，下肢痿痹。

浮郄穴

【位置】在腘横纹外侧端，委阳上1寸，股二头肌腱的内侧。

【功能】舒筋利节。

【主治】腘窝部疼痛、麻木或挛急。

委阳穴

【位置】在腘横纹外侧端，当股二头肌腱的内侧。

【功能】舒筋利节，通利水道。

【主治】腰脊强痛，小腹胀满，小便不利；腿足拘挛疼痛，痿厥。

委中穴

【位置】腘窝横纹正中央。

【功能】泻热舒筋。

【主治】腰痛、半身不遂、下肢瘫痪、遗尿。

附分穴

【位置】在背部，当第二胸椎棘突下，旁开3寸。

【功能】舒筋活络，祛风散寒。

【主治】颈项强痛，肩背拘急，肘臂麻木。

魄户穴

【位置】在背部，当第三胸椎棘突下，旁开3寸。

【功能】养阴清肺，平喘止咳。

【主治】咳嗽，气喘，肺痨；项强，肩背痛。

膏肓穴

【位置】在背部，当第四胸椎棘突下，旁开3寸。

【功能】养阴清肺，补虚益损。

【主治】肺痨咳嗽气喘，纳差，便溏，消瘦乏力；遗精，盗汗，健忘；肩背痠痛。

神堂穴

【位置】在背部，当第五胸椎棘突下，旁开3寸。

【功能】宽胸理气，宁心通络。

【主治】心痛，心悸，失眠；胸闷，咳嗽，气喘；肩背痛。

譩譆穴

【位置】在第六胸椎棘突下，旁开3寸。

【功能】养阴清肺，疏风解表，活血通络。

【主治】胸痛引背，肩背痛，咳嗽，气喘，目眩，目痛，鼻衄，热病无汗，疟疾。

膈关穴

【位置】在背部，当第七胸椎棘突下，旁开3寸。

【功能】和胃降逆，宽胸利膈。

【主治】饮食不下，呃逆，呕吐；脊背强痛。

魂门穴

【位置】在背部，当第九胸椎棘突下，旁开3寸。

【功能】疏肝理气，健脾和胃。

【主治】胸胁胀满，呕吐，泄泻；背痛。

阳纲穴

【位置】在背部，当第十胸椎棘突下，旁开3寸。

【功能】疏肝利胆，清热利湿，调理胃肠道。

【主治】黄疸，腹痛，肠鸣，泄泻；消渴。

意舍穴

【位置】在背部，当第十一胸椎棘突下，旁开3寸。

【功能】健脾和胃，化湿消滞。

【主治】腹胀，肠鸣，呕吐，泄泻。

胃仓穴

【位置】在背部，当第十二胸椎棘突下，旁开3寸。

【功能】健脾和胃，理气消滞。

【主治】胃脘痛，腹胀；小儿食积；水肿。

肓门穴

【位置】在腰部，当第一腰椎棘突下，旁开3寸。

【功能】化滞消痞，化坚通乳。

【主治】腹痛，便秘；痞块，乳疾。

志室穴

【位置】在腰部，当第二腰椎棘突下，旁开3寸。

【功能】补肾益精，通阳利尿。

【主治】遗精，阳痿；小便不利，水肿，腰脊强痛。

胞肓穴

【位置】在臀部，平第二骶后孔，骶正中嵴旁开3寸。

【功能】疏通下焦。

【主治】尿闭，阴肿；腰脊痛；肠鸣腹胀。

秩边穴

【位置】在臀部，平第四骶后孔，骶正中嵴旁开3寸。

【功能】疏通下焦，强壮腰膝。

【主治】腰骶痛，下肢痿痹；小便不利，便秘，痔疾。

合阳穴

【位置】在小腿后面，当委中与承山的连线上，委中下2寸。

【功能】疏经活络，祛风除湿。

【主治】腰脊强痛，下肢痿痹；疝气；崩漏。

承筋穴

【位置】在小腿后面，当委中与承山的连线上，腓肠肌肌腹中央，委中下5寸。

【功能】疏筋活络，通肠提肛。

【主治】痔疾，腰腿拘急疼痛。

承山穴

【位置】在小腿后面正中，委中与昆仑之间，当伸直小腿或足跟上提时，腓肠肌肌腹下出现尖角凹陷处。

【功能】舒筋理气。

【主治】寒湿，腰、背、腿、足拘挛肿痛，痔疮，便秘等。

飞扬穴

【位置】在小腿后面，当外踝后，昆仑穴直上7寸，承山外下方1寸处。

【功能】散风解表，疏经活络，清热利湿。

【主治】头痛，目眩，鼽衄；腰腿疼痛无力；痔疾。

跗阳穴

【位置】在小腿后面，外踝后，昆仑穴直上3寸。

【功能】舒筋活络，清利头目。

【主治】头痛，头重；腰骶疼痛，下肢痿痹，外踝肿痛。

昆仑穴

【位置】在足部外踝后方，当外踝尖与跟腱之间的凹陷处。

【功能】舒筋活络，清利头目。

【主治】急性腰痛，足跟肿痛；难产，头痛，项强，目眩，鼻衄；小儿惊风。

仆参穴

【位置】足外侧部，外踝后下方，昆仑直下，跟骨外侧，赤白肉际处。

【功能】疏经活络，舒筋健骨。

【主治】下肢痿痹，足跟痛；癫痫。

申脉穴

【位置】在足外侧部，外踝直下方凹陷处。

【功能】疏经活络，宁心安神。

【主治】痫症，癫狂；失眠，足外翻；头痛，项强，腰腿痛；眼睑下垂。

金门穴

【位置】在足外侧，当外踝前缘直下，骰骨下缘处。

【功能】疏经活络，宁神熄风。

【主治】癫狂，痫症，小儿惊风；头痛，腰痛，下肢痿痹，外踝痛。

京骨穴

【位置】在足外侧，第五跖骨粗隆下方，赤白肉际处。

【功能】疏经活络，散风清热，宁神清脑。

【主治】头痛，项强，目翳；腰腿痛；癫痫。

束骨穴

【位置】在足外侧，足小趾本节（第五跖趾关节）的后方，赤白肉际处。

【功能】疏经活络，散风清热，清利头目。

【主治】癫狂，头痛项强；腰腿痛，肛门痛。

足通谷穴

【位置】在足外侧，足小趾本节（第五跖趾关节）的前方，赤白肉际处。

【功能】疏经活络，散风清热。

【主治】头痛，项强，目眩，鼻衄；癫狂。

至阴穴

【位置】在足小趾末节外侧，距趾甲角0.1寸（指寸）。

【功能】疏风清热，矫正胎位。

【主治】胎位不正，难产；头目痛，鼻塞，鼻衄。

8.足少阴肾经的穴位

本经共有27个穴位，其中10个穴位分布在下肢内侧，17个穴位分布在胸腹部前正中线的两侧。首穴涌泉、然谷、太溪、大钟、水泉、照海、复溜、交信、筑宾、阴谷、横骨、大赫、气穴、四满、中注、肓俞、商曲、石关、阴都、通谷、幽门、步廊、神封、灵墟、神藏、彧中、末穴俞府。

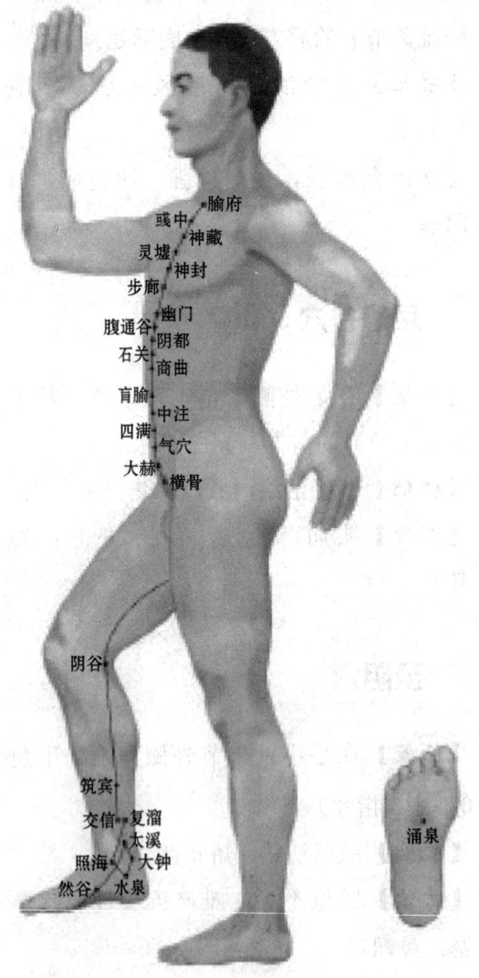

涌泉穴

【位置】在足底部，卷足时足前部凹陷处，约当第2、3趾趾指缝纹头端与足跟连线的前1/3与后2/3交点上。

【功能】苏厥开窍，滋阴益肾，平肝熄风。

【主治】头顶痛，头晕，眼花，咽喉痛，舌干，失音，小便不利，大便难，小儿惊风，足心热，癫疾，霍乱转筋，昏厥。

然谷穴

【位置】在足内侧缘，足舟骨粗隆下方，赤白肉际。

【功能】益气固肾，清热利湿。

【主治】月经不调，阴挺，阴痒，白浊，遗精，阳痿，小便不利，泄泻，胸胁胀痛，咳血，小儿脐风，口噤不开，消渴，黄疸，下肢痿痹，足跗痛。

太溪穴

【位置】在足内侧，内踝后方，当内踝尖与跟腱之间的凹陷处。

【功能】滋阴益肾，壮阳强腰。

【主治】头痛目眩，咽喉肿痛，齿痛，耳聋，耳鸣，咳嗽，气喘，胸痛咳血，消渴，月经不调，失眠，健忘，遗精，阳痿，小便频数，腰脊痛，下肢厥冷，内踝肿痛。

大钟穴

【位置】在足内侧，内踝下方，当跟腱附着部的内侧前方凹陷处。

【功能】益肾平喘，调理二便。

【主治】咳血，气喘，腰脊强痛，痴呆，嗜卧，足跟痛，二便不利，月经不调。

水泉穴

【位置】在足内侧，内踝后下方，当太溪直下1寸，跟骨结节的内侧凹陷处。

【功能】清热益肾，通经活络。

【主治】月经不调，痛经，阴挺，小便不利，目昏花，腹痛。

照海穴

【位置】在足内踝下缘凹陷处。

【功能】泄虚火，滋阴补肾，利咽明目，清心安神，开窍止痛。

【主治】咽喉干燥，痫证，失眠，嗜卧，惊恐不宁，目赤肿痛，月经不调，痛经，赤白带下，阴挺，阴痒，疝气，小便频数，不寐，脚气。

复溜穴

【位置】在小腿内侧，太溪直上2寸，跟腱的前方。

【功能】补肾益阴，温阳利水。

【主治】泄泻，肠鸣，水肿，腹胀，腿肿，足痿，盗汗，脉微细时无，身热无汗，腰脊强痛。

交信穴

【位置】在小腿内侧，当太溪直上2寸，复溜前0.5寸，胫骨内侧缘的后方。

【功能】益肾调经，调理二便。

【主治】月经不调，崩漏，阴挺，泄泻，大便难，睾丸肿痛，五淋，疝气，阴痒，泻痢赤白，膝、股、内廉痛。

筑宾穴

【位置】在小腿内侧，当太溪与阴谷的连线上，太溪上5寸，腓肠肌肌腹的内下方。

【功能】调理下焦，宁心安神。

【主治】癫狂，痫证，呕吐涎沫，疝痛，小儿脐疝，小腿内侧痛。

阴谷穴

【位置】在腘窝内侧，屈膝时，当半腱肌肌腱与半膜肌肌腱之间。

【功能】益肾调经，理气止痛。

【主治】阳痿，疝痛，月经不调，崩漏，小便难，阴中痛，癫狂，膝股内侧痛。

横骨穴

【位置】在下腹部，当脐中下5寸，前正中线旁开0.5寸。

【功能】益肾助阳，调理下焦。

【主治】阴部痛，少腹痛，遗精，阳痿，遗尿，小便不通，疝气。

大赫穴

【位置】在下腹部，当脐中下4寸，前正中线旁开0.5寸。

【功能】益肾助阳，调经止带。

【主治】阴部痛，子宫脱垂，遗精，带下，月经不调，痛经，不妊，泄泻，痢疾。

气穴

【位置】在下腹部，当脐中下3寸，前正中线旁开0.5寸。

【功能】调理冲任，益肾暖胞。

【主治】月经不调，白带，小便不通，泄泻，痢疾，腰脊痛，阳痿。

四满穴

【位置】在下腹部，当脐中下 2 寸，前正中线旁开0.5寸。

【功能】理气调经，利水消肿。

【主治】月经不调，崩漏，带下，不孕，产后恶露不净，小腹痛，遗精，遗尿，疝气，便秘，水肿。

中注穴

【位置】在下腹部，当脐中下 1 寸，前正中线旁开0.5寸。

【功能】调经止带，通调腑气。

【主治】月经不调，腰腹疼痛，大便燥结，泄泻，痢疾。

肓俞穴

【位置】在腹中部，当脐中旁开0.5寸。

【功能】理气止痛，润肠通便。

【主治】腹痛绕脐，呕吐，腹胀，痢疾，泄泻，便秘，疝气，月经不调，腰脊痛。

商曲穴

【位置】在上腹部，当脐中上 2 寸，前正中线旁开0.5寸。

【功能】健脾和胃，消积止痛。

【主治】腹痛，泄泻，便秘，腹中积聚。

石关穴

【位置】在上腹部，当脐中上 3 寸，前正中线旁开0.5寸。

【功能】攻坚消满，调理气血。

【主治】呕吐，腹痛，便秘，产后腹痛，妇人不孕。

阴都穴

【位置】在上腹部，当脐中上 4 寸，前正中线旁开0.5寸。

【功能】调理胃肠，宽胸降逆。

【主治】腹胀，肠鸣，腹痛，便秘，妇人不孕，胸胁满，疟疾。

腹通谷穴

【位置】在上腹部，当脐中上 5 寸，前正中线旁开0.5寸。

【功能】健脾和胃，宽胸安神。

【主治】腹痛，腹胀，呕吐，心痛，心悸，胸痛，暴喑。

幽门穴

【位置】在上腹部，当脐中上 6 寸，前正中线旁开0.5寸。

【功能】健脾和胃，降逆止呕。

【主治】腹痛，呕吐，善哕，消化不良，泄泻，痢疾。

步廊穴

【位置】在胸部，当第五肋间隙，前正中线旁开 2 寸。

【功能】宽胸理气，止咳平喘。

【主治】胸痛，咳嗽，气喘，呕吐，不嗜食，乳痈。

神封穴

【位置】在胸部，当第四肋间隙，前正中线旁开 2 寸。

【功能】宽胸理肺，降逆止呕。

【主治】咳嗽，气喘，胸胁支满，呕吐，不嗜食，乳痈。

灵墟穴

【位置】在胸部，当第三肋间隙，前正中线旁开 2 寸。

【功能】疏肝宽胸，肃降肺气。

【主治】咳嗽，气喘，痰多，胸胁胀痛，呕吐，乳痈。

神藏穴

【位置】在胸部，当第二肋间隙，前正中线旁开 2 寸。

【功能】宽胸理气，降逆平喘。

【主治】咳嗽，气喘，胸痛，烦满，呕吐，不嗜食。

彧中穴

【位置】在胸部，当第一肋间隙，前正中线旁开2寸。

【功能】宽胸理气，止咳化痰。

【主治】支气管炎，肋间神经痛，膈肌痉挛，胸膜炎，食欲不振。

俞府穴

【位置】在胸部，当锁骨下缘，前正中线旁开2寸。

【功能】止咳平喘，和胃降逆。

【主治】咳嗽，气喘，胸痛，呕吐，不嗜食。

9.手厥阴心包经的穴位

本经共有9个穴位，其中8个穴位分布在上肢掌面，1个穴位在前胸上部。首穴天池、天泉、曲泽、郄门、间使、内关、大陵、劳宫、末穴中冲。

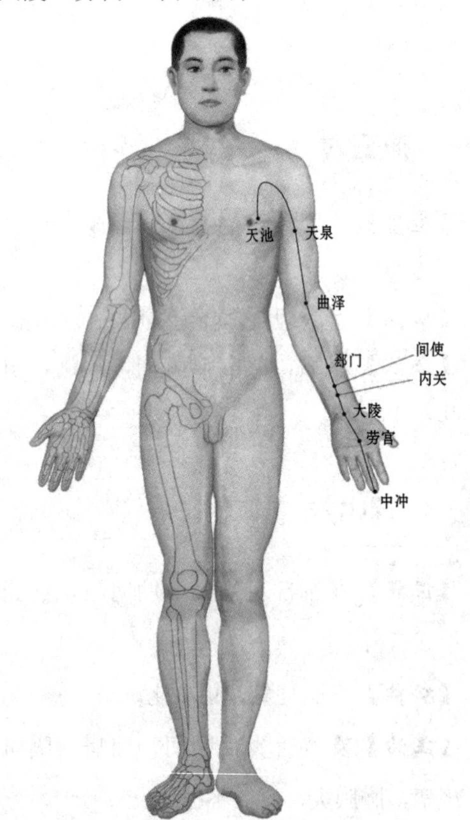

天池穴

【位置】在胸部，当第四肋间隙，乳头外1寸，前正中线旁开5寸。

【功能】活血化瘀，宽胸理气。

【主治】胸闷，心烦，咳嗽，痰多，气喘，胸痛，腋下肿痛，瘰疬，疟疾，乳痈。

天泉穴

【位置】在臂内侧，当腋前纹头下2寸，肱二头肌的长、短头之间。

【功能】宽胸理气，活血通脉。

【主治】心痛，胸胁胀满，咳嗽，胸背及上臂内侧痛。

曲泽穴

【位置】在肘内腋下凹陷处。

【功能】清热镇痉，降逆止呕。

【主治】心痛，心悸，胃痛，呕吐，泄泻，咳嗽，肘臂疼痛。

郄门穴

【位置】在腕横纹上5寸曲泽与大陵穴连线上，掌长肌腱与桡侧腕屈肌腱之间。

【功能】宁心理气，宽胸止血。

【主治】心痛，呕血，惊恐惧人，神气不足，癫狂，癔症。

间使穴

【位置】在腕横纹上3寸掌长肌腱和桡侧腕屈肌腱之间处。

【功能】宁心安神，利胃祛痰。

【主治】心痛，心悸，胃痛，呕吐，疟疾，肘挛臂痛和癫狂、痫症、癔症等神志病。

内关穴

【位置】仰掌腕横纹上2寸两筋之间。

【功能】宁心安神，理气镇惊。

【主治】心痛，心悸，胸闷，胃痛，呕吐，精神失常，失眠，偏头痛。

大陵穴

【位置】在腕横纹正中央，掌长肌腱与桡侧腕屈肌腱之间处。

【功能】散邪火，宁心安神，清心热，宽胸和胃。

【主治】惊悸，癫狂，心胸胃胁痛，腕关节和足跟痛，舌疮口臭等。

劳宫穴

【位置】位于第三掌骨桡侧，握拳时中指尖所点到的掌心横纹中。

【功能】回阳穴之一，清心泻热，醒神止抽。

【主治】中风昏迷，心绞痛，中暑，口疮，口臭，癫狂，痫症和鹅掌风等。

中冲穴

【位置】在手中指末节尖端中央。

【功能】苏厥开窍，清心泄热。

【主治】中风昏迷，舌强不语，中暑，昏厥，小儿惊风，热病，舌下肿痛。

10.手少阳三焦经的穴位

本经一侧有23穴。其中有13个穴分布在上肢背面，10个穴在颈部，耳翼后缘，眉毛外端。首穴关冲，液门、中渚、阳池、外关、支沟、会宗、三阳络、四渎、天井、清冷渊、消泺、臑会、肩髎、天髎、天牖穴、翳风、瘈脉、颅息、角孙、耳门、耳和髎、末穴丝竹空。

关冲穴

【位置】在手环指末节尺侧，距指甲角0.1寸（指寸）。

【功能】泻热开窍，清利喉舌，活血通络。

【主治】头痛，目赤，耳聋，耳鸣，喉痹，舌强，热病，心烦。

液门穴

【位置】在手背部，当第4、5指间，

指蹼缘后方赤白肉际处。

【功能】清头目，利三焦，通络止痛。

【主治】头痛，目赤，耳痛，耳鸣，耳聋，喉痹，疟疾，手臂痛。

中渚穴

【位置】在手背部，当环指本节（掌指关节）的后方，第 4 、5 掌骨间凹陷处。

【功能】清热通络，开窍益聪。

【主治】头痛，目眩，目赤，目痛，耳聋，耳鸣，喉痹，肩背肘臂痠痛 ，手指不能屈伸，脊膂痛，热病。

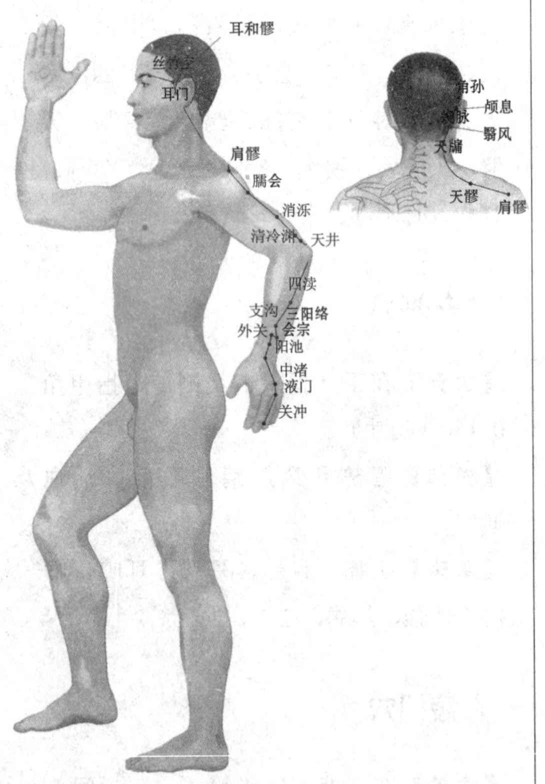

阳池穴

【位置】在腕背横纹中，当指总伸肌腱的尺侧缘凹陷处。

【功能】清热通络，通调三焦，益阴增液。

【主治】腕痛，肩臂痛，耳聋，疟疾，消渴，口干，喉痹。

外关穴

【位置】俯掌，腕横纹上2寸，桡骨与尺骨之间。

【功能】清热消肿，镇惊熄风，通经止痛。

【主治】中风，胸胁痛及肩、背、肘、臂、腕、手指疼痛麻木，屈伸不利和产后血晕、胞衣不下等。

支沟穴

【位置】在前臂背侧，当阳池与肘尖的连线上，腕背横纹上 3 寸，尺骨与桡骨之间。

【功能】清利三焦，通腑降逆。

【主治】暴喑，耳聋，耳鸣，肩背痠痛，胁肋痛，呕吐，便秘，热病。

会宗穴

【位置】在前臂背侧，当腕背横纹上 3 寸，支沟尺侧，尺骨的桡侧缘。

【功能】清利三焦，安神定志，疏通经络。

【主治】耳聋，痫证，上肢肌肤痛。

三阳络穴

【位置】在前臂背侧，腕背横纹上4寸，尺骨与桡骨之间。

【功能】舒筋通络，开窍镇痛。

【主治】暴喑，耳聋，手臂痛，龋齿痛。

四渎穴

【位置】在前臂背侧，当阳池与肘尖的连线上，肘尖下 5 寸，尺骨与桡骨之间。

【功能】开窍聪耳，清利咽喉。

【主治】暴喑，暴聋，齿痛，呼吸气短，咽阻如梗，前臂痛。

天井穴

【位置】臂外侧，屈肘时，当肘尖直上 1 寸凹陷处。

【功能】行气散结，安神通络。

【主治】偏头痛，胁肋、颈项、肩臂痛，耳聋，瘰疬，瘿气，癫痫。

清冷渊穴

【位置】在臂外侧，屈肘时，当肘尖直上 2 寸，即天井上 1 寸。

【功能】疏散风寒，通经止痛。

【主治】头痛，目黄，肩臂痛不能举。

消泺穴

【位置】在臂外侧，当清冷渊与臑会连线中点处。

【功能】清热安神，活络止痛。

【主治】头痛，颈项强痛，臂痛，齿痛，癫疾。

臑会穴

【位置】在臂外侧，当肘尖与肩髎穴的连线上，肩髎穴下3寸，三角肌的后缘。

【功能】化痰散结，通络止痛。

【主治】瘰疬瘿气，目疾，肩胛疼痛，腋下痛等。

肩髎穴

【位置】在肩部，肩髃后方，当肩关节外展时于肩峰后下方呈现凹陷处。

【功能】祛风湿，通经络。

【主治】荨麻疹，肩关节周围炎，脑血管后遗症，胸膜炎，肋间神经痛等。

天髎穴

【位置】在肩胛部，肩井穴与曲垣穴的中间，当肩胛骨上角处。

【功能】祛风除湿，通经止痛。

【主治】颈项强痛，缺盆中痛，肩臂痛，胸中烦满，热病无汗，发热恶寒等。伤科疾病：颈椎病，落枕，冈上肌腱炎，肩背部疼痛。

天牖穴

【位置】在颈侧部，当乳突的后方直下，平下颌角，胸锁乳突肌的后缘。

【功能】清头明目，通经活络。

【主治】头晕，头痛，面肿，目昏，暴聋，项强。

翳风穴

【位置】在耳垂后，当乳突与下颌骨之间凹陷处。

【功能】聪耳通窍，散内泄热。

【主治】耳鸣，耳聋，口眼㖞斜，牙关紧闭，颊肿，瘰疬。

瘈脉穴

【位置】在头部，耳后乳突中央，当角孙与翳风之间，沿耳轮连线的中、下1/3的交点处。

【功能】熄风解痉，活络通窍。

【主治】头痛，耳聋，耳鸣，小儿惊痫，呕吐，泄痢。

颅息穴

【位置】在头部，当角孙至翳风之间，沿耳轮连线上的上、中1/3交点处。

【功能】通窍聪耳，泄热镇惊。

【主治】头痛、耳鸣、耳痛、小儿惊痫，呕吐涎沫。

角孙穴

【位置】在头部，折耳廓向前，当耳尖直上入发际处。

【功能】清热消肿，散风止痛。

【主治】耳部肿痛，目赤肿痛，目翳，齿痛，唇燥，项强，头痛。

耳门穴

【位置】在面部，当耳屏上切迹的前方、下颌骨髁状突后缘，张口有凹陷处。

【功能】开窍聪耳，泄热活络。

【主治】耳聋耳鸣，耳疮流脓，中耳炎，牙痛，下颌关节炎，口周肌肉痉挛。

耳和髎穴

【位置】在头侧部，当鬓发后缘，平耳根之前方，颞浅动脉后缘。

【功能】祛风通络，解痉止痛。

【主治】耳鸣，牙关拘急，鼻准肿痛，流涕，口㖞，瘈疭，头痛颊肿，面瘫，面肌痉挛，耳炎鼻炎。

丝竹空穴

【位置】眉毛外端凹陷处，即眉梢的凹陷处。

【功能】散风止痛，清头明目。

【主治】头痛，目赤昏花，眼睊歪动，牙痛，癫痫等。

11.足少阳胆经的穴位

本经共有44个穴位。15个穴位分布在下肢的外侧面，29个穴位在臀、侧胸、侧头部。首穴瞳子髎、听会、上关、颌厌、悬颅、悬厘、曲鬓、率谷、天冲、浮白、头窍阴、完骨、本神、阳白、头临泣、目窗、正营、承灵、脑空、风池、肩井、渊液、辄筋、日月、京门、带脉、五枢、维道、居髎、环跳、风市、中渎、膝阳关、阳陵泉、阳交、外丘、光明、阳辅、悬钟、丘墟、足临泣、地五会、侠溪、末穴足窍阴。

瞳子髎穴

【位置】目外眦旁空阔处，即眶骨外侧缘凹陷中。

【功能】疏散风热，明目止痛。

【主治】头痛，目翳，目红肿，流泪，视力减退，白内障等，

听会穴

【位置】在面部，当耳屏间切迹的前方，下颌骨髁突的后缘，张口有凹陷处。

【功能】开窍聪耳，通经活络。

【主治】耳鸣，耳聋，流脓，齿痛，下

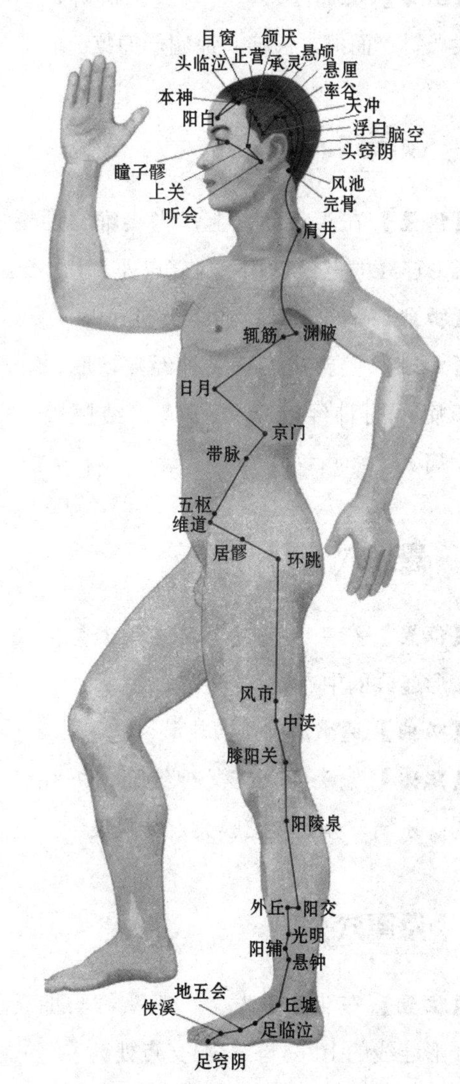

颌脱臼，口眼㖞斜，面痛，头痛。

上关穴

【位置】在耳前，下关直上，当颧弓的上缘凹陷处。

【功能】聪耳镇痉，散风活络。

【主治】头痛，耳鸣，耳聋，聤耳，口眼㖞斜，面痛，齿痛，惊痫，瘛疭。

颔厌穴

【位置】在头部鬓发上，当头维与曲鬓弧形连线的上1/4与下3/4交点处。

【功能】清热散风，通络止痛。

【主治】偏头痛，三叉神经痛，眩晕，癫痫，面神经麻痹；耳鸣，结膜炎，牙痛。

悬颅穴

【位置】在头部鬓发上，当头维与曲鬓弧形连线的中点处。

【功能】通络消肿，清热散风。

【主治】偏头痛，三叉神经痛，神经衰弱；牙痛，鼻炎，结膜炎，角膜炎。

悬厘穴

【位置】在头部鬓发上，当头维与曲鬓弧形连线的上3/4与下1/4交点处。

【功能】通络解表，清热散风。

【主治】神经衰弱，偏头痛，三叉神经痛；耳鸣，结膜炎，鼻炎，牙痛。

曲鬓穴

【位置】头部，当耳前鬓角发际后缘的垂线与耳尖水平线交点处。

【功能】清热止痛，活络通窍。

【主治】偏头痛，颔颊肿，牙关紧闭，呕吐，齿痛，目赤肿痛，项强不得顾。

率谷穴

【位置】在头部，当耳尖直上入发际1.5寸，角孙直上方。

【功能】平肝熄风，通经活络。

【主治】头痛，眩晕，呕吐，小儿惊风。

天冲穴

【位置】在头部，当耳根后缘直上入发际2寸，率谷后0.5寸。

【功能】祛风定惊，清热消肿。

【主治】头痛，齿龈肿痛，癫痫，惊恐，瘿气。

浮白穴

【位置】在头部，当耳后乳突的后上方，天冲与完骨的弧形连线的中1/3与上

2/3交点处。

【功能】散风止痛，理气散结。

【主治】头痛，颈项强痛，耳鸣，耳聋，齿痛，瘰疬，瘿气，臂痛不举，足痿不行。

头窍阴穴

【位置】在头部，当耳后乳突的后上方，当天冲与完骨的中1/3与下1/3交点处。

【功能】平肝镇痛，开窍聪耳。

【主治】头痛，眩晕，颈项强痛，胸胁痛，口苦，耳鸣，耳聋，耳痛。

完骨穴

【位置】在头部，当耳后乳突的后下方凹陷处。

【功能】通络宁神，祛风清热。

【主治】头痛，颈项强痛，颊肿，喉痹，龋齿，口眼歪斜，癫痫，疟疾。

本神穴

【位置】在头部，当前发际上0.5寸，神庭旁开3寸，神庭与头维连线的内2/3与外1/3的交点处。

【功能】祛风定惊，安神止痛。

【主治】头痛，目眩，癫痫，小儿惊风，颈项强痛，胸胁痛，半身不遂。

阳白穴

【位置】在前额部，当瞳孔直上，眉上1寸。

【功能】清头明目，祛风泄热。

【主治】头痛，目眩，目痛，外眦疼痛，雀目。

头临泣穴

【位置】在头部，当瞳孔直上入前发际寸，神庭与头维连线的中点处。

【功能】聪耳明目，安神定志。

【主治】头痛，目眩，目赤痛，流泪，目翳，鼻塞，鼻渊，耳聋，小儿惊痫，热病。

目窗穴

【位置】在头部，当前发际上1.5寸，头正中线旁开2.25寸。

【功能】明目开窍，祛风定惊。

【主治】头痛，目眩，目赤肿痛，远视，近视，面浮肿，上齿龋肿，小儿惊痫。

正营穴

【位置】在头部，当前发际上2.5寸，头正中线旁开2.25寸。

【功能】平肝明目，疏风止痛。

【主治】头痛，头晕，目眩，唇吻强急，齿痛。

承灵穴

【位置】在头部，当前发际上4寸，头正中线旁开2.25寸。

【功能】通利官窍，散风清热。

【主治】头晕，眩晕，目痛，鼻渊，鼻衄，鼻窒，多涕。

脑空穴

【位置】在头部，当枕外隆凸的上缘外侧，头正中线旁开2.25寸，平脑户。

【功能】醒脑宁神，散风清热。

【主治】头痛，颈项强痛，目眩，目赤肿痛，鼻痛，耳聋，癫痫，惊悸，热病。

风池穴

【位置】项后枕骨下两侧，胸锁乳突肌与斜方肌之间的凹陷中。

【功能】祛风解表，清头目。

【主治】偏正头痛、感冒、项强、目耳鼻疾等。

肩井穴

【位置】在肩上，前直乳中，当大椎与肩峰端连线的中点上。

【功能】祛风清热，活络消肿。

【主治】肩背痹痛，手臂不举，颈项强痛，乳痈，中风，瘰疬，难产，诸虚百损。

渊液穴

【位置】在侧胸部，举臂，当腋中线上，腋下3寸，第4肋间隙中。

【功能】理气宽胸，消肿止痛。

【主治】胸满，肋痛，腋下肿，臂痛不举。

辄筋穴

【位置】在侧胸部，渊腋前1寸，平乳头，第4肋间隙中。

【功能】降逆平喘，理气止痛。

【主治】胸肋痛，喘息，呕吐，吞酸，腋肿，肩臂痛。

日月穴

【位置】上腹部，当乳头直下，第七肋间隙，前正中线旁开4寸。

【功能】利胆疏肝，降逆和胃。

【主治】胁肋疼痛，胀满，呕吐，吞酸，呃逆，黄疸。

京门穴

【位置】在侧腰部，章门后1.8寸，当十二肋骨游离端的下方。

【功能】健脾通淋，温阳益肾。

【主治】肠鸣，泄泻，腹胀，腰胁痛。

带脉穴

【位置】在侧腹部，章门下1.8寸，当第十二肋骨游离端下方垂线与脐水平线的交点上。

【功能】健脾利湿，调经止带。

【主治】月经不调，赤白带下，疝气，腰胁痛。

五枢穴

【位置】在侧腹部，当髂前上棘的前方，横平脐下3寸处。

【功能】调经止带，调理下焦。

【主治】阴挺，赤白带下，月经不调，疝气，少腹痛，便秘，腰胯痛。

维道穴

【位置】在侧腹部，当髂前上棘的前下方，五枢前下0.5寸。

【功能】调理冲任，利水止痛。

【主治】腰胯痛，少腹痛，阴挺，疝气，带下，月经不调，水肿。

居髎穴

【位置】在髋部，当髂前上棘与股骨大转子最凸点连线的中点处。

【功能】舒筋活络，益肾强健。

【主治】腰腿痹痛，瘫痪，足痿，疝气。

环跳穴

【位置】股骨大转子与骶管裂孔连线的外1/3折点处。

【功能】祛风湿，疏筋络。

【主治】腰腿痛、偏瘫、痔疮、带下。

风市穴

【位置】在大腿外侧部的中线上，当腘横纹上7寸。或直立垂手时，中指尖处。

【功能】祛风化湿，通经活络。

【主治】中风半身不遂，下肢痿痹、麻木，遍身瘙痒，脚气。

中渎穴

【位置】在大腿外侧，当风市下2寸，或腘横纹上5寸，股外肌与股二头肌之间。

【功能】疏通经络，祛风散寒。

【主治】下肢痿痹、麻木，半身不遂。

膝阳关穴

【位置】在膝外侧，当股骨外上髁上方的凹陷处。

【功能】疏利关节，祛风化湿。

【主治】膝膑肿痛，腘筋挛急，小腿麻木。

阳陵泉穴

【位置】在小腿外侧，当腓骨小头前下方凹陷处。

【功能】舒肝利胆，强健腰膝。

【主治】半身不遂，下肢痿痹、麻木，膝肿痛，脚气，胁肋痛，口苦，呕吐，黄疸，小儿惊风，破伤风。

阳交穴

【位置】在小腿外侧，当外踝尖上7寸，腓骨后缘。

【功能】疏肝理气，安神定志。

【主治】胸胁胀满疼痛，面肿，惊狂，癫疾，瘈疭，膝股痛，下肢痿痹。

外丘穴

【位置】在小腿外侧，当外踝尖上7寸，腓骨前缘，平阳交。

【功能】舒肝理气，通络安神。

【主治】颈项强痛，胸胁痛，疯犬伤毒不出，下肢痿痹，癫疾，小儿龟胸。

光明穴

【位置】在小腿外侧，当外踝尖上5寸，腓骨前缘。

【功能】疏肝明目，活络消肿。

【主治】目痛，夜盲，乳胀痛，膝痛，下肢痿痹，颊肿。

阳辅穴

【位置】在小腿外侧，当外踝尖上4寸，腓骨前缘稍前方。

【功能】清热散风，疏通经络。

【主治】偏头痛，目外眦痛，缺盆中痛，腋下痛，瘰疬，胸、胁、下肢外侧痛，疟疾，半身不遂。

悬钟穴

【位置】在小腿外侧，当外踝尖上3寸，腓骨前缘。

【功能】平肝熄风，舒肝益肾。

【主治】半身不遂，颈项强痛，胸腹胀满，胁肋疼痛，膝腿痛，脚气，腋下肿。

丘墟穴

【位置】在外踝的前下方，当趾长伸肌

腱的外侧凹陷处。

【功能】健脾利湿，泄热退黄，舒筋活络。

【主治】颈项痛，腋下肿，胸胁痛，下肢痿痹，外踝肿痛，疟疾，疝气，目赤肿痛，目生翳膜，中风偏瘫。

足临泣穴

【位置】在足背外侧，当足4趾本节（第4趾关节）的后方，小趾伸肌腱的外侧凹陷处。

【功能】舒肝熄风，化痰消肿。

【主治】头痛，目外眦痛，目眩，乳痈，瘰疬，胁肋痛，疟疾，中风偏瘫，痹痛不仁，足跗肿痛。

地五会穴

【位置】在足背外侧，当足4趾本节（第4趾关节）的后方，第4、5趾骨之间，小趾伸肌腱的内侧缘。

【功能】舒肝消肿，通经活络。

【主治】目赤肿痛，耳鸣，耳聋，胸满，胁痛，腋肿，乳痈，跗肿。

侠溪穴

【位置】在足背外侧，当第4、5趾间，趾蹼缘后方赤白肉际处。

【功能】平肝熄风，消肿止痛。

【主治】头痛，眩晕，惊悸，耳鸣，耳聋，目外眦赤痛，颊肿，胸胁痛，膝股痛，足跗肿痛，疟疾。

足窍阴穴

【位置】在第4趾末节外侧，距趾甲角0.1寸。

【功能】疏肝解郁，通经活络。

【主治】偏头痛，目眩，目赤肿痛，耳聋，耳鸣，喉痹，胸胁痛，足跗肿痛，多梦，热病。

12.足厥阴肝经的穴位

本经一侧有14个穴位（左右两侧共28穴），其中2穴分布于腹部和胸部，12穴在下肢部。首穴大敦、行间、太冲、中封、蠡沟、中都、膝关、曲泉、阴包、足五里、阴廉、急脉、章门、末穴期门。

大敦穴

【位置】在足踇趾末节外侧，距趾甲角0.1寸（指寸）

【功能】疏调肝肾，熄风宁神。

【主治】疝气，遗尿，崩漏，阴挺，经闭；癫痫。

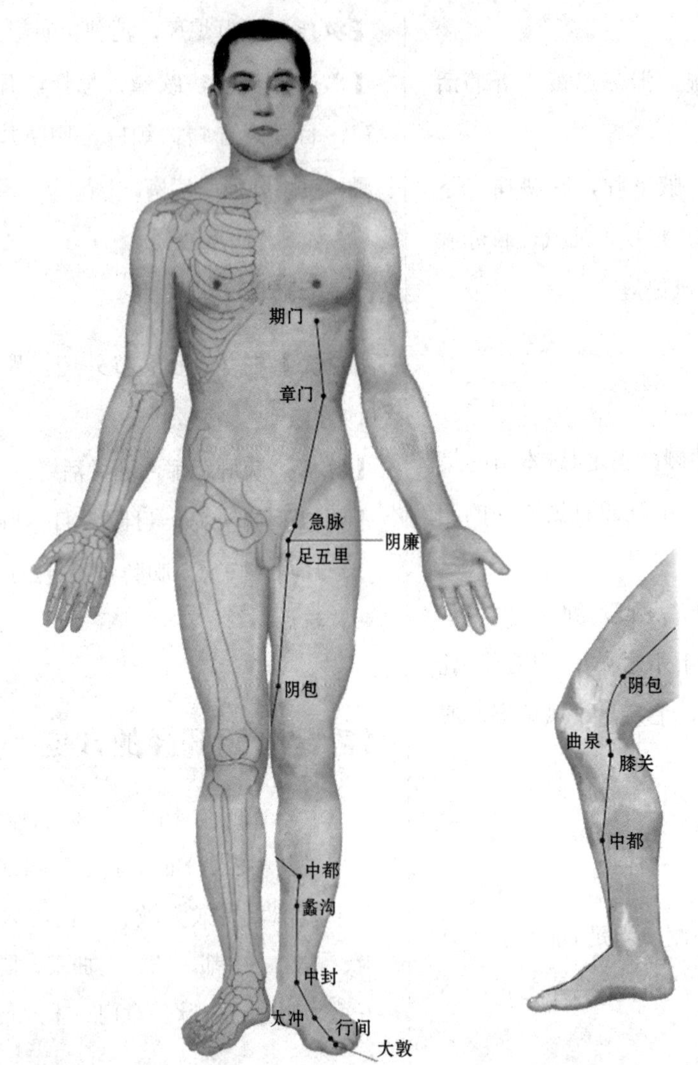

行间穴

【位置】在足背，当第二、二趾间，趾蹼缘的后方赤白肉际处。

【功能】调理肝肾，清热熄风。

【主治】目赤肿痛，青盲，失眠，癫痫；月经不调，痛经，崩漏，带下；小便不利，尿痛。

太冲穴

【位置】在足背，当第一、二蹠骨结合部前方凹陷处。

【功能】疏肝利胆，熄风宁神，通经活络。

【主治】头痛，眩晕，目赤肿痛，口眼歪斜；郁证，胁痛，腹胀，呃逆；下肢痿痹，行路困难；月经不调，崩漏，疝气，遗尿；癫痫，小儿惊风。

中封穴

【位置】在足背侧，商丘与解溪连线之间，胫骨前肌腱的内侧凹陷处。

【功能】疏肝利胆，通经活络。

【主治】疝气，腹痛，遗精，小便不利。

蠡沟穴

【位置】在小腿内侧，当足内踝尖上5寸，胫骨内侧面中央。

【功能】疏泄肝胆，调经利湿。

【主治】外阴瘙痒，阳强，月经不调，带下，便不利，疝气，足肿疼痛。

中都穴

【位置】在小腿内侧，当内踝尖上7寸，胫骨内侧面的中央。

【功能】疏肝理气，消肿止痛，调经通络。

【主治】两胁痛，腹胀，腹痛，泄泻，恶露不尽；疝气。

膝关穴

【位置】在足小腿内侧，当胫骨内上髁的后下方，阴陵泉后1寸，腓肠肌内侧头的上部。

【功能】散寒除湿，通关利节。

【主治】膝部肿痛，下肢痿痹，咽喉肿痛。

曲泉穴

【位置】在膝内侧，屈膝，当膝内侧横纹头上方凹陷中，股骨向上髁的后缘，半腱肌、半膜肌止端的前凹陷处。

【功能】散寒除湿，舒筋活络。

【主治】小腹痛，小便不利，遗精，阴挺，阴痒，外阴疼痛，月经不调，赤白带下，痛经；膝股内侧痛。

阴包穴

【位置】在大腿内侧，当股骨内上踝上4寸，股内肌与缝匠肌之间。

【功能】疏肝调经，清热利湿。

【主治】腰骶引小腹痛，小便不利，遗尿，月经不调。

足五里穴

【位置】在大腿内侧，当气冲直下3寸，大腿根部，耻骨结节的下方，长收肌的外缘。

【功能】疏肝理气，清利下焦。

【主治】小腹胀痛，小便不利；阴挺，睾丸肿痛；瘰疬。

阴廉穴

【位置】在大腿内侧，当气冲穴直下2寸，大腿根部，耻骨结节的下方长收肌的外缘。

【功能】疏肝调经，通经止痛。

【主治】月经不调，带下，小腹胀痛。

急脉穴

【位置】在耻骨联合的外侧，当气冲穴外下方腹股沟股动脉搏动处，前正中线旁开25寸处。

【功能】疏理肝胆，通调下焦。

【主治】子宫脱垂，疝气，睾丸鞘膜积液，阴部肿痛。

章门穴

【位置】在侧腹部，当第十一肋游离端的下方。

【功能】疏肝健脾，化积消滞。

【主治】腹胀，泄泻，胁痛，痞块。

期门穴

【位置】在胸部，当乳头直下，第六肋间隙，前正中线旁开4寸。

【功能】疏肝理气，健脾和胃。

【主治】郁证，胸肋胀痛；腹胀，呃逆，吞酸。

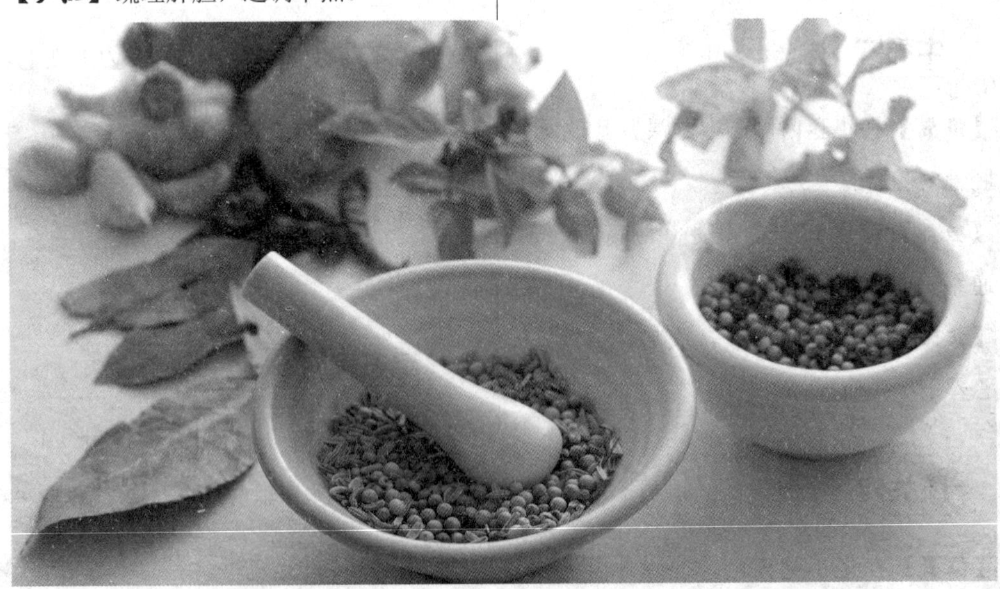

四、经络疗法，中医独到的自然疗法

1.按摩疗法

按摩亦称“推拿”，属于中医外治范畴，是一种简单、方便、有效、价廉、无创伤的自然疗法。不用吃药打针、不借助其他医疗器械，仅凭一双健康的手，运用各种不同的手法，给体表一定的良性物理刺激，直接作用于经络、穴位和肌肉上，使人体发生由表及里的各种变化，调节人体脏腑、气血、阴阳功能，是强身健体、治疗疾病的整体疗法，是现代人崇尚自然、提高生活质量的绿色疗法。

从现代医学的角度来看，按摩直接作用于皮肤，可以消除皮肤表层的衰老细胞，改善皮肤的呼吸，有利于汗腺和皮质腺的分泌。使用强刺激手法能促使毛细血管扩张，增强局部皮肤肌肉的营养，使受损害的组织修复加快；使用连续按压手法能加快病变部位的血液循环和淋巴循环，加速水肿的吸收，使肿胀挛缩消除；使用弹拨的手法能解除软组织的痉挛、粘连和错位。按摩可加深呼吸运动，对呼吸系统的功能产生积极影响，使新陈代谢旺盛。按摩还可使胃肠壁肌肉张力增加，增强胃肠的蠕动，增进胃肠道等脏器的分泌功能。按摩对体表尤其是对穴位的刺激，还能调节大脑皮质的兴奋和抑制、降低大脑皮质对疼痛的反应，因而具有止痛作用。总之，按摩疗法对经络、血液、淋巴、呼吸、消化、神经等系统都能产生一定的治疗、保健作用。

由于按摩能产生这些良好的作用，所以对正常人来说，它能增强人体的自然抗病能力，取得保健效果；对患者来讲，它既能使肿胀、疼痛的局部症状消退，又可加速恢复患病部位的功能，使全身状况得到改善，从而收到良好的治疗效果。

2.常见的按摩手法

用手或肢体的其他部分，按各种特定的技术和规范化动作，在体表上进行操作的方法，称为按摩手法。它的形式有多种多样，包括用手指、手掌、腕、肘及肢体其他部位直接在患者体表进行操作。因为主要用手操作，故统称为手法。由于操作形式、刺激强度、时间长短等不同，形成了各种不同的基本手法。

按摩是很讲究技巧的技术，是一种高级的运动形态，是按摩治疗疾病的基本手段。手法的优劣直接影响到治疗效果，因此必须重视手法的研究和使用。

按摩的手法有很多种，下面所介绍的是一些基本的、也是在按摩治疗中最常用的按摩手法。

（1）按法

按法是用手指、手掌、肘按压身体某一部位的一种方法。按压的方向要垂直，深度可浅到肌肉，深达骨骼、关节、内脏。按压的力度由轻到重，持续一段时间后再慢慢放松；也可间断性地、有节奏地一按一放地按压，忌用猛力，以免产生不良反应。按法有通经活络、开通闭塞、祛寒止痛等作用。

轻按为补，重按为泻。按法又分为指按、掌按、肘按三种方法。

①指按法。指按法是用拇指面按压，多用于穴位的按摩，按压的力度以患者感觉发胀发酸为度。此手法适用于治疗肌肉酸痛、脊柱侧弯、胃脘痛、腹痛、胆石症及晕厥等症。

②掌按法。是用掌心或掌根按压，多用于面积较大的部位如腰、背、腹部。在腰背部按压时，按压的力度要逐渐加大，按到一定深度时可做缓缓揉动；在腹部按压时，按压的力度不能太大，同时手掌要随着患者的呼吸而起伏。掌按法的特点是接触面积大，刺激缓和，是一种简便有效的方法。此法适用于治疗急慢性腰痛、腰背部筋脉痉挛、腹痛、泄泻等症。

③肘按法。是用屈肘的顶部按压，多用于软组织部位的穴位上，如腰、臀部或环跳穴等。肘按法压力大，刺激强。适用于治疗腰肌僵硬、顽固性腰腿痛等症。

（2）推法

用手掌或手指向下、向外或向前推挤患者肌肉，叫做推法。推法有指推和平掌推两种手法。

①指推法。是用拇指的指腹按在疼痛的部位或穴位上，沉肩垂肘，以手腕关节做来回不断有节律的摆动。指推法由于接触面积小，压力大，加上对经络穴位持续不断的柔和而有力的刺激，更加强了它的渗透作用。具有理气活血、通经活络、消肿止痛等功能。此方法适用于治疗头痛、失眠、面瘫、高血压、消化道疾病及关节

酸痛等症。

②平掌推法。是手掌紧贴皮肤，向前推挤肌肉。这种方法刺激缓和，有行气活血、解痉止痛的作用。适用于治疗胸腹胀痛、腰背四肢酸痛等病。

（3）摩法

摩法是将手掌或指腹贴放在皮表疼痛部位，与皮肤平贴做轻缓的反复摩擦。按摩时肘关节微屈，腕部放松，指掌自然伸直轻放在疼痛部位上，然后运动前臂做环旋按摩。压力的大小以患者感觉舒适为度，作用力一般仅至皮肤及皮下。摩法的频率根据病情的需要而定，一般慢的每分钟30～60次，快的每分钟100～120次。此方法在治疗前和治疗将要结束的时候运用。摩法有理气和中、健脾和胃、消积导滞等作用，多用于胸腹部。适用于治疗胃痛、便秘、消化不良、腹泻等症。摩法在按摩15分钟后，患者会感到有一股热气透至体内，这是按摩产生作用的现象。

摩法又分为指摩、掌摩、掌根摩三种手法。

①指摩法。是用手指的指面平贴在身体疼痛部位或穴位上做回旋摩动。指摩法多用于小儿按摩。

②掌摩法。是手掌平贴在身体疼痛部位上进行表面摩动。掌摩法适用于面积较大的腹、背、腰、臀等部位。

③掌根摩法是用掌根的大、小鱼际部着力于身体疼痛部位进行摩动。掌根摩法适用于头、背、腰、臀等部位.

（4）揉法

揉法是手指指腹、掌根或鱼际按贴在疼痛部位或穴位上，然后向左右做不停的移动，稍用力。揉法的作用力不大，仅达到皮下组织，深揉时能作用到肌肉。频率一般为每分钟50～100次。揉法有消肿止痛、祛风散寒、活血通络等作用。适用于全身各部位，多用于头面及胸腹部。

（5）拿法

拇指与中指、食指或拇指与其余四指形成弧形，手掌侧面及手掌接触皮肤，在人体上下肢的有关经脉、穴位或肌肉丰满等部位，以手指对合之力用劲拿捏。拿法强度比较大，患者反应明显，一般以感觉酸胀、微痛，放松后感觉舒展为度。如拿捏后疼痛感不消，说明用力太大。按摩后最好揉摩一会儿，以缓和刺激。拿法具有疏通经络、镇惊止痛、解表发汗、开窍醒神等作用。常用于四肢、颈背部斜方肌及肩部三角肌等部位。适用于治疗头痛、颈僵、关节及肌肉酸痛等症。

（6）滚法

滚法是用手背近小指侧部分，压在疼

痛的部位上，利用腕关节的伸屈连续做内外旋转动作。压力要均匀，动作要协调而有节律，不能忽快忽慢或时轻时重，频率为每分钟120次左右。此法动作大，活动面广，渗透力强，常用于腰、背、臀、四肢等肌肉厚实的部位，有祛风散寒、疏通经络、活血止痛、放松肌肉等作用。适用于治疗风湿酸痛、肢体麻木瘫痪、软组织损伤引起的活动功能障碍等症。

（7）擦法

擦法是用手掌或大、小鱼际紧贴皮肤，腕关节伸直，稍用力下压，以肩关节为支点，上臂主动摆动，带动前臂和手掌在体表做直线往返摩擦运动。用力要稳，动作要均匀连续，一般速度为每分钟100～120次，使治疗部位产生一定的热量，局部有温热感。

擦法作用力表浅，反作用在皮肤及皮下，有祛风散寒、温通经络、祛淤消肿、健脾和胃等作用，适用于治疗十二指肠溃疡、消化不良、腰背酸痛、肢体麻木及软组织损伤等症。

擦法又分为掌擦、鱼际擦和侧擦三种按摩手法。

①掌擦法。是把手掌伸直，用掌面紧贴皮肤，做上下或左右方向的连续不断的直线往返摩擦。掌擦法常用于肩背、胸腹面积较大而又较为平坦的部位。

②鱼际擦法。是把掌指并拢微屈，用大鱼际及掌根部紧贴皮肤，做直线往返摩擦。鱼际擦法常用于治疗四肢酸疼等症。

③侧擦法。是把手掌伸直，用小鱼际紧贴皮肤，做直线来回摩擦。摩擦后可使局部产生灼热感，如在腰骶部摩擦，可使温热感透达小腹部或下肢。侧擦法常用于肩背、腰骶及下肢等部位。

（8）搓法

搓法是用双手的掌面夹住一定部位，相对用力做快速搓揉，并同时上下往返移动。运用搓法要注意双手用力对称，搓动要快，移动要慢。本法具有调和气血、舒筋通络的作用，适用于腰背、胁肋及四肢部，以上下肢部位常用，一般作为推拿治疗的结束手法。

（9）抹法

抹法是用拇指指腹按贴皮肤，做上下左右或弧形曲线往返推动。根据治疗部位不同，单手或双手同时操作均可。抹法要求用力均匀，动作缓和，以防推破皮肤。抹法具有镇静、提神、健脑等作用，适用于治疗头晕、头痛、失眠及指掌酸痛等症。

（10）掐法

掐法是拇指指甲用力按压穴位，同时

频频摇动手指，以加强刺激。掐时力度要轻而缓慢，尽量避免重压产生剧烈疼痛。掐后最好轻轻揉一会儿，以缓和刺激，减轻局部的疼痛反应。掐法常用于头面及四肢穴位，有镇惊、退热、镇痛的作用。常用于治疗晕厥、高热惊风等症。

（11）捻法

用拇指与食指末端指腹相对，捏住患者患处，用力旋转捻动，叫做捻法。操作者腕部要放松，动作要灵活连贯，用力要柔和，不可呆滞。捻动时，拇指、食指的搓揉动作要快，频率为每分钟200次左右，但移动要慢，即所谓紧捻慢移。

捻法有缓解痉挛、消肿止痛、疏利关节的作用。适用于治疗四肢末梢麻木及四肢小关节扭挫伤等症。

（12）拍法

拍法是单手或双手掌心贴于皮肤，上下交替有节奏地轻拍患处。拍法一般在按摩快结束时应用，勿用力拍打。

但在治疗肌肉萎缩麻木、神经麻痹等症时，则需用手指或手掌重力拍打。轻拍能行气止痛、疏松肌肉、抑制神经，重拍有活血通络、祛风散寒、兴奋神经之效，适用于治疗肌肉酸痛、局部感觉迟钝、肌肉痉挛等症。

（13）抖法

抖法是双手抓住患肢末端，轻微用力做小幅度的上下连续颤动，使关节肌肉松弛。抖法具有疏通经络、滑利关节、松弛肌肉、消除疲劳等作用。适用于治疗肩、肘关节功能障碍等症。

3.刮痧疗法

刮痧是中国传统的自然疗法之一，它主要是利用牛角、玉石等工具对人体一定的经穴部位或某个局部进行一定程度的刮拭刺激，以皮肤出现红色如粟的斑点，达到舒经通络、活血化瘀、促进人体代谢、使人体恢复健康的目的。

（1）调节阴阳

祖国传统中医认为，人体在正常的情况下，保持着一种阴阳相对平衡的状态。当体内的阴阳平衡遭到破坏，人们的身体就会出现相应的病症，正如《素问·阴阳应象大论》中所记载：“寒极生热，热极生寒”，“重阴必阳，重阳必阴”。刮痧能根据症候的属性来调节人体内阴阳的偏盛偏衰，使机体达到“阴平阳秘”，恢复体内的阴阳平衡，以实现治病的目的。

（2）活血化瘀

由不同原因引起的脏腑功能失调或者

因为外力使局部血脉不通，常会导致人体某一部位或组织血行不畅，引起疼痛甚至形成肿块等组织上的变化。中医认为人体“通则不痛，痛则不通”，通过对相应的腧穴进行刮拭，则会达到活血化瘀、祛瘀生新的作用。

（3）舒经通络

刮痧疗法主要是增强局部血液循环，使局部组织温度升高。另外，在刮痧板为工具配用手法的直接刺激下，能有效提高局部组织的痛阈。第三是通过刮痧板的作用使紧张或痉挛的肌肉得以舒展，从而解除其紧张痉挛，以消除疼痛。

（4）清热排毒

通过刮痧手法的刺激，能使身体内热邪疾清除，达到清热的目的，使机体内部阳热之邪排出体外。另外，它还能使身体内气血产生代谢的“垃圾”通过刮拭到肌肤与组织间隙的体表，达到排除毒素的目的，以增强体质，减轻病势，促进康复。

4.常见的刮痧方法

刮痧疗法包括持具操作和徒手操作两大类。持具操作又包括刮痧法、挑痧法、放痧法。徒手操作又叫撮痧法，具体为揪痧法、扯痧法、挤痧法、焠痧法、拍痧法。

（1）刮痧法

为最常见的一种方法，刮痧部位通常多在患者背部或颈部两侧，根据病情需要，有时也可在颈前喉头两侧，胸部、脊柱两侧，臂弯两侧或膝弯内侧等处。也可按照病情需要，选择适合的部位。刮痧法又分为直接刮法和间接刮法两种。

①直接刮法：指在施术部位涂抹上介质后，用刮痧工具直接接触患者的皮肤，在体表特定的部位进行反复的刮拭，直至皮下出现痧痕为止。

②间接刮法：指在患者要刮拭的部位上放一层薄布，然后再用刮痧工具在布上间接刮拭，此法有保护皮肤的作用。主要适用于儿童、年老体弱、高热、中枢神经系统感染、抽搐、某些皮肤病患者。

（2）挑痧法

指刮拭者用针刺挑患者体表的一定部位，以治疗疾病的方法。具体方法为：刮拭者先用棉签消毒局部皮肤，用左手捏起挑刺的部位皮肉，右手持三棱针，轻快地刺入并向外挑，每个部位挑3下，同时用双手挤出紫暗色的瘀血。术后用碘酒消毒，敷上无菌纱布，胶布固定。本法主要用于治疗暗痧、宿痧、郁痧、闷痧等病症。

（3）放痧法

又称刺络疗法，以针刺静脉或点刺穴位出血，用于因放痧而达到治病的施治方法，叫做放痧疗法。放痧法又分为“点刺法”和“泻血疗法”。

①泻血疗法：常规消毒，左手拇指压在被刺部位下端，上端用橡皮管结扎，右手持三棱针对准拟刺部位静脉，迅速刺入脉中0.5～1分深，然后出针，使其流出少量血液，出血停止后，以消毒棉按压针孔。当出血时，也可轻按静脉上端，以助瘀血排出，毒邪得泄。此法适用于肘窝、腘窝及太阳穴等处的浅表静脉，用以治疗中暑、急性腰扭伤、急性淋巴管炎等病（该法有难度，应由专业人员进行）。

②点刺法：即针刺前先推按被刺部位，使血液积聚于针刺部位，常规消毒后，左手拇、食、中三指夹紧被刺部位，右手持消毒的三棱针对准被刺位迅速刺入皮肤1～2分深，随即将针退出，轻挤压针孔周围，使其少量出血，然后用消毒棉球按压针孔。此法多用于手指或足趾末端穴位。

（4）揪痧法

指在施术部位涂抹上刮痧介质后，然后施术者五指屈曲，用自己食、中指的第二指节对准施术部位，把皮肤与肌肉揪起，然后瞬间用力向外滑动再松开，这样一揪一放，反复进行，并连续发出“巴巴”声响。在同一部位可连续操作6～7遍，这时被揪起部位的皮肤就会出现痧点。本法适用于皮肤张力不大的头面部及腹、颈、肩、背部等处。

（5）扯痧法

在患者的一定部位或穴位上，用大拇指与食指用力提扯患者的皮肤，使扯痧部位表皮出现紫红色或暗红色的痧点，以达到治疗疾病的方法，称之为扯痧疗法。此法主要用于头部、颈部、背部、面部的太阳穴和印堂穴。

（6）挤痧法

医者用两手或单手大拇指与食指互相挤压皮肤，连续挤出一块块或一小排紫红痧斑的治疗方法，叫做挤痧疗法。

（7）焠痧法

用灯心草蘸油，点燃后，在患者皮肤表面上的红点处烧燃，手法要快，一接触到患者皮肤，立即离开皮肤，往往可听见十分清脆的灯火燃烧皮肤的爆响声。本法主要适用于寒证，如腹痛、手足发冷等。

（8）拍痧法

指用虚掌拍打或用刮痧板拍打患者体表的刮拭部位，一般为痛痒、胀麻的部位。

5.拔罐疗法

拔罐疗法是中医学的一个组成部分，历史悠久，古代叫做“角法”。它是利用一种特质的玻璃罐、陶罐、竹筒或者茶杯、小碗、小瓶等吸附于人体体表某一部位来治疗疾病的一种疗法。

古人认为，通过拔罐疗法的吸拔能引出人体内风寒湿毒等邪气。现代中医学认为，拔罐疗法有祛风除湿、温经散寒、活血通络、消肿止痛、清热降火、解毒泄浊、吸毒拔脓、祛腐生新、益气温阳、扶正固本等作用。总的来说一般有一下几个方面：

（1）调整阴阳

中医学认为，机体阴阳平衡失调是疾病发生的根本原因，通过拔罐来吸拔身体的特定部位，能调整脏腑功能，使机体恢复到阴阳平衡的状态，这样就可以治疗疾病，即“阴平阳秘，精神乃治”。

（2）扶正祛邪

拔罐能鼓舞正气，振奋衰弱的脏腑功能，又能通过吸拔作用，吸出风、寒、湿邪及瘀血，使邪去正安。

（3）解毒泄浊

拔罐负压的强大吸拔力可使毛孔充分张开，汗腺和皮脂腺的功能受到刺激而加强，皮肤表层衰老细胞脱落，从而使体内毒素、废物得以加速排出。

（4）活血通络

经络有“行气血，营阴阳，儒筋骨，利关节”的生理功能，如经络不通则经气不畅，经血滞行，可出现皮、肉、筋、脉及关节失养而萎缩、不利，或血脉不荣、六腑不运等。 拔罐能畅通经络，消除瘀滞，“通则不痛”，故拔罐有很好的通经活络的效果，尤其是刺络拔罐法能吸拔出局部瘀血，使局部气血通畅，止痛效果尤为突出。

（5）提高新陈代谢

拔罐治疗时罐内形成的负压作用，使局部毛细血管充血甚至破裂，红细胞破裂，表皮瘀血，出现自家溶血现象，随即产生一种组胺和类组胺的物质，随体液周流全身，刺激各个器官，增强其功能活动，能提高机体的抵抗力。

6.常见的拔罐疗法

（1）留罐法

留罐法是临床应用上最常用的拔罐方法，它是将罐吸附在患者的体表上，使罐子吸拔留置于施术部位10～15分钟，直至皮肤潮红、充血或瘀血。需要注意的是，如果罐子吸附力大，不可留罐时间过长。

（2）闪罐法

闪罐法是将罐吸住皮肤后，立即起下，如此反复多次地拔住、起下，直至皮肤潮红、充血，或者产生瘀血为度。

（3）推罐法

又称走罐、飞罐法，它是在罐子吸拔后在皮肤表面来回推拉。一般是先在罐口处涂一些滑润油脂，将罐吸上后，以手握住罐底，稍倾斜，即后半边着力，向下按，前半边不用力略向上提，慢慢向前推动，如此上下左右来回推拉移动数十次，至皮肤潮红或淤血为止。

（4）针罐法

针罐法全称为留针拔罐疗法，是在用毫针刺入穴位并行针得气后留针，并以针刺处为中心进行拔罐治疗。留罐10～15分钟，待皮肤出现潮红、充血或瘀血时，将罐轻轻取下。

（5）刺络拔罐法

刺络拔罐法又叫做刺血拔罐法，即在施术部位进行皮肤消毒后，用三棱针或皮肤针等叩刺病变局部或小血管，使潮红、渗血或出血，然后加拔火罐。一般刺血后拔罐滞留10～15分钟，然后把罐起下，用消毒棉球或纱布擦净血迹。

（6）药罐法

药罐法能使局部的皮肤充血，有利于药物的吸收。常用的药罐法有2种。

煮药罐：将配制成的药物装入布袋内，扎紧袋口，放入清水煮至适当浓度，再将竹罐投入药汁内煮15分钟，使用时，按水罐法拔于施术部位上，本方多用于治疗风湿病等症。

贮药罐：在抽气罐中装入一定量的药液，一般为罐子的1/2左右，然后用抽气筒抽出空气，使其吸拔于施术部位上。一般药液多为紫苏水、生姜汁、风湿酒等。

7.针灸疗法

中医针灸疗法：是针法和灸法的合称。针法是把毫针按一定穴位刺入患者体内，用捻、提等手法来治疗疾病。灸法是把燃烧着的艾绒按一定穴位熏灼皮肤，利用热的刺激来治疗疾病。针灸是中国古代常用的治疗各种疾病的手法之一。

针灸疗法的作用有：

（1）疏通经络

疏通经络的作用就是可使瘀阻的经络通畅而发挥其正常的生理作用，是针灸最基本最直接的治疗作用。经络“内属于脏腑，外络于肢节”，运行气血是其主要的生理功能之一。经络不通，气血运行受阻，临床表现为疼痛、麻木、肿胀、瘀斑等症状。针灸科选择相应的腧穴和针刺手法及三棱针点刺出血等使经络通畅，气血运行正常。

（2）调和阴阳

针灸调和阴阳的作用就是可使机体从阴阳失衡的状态向平衡状态转化，是针灸治疗最终要达到的目的。疾病发生的的机理是复杂的，但从总体上可归纳为阴阳失衡。针灸调和阴阳的作用是通过经络阴阳属性、经穴配伍和针刺手法完成的。

（3）扶正祛邪

针灸扶正祛邪的作用就是可以扶助机体正气及驱除病邪。疾病的发生、发展及转归的过程，实质上就是正邪相争的过程。针灸治病，就是在于能发挥其扶正祛邪的作用。

8.常见的针灸方法

（1）针刺方法

基本手法主要有提插和捻转两种手法：

提插法：针刺达到一定深度后，用右手中指指腹扶持针身，指端抵住腧穴表面，拇、食二指捏住针柄，将针由深至浅层，再由浅层插至深层，如此反复地上提下插。提插的幅度、频率及时间，应视患者的体质、病情、腧穴的部位及医者所要达到的目的而定。

捻转法：即将针刺入一定深度后，以右手拇指和食、中二指持住针柄，进行一前一后的来回旋转捻动的操作方法。捻转的角度、频率及时间，也应视患者的体质、病情、腧穴的部位及医者所要达到的目的而定。

（2）灸疗法

我国灸法种类很多，但总的来说可分为艾灸法和非艾灸法两大类。

艾灸法：它是以艾叶制成艾绒作为灸材的一种施灸方法。无论古代还是现代，临床上应用得最多最普遍的是本法。

艾灸法分艾炷灸和艾条灸。艾炷灸又有着肤灸（直接灸）、隔物灸（间接灸）之分；艾条灸则有温和灸、回旋灸、雀啄灸及按压灸、隔物悬灸等不同种类，其治疗作用各有特点。

非艾灸法：是指不是以艾绒作为刺激源的灸法。因其刺激源的不同而可以将非艾灸法分为三类，一类是以温热作为刺激源的热灸法；一类是在常温下以某些对皮肤有一定刺激作用的物质进行灸治的冷灸法，也称为天灸法，现代亦称为发泡或引泡疗法；另一类则是以温度在零度以下的刺激物作用于穴区达到灸治目的的冰冻灸法。

【第六章】

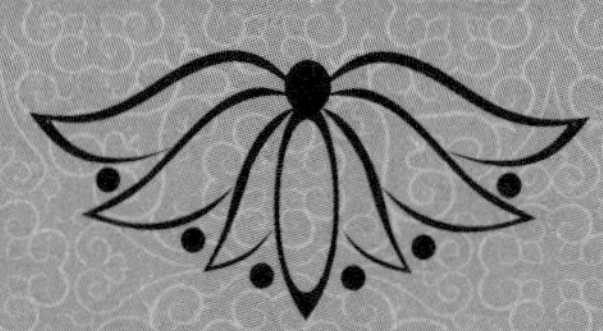

体质养生，辨证分型才能治根本

所谓体质养生，是指在祖国医药学的理论指导下，根据不同的体质，采用相应的养生方法和措施，纠正其体质之偏，达到防病延年的目的。体质养生是中医养生学的一个重要方面，它主张：好的养生方法、措施、药物，一定要符合人们不同的体质。

早在两千多年前成书的《黄帝内经》里，就对体质学说进行了深入的探讨。可以说，《黄帝内经》是中医体质学说理论的渊薮。《黄帝内经》不仅注意到个体的差异性，而且从不同的角度对人的体质作了若干分类。如《内经·灵枢》的《阴阳二十五人篇》和《通天篇》，就提出了两种体质分类方法。前一篇运用阴阳五行学说，结合人的肤色、体形、禀性、态度以及对自然界变化的适应能力等方面的特征，归纳出金、木、水、火、土五种不同的体质类型，再根据五音太少，阴阳属性以及手足三阴经的左右上下，气血多少的差异，将上述每一类再分为五类，即五五二十五种体质类型。后一篇则根据人体体质的阴阳胜衰，把人分为太阴之人，少阴之人，太阳之人，少阳之人，阴阳和平之人五种类型。

在体质与生理的关系上，《黄帝内经》从体质分类、个体差异、体质的可变性三个方面加以论述，指出人们在生长发育过程中，可以显示出胖瘦、刚柔、强弱、高低、阴阳等机能与形态上的差异。在体质与病因、病理的关系上，《黄帝内经》认为不同体质的人对不同致病因子的易感性和对相同致病因子的耐受性不同，某种形体的人易患某些病，感邪以后，因体质不同也会"为病各异"。因此，应根据不同的体质，采取相应的养生方法和措施。

一、平和体质的中医养生

1.平和体质的表现

平和体质又叫做“平和质”，是指阴阳平和、脏腑气血功能正常，属先天禀赋良好、后天调养得当之人，是最稳定的、最健康的体质！

总的来说，这类体质的人有以下特点：体形匀称健壮，肌肉结实，精力充沛，面色红润有光泽，头发润泽有弹性，目光有神，鼻色明润，嗅觉通利，唇色红润，不易疲劳，耐受寒热，食欲、睡眠良好，大小便正常，舌色淡红，舌苔薄白；性格随和开朗、乐观积极；不容易得病，若得病也能较快康复；对自然环境和社会环境适应力均较强。

平和质所占人群比例，约为32.75%，也就是1/3左右。男性多于女性，年龄越大，平和体质的人越少。

2.平和体质的养生方法

（1）合理膳食

日常饮食主要包括粮食类、肉蛋类、奶制品、豆制品、蔬菜水果类。注意荤菜与素菜相搭配，避免同一类食品的重复搭配。少吃高脂厚味及辛辣上火之物，多吃新鲜蔬菜瓜果。另外，可适当饮些清凉饮料，如绿豆汤、酸梅汤、菊花茶等，这对生津开胃、抑热消暑都很有利；喝冷饮要适度，不可偏嗜寒凉之品，否则会伤阳而损身。

（2）适量运动

适量的运动对于身体各个器官的代谢、运作、营养吸收有着不可忽视的作用。平和体质者养生要采取中庸之道，所以运动养生也要尽量选择一些贴合人身心的运动方式。比如散步、太极拳、瑜伽等。一般来说，一个人每日需要半小时的运动量，而以有氧运动为好。可以多练太极拳。还有一个运动就是散步，一天走半小时，既不累人，又能锻炼身体。

（3）充足睡眠

睡眠是大脑暂时的休息过程，是一种保护性机制。人体免疫系统在睡眠过程中可以得到某种程度上的修整和加强，从而增强人体抗病功能。而免疫系统本身又能调节睡眠。巨噬细胞是一种重要的免疫细胞，在吞噬和清除病菌过程中，会产生一种称为“睡眠因子”的物质，睡眠因子能诱导睡眠，使人入睡。所以说，平和体质要保证睡眠质量，以免身体出现偏颇。

（4）保持良好的心态

良好的心态有助于健康，不良的心理助推疾病的产生，并酿成不可挽回的后果。所以，平和体质需要注意心态的平衡，做到不骄不躁，静心养神、顺应四季，可适当做些自己喜欢的琴棋书画来陶冶自己的情操。听听歌、旅旅游来舒展自己的情绪。

（5）戒烟限酒

烟酒对于人体的伤害是很大的，所以平和体质的人群需要注意不要吸烟，以免体质发生变化。如果喜欢饮酒，可以适当饮用一些红酒。

3.适宜平和体质的药膳食疗

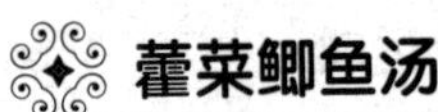

藿菜鲫鱼汤

【原料】藿菜120克，鲫鱼250克，生姜4片，胡椒粉少许。

【做法】将鲫鱼活杀，去鳞、腮及肠杂，洗净；藿菜洗净，切段。起油锅，用姜将鱼爆至微黄，加开水适量，煮半小时再下菜煮熟，下胡椒粉、盐调味即可。随量食菜和鱼肉，饮汤。

【功效】可益气健脾、开胃消食。

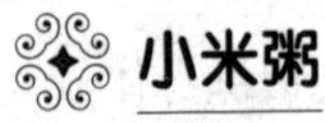

小米粥

【原料】小米50克。

【做法】锅内加入适量的清水，烧开后放入洗净的小米，煮沸后，然后用文火熬，汤粘稠后即可关火。早晨空腹食用。

【功效】开肠胃，补虚损，益丹田。

红枣生姜茶

【原料】红枣120克，生姜30克，红糖200克。

【做法】先将红枣洗净，锅内加入1200毫升的清水烧开，放生姜、红枣和红糖，文火煮约1小时即可。早晨喝一杯。

【功效】补脾益胃，养血安神。

核桃仁蒸山药

【原料】生山药500克，面粉150克，核桃仁、什锦果汁、蜂蜜、白糖、猪油、豆粉各适量。

【做法】将生山药洗净，去皮，蒸熟，放在盆内，加入面粉，揉成面团，置搪瓷盘中，按成圆饼状，上面摆核桃仁、什锦果汁，放入蒸锅内，用武火蒸20分钟。将蜂蜜、白糖、猪油、豆粉放入另一锅内，熬成糖汁，浇在圆饼上即成。

【功效】补肾滋阴，强身健体。

红薯米粥

【原料】红薯250克，粳米200克，白糖适量。

【做法】将以上原料加适量清水，煮至薯烂米花，汤稠为度。

【功效】此粥能强健脾胃、补中益气。

二、阳虚体质的中医养生

1.阳虚体质的表现

阳虚体质的特征和寒性体质接近，大都为阳气不足，有寒象。阳虚体质的人平素畏冷，手足不温，易出汗；喜热饮食，精神不振，睡眠偏多。

阳虚体质的常见表现：形体白胖或面色淡白无华，性格多沉静，内向。平素怕寒喜暖、四肢倦怠、小便清长、大便时稀、唇淡口和、常自汗出、脉沉乏力、舌淡胖。其人患病则易从寒化，可见畏寒蜷卧、四肢厥冷、或腹中绵绵作痛、喜温喜按；或身面水肿、小便不利；或腰脊冷痛、下利清谷；或阳痿滑精、宫寒不孕；或胸背彻痛、咳喘心悸；或夜尿频多、小便失禁。

阳虚体质的人群对夏天的忍耐力比较强，却忍受不了冬天的寒冷。另外，阳气不足的人常表现出情绪不佳，如肝阳虚者善恐、心阳虚者善悲。因此，要善于调节自己的情绪，消除或减少不良情绪的影响。

2.阳虚体质的养生方法

（1）精神调摄

阳虚体质者以安静、沉静、内敛较为常见，应因势利导、顺势而为，不可强行令其兴奋、亢奋、张扬，选择适合安静、沉静、内敛性格的工作会比较好。另外，要经常运动来改善心情；听一些让人愉快、轻松、活泼的歌曲；打开窗帘，让阳光洒进来。这样才能保持沉静内敛，消除不良情绪对身体的危害。

（2）运动调养

阳虚患者要加强体育锻炼，每日争取做1～2次的运动，例如慢跑、散步、五禽戏、八段锦、太极拳等。亦可常作日光浴、空气浴，强壮卫阳。气功方面，坚持做强壮功、站桩功、保健功、长寿功。

（3）起居调养

阳虚体质的人本身缺乏阳气，所以在寒冷的时候要注意多晒日光浴。夏天睡觉的时候，不要直吹电扇、不要对着空调吹，室内外的温差不过大；冬天要注意足下、背部及腹部的保暖。

（4）饮食养生

中医认为，阳虚体质应多吃甘温的食物，以温补脾肾阳气为主，例如可适当多食用一下羊肉、鸡肉等，少吃西瓜等寒凉食物。药物可选用补阳祛寒、温养肝肾之品，例如，鹿茸、海狗肾、蛤蚧、冬虫夏草、巴戟天、淫羊藿、仙茅、肉苁蓉、补骨脂、胡桃、杜仲、续断、菟丝子等。

3.适宜阳虚体质的药膳食疗

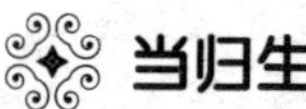

当归生姜羊肉汤

【原料】羊肉500克，当归20克，生姜30克，料酒、食盐各适量。

【做法】将当归、生姜冲洗干净，用清水浸软，切片备用。羊肉500克剔去筋膜，放入开水锅中略烫，除去血水后捞出，切片备用。当归、生姜、羊肉放入砂锅，加清水、料酒、食盐，旺火烧沸后撇去浮沫，再改用小火炖至羊肉熟烂。

【功效】温中补血，祛寒止痛。主治妇女产后气血虚弱，阳虚失温所致的腹痛，同时，此汤还可以治疗血虚乳少，恶露不止等症状。

羊肉菟丝子汤

【原料】羊肉2000克，菟丝子30克，附片15克，盐5克，味精、葱白、姜、绍酒各适量。

【做法】将羊肉洗净，整块下锅，用沸水煮透，捞入凉水内，洗净血水，晾干水分，切成长方条。姜、葱洗净，姜切片。葱切段。将锅置火上，放入羊肉、姜片，热炒，烹入绍酒爆锅，然后一起倒入大锅内，同时把菟丝子、附片用纱布包好，放入锅内，加清汤、盐、味精、葱白，置武火上烧沸，打去浮沫，盖好盖子，用文火炖2小时。待羊肉炖至熟烂，挑出姜、葱白。调好味，装10份即成。每日1次，每次1份，晨起空腹食用，冬令尤宜多吃。

【功效】可温肾壮阳、调补冲任。

肉苁蓉羊肉米粥

【原料】肉苁蓉30克，羊肉200克，大米100克，盐、味精各适量。

【做法】肉苁蓉煎煮取汁，羊肉洗净，切片；大米洗净。将羊肉、大米放入锅中，加入煎煮汁液和适量清水，熬煮成粥，加盐、味精调味即可。

【功效】温里壮阳，补肾益精。

姜蒜炒羊肉丝

【原料】净羊肉250克，嫩生姜50克，甜椒2个，青蒜苗50克。

【做法】净羊肉、嫩生姜、甜椒洗净切成丝，青蒜苗洗净切小段。炒锅置旺火上，下油烧至七成热，下姜丝、甜椒丝煸炒片刻，接着下羊肉丝煸炒5～7分钟，对入芡汁，下蒜苗段，用小火焖至肉熟出锅。佐餐当菜，随意食用，当日吃完。

【功效】滋补肾阳。适合肾阳虚弱型闭经。

太子参烧羊肉

【原料】太子参50克，熟羊肋条肉350克，香菇、玉兰片、花椒、料酒、蛋清、淀粉各少许。

【做法】将太子参煎取浓汁5毫升。羊肉切片，加蛋清、料酒、淀粉，调匀上浆。香菇、玉兰片切片。羊肉下油锅炸至微黄捞出，油锅少放油入花椒炸至出香，放香菇，玉兰片稍炒，放羊肉、太子参汁、盐、味精烧至汤浓，出锅盛盘即可。随量服食之。

【功效】有大补元气之功效。适用于气虚及阳虚的低血压症。

三、阴虚体质的中医养生

1.阴虚体质的表现

阴虚体质是指人体精、血等阴液亏损，失去润泽脏腑、滋养经脉肌肤的功用，出现虚火上炎的偏颇。

阴虚体质的常见表现：体形瘦长，性情急躁，外向活泼、好动。体表表现：阴虚体质就是由于体内津液精血等阴液亏少，人体阴气不足，滋润、制约阳热的功能减退，致使阴不制阳，而出现燥、热、化气太过等阴虚内热表现。由于阴虚体质的人体液亏损，机体得不到相应的濡润滋养，所以这类人多表现出消瘦、面色偏红、口干舌燥、喝水多而不止渴等一派干燥不润的症状。主要是手足心热，易口燥咽干口渴喜冷饮，大便干燥，或见面色潮红，两目干涩，视物模糊，皮肤偏干，眩晕耳鸣，睡眠差。对外界环境适应能力表现为不耐热邪，耐冬不耐夏，不耐受燥邪。

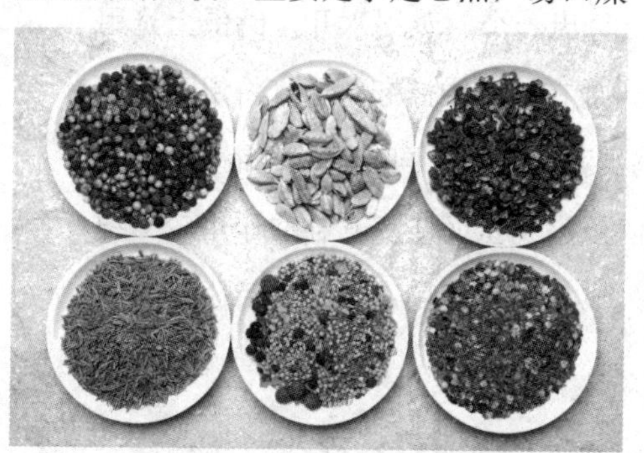

2.阴虚体质的养生方法

（1）起居养生

阴虚体质者，在生活方面，居室应安静，不要熬夜，不做剧烈运动，工作环境要尽量避开烈日酷暑，不要汗出太多，要很好地安排自己的工作，要安排得有条不紊，这点对阴虚体质的人养生保健非常重要，否则会经常焦急上火。这样更伤阴，就会形成一种恶性循环。

（2）运动养生

阴虚体质的人在进行体育锻炼的时候，可以选择动静结合的项目，一般的球类、跑步、游泳、爬山等常见的运动均可进行。其中游泳因能滋润肌肤、减少皮肤干燥感，尤宜于皮肤干燥甚者。而太极拳、太极剑、气功、八段锦、五禽戏等动静结合、形神并练的传统项目更为适宜，尤其是静气功锻炼对人体内分泌具双向调节功能，既助阳、亦生阴，可增加体液的生成，亦可调节易于兴奋的精神状态，从而改善阴虚状态。

（3）精神调摄

阴虚体质者，在精神上要做到“恬淡虚无”、“精神内守”，养成冷静沉着的习惯。注意自己的情绪，时刻提醒自己保持淡定。平素在工作中，对非原则性问题，少与人争，以减少激怒，要少参加争胜负的文娱活动。

（4）饮食养生

中医认为阴虚体质者应多滋补肾阴以及甘凉滋润的食物；忌食或少食烤炸、辛辣或性温燥烈的食物；忌食或少食高热量如巧克力等食物，力戒烟酒。羊肉、虾都不太利于阴虚内热的人。可以吃些清甜的水果，如：葡萄、柿子、雪梨、苹果、西瓜还有莲藕，新鲜的脆藕，阴虚内热的人吃着非常好。如果藕稍微老一些，比较面，即补脾胃比较好。新鲜的藕夏天榨汁吃，又清热，又养阴，还有甘蔗也不错。

3.适宜阴虚体质的药膳食疗

银耳鸽蛋汤

【原料】（大份）干银耳50克，鸽蛋20个，冰糖250克。

【做法】银耳水发后择净杂质，漂洗干净，揉碎，熬成银耳羹待用。在20个酒盅里抹上猪油，然后将鸽蛋分别打入，每盅一个。蒸锅水开，鸽蛋上笼用文火蒸3分钟左右即可出笼，将鸽蛋起出，放在清水中漂起待用。将银耳羹烧开，放入冰糖，待溶化后打去浮沫，把鸽蛋下入锅内，同煮滚，起锅即成。

【功效】此方可视为“银耳羹”方，以鸽蛋易鸡蛋而成。其补益作用较“银耳羹”方更为良好。阴虚肺燥的干咳、久咳，肠燥便秘，以及病后阴虚体弱的患者，均可服用。

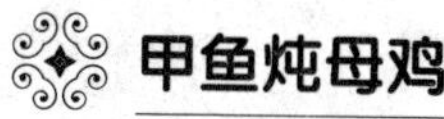

甲鱼炖母鸡

【原料】甲鱼1只，母鸡1只，料酒、葱段、姜片、盐、清水各适量。

【做法】甲鱼活杀，去内脏，洗净，切成小块。母鸡去毛及内脏，洗净，切块。甲鱼块、鸡块同置锅中，加清水500毫升，加料酒、葱段、姜片、盐，隔水清炖约1小时至熟即可。

【功效】滋阴降火。主治阳痿，属阴虚火旺型，伴五心烦热，小便短赤，大便干结，耳鸣腰酸者。

首乌猪肾米粥

【原料】何首乌30克，猪肾1对，小米100克，调料适量。

【做法】将猪肾剖开，剔去筋膜臊腺，洗净、切片，何首乌用纱布包好，共置砂锅内，加水煮40～50分钟，拣出药袋，加水淘洗干净的小米煮为稀粥，调味服食。每日1剂。

【功效】滋肝养血，补肾益精。肝肾阴虚型男性更年期综合征，证见烦热盗汗，发作时面部及四肢潮红、性情急躁、耳鸣耳聋、腰膝酸软、大便秘结、小便频数等。

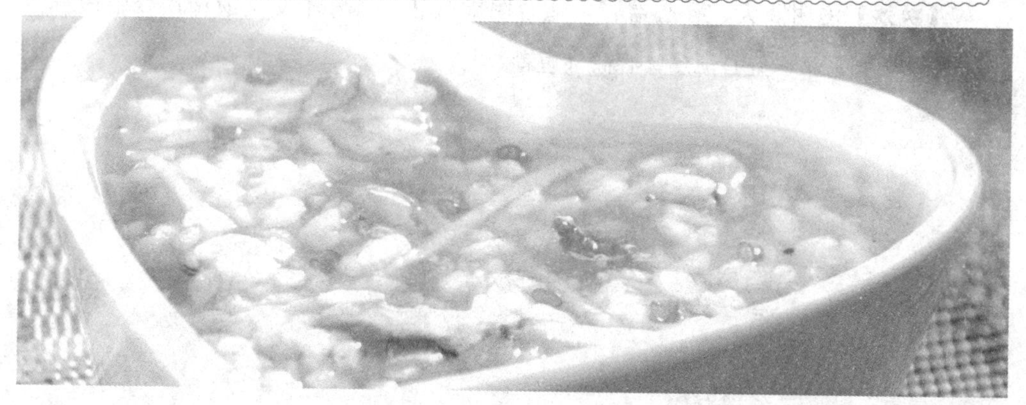

龙眼烧鹅

【原料】鹅肉750克，龙眼肉50克，生姜、葱各15克，土豆150克，肉汤1500毫升，姜、葱、料酒、酱油、胡椒粉、植物油、糖各适量。

【做法】将鹅肉入沸水中汆去血水，切成4厘米见方的块；葱、姜洗净拍破；土豆去皮，切成滚刀块。把锅中植物油烧至七成热时，下鹅肉，炸成黄色捞起，再下土豆炸3分钟。锅内留底油50毫升，待热时下姜、葱，煸出香味；再下料酒、酱油、胡椒粉、糖各适量，入鹅肉块，武火烧开后，文火煨至鹅肉六成熟时，放入龙眼肉、土豆块同烧至肉烂、土豆酥时，拣出姜、葱不用，收汁装盘。随意佐餐或单食。

【功效】益气养阴、补心安神。适用于阴虚所致的体虚消瘦、心悸、失眠、健忘及糖尿病等症。无病常食，可使体形丰满、肌肤健美。

莲子百合炖瘦肉

【原料】莲子、百合各20克，瘦猪肉50克，葱、姜、黄酒各适量。

【做法】莲子、百合洗净；瘦猪肉洗净，切成丝状。三者同置炖盅中，加水及调料，隔水清炖30分钟。分次食用。

【功效】滋阴降火、补心益肾。适合阴虚火旺、心肾不交型遗精，梦中遗精、阳强易举、五心烦热、心悸气短者。

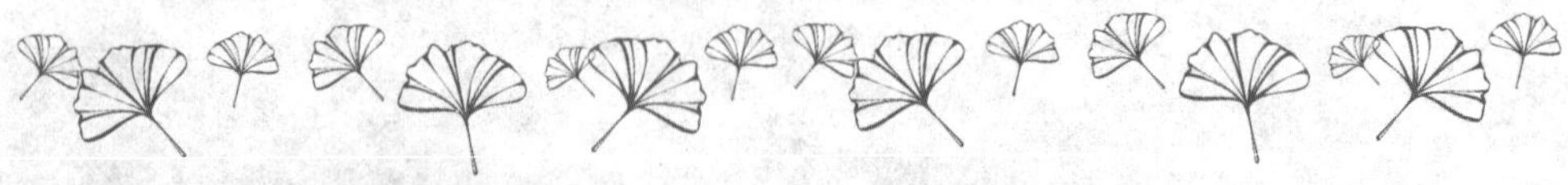

四、湿热体质的中医养生

1.湿热体质的表现

湿热体质以湿热内蕴为主要特征，一般为先天不足，久居湿地，喜食肥甘，长期饮酒，湿热内蕴而致。

湿热体质的常见表现：形体偏胖或消瘦，性格多急躁易怒，经常会有紧张、压抑、焦虑的情绪；面垢油光、多有痤疮粉刺、常感口干口苦、眼睛红赤、心烦懈怠、身重困倦、小便赤短、大便燥结或黏滞，男性多有阴囊潮湿、女性常有带下增多。病时上述征象加重。对湿热环境或气温偏高，尤其夏末秋初，湿热气候较难适应。

中医认为湿热体质一般要分湿重还是热重。湿重的以化湿为主，热重以清热为主。

2.湿热体质的养生方法

（1）生活起居

湿热体质的人群尽量要避免在潮湿的环境中工作或居住，一定记得环境要干燥通风。另外，忌讳熬夜，熬夜会增加湿热。因为熬夜伤肝胆，会非常影响肝胆之气的升发，容易生湿热。

（2）运动养生

湿热体质者运动时需要选择较高强度的锻炼，例如中长跑、游泳、爬山、球类等，这些运动量比较大的锻炼，可以起到“祛湿散热”的作用。如果是夏季锻炼的话，要注意在凉爽的时间锻炼。

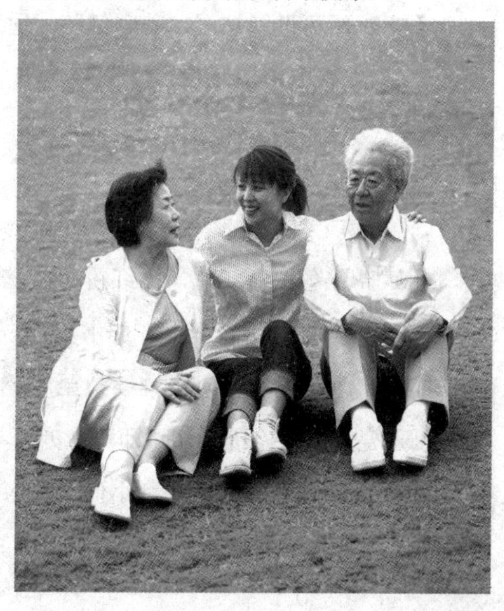

（3）精神调摄

湿热体质常见性情急躁易怒、紧张焦虑压抑，因此应该注意静养心神，因为静能生水清热，静有助于肝胆舒畅。湿热质肝气不舒，肝性喜随顺，经常练习深呼吸，多听舒缓、流畅、悠扬的音乐。

（4）饮食养生

少吃甜食、甘甜饮料、辛辣刺激的药少吃、少喝酒，所有食物中湿热之性最大的莫过于酒。少吃肥甘厚味，饮食方面要清淡祛湿，常吃如绿豆、空心菜、苋菜、芹菜、黄瓜、冬瓜、藕、西瓜等食物，少食辛温助热的食物。

3.适宜湿热体质的食疗药膳

百合薏苡仁粥

【原料】百合50克，薏苡仁100克。

【做法】将百合和薏苡仁一起放入砂锅，加水煮沸，改文火煮成粥。

【功效】可健脾祛湿、美容健肤。适用于扁平疣、雀斑、痤疮。

葱白橘葵糖

【原料】葱白泥20克，橘红粉50克，炒葵冬子500克，白糖500克。

【做法】将白糖放锅中，加水少许，以小火煎熬至较稠厚，加入冬葵子、橘红粉、葱白泥调匀，再继续熬至用铲挑起，糖成丝状而不粘手时停火。趁热倒入瓷盘，待冷压平切块即可。亦可与糯米粉蒸熟作糕食。随意服食。

【功效】疏肝理气、通利小便、利水祛湿。适用于肝气郁滞、小便不通。

马齿韭菜包子

【原料】马齿苋、韭菜各适量，面粉、葱、姜、麻油、酱油、盐、鸡蛋各适量。

【做法】将马齿苋、韭菜分别洗净，阴干2小时，切成碎末；将鸡蛋炒熟弄碎；将马齿苋、韭菜、鸡蛋拌在一起，加上精盐、酱油、麻油、味精、葱、姜末为馅。和面制成包子，放在蒸笼里蒸熟食用。随量食。

【功效】清热祛湿、散血解毒。

八宝糯米鸡

【原料】母鸡1只（约1.75千克），芡实、莲子、淀粉、薏苡仁各15克，熟火腿、水发香菇各18克，鲜豌豆75克，糯米60克，绿色鲜菜30克，盐、熟鸡油3克，虾仁10克，味精0.6克，奶汤240毫升。

【做法】鸡去毛、内脏，整鸡去骨（要求体形完整，开口处不能大，不伤皮，肉不烂，骨不带肉），洗净，沥干水。鲜豌豆放入开水中焯一下，捞出，在清水中漂冷，除内皮。糯米泡涨。莲子去皮、心。虾仁、芡实洗净，泡涨。虾仁用开水泡一下，与香菇、火腿切成如豌豆大小的丁。以上各料装入碗内上笼蒸熟，与鲜豌豆混匀，装入鸡腹内（勿装得过多），开口与肛门处用签封严。将鸡翅翻扭在鸡背上盘好，放入开水锅中烫一下捞起，鸡头翻压在鸡翅下，盛入蒸钵内，加入奶汤60毫升，隔水蒸2小时至酥烂，取出，翻扣在汤盘内，抽竹签。原汤沥入锅内，加入奶汤180毫升、盐3克，烧开，放入绿色鲜菜稍煮，捞出，围在鸡的周围。汤用淀粉勾成薄芡，加入鸡油、味精淋在鸡上。

【功效】补脾祛湿、益肺滋肾。适用于全身沉重疼痛、食欲不振、舌苔厚腻、咳喘气短、腰膝酸软等病症。

薏苡仁烧鹌鹑

【原料】鹌鹑10只，薏苡仁20克，黄芪、生姜各10克，酱油10毫升，胡椒粉3克，化猪油10克，肉汤1000毫升。

【做法】将薏苡仁洗净；黄芪洗净切片；鹌鹑宰杀后去毛桩、内脏及脚爪，洗净，入沸水锅中焯去血水，对剖成两块；姜洗净切片；葱洗净切长段。将锅置火上，加植物油烧至六成热，下姜片、葱煸出香味，放肉汤、鹌鹑、黄芪、薏苡仁及诸调料，大火烧开，打去浮沫，改用文火煨至肉烂，用武火收汁，装盘即成。佐膳服食。

【功效】益气健脾、行水祛湿。

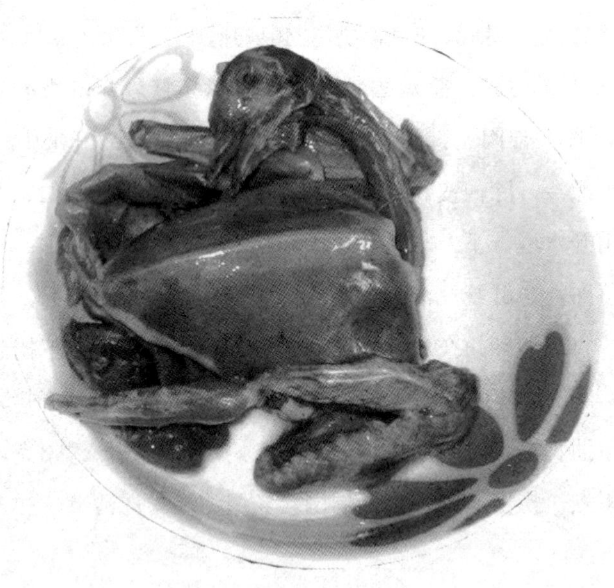

五、气虚体质的中医养生

1.气虚体质的表现

气虚体质主要是指人体的生理功能处于不良状态，体力和精力都明显缺乏，稍微活动一下或工作、运动就有疲劳及不适的感觉。

气虚体质常见的表现：形体消瘦或偏胖，性格内向，情绪不稳定，胆小，不喜欢冒险。体倦乏力，面色苍白，语声低怯，常自汗出，且动则尤甚，心悸食少，舌淡苔白，脉虚弱，是其基本特征。平素体质虚弱，易患感冒；或发病后因抗病能力弱难以痊愈；易患内脏下垂、虚劳等病。若患病则诸症加重，或伴有气短懒言、咳喘无力；男子滑精早泄、女子白带清稀。

2.气虚体质的养生方法

（1）生活起居

气虚体质最怕季节转换，最怕气温骤升骤降，最怕环境的变化。所以说严寒酷暑，刮风下雨，先发病的往往是气虚体质的人。还有节气的变化，比如大寒和冬至，应该是气虚和阳虚的人比较难过的时候。夏至、大暑、三伏天的时候也是气虚的人比较难过的时候。最苦夏，无病三分虚的时候。所以就要注意预防：气虚的人确实要特别地注意，衣服的增减、空气的流通、保暖、避暑等等。另外，气虚体质的人不太能经得起过于沉重的生活负担和生活压力。

（2）运动养生

气虚体质者锻炼一定注意不要进行剧烈的运动，可以选择一些比较柔和的运动，例如散步、慢跑、打太极拳、五禽戏等。平时可按摩足三里穴。

（3）精神调摄

气虚之人多神疲乏力、四肢酸懒，要注意清静养藏，不躁动，少思虑。气虚体质的人还可以经常听一些兴奋的、振奋性的音乐。

（4）饮食养生

中医认为，气虚体质者的饮食调养可选用具有健脾益气作用的食物，少食具有耗气作用的食物。需要注意的是，气虚体质者要缓缓补，不要猛补。气虚体质的人对食物的寒热较敏感，宜食用性质温和的、偏温的具有补益作用的食品，太寒凉和过温热的食物都对气虚体质的人不利，太寒凉伤脾胃，过辛热易上火。

3.适宜气虚体质的食疗药膳

党参生鱼

【原料】生鱼1条，党参20克，胡萝卜50克，料酒、酱油各10毫升，姜、葱各10克，盐5克，味精、白糖各3克，植物油50毫升，鲜汤200毫升，香菜30克。

【做法】将党参润透，切成3厘米长的段；胡萝卜洗净，切成3厘米见方的块；姜切片，葱切段；香菜洗净，切成4厘米长的段；将生鱼宰杀后，去鳞、鳃、肠杂，洗净后沥干水分，放入六成热油中炸一下，捞起，沥油后备用；将炒锅置武火上烧热，下入植物油，烧至六成热时，下入姜、葱爆香，再下入鱼、料酒、党参、胡萝卜、盐、味精、白糖、酱油、鲜汤烧透收汁，然后放入盘中，加入香菜即成。佐餐食用。

【功效】补中益气、生津利水、补血。

春盘面

【原料】白面粉3000克，羊肉1000克，羊肚500克，鸡蛋5个，蘑菇200克，韭黄250克，白菜心500克，生姜、食盐、胡椒粉、料酒、醋各适量。

【做法】将羊肉、羊肚洗净，切成2厘米见方的小块；蘑菇洗净，一切两块；白菜心洗净，切段；韭黄洗净，与白菜心剁碎待用。将白面粉用水发透，放入韭黄、食盐，揉成面团，用擀面杖擀薄，切成面条。将羊肉块、羊肚块放入锅内，加入生姜、蘑菇，置武火上烧开，然后将面条下入，烧开，放入食盐、料酒、醋、胡椒粉即成。吃面条，喝汤。

【功效】补中益气。适用于脾胃气虚、营养不良所致的气短、懒言、肢体困倦、身体消瘦等症。

法制猪肚

【原料】猪肚1具，人参6克，干姜10克，胡椒2克，糯米50克，葱白7茎。

【做法】将猪肚洗净；人参、干姜、胡椒研末；与糯米、葱白拌匀（猪肚大者可适当增加糯米量），然后装入猪肚内，扎紧或缝合胃口，勿令泄气。将装入药的猪肚放入砂锅内，加水适量微火煨炖，至熟烂为止。空腹分数次服。

【功效】补气健脾、温中暖胃。适用于气虚脾弱胃寒证所出现的四肢无力、精神困倦、腹胀食少、胃脘冷痛等症。

锅焦饼

【原料】锅焦150克，神曲12克，砂仁6克，山楂肉、莲子各12克，鸡内金3克，大米粉250克，白砂糖100克。

【做法】先把锅焦放入锅内，炒黄然后把锅焦、神曲、山楂肉、砂仁、莲子、鸡内金一同放入碾槽内，共研为细粉；把上述细粉同大米粉及白砂糖拌和均匀，加水适量，揉成面团，如常法做成小饼；把小饼放入铁锅内，烙熟即可。每日1～2次；当作糕饼嚼食2～3块，连用3～5天。

【功效】补脾、健胃、助消化。适用于小儿脾胃气虚、消化力弱、饮食不香、大便稀薄等。

黄芪鸡

【原料】生黄芪120克，母鸡1只，香菜20克，葱段、姜片、盐各适量。

【做法】母鸡去毛及内脏后洗净，将黄芪纳入鸡腹中缝合，放锅中，加清水，放葱段、姜片，小火炖2小时，加盐、香菜调味即可。

【功效】益气健身，固通窍。

六、气郁体质的中医养生

1.气郁体质的表现

当气不能外达而结聚于内时，便形成"气郁"。中医认为，气郁多由忧郁烦闷、心情不舒畅所致。长期气郁会导致血循环不畅，严重影响健康。

气郁体质的常见表现：形体瘦者为多，性格内向不稳定、敏感多虑。平素性情急躁易怒，易于激动，或忧郁寡欢，胸闷不舒；舌淡红，苔白，脉弦；一旦生病则胸肋胀痛或窜痛；有时乳房及小腹胀痛，月经不调，痛经；咽中梗阻，如有异物；或颈项瘿瘤；胃脘胀痛，反酸，呃逆嗳气；痛肠鸣，大便泄利不爽；体内之气逆行，头痛眩晕。对精神刺激适应能力较差；不适应阴雨天气。

2.气郁体质的养生方法

（1）环境调节

在起居方面，肝气郁结者居室应保持安静，禁止喧哗，光线宜暗，避免强烈光线刺激。

（2）运动养生

因体育和旅游活动均能运动身体，流通气血，既欣赏了自然美景，调剂了精神，呼吸了新鲜空气，又能沐浴阳光，增强体质。气功方面，以强壮功、保健功、动桩功为宜，着重锻炼呼吸吐纳功法，以开导郁滞。

（3）精神调摄

此种人性格内向，神情常处于抑郁状态。根据《黄帝内经》"喜胜忧"的原则，应主动寻求快乐，多参加社会活动、集体文娱活动，常看喜剧、滑稽剧、听相声，以及富有激励意义的电影、电视，勿看悲剧、苦剧。多听轻快、开朗、激昂的音乐，以提高情志。多读积极的、鼓励的、富有乐趣的、展现美好生活前景的书籍，以培养开朗、豁达的意识，不计较名利得失，知足常乐。

（4）饮食养生

饮食上，如柠檬水，橙子，陈皮，柑

橘类水果，洋葱、丝瓜等，但是吃东西不能太凉。因为气郁者，有时也会上火的，这种人的上火和热证，清热时一定要小心，不能太凉。也可以少量地饮酒，以促进血液循环，提高人的情绪。不要吃辛辣的食物，不喝或者少喝咖啡、浓茶等有刺激性的饮品。

（5）药物养生

气郁体质者可常用以香附、乌药、川楝子、小茴香、青皮、郁金等疏肝理气解郁的药为主组成的方剂。肝气郁结，应疏肝理气解郁，宜用柴胡疏肝饮。气滞痰郁，应化痰理气解郁，宜用半夏厚朴汤。此药方中紫苏、厚朴均含有挥发油，煎煮时以清水浸泡30分钟，而后煎15分钟即可，时间不宜过长。心神失养，应养心安神，宜用甘麦大枣汤。心肾阴虚，应滋养心肾，宜用补心丹合六味地黄丸。

3.适宜气郁体质的食疗药膳

玫瑰蒸乳鸽

【原料】玫瑰花3朵，乳鸽1只，枸杞子15克，红枣6枚，料酒10毫升，盐3克，味精2克，生姜5克，葱10克，胡椒粉3克。

【做法】将玫瑰花去蒂，撕成瓣状，用清水浸漂，沥干水分，枸杞子去杂质、果柄，洗净，红枣浸透，去核，乳鸽宰杀后，去毛，内脏及爪，生姜切片，葱切段。将玫瑰花、枸杞子、乳鸽肉、红枣、料酒、生姜、葱同放蒸锅内，加入上汤，置蒸笼内武火蒸35分钟，调入盐、味精、胡椒粉即成。

【功效】活血调经、理气解郁。适用于血虚瘀滞、经血不足、痛经者食用。

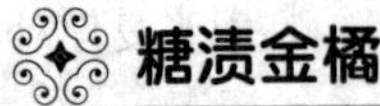

糖渍金橘

【原料】金橘500～700克，白糖500～600克。

【做法】取新鲜金橘洗干净后，用木块把每一个金橘压扁、去核，加入白糖腌渍1昼夜，待金橘浸透糖后，稍加温水，再以小火煨熬至汁液耗干，停火晾凉，再拌入白糖，然后放入搪瓷盘中风干数日，装瓶备用。可当果脯随意食用。

【功效】理气、化痰、开胃。适用于小儿食欲不振、消化不良、胸闷腹胀。

党参牛膝酒

【原料】党参、牛膝各60克，香附、当归各30克，肉桂、红花各18克，白酒1000毫升。

【做法】将上药共制粗末，用纱布包好，浸入白酒内，密封，每日摇荡1次，7～10日即成。每次服10毫升，每日2次。

【功效】疏肝理气、温经活血。适用于闭经伴见小腹胀痛或冷痛、面色晦暗、腰部酸痛等。

完带粥

【原料】炒白术、炒山药各30克，人参6克，白芍15克，车前子、苍术各9克，甘草3克，陈皮、荆芥、柴胡各1.5克，粳米100克，白糖适量。

【做法】将上方10味药放入砂锅，煎汁，去渣，再加入洗净的粳米，共煮成粥，调入白糖即成。每日分2次，温热食。

【功效】健脾燥湿、疏肝理气。适用于脾虚带下、腰酸神疲、饮食懒进。

 陈皮姜汁粟米粥

【原料】陈皮10克，鲜嫩生姜10克，粟米50克。

【做法】先将鲜嫩生姜洗干净，放入温开水中浸泡10分钟，捞出，连皮切碎，剁成生姜泥糊，用洁净纱布包裹，绞压取汁，盛入小杯中，备用。将陈皮洗干净，阴干，切成细丝，与淘洗干净的粟米同放入砂锅，加水适量，大火煮沸后，改用小火煨煮1小时，待粟米酥烂即成。早晚两次分服，每次温服时加10滴生姜汁，拌和均匀后，嚼食咽下。

【功效】疏肝理气、和胃止呕。适合肝胃不和型妊娠恶阻。

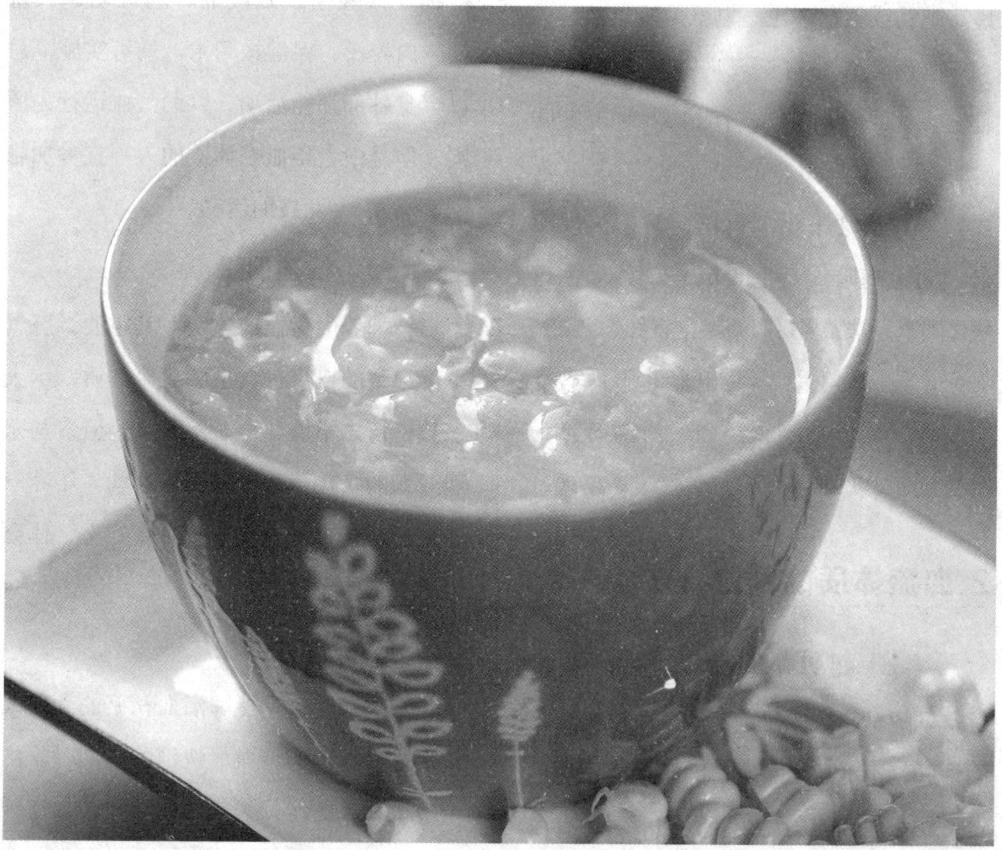

七、血瘀体质的中医养生

1.血瘀体质的表现

血瘀体质就是全身性的血脉不那么畅通，有一种潜在的瘀血倾向。在气候寒冷、情绪不调等情况下，很容易出现血脉瘀滞不畅或阻塞不通，也就是瘀血。

血瘀体质的常见表现：瘦人较多，且容易烦躁，健忘，性情急躁。皮肤常在不知不觉中出现紫瘀斑（皮下出血），皮肤常干燥、粗糙，常常出现疼痛，面色晦暗或有色素沉着、黄褐色斑块，眼眶经常黯黑，眼睛经常有红丝（ 充血），刷牙时牙龈容易出血。腹内有症瘕积块，妇女痛经、经闭、崩漏等。不耐受风邪、寒邪。

2.血瘀体质的养生方法

（1）起居养生

早睡早起是非常重要的，血瘀主要是因为肝气不舒，子时之前睡觉才能保证肝血更新。保养的关键在春天和清晨。春季和早晨阳气生发，多做舒展活动。秋冬要特别注意保暖。

（2）运动养生

多做有益于心脏血脉的活动，如各种舞蹈。太极拳、八段锦、动桩功、长寿功、内养操、保健按摩术，均可实施，总以全身各部都能活动、以助气血运行为原则。但是中老年血瘀体质的人不宜参加剧烈、爆发、 竞技的运动。

（3）精神调摄

精神养生对血瘀体质尤其重要。肝气不舒导致的血瘀。典型的血瘀体质，绝大多数是情志不展、内心不敞亮。应多与乐观开朗的人在一起参与团体活动。培养一些兴趣，让自己沉浸在一种爱好里，体会聚精会神的乐趣。

（4）饮食养生

平时多吃一些能够活血祛瘀的食物或药膳，使体内的瘀血尽快消除。同时，由于瘀血和气的运行失常密切相关，故还须配伍一些行气的食物。例如：香菇、茄子、油菜、黑豆、黄豆等。

（5）药物养生

对于血瘀体质者来说，除要注意饮食养生法外，还应对症服用一些能够活血散瘀的药物。此类药物善于走散，具有行血、散瘀、通经、利弊、消肿、止痛的作用。例如：三七、川芎、丹参、红花、益母草等。

3.适宜血瘀体质的食疗药膳

桃仁红花粥

【原料】桃仁15克，红花10克，粳米100克，红糖适量。

【做法】先将桃仁捣烂如泥，再与红花一并煎煮，去渣取汁，同粳米煮为稀粥，加红糖调味。每日1～2次，温热服。

【功效】活血通经、祛瘀止痛。适用于经闭、月经不调等。

荔枝当归炖乌鸡

【原料】乌骨鸡1只，干荔枝10粒，当归15克，川芎10克，大枣4枚，生姜3克，料酒10毫升，盐3克。

【做法】将荔枝去壳，去核取肉。大枣洗净泡发去核。川芎、当归、生姜分别用清水洗净后切片。乌骨鸡宰杀后洗净，去毛、肠杂及爪，放入沸水锅中焯水。将乌骨鸡、荔枝干、川芎、当归、生姜、大枣一同放入炖盅内，加适量清水，盖上炖盅盖，隔水炖4小时，加入盐即成。

【功效】补血养心、健脑益智、活血祛瘀。

生化鸡汤

【原料】当归9克，川芎3克，桃仁9克，炮姜5克，炙甘草5克，母鸡1只。

【做法】将母鸡宰杀后去毛及内脏，洗净切块；当归、川芎、桃仁、炮姜、炙甘草用纱布包好；两者共放砂锅内，加水适量，大火煮沸后改小火炖至鸡肉烂熟，去药包加入调料，即可食鸡肉饮汤，每剂分2次服完。

【功效】活血祛瘀、养血生新。

参芪胶艾粥

【原料】黄芪、党参各15克，鹿角胶、艾叶各6～10克，升麻3克，当归、砂糖各10克，粳米100克。

【做法】将党参、黄芪、艾叶、升麻、当归入砂锅煎取浓汁，去渣，然后加入粳米、鹿角胶、砂糖煮粥。每日分2次，温服，病愈即停。

【功效】祛瘀止血。

鸡蛋煎茄子

【原料】鸡蛋2枚，茄子200克，蒜蓉、精盐、生抽、白糖、鸡精各适量。

【做法】将鸡蛋去壳，入碗打散，加生抽拌成蛋粉糊；茄子去皮，斜切成块，挂上蛋糊，入锅油煎至两面呈金黄色时盛起；炒锅下油，爆香蒜蓉，投入煎茄块炒匀，调入鸡精及适量清水，煨至茄块入味，用湿淀粉打芡，上碟即可。分次服用。

【功效】活血祛瘀止痛。

八、痰湿体质的中医养生

1.痰湿体质的表现

痰湿体质是目前比较常见的一种体质类型，当人体脏腑、阴阳失调，气血津液运化失调，易形成痰湿时，便可以认为这种体质状态为痰湿体质，多见于肥胖者，或素瘦今肥者。

痰湿体质的常见表现：形体肥胖，性格温和，处事稳重，为人恭谦，多善忍耐；嗜食肥甘、神倦、懒动、嗜睡、身重如裹、口中粘腻或便溏、脉濡而滑、舌体胖、苔滑腻。若病则胸脘痞闷，咳喘痰多；或食少，恶心呕吐，大便溏泄；或四肢水肿，按之凹陷，小便不利或浑浊；或头身困重，关节疼痛重着、肌肤麻木不仁；或妇女白带过多。对梅雨季节及潮湿环境适应能力差。

中医认为痰湿之生，与肺、脾、肾三脏关系最为密切，故重点在于调补肺、脾、肾三脏。

2.痰湿体质的养生方法

（1）生活起居

痰湿体质者在起居方面要注意远离潮湿，尤其是阴雨季节，要注意湿邪的侵袭。多参加户外活动，衣服要透气散湿，纯棉的最好；冬春季节多晒太阳。湿气重的人可以经常洗洗热水澡，最好是泡浴，让全身皮肤发红，毛孔张开。泡浴热水澡是一个很好的方法。

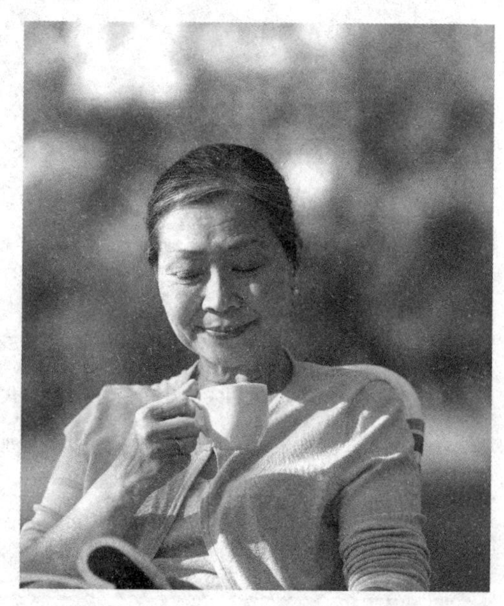

（2）运动养生

痰湿之体质，多形体肥胖，身重易倦，故应长期坚持体育锻炼，散步、慢跑、球类、游泳、武术、八段锦、五禽戏，以及各种舞蹈，均可选择。活动量应逐渐增强，让疏松的皮肉逐渐转变成结实、致密之肌肉。气功方面，以动桩功、保健功、长寿功为宜，加强运气功法。

（3）精神调摄

对于神情常处于抑郁状态，根据《黄帝内经》“喜胜忧”、“怒胜思”的原则，应主动寻求快乐，多参加社会活动、集体文娱活动，常看喜剧、滑稽剧、听相声，以及富有激励意义的电影、电视，勿看悲剧、苦剧。多听轻快、开朗、激昂的音乐，以提高情志。压抑过重的，可以用激怒的方式，来把内结的抑郁气结打开，这种方式，中医上称为“郁则发之”，也就是说通过怒的上发之性，把郁结的气机疏通开来，让人的情绪恢复正常化。

（4）饮食养生

中医学认为，肺主通调水道，脾主运化水湿，肾主水液。故痰湿体质者一定要吃能够宣肺、健脾、益肾、化痰的食物和药膳。例如：丝瓜、萝卜、冬瓜、鳙鱼、文蛤等。另外，要控制食量、吃饭要吃七分饱，不要暴饮暴食，速度不要过快，要少吃盐，特别不要宵夜，必须吃早餐（吃早餐是改善痰湿体质、减肥的第一步），饮食宜清淡，偏温燥的或者有祛湿作用的。

3.适宜痰湿体质的食疗药膳

海带瘦肉粳米粥

【原料】海带15克，粳米100克，猪瘦肉50克，盐适量。

【做法】海带洗净，切碎。粳米洗净，浸泡30分钟；猪瘦肉洗净，切小块。将海带、粳米、猪瘦肉放入锅内，加适量清水，大火煮沸，转小火熬煮成粥，加盐调味食用。

【功效】海带可消痰软坚、泄热利水、祛脂降压。此粥可预防高脂血症。

凉拌三片

【原料】西红柿100克，胡萝卜100克，黄瓜100克，精盐、醋、味精、麻油各适量。

【做法】西红柿洗净，用开水烫去皮，切成片，胡萝卜、黄瓜洗净，切菱形片。将三片排放盘中，再将精盐、醋、味精、香油倒入小碗中，拌匀，淋在三片上即可食用。

【功效】养阴益胃、健脾消食。

鲤鱼头煮冬瓜

【原料】鲤鱼头1个，冬瓜90克。

【做法】将鱼头洗净去鳞，冬瓜去皮切成块，把锅放文火上，倒入鱼头、冬瓜，加水1000毫升煮沸，待鲤鱼熟透即成。吃鱼头喝汤。每日1次，连服5～7次可见效。

【功效】利水消肿。

黄芪野鸭肉粥

【原料】黄芪30克，青头雄鸭1只，粳米适量，葱白3茎。

【做法】先将黄芪洗净切片，青鸭肉切细，一同放入砂锅内，煮至肉极烂，去黄芪药渣，再加米、葱白煮粥；或用黄芪鸭汤煮粥。每日分2次，空腹温热服。5～7日为一个疗程。

【功效】补脾益气、利水消肿、滋阴养血。

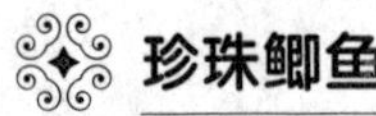

珍珠鲫鱼

【原料】珍珠粉10克，鲫鱼250克，料酒10毫升，生姜10克，葱10克，盐3克，味精2克，酱油20毫升，植物油35毫升，芡粉2克。

【做法】将鲫鱼宰杀后，去鳞、鳃和内脏、沥干血水，加入盐、芡粉腌匀，生姜、葱洗净，姜切片，葱切段。将炒锅置武火上烧热，加入植物油，烧至六成热时，加入姜片、葱段，鲫鱼煎至两面金黄色时，烹入料酒，掺入鲜汤，放入珍珠粉、酱油、盐，加开水适量，进行烧炖，鱼肉熟透入味，加味精即成。

【功效】健脾利水、养血调经。适用于脾胃虚弱、纳少无力，经血不足者食用。

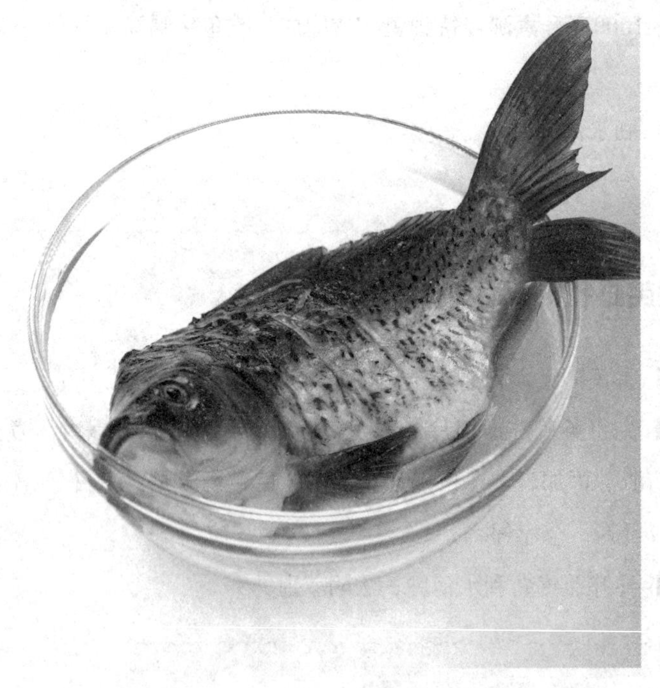

九、特禀体质的中医养生

1.特禀体质的表现

特禀体质又称特禀型生理缺陷、过敏。“特”指的是什么？就是特殊禀赋。是指由于遗传因素和先天因素所造成的特殊状态的体质，主要包括过敏体质、遗传病体质、胎传体质等。

特禀体质的常见表现：过敏体质者一般无特殊；先天禀赋异常者或有畸形，或有生理缺陷。特禀体质者的心理随禀质不同情况各异。过敏体质者常见哮喘、风团、咽痒、鼻塞、喷嚏等，易患哮喘、荨麻疹、花粉症及药物过敏等，遗传性疾病如血友病、先天愚型等，胎传性疾病如五迟（立迟、行迟、发迟、齿迟和语迟）、五软（头软、项软、手足软、肌肉软、口软）、解颅、胎惊等。适应能力差，如过敏体质对易致过敏季节适应能力差，易引发宿疾。

特禀体质占人群比例：4.91%。多为遗传所致；人群分布、体形和性格均无特殊；特点为适应能力差，容易患药物过敏、花粉症、哮喘等病。建议饮食清淡、均衡，尽量避开过敏源，避免情绪紧张。

2.特禀体质的养生方法

（1）起居养生

特禀体质者的居室宜通风良好。保持室内清洁，被褥、床单要经常洗晒，可防止对尘螨过敏。室内装修后不宜立即入住，应打开窗户，让甲醛等挥发干净后再搬进新居。春季室外花粉较多时，要减少室外活动时间，可防止对花粉过敏。不宜养宠物，以免对动物皮毛过敏。起居应有规律，保持充足的睡眠。

（2）运动养生

过敏体质的人可以进行针对自身特点的锻炼方式，如对花粉、柳絮等植物过敏者，应避免在野外、公园长时间运动和逗留；有过敏性鼻炎的人，不宜在冬季进行户外锻炼等。过敏体质多由禀赋不足、后天损伤失养所致，所以通过运动的方式加强气血的循环，可以增进免疫力、改善过敏体质。由于体质特点，过敏体质的人应以室内运动为主，如瑜伽、气功、健身器械、健身操等。如过敏原明确，在不接触过敏原的前提下也可做户外锻炼。运动时应避免汗出当风，激惹过敏状态，以不出汗或微微汗出为好；注意呼吸的均匀，采用腹式呼吸。

（3）精神调摄

过敏体质的人因为对外界的适应能力较差，会表现出不同程度的内向、敏感、多疑、焦虑、抑郁等心理反应。应当正确看待自己的体质特点，不应为此感到焦虑、自卑，把自我的防护看作是日常生活的一部分，接受现实，积极寻求解决问题的方法、途径，多与人交往，心胸宽阔，有包容心，保持乐观向上的生活状态。

（4）饮食养生

饮食宜清淡、均衡，粗细搭配适当，荤素配伍合理。少食荞麦（含致敏物质荞麦荧光素）、蚕豆、白扁豆、牛肉、鹅肉、鲤鱼、虾、蟹、茄子、酒、辣椒、浓茶、咖啡等辛辣之品、腥膻发物及含致敏物质的食物。

3.适宜特禀体质的食疗药膳

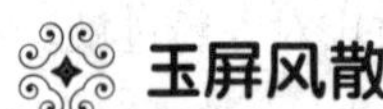

玉屏风散

【原料】 防风30克，黄芪（蜜炙）60克，白术60克。

【做法】 将以上诸药研为末，每服3钱（9克），用水一盏半，加大枣一枚，煎至七分，去渣，食后热服（现代用法：研末，每日2次，每次6～9克，大枣煎汤送服，亦可作汤剂，水煎服，用量按原方比例酌减）。

【功效】 益气，固表，止汗。主治表虚自汗。汗出恶风，面色㿠白，舌淡苔薄白，脉浮虚。亦治虚人腠理不固，易感风邪（本方常用于过敏性鼻炎、上呼吸道感染属表虚不固而外感风邪者，以及肾小球肾炎易于伤风感冒而诱致病情反复者）。

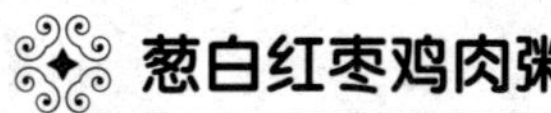

葱白红枣鸡肉粥

【原料】粳米100克，红枣10枚（去核），连骨鸡肉100克，姜、香菜、葱各适量。

【做法】将粳米、红枣和连骨鸡肉分别洗净；姜切片；香菜、葱切末。锅内加水适量，放入鸡肉、姜片大火煮开。然后放入粳米、红枣熬45分钟左右。最后加入葱白、香菜，调味。

【功效】养血消风。主治过敏性鼻炎见鼻塞、喷嚏、流清涕。

固表粥

【原料】乌梅15克，黄芪20克，防风10克，冬瓜皮30克，当归12克。

【做法】将上述诸药放砂锅中加水煎开，再用小火慢煎成浓汁，取出药汁后，再加水煎开后取汁，用汁煮粳米100克成粥，加冰糖趁热食用。

【功效】养血消风，扶正固表。主治过敏性鼻炎、过敏性哮喘、荨麻疹等疾病。

黄芪灵芝炖瘦肉

【原料】黄芪60克、灵芝30克，瘦猪肉100克，姜一块。

【做法】首先把黄芪和灵芝放在清水里浸泡半小时，这时把瘦肉洗干净切成小方块，接下来把泡好的黄芪和灵芝放进砂锅，再把切好的猪肉放进去，把整块姜也放进去，加入适量的盐，再倒入适量的清水，盖上盖，等到水开之后，上火隔水蒸，用大火蒸3小时。

【功效】补益气血、宁心安神。为冬季常见病补益保健汤。

百果玫瑰球

【原料】核桃仁末、红枣末（去皮核）、青梅末、橘饼末、莲子末各15克，南瓜子仁末6克，熟猪板油30克，白糖40克，干淀粉45克，鸡蛋清4只，玫瑰酱适量，植物油1500毫升（实耗150毫升）。

【做法】将核桃仁末、红枣末、青梅末、橘饼末、南瓜子仁末、莲子末、熟猪板油、白糖30克及玫瑰酱拌匀，撒入干淀粉10克，搓成丸形（10～12只），为“百果丸”。蛋清入浅汤盆中，用筷子打至起细浓泡沫，加入干淀粉30克，拌匀，再放入红米汁拌成红色。锅中放植物油1500毫升，在旺火上烧至三成热。将百果丸放入蛋清糊中滚满，投入油中，用筷子拨动，待百果丸结壳、肥大，捞出。待油烧到六成热时，将所有的百果丸一起投入，用漏勺翻炒至淡黄色，捞出装盆，撒白糖。每日2次，每次服5～6丸。

【功效】补脾和胃、止咳定喘。适用于哮喘、慢性支气管炎、肺结核等，健康人经常食用能防病延年。

【第七章】

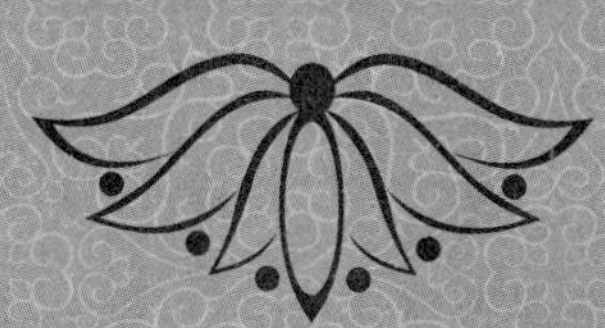

情志养生，让心灵洒满阳光

所谓情志，即指喜、怒、忧、思、悲、惊、恐等人的七种情绪。任何事物的变化，都有两重性，既能有利于人，也能有害于人。同样，人的情绪、情感的变化，亦有利有弊。

中医学认为，精神活动伴随生命的开始就产生了，生命是精神活动的物质基础，精神活动则是生命活动的具体体现。在人的生命活动中，精神活动是维持人体健康所必需的。如《黄帝内经》所说："得神者昌，失神者亡。"意思就是说，精神充足就能保持健康，没有精神人就会死亡。

中医认为，神是人体生命活动的主宰，人体所具备的神，是指人的生命活力及其灵性和生机。神在于养，情在于节。

精神稳定乐观，神思就稳定；神思稳定，气血就平和；气血平和，就有利于保护脏腑功能；脏腑功能正常，人就远离疾病和衰老。

《黄帝内经》中就强调"恬淡虚无，真气从之，精神内守，病安从来"，意思是说："一个人如果能够保持精神情绪上的恬静、安详，不要有太多的欲望和杂念，体内的真气就会始终保持充足的状态，怎么会得病呢？"

可见，养生必须养神，既要注意形体健康，更要注重心理卫生。所谓健康，不仅是指一个人没有疾病或虚弱现象的正常生理，而且还指要有良好的精神状态和社会适应能力。

一、情志养生对于健康的意义

1.《黄帝内经》的精神养生理论

祖国传统医学认为，精神活动伴随生命的开始就产生了，生命是精神活动的物质基础，精神活动则是生命活动的具体表现。在人的生命活动中，精神活动是维持人体健康所必须的，如《黄帝内经》所说："得神者昌，失神者亡。"意为精神充足就能够保持健康，没有精神就要死亡。

（1）情志的作用

《黄帝内经》认为，人的七情与五志对人体健康的影响非常大，在《灵枢·本藏》巾强调："志意者，所以御精神，收魂魄，适寒温，和喜怒者也……志意和则精神专直，魂魄不散，悔怒不起，五藏不受邪矣。"

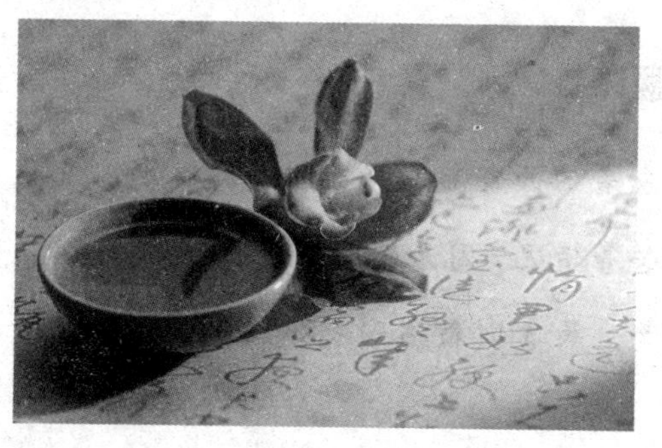

（2）情志与疾病

情志过用或失控易导致疾病，甚至是重要的致病因素。《黄帝内经·举痛论》："百病生于气也，怒则气上，喜则气缓，悲则气消，恐则气下，寒则气收，炅则气泄，惊则气乱，劳则气耗，思则气结。"说的就是："很多疾病的发生，都是由于气机失调所致。如发怒则气上逆，欢喜则气和缓，悲哀则气消损，恐惧则气下陷，遇寒则气收敛，遇热则气外泄，惊骇则气混乱，过劳则气耗散，思虑太过则气郁结。"这七种情绪都会搅乱人的"气机"，让人体内的气血无法正常流通甚至逆向流动，其危害是十分严重的。

（3）情志与疾病治疗

舒畅的心情是治疗疾病的良药，这在《黄帝内经》中也有相关论述，《黄帝内经》强调治病要根据患者的神志状态，决定、选择治疗措施。例如：

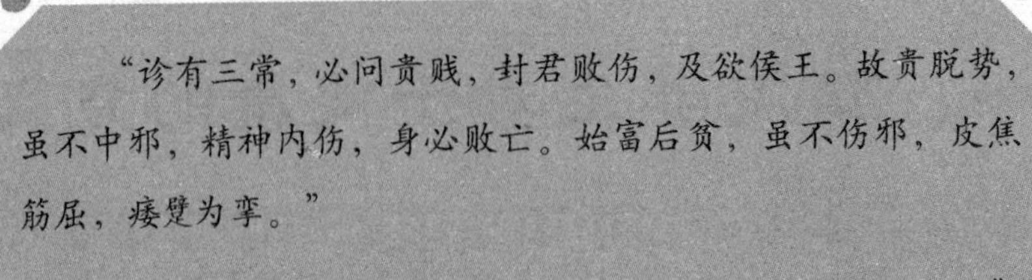

“诊有三常，必问贵贱，封君败伤，及欲侯王。故贵脱势，虽不中邪，精神内伤，身必败亡。始富后贫，虽不伤邪，皮焦筋屈，痿躄为挛。”

《素问·疏五过论》

<<< 上文翻译 >>>

“诊病时须注意三种情况，即必须问其社会地位的贫富贵贱、是否曾被削爵失势，以及是否有欲作侯王的妄想。因为原本地位高贵，失势后，即使没有外邪的侵入，精神上也会受到打击，身体必然败亡。先富后贫的人，虽未伤于邪气，也会皮毛憔枯，筋脉拘屈，足痿弱拘挛而行走不动。”

“凡欲诊病者，必问饮食居处，暴乐暴苦，始乐后苦，皆伤精气。精气竭绝，形体毁沮。暴怒伤阴，暴喜伤阳。厥气上行，满脉去形。”

<<< 上文翻译 >>>

“凡是想要诊察患者时，一定要问患者的饮食起居情况和居住环境以及是否有精神上的过度欢乐、忧苦，或先乐后苦等情况，因为过度苦乐都会损伤精气，使精气遏绝，形体败坏。暴怒则损伤阴气，暴喜则损伤阳气，阴阳俱伤，厥逆之气就会上行，使经脉胀满，形体瘦弱。”

（4）情志与养生

形神共养是《黄帝内经》中提出的重要养生观点，《素问·上古天真论》曰："形与神俱，而尽终其天年，度百岁乃去。"《素问·四气调神大论》从正反两个方面告诉人们：要顺应春夏秋冬四时生、长、化、收、藏的规律保养神气，调节情志，勿使过度。

2.《黄帝内经》讲述情志失常的原因

情志失常的原因有内外两个方面：

（1）外界的原因

人的情志是由外界事物刺激引起的，当外界的刺激过于强烈时，往往可引起情志的一场变化。引起情志异常的外因，在《黄帝内经》中有所论及，如"故贵脱势"、"始富后贫"等，前者是由于社会地位发生了变化，后者是由于经济状况发生了改变，以致造成"身必败亡"以及"皮焦筋屈，痿躄为挛"等病变。

另外，情志异常与异常的气候变化亦有关系。如《素问·气交变大论》说："岁木太过，风气流行，脾土受邪……忽忽善怒，眩冒巅疾。""岁火太过，炎暑流行，肺金受邪 ……谵妄狂越""岁土太过，雨湿流行，肾水受邪……意不乐。""岁水太过，寒气流行，邪害心火……身热烦心，躁悸……谵妄心痛"。

（2）机体内部因素

外界的刺激是引起情志失常的重要条件，但它不是唯一的决定性的因素，它必须通过机体内部的某些缺陷才能发挥作用。情志失常的因素有以下几方面：

①嗜欲无穷。所谓"嗜欲无穷"是指超越客观条件的许可，去盲目追求物质和精神上的享受，其结果必然所愿不遂，所欲不得，以致情志忧郁，忧患重重。正如《素问·上古天真论》所说："是以嗜欲不能劳其目，淫邪不能惑其心，愚智贤不肖，不惧于物，故合于道。"

②意志脆弱。《灵枢·本藏》说："志意者，所以御精神，收魂魄，适寒温，和喜怒者也。""志意和则精神专直，魂魄不散，悔怒不起，五藏不受邪矣。"这两段话清楚地说明了意志不仅能调节人的起居作息等外部动作，使人顺从四季时令，适应寒来暑往的不同变化，而且还可以调节人体内部的精神活动。其中"和喜怒"使"悔怒不起"，就是对情志的支配和调节，它能把情志活动的幅度控制在正常的范围之内。反之，意志脆弱，不能对情志进行适当调节时，就会发生情志失常。

③性格怯懦。性格与情志有着密切的关系。勇怯是性格表现的特征之一，勇怯性格不同的人，对同样的外界刺激，其情志反应的强弱与久暂是明显不同的，因而在情志病的发病率上亦有很大差异。正如《素问·经脉别论》所说：“有所惊恐，喘出于肺，淫气伤心。度水跌仆，喘出于肾与骨。当是之时，勇者气行则已，怯者则著而为病也。”

④阴阳偏盛。人体阴阳之气偏盛也与情志变化有着密切的联系。《灵枢·通天》篇根据人体阴阳之气的多寡，将人分为太阳、少阳、太阴、少阴、阴阳和平等五种类型。此五种人的性格表现略有不同，其中，太阳、少阳两种类型，因阳多阴少，故性情善动，易于兴奋，如“好言大事”“志发于四野”“有小小官则高自宜”。太阴、少阴两种类型，因阴多阳少，故心胸狭窄、沉郁嫉妒，常“好内而恶出”“贪而不仁”见人有失，若有所得。而阴阳和平之人，则性情适中，情绪稳定，不因一点可怕的事而恐惧不安，也不会因一点高兴的事而过于兴奋。因此一遇到外界突然刺激时，体质偏阴或偏阳的人，其情志自然易于失调，唯有阴阳和平之人，他的情志才能保持相对的稳定。

⑤脏腑虚实。五脏是情志产生的脏器，当五脏发生虚实盛衰变化时，往往对外界的刺激极易敏感而变现为各种情志的变化。《灵枢·本神》篇说：“肝气虚则恐，实则怒”“心气虚则悲，实则笑不休”。

3.《黄帝内经》论述情志波动对五脏的损害

前面我们讲述了五脏在情志产生的脏器变化，五脏发生虚实盛衰的变化时会引起外界刺激的情志异常。然而，当情志异常的时候，反过来也会影响五脏的健康。

（1）情绪影响心

情绪对于心脏的影响是巨大的。《灵枢·本神》：“心怵惕思虑则伤神，神伤则恐惧自失。破䐃脱肉，毛悴色夭，死于冬。”说的是：“心因恐惧和思虑太过而伤及所藏之神，神伤便会时时恐惧，不能自主，久而大肉瘦削。皮毛憔悴。气色枯夭，冬季就会死去。”

（2）情绪影响脾

情绪也会伤及脾脏，引发脾脏疾病。《灵枢·本神》：“脾愁忧而不解则伤意，意伤则悗乱，四支不举，毛悴色夭，死于春。”说的是：“脾因忧愁不解而伤及所藏之意，意伤便会胸膈烦闷，手足无力举动，皮毛憔悴，气色枯夭，春季就会死去。”

（3）情绪影响肝

情绪波动会伤害肝脏。《灵枢·本神》：“肝悲哀动中则伤魂，魂伤则狂忘不精，不精则不正，当人阴缩而挛筋，两胁骨不举，毛悴色夭，死于秋。”说的是：“肝因悲哀太过而伤及所藏的魂，魂伤便会狂妄而不能精明，举动失常，同时使人前阴萎缩，筋脉拘挛，两胁不能舒张，皮毛憔悴，气色枯夭，秋季就会死去。”

（4）情绪影响肺

肺脏的好坏也会受到情绪的影响。正如《灵枢·本神》所说：“肺喜乐无极则伤魄，魄伤则狂，狂者意不存人，皮革焦，毛悴色夭，死于夏。”说的是：“肺因喜乐太过而伤及所藏的魄。魄伤便会形成癫狂，语无伦次，皮毛肌肤憔悴，气色枯夭，夏季就会死去。”

（5）情绪影响肾

情绪波动会影响肾，肾主志，肾受伤害，人的大脑就会受到伤害。《灵枢·本神》说：“肾盛怒而不止则伤志，志伤则喜忘其前言，腰脊不可以俯仰屈伸，毛悴色夭，死于夏。恐惧而不解则伤精，精伤则骨痠痿厥，精时自下。”说的是：“肾因大怒不止而伤及所藏的志，志伤便会记忆力衰退，腰脊不能俯仰转动，皮毛憔悴，气色枯夭，夏季就会死去。又因恐惧不解而伤精，精伤则骨节酸软痿弱，四肢发冷，精液时时外流。”

4.七情不调可诱发疾病

七情，即喜、怒、忧、思、悲、恐、惊七种情志变化，是机体的精神状态。突然、强烈或长期持久的情志刺激，超过了人体本身的正常生理活动范围，就使人体气机紊乱、脏腑阴阳气血失调，导致疾病的发生。由于它是造成内伤病的主要致病因素之一，故又称内伤七情。

（1）喜则气缓

在正常情况下，欢喜可以缓和情绪紧张，使营卫通利，心情舒畅。《素问·举痛论》说：“喜则气和先达，营卫通利，故气缓矣。”但暴喜过度，对身体也有害，可使心气涣散，神不守舍，出现精神不集中，甚至失神狂乱等症。

（2）怒则气上

这是指过度愤怒会使肝气横逆上冲，血随气逆，并走于上。临床可见气逆，面红目赤，或呕血，甚至出现昏厥猝倒。

（3）忧则气慌

是指过度忧愁，食不下咽，心神无依的一种状态。

（4）思则气结

指思虑过度会伤神损脾，结果导致气机郁结。

（5）悲则气消

是指过度悲忧，可使肺气抑郁，意志消沉，肺气耗伤。

（6）恐则气下

是指恐惧过度，会使肾气不固，气泄于下，临床可见大小便失禁，或恐惧不解则伤精，发生骨酸痿厥、遗精等症。

（7）惊则气乱

指突然受惊，以致心无所倚，神无所归，虑无所定，惊慌失措。

情志的异常波动，都可使原有的病情加重，或导致病情迅速恶化。临床发现，在许多疾病的过程中，如果患者有较剧烈的情志波动，往往都会使病情加重，或急剧恶化。如有高血压病史的患者，若遇事恼怒，肝阳暴张，血压便会迅速升高，发生眩晕，甚至突然昏厥，或昏仆不语，半身不遂，口眼歪斜。

5.心态，健康的决定因素

人体健康的四大基石是心理平衡、合理膳食、适量运动、戒烟戒酒。其中心理平衡是最重要的。保持乐观、平和的心态是健康的必须条件。

据科学研究发现，其实人体每日都会产生3000多个癌细胞，但同时也会产生一种“自然杀伤细胞”，专门来攻击、消灭癌细胞。如果一个人整天处在情绪低潮中的话，“自然杀伤细胞”的威力就会下降20%以上。也就是说，如果一个人整天心情不好，忧郁、焦虑，这些不良情绪可影响细胞介导的免疫反应，使T细胞活性降低，从而对病毒、真菌感染的抵抗力和对肿瘤细胞的监视能力降低，还可能表现为发热、感觉迟钝、乏力、消化不良、精神不能集中等。

一旦人的心理失衡，身体也会跟着出现一系列的变化，神经系统功能失调，内分泌紊乱，各种疾病马上乘虚而入。所以，保持心理平衡非常重要。

如果一个人的心态好，待人处事就会平和稳健，这样自然就能和家人、同事、朋友相处愉快，然后良性循环，整天乐呵呵。你能想象一个整天愁眉不展的人，会身体健康、事业有成吗?

6.精神刺激对机体的影响

人体生病的外部原因，就是外来因素的干扰。“精神刺激”是外来因素中比较强烈的干扰。

（1）不良的精神刺激能引起人体功能的紊乱，使大脑不能有效地调节人体与自然环境的平衡关系，从而导致人体内脏各器官的功能发生紊乱，由此而引发出很多疾病。

（2）一些消化系统疾病，如溃疡病、溃疡性结肠炎、胃病等，会因精神受到刺激而发生病变或者病情加剧。

（3）不良情绪的刺激还可以干扰人的免疫系统，减少抗体的产生，使人容易受感染，促发免疫性疾病。

（4）神经系统的一些疾病，也和精神刺激有千丝万缕的联系。恶性的精神刺激能够引起神经衰弱、神经官能症等。癌症的发病，也多半是因受精神刺激所致。

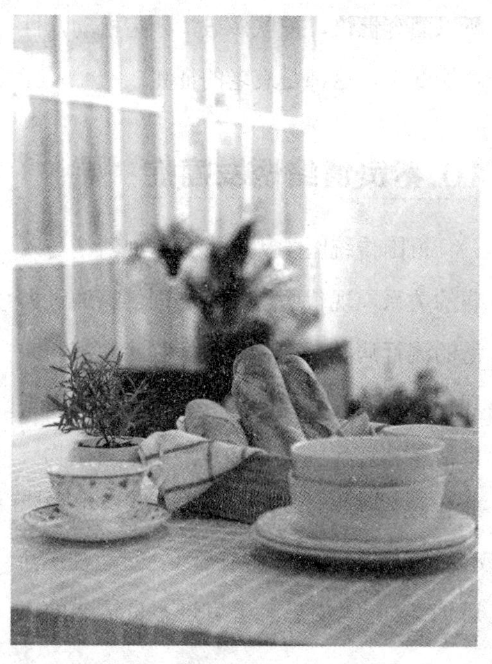

7.嫉妒心理有碍健康

嫉妒心理是一种比较错综复杂的混合心理，包括焦虑、恐惧、悲哀、猜疑、羞耻、自责、消沉、憎恶、敌意、报复等许多不愉快的情绪。从本质上讲，嫉妒是一种不健康的心理状态。嫉妒心理的内容和形式千差万别，但性质都基本相同，只是程度轻重不同而已。嫉妒有害于保持正常的人际交往和健全的社会生活。

如果对于嫉妒对象不那么重视和关心，可能只是产生焦虑不安或悲哀的情绪；如果对嫉妒对象强烈地重视和关心，就可能发展成憎恶、敌意、怨恨和仇视，甚至发生伤害、杀人等攻击行为。在日常生活里，常常会看到被妒火吞噬得无法自拔的人，有的咬牙切齿，愤愤不平；有的消极沉沦，一蹶不振；有的铤而走险，毁灭了自己的光明前途，甚至自杀身亡。有嫉妒心理的人应认真加以防范，制止嫉妒发生。

8.忧郁情绪扼杀健康

在如今这个快节奏、高强度的社会下生存，时常会有不顺心的突发事件。继而不可避免地对我们的心情造成影响，出现失落或忧郁。忧郁是健康的隐性杀手，极大地损害人类的健康。

美国耶鲁大学门诊部曾对每年求诊患者的病因进行统计，结果表明，因情绪而致病的占了78%。有人曾调查过250名癌症患者，发现患病前精神遭到创伤者占了2／3。英国的两位医学家经研究证明："压抑情绪和经常发脾气泄愤的人容易生癌。"著名的长寿专家胡夫兰在《人生长寿法》中也指出："一切不利的影响中，最能使人短命夭亡的，莫过于不好的情绪和恶劣的心情。"

如果在情绪出现忧郁的时候不能及时摆脱这种情绪，长此以往，就会造成心理学上所说的忧郁症，基本表现为懒、呆、变、忧、虑。所谓懒，就是做事提不起劲；呆是记忆力衰退，反应迟钝；变就是性情大变；忧是无缘无故感到沮丧；虑则是对生命价值感到怀疑，对生活缺乏信心。忧郁症者的生理变化主要有：胃口不好、体重下降、失眠或睡眠过度、身体不适，如腰酸背痛等。

忧郁症患者如果"郁"火满腔而又不及时求医的话，其结果是约10%的患者有自杀倾向，有的患者甚至成为家庭暴力或虐待儿童事件的主角。

9.自卑可引发早衰

自卑者心情低沉，郁郁寡欢，常因害怕别人瞧不起自己而不愿与别人交往，只想与人疏远，缺少朋友，甚至自疚、自责、自罪。他们做事缺乏信心，优柔寡断，毫无竞争意识，享受不到成功的喜悦和欢乐，因而感到疲劳，心灰意冷。

自卑的人，大脑皮质长期处于抑制状态，而少有欢乐和愉快的良性刺激转换，中枢神经系统处于麻木状态，体内各个器官的生理功能得不到充分的调动，无法发挥它们应有的作用；同时内分泌系统的功能也会失去常态，有害的激素分泌增多；免疫系统功能下降，抗病能力也随之下降，从而使人的生理过程发生改变，出现各种病症，如头痛、乏力、焦虑、反应迟钝、记忆力减退、食欲不振、早生白发。所以面容憔悴，皮肤多皱，牙齿松动，性功能低下，这都是衰老的征兆。

10.不良情绪诱发癌症

祖国传统医学历来十分重视情绪与疾病的关系，现代医学家和心理学家通过大量的流行病学、动物实验、临床观察和心理作用机制等方面的研究，进一步证实不良情绪在癌症的发生和发展中，与生物、理化致癌因素同等重要。据资料报道，81.2%的癌症患者在病前都经历过恶性生活遭遇；66.9%的患者曾有过不良情绪的表现。

不良情绪主要是通过神经系统作用于内分泌系统和免疫系统来影响机体而诱发癌症的。医学研究认为，人在正常情况下，心理平衡、情绪良好、体内免疫功能正常，癌基因处于抑制状态。当长期持续的紧张和强烈的心理创伤等刺激被人感知传入大脑后，进而抑制免疫系统的功能。人体免疫功能一旦受到抑制时，就会失去对突变细胞的监视和杀灭作用，致使癌细胞得以迅速增殖，从而促进某种癌症的发生。

不良情绪还可促使胸腺退化，扰乱T细胞的正常发育，抑制抗体反应和吞噬细胞的功能，减少干扰素的产生，为癌症的发生和发展打开了方便之门。尤其是一些性格内向、表面逆来顺受、过于压抑自己情感，而内心却怒气冲天、痛苦挣扎的人，折磨久了，势必会影响机体免疫功能，增加致癌的危险性。

11.心理莫要超负荷

人的心理承受能力有一定限度，如果所受的刺激超过了这个限度，即为心理超负荷。医学研究证实，人体在心理超负荷状态下，体内自主神经功能和内分泌系统会出现剧烈变化。若持续时间过长，不仅会严重损害人的心理健康，而且会造成人体的某些重要器官的功能衰竭，引起疾病或使原患疾病急剧恶化，甚至诱发猝死。这一点对高血压患者来说尤为重要。

那么，如何知道自己的心理是否超负荷呢?有专家经大量研究发现，有五条标准可以判断人的心理负荷。

（1）近期（一两周内）受过强烈的劣性精神刺激，或较长时间内连续反复受到劣性刺激（如亲人的伤亡、失业、恐怖事件等），精神一直持续在紧张状态之中。

（2）较长时间（两周以上）内经常出现疲惫感，尤其是清晨起床后仍感到很疲倦，或出现原因不明的极度疲劳。

（3）懒言、寡语、抑郁、不愿与他人交往、心慌意乱、烦闷不安、没有明显原因的嫉妒和妄想、好生气等。

（4）食欲下降、头痛、失眠、便秘或腹泻、血压波动、心律不齐等。

（5）工作和学习效率下降，注意力不集中，记忆力减退等。

如果一个人出现了三项或三项以上的上述情况，那么就基本表明此人现在的心理负担过重，千万不可轻视大意。一旦发现自己的心理超负荷，最好马上进行心理调节，适当停止工作或减少工作量，加强休息，适当进行身体放松和锻炼，同时注意消除恶劣精神刺激的影响。

二、好情绪有益于健康

1.自我调节情绪的方法

自我调节就是要将个体的精神调节到最佳状态。自我调节除了有主观的愿望，还要有科学的方法。现介绍如下几种：

（1）一吐为快

一吐为快，顾名思义就是将肚里的话说出来，以求痛快。“吐”的方式有很多，可以是聊天谈话，也可以是写信、写文章。有“吐”的对象当然最好，但没有也可以，只要一股脑儿把自己的不快吐出来，得到理解、同情、安慰和指导，就达到目的了。

（2）哭出声

研究表明，哭可以把心中的郁闷通过声音、眼泪和表情释放出来，把不幸与痛苦在身体内产生的有害物质通过泪水排泄出来，从而达到调解情绪、消除压抑感和维护心理平衡的作用。

（3）笑一笑，十年少

研究表明，当人在大笑时，心、肺、脊背、四肢、身躯都得到了快速锻炼。大笑之后，人的血压、心率和肌肉张力都会降低，人体得以放松，紧张情绪就得到了缓解，产生愉快感。因此，笑一笑对肝病患者的身心是非常有益的。

（4）适当运动

生命在于运动。人体通过运动能增强机体的免疫功能，提高人体对外界的适应能力。因此肝病患者除急性发作期和慢性活动期外，都应该根据自己的情况和病情进行一些适合自己的体育锻炼，将有助于调节神经，加强自信、愉快等是有利于康复的积极因素。

（5）欣赏音乐

音乐对人体有镇静、安定、调整情绪的效果，可以陶冶心情、鼓舞斗志、改善大脑功能、驱病疗疾、防病强身。因此，经常有规律地欣赏音乐，可以帮助患者克服孤独、忧郁、懦弱、焦虑、兴趣索然、想入非非等缺陷性心理因素，取而代之以快乐、开朗、振奋、愉快、轻松的良好心态。肝病患者在选择音乐时应选择那些内容健康、曲调优美、适合自己口味的，明快、抒情、健康、高雅的音乐，使生活充满生机、情趣和乐趣。

（6）其他方法

练习书画、下棋、收藏、垂钓等都是控制和调节自己情绪与心态的较好方法，可根据自己的兴趣、爱好和条件加以试用。

2.学做自己情绪的管理师

情绪的变化是在极短时间内完成的，有时只需6秒。

（1）阻止情绪升级：发挥6秒的力量。

人是复杂的、难以捉摸的，许多行为看起来似乎并不合理，情绪便是其中之一，因为情绪转换的时间仅仅需要6秒。1、2、3、4、5、6……我们平静的心情可能已掀起波澜，我们蓄势待发的愤怒可能已被镇静的微笑替代，紧绷的神经可能已寻找到解决方案……如同支撑整座冰山力量的暗藏冰山一样，短短的6秒时间对于我们大脑的思考体系同样是神秘的，它代表着大脑中产生情绪的边缘系统是否能够与理性思考的脑皮质成功链接，做出支配行为的最佳决策。

（2）及早介入：欢迎你的情绪

由于情绪在我们外部环境变化中以比思考快上8万倍的速度形成，在这飞快的1/4秒，我们并没有充裕的反应时间。因此，在这一眨眼的瞬间，如果你的情绪已被引爆，对你驾驭情绪中最中肯的建议就是欢迎它。给自己的情绪6秒的时间，让脑部的情绪与思考两个重要的系统能够直接沟通，辅助我们做最佳的决策。接受，是改变的开始。接受认可你所有的情绪都是真实的，对你重要的信息来源，不管你喜不喜欢它，这是你驾驭情绪的第一步。

3.宽容忍让，心怀宽广

宽容是一种品质，是做人的一种风范。与之相反的，人之所以不能达到宽容做人，正是因为有狭隘的存在。人难免狭隘，这是大多数人的通病，我们明白了这一点，就应该对症下药，宽以待人，就是在交际交往中有较强的相容度。相容就是宽厚、容忍、心胸宽广、忍耐性强。有人把忍耐性比作弹簧，具有能伸能屈的韧性。也有人说过这样一句话：“谁若想在困厄时得到援助，就应在平时宽以待人。”就是说，相容能接纳、团结更多的人，在顺利的时候共奋斗，在困难的时候共患难，进而增加成功的力量，创造更多的成功机会。反之，相容度低，则会使人疏远，减少合作力量，人为地增加成功的阻力。

一个人若能宽以待人，在生活中养成将心比心，推己及人的做人做事的习惯，这样的人，肯定是受人尊敬和欢迎的。“己欲立而立人，己欲达而达人；己所不欲，勿施于人”，人同此心，心同此理。一件事情，你自己不能接受，不愿意做，别人也一定不愿接受、不愿意做。记住这些教诲是大有裨益的，它可以避免提出人们难以接受的要求，避免由此而来的难堪局面，是以自己为标尺，衡量言行举止能否为人所接受，其依据是人同此心，心同此理。将心比心，设身处地，还可用角色互换的方法，假设自己站在对方的位置上，想想对一个行为或言论的反映、感觉如何，理解他人，体谅他人。这样，便会自觉地宽以待人了。

4.消除紧张情绪的秘诀

心情舒畅、胸怀大度的人能身体健康、延年益寿；反之，精神委靡、情绪紧张、意志消沉者则疾病丛生。消除紧张情绪应注意以下几点：

（1）对人宜宽容

不要去苛求别人的行为，而应发现其优点。

（2）让自己变得“有用”

许多人有被忽视感，实际上这可能是你自己看不起自己。遇事不要退缩、回避，不要等着别人向你提出要求，而要主动做实事、好事。

（3）注意修养

要经常注意学习，加强自身的修养。

（4）改掉乱发脾气的习惯

当你想要发脾气的时候，你应尽量克制，把矛盾放一下，同时用你克制后多余的精力去做一些有意义的事情。

（5）做事做人要谦让

如果你经常与人争吵，就要考虑自己是否过分主观和固执。你可以坚持自己正确的东西，但是要静静地去做，以给自己留有余地，因为你也可能是错的。

（6）为他人做些事情

试一试为他人做些事情，这将使人的烦恼转化为精力。

（7）遇到烦事要畅所欲言

遇到烦恼事时，应该说出来，不要埋在心里，向你所信赖的头脑冷静的人倾诉。

（8）暂时回避

当事情不顺利时，你可暂时回避。等情绪趋于平静时，再着手解决问题。

（9）一次只做一件事

先做最迫切的事，把其余的事暂时放下。一旦这件事做好了，你会发现事情本不那么难，再做其余的事就容易多了。

（10）避开“超人”的冲动

不要凡事都要求尽善尽美，这种想法虽然好，但容易走向极端和失败。没有一个人能把所有的事都做得完美无缺。

5.如何克服焦虑心理

任何人在一生当中都难免因故焦虑，如果身体患了某种疾病，当然更避免不了焦虑情绪。焦虑乃是一个人感受到威胁而产生的恐惧和抑郁。这种威胁主要分两大类：一是躯体的完整性受到威胁，二是个性受到威胁。对患者生理及心理上的威胁往往是统一的，而且会一直持续下去，直到患者在生理与心理再度达到安全稳定为止。

引起患者焦虑的因素很多。例如，疾病初期对病因及疾病转归，尤其是预后不明确，可导致与疾病无关的焦虑，或是对病因、疾病转归和预后过分担忧。这时，如果家属不及时向患者讲清楚，就会出现夸大病情严重性的倾向。正如医学心理学家所说的：“无可奉告，并非好事，它会诱发患者的恐惧。”

总之，患者生了病，是一件不愉快的情绪刺激，容易形成不良的心境。心境不佳，就会事事不顺眼，总感到心烦意乱。基于这种心境，就容易出现焦虑或消沉的情绪反应。在男性多表现为因一点小事吵吵嚷嚷，在女性则多表现为抑郁哭泣。尤其当遇到病情有变化，或做特殊检查，或准备手术时，情绪更易激惹，睡不好觉，吃不好饭，动辄生气，甚至任性。也有的会出现一些反常行为，如有的人突然梳洗打扮、理发刮脸；有的挥笔大量写信；有的狼吞虎咽地吃起东西来；也有的长时间向窗外眺望；还有的蒙头大睡等。

完全消除患者的焦虑是不容易的事，何况轻度的焦虑状态对治疗疾病还有益处。但是，家属对极端焦虑和长期处在焦虑之中的患者要格外重视，想方设法帮助他们减轻心理负担，以免妨碍对疾病的治疗和诱发其他疾病。

6.摒弃贪婪妙方

（1）格言自警法

抄录古代名人鞭挞或讽刺贪婪的诗文、格言，做成条幅，挂于室内，每日朗诵、默诵，用以自警。

（2）二十问法

也是一种自我反思法，即在纸上连续

20次用笔回答“我喜欢……”这个问题。回答时应不加思索，限时20秒，待全部写下后，再逐一分析哪些是合理的欲望，哪些是超出能力的过分的欲望，就可明确贪婪的对象与范围，然后对造成贪婪心理的原因与危害作较深层次的分析。分析清楚后，便下定决心：要堂堂正正做人，改掉贪婪的恶习。

（3）认知法

即做到知足常乐，便不会有非分之想，也就能保持心理平衡了。

7.如何克服消极心理

（1）保持乐观

一切向前看，乐观开朗，心胸开阔，精神愉快，是防治疾病、维护健康的好方法。

（2）情绪调整

一个人如果整天内心焦虑不安、心情不愉快、不舒畅，就会对生活厌倦，情绪低沉。若不及时去改善调整，健康就会受到严重损害。有意识地去调整自己的情绪，就会因情志调畅，心情豁然开朗，从而使肝功能得到恢复，身体早日康复。当情绪过分紧张时，可以有意识地放松面部肌肉；当情绪低落时，可以有意识地微笑，这样便能够使自己从紧张、抑郁的情绪中解脱出来。

（3）自信

调整精神就是自信，自信就是力量。自信可以使人消除忧虑、烦恼；自信可以使人摆脱困境、调整好情绪。有了自信，就充满了光明和快乐。

（4）运动调整

不太剧烈的运动，如太极拳、太极剑等，既可调整情绪，又可增强体质。

（5）想象调整

可仰卧于床上，或坐在舒适的靠背椅上，头部或靠或斜，顺其自然，闭目静思。所思所想最好是以往的愉快事情，也可以是大自然美好的风光；或者想象自己正在做一件轻松愉快的事情，正处在一个轻松愉快的环境中；可闭上眼睛想一想自己曾经去过的旅游胜地或未曾去过的名山大川。凭着丰富的想象，驰骋于雪山草地之上，遨游于桂林山水之间，精神洒脱，飘飘欲仙……这种方法可以有效地恢复心理活动，使你充满信心地工作、生活，消除抑郁心理。

（6）音乐调整

音乐能通过人的心理作用影响情绪、行为变化和机体的生理功能。音乐能使人产生兴奋、镇定和平衡三种心理状态。经常听音乐是维护身心健康的良方。

8.怎样消除抑郁

（1）培养豁达的人生观

培养豁达的人生观是克服忧郁最有效的办法。例如，人不能总是纠缠于过去的事情，要尽量把过去不愉快的事情忘掉，把更多的精力放在考虑以后的事情上。尽量做到知足常乐，这是释放、治愈忧郁的一剂良药。

（2）广交朋友

生活的最佳境界之一，就是要积极参加集体活动，以贡献一己之力。广交朋友、互相关心、互相帮助，对消除忧郁情绪大有益处。

（3）加强体育锻炼

体育锻炼可以给人一种轻松的感觉，有益于克服精神上的忧郁症状。但锻炼必须有一定的强度、持续时间和频率，才能达到预期效果。专家们建议经常忧郁的人每日步行1500米，并力争在15分钟内走完。以后逐渐加大距离，直到45分钟走完4500米。

（4）吃一些有益于愉悦的食品

消除抑郁有很多方法，其中吃也是一种很好的选择。适当吃些甜品与果汁，可以快速提升脑中的血液张力，使神经系统暂时得到舒缓，让你的心情暂时放松。不过，采用这种办法可能会导致之后的忧郁状况更加严重。而多糖食品则能够比较好地改善这种状况，此类食品包括全谷米、大麦、小麦、燕麦、瓜类和含高纤维多糖蔬菜与水果等。许多与情绪安定有直接关系的食品是制造情绪激素的原料，例如香蕉、奶制品、火鸡肉等，你可以充分摄取。

9.学会抛开烦恼

经常为烦恼所困，不仅影响情绪，而且给健康带来危害。学会了排解烦恼，你就掌握了恢复愉快的法门。

（1）异性倾诉

当人们心中有烦恼时，常希望倾诉出来，以慰藉心灵。这时，异性往往是最好的听众。因两性各自分属不同的性别群体，因而比向同性朋友袒露心迹更为安全些。

（2）自我发泄

如果心烦，跑、跳、吼、叫、撕纸、拍桌的自我发泄，实为妙招。可以使当事人的愁烦烟消云散。不过，此法宜隐蔽自行为宜。

（3）换个发型

发型改变与容貌整洁，可以使自信增强，情绪完全好转。

（4）换身好衣

情绪不佳时，宜穿质地柔软、色调中性、大小适中、款式新颖的衣服，并在对镜自赏中获得称心如意，在他人的赞赏中恢复良好情绪。

10.学会正确对待不良生活事件

“人生不如意事十之八九”。在人生的道路上，很难一帆风顺，我们会遇到令人兴奋的事情，但各种不幸的事情也随时有可能降临在我们的头上，诸如事业受挫、仕途受阻、家庭不和、婚姻变故、亲人分离或患病甚至去世等。这些生活中的不良事件都会对人们的心理造成很大冲击，而能否正确对待这些事件，则与冠心病的发病有着很大的关系。

不同的人面对这些事件可能会有不同的反应，如有的人可能会“激流勇进”，在逆境中坚忍不拔、奋起反抗，争取“柳暗花明”或“东山再起”；而有的人则可能从此就一蹶不振、意志消沉、心灰意冷，对生活或事业不再抱有任何希望，甚至想着“当一天和尚撞一天钟”，过一天算一天罢了。而这些不同的反应，对人们的身体和心理会产生不同的影响。当人们遇到这些不良生活事件却又不能尽早排解其负面影响而长期生活在这些事件的阴影中时，就会产生消极的情绪和行为，从而亦会加重心理的负担。

因此，学会正确对待生活中的不良事件，对预防冠心病有着重要意义。在遇到不良生活事件时，应以积极的心态来面对，看到事情好的一方面，同时认识到挫折可以使人痛苦，但也可以“化悲痛为力量”，促进更好地发展。

采取积极措施调节自己的心理，排解心中的不快；多参加一些有益身心的文娱活动来转移注意力，如习书作画、音乐舞蹈、养花种草、遛鸟钓鱼等；还可以找人谈心、交流，或者找心理医生帮助治疗。在必要时，可以转换工作和生活的环境；摆脱让自己悲伤、痛苦、愤怒等的环境，在新的环境中开始新的生活。

11.学会放弃，让心灵得到释放

敢于舍弃是医治心灵创伤的神药，唯有舍弃才能使心灵得到释放，才能避免坠入罪恶的深渊。适时地舍弃，其实是提升自己的关键一步。因为没有舍弃的选择是盲目的，没有舍弃的选择是苍白无力的。唯有经过选择的舍弃才是明智的选择。

古人语：“鱼和熊掌不可兼得。”虽说人生短暂如瞬间，但几十年的人生旅途会有各种各样的风景，有所得也必然有所失，我们只有学会了放弃，才能拥有一份成熟，才会获得更加充实、坦然和轻松的人生。

学会放弃，是放弃那种不切实际的幻想和难以实现的目标，而不是放弃为之奋斗的过程和努力；是放弃那种毫无意义的拼争以及没有价值的索取，而不是丧失奋斗的动力和生命的活力；是放弃那种对金钱地位的捕杀和奢侈生活的创造，而不是失去对美好生活的向往和追求。

12.要带着一颗感恩的心

感恩是一种美好的感情，是一种健康的心态，是一种良知，也是一种动力。一个人如果有了一颗感恩的心，他就是一个幸福的人。如果我们怀着一颗感恩的心来面对身边的人、事、物，感谢别人的理解进而理解别人，感谢别人的帮助进而帮助别人；感谢别人的支持进而支持别人；感谢别人的赞美进而赞美别人；感谢别人的关心进而关心别人，那么，世界上最美好的理解、帮助、支持、赞美和关怀都会一起向你涌来，你会感到原来生活是如此的幸福和快乐。

顺境时心存感激，逆境中心存喜乐，这才是快意舒坦的人生。人的一生，不可能一帆风顺，种种挫折、失败、无奈都需要我们勇敢地面对，豁达地处理。这时，就看我们是一味地埋怨生活，从此委靡不振，还是对生活满怀感恩，跌倒了再爬起来！你感恩生活，生活将赐予你灿烂的阳光；你只知怨天尤人，最终可能一无所有！感恩，会使我们在失败时看到差距，在不幸时得到慰藉。

感恩不是一种纯粹的心理安慰，也不是对现实的逃避，更不是阿Q的精神胜利法。感恩来自于对生活的爱与希望。有了感恩的心，我们即使遭遇挫折，受到不公平待遇，碰到无法逾越的障碍，也不会怨恨失望，更不会自暴自弃。而且有了感恩的心，我们才能放开胸怀，宽容待人，坦然做事。

13.笑，是一剂天然良药

笑，是最廉价的天然良药。笑，是嘴边的一朵花，在颈上花苑里开放。笑是“美容师”，笑是“长寿经”。美国斯坦福大学医学院的专家们说：笑是一种运动，或者说是一种静止的跑步。一次欢笑能使呼吸运动加深，肺活动增强。笑又能使胃体积缩小、胃壁张力加大、消化液增多、饮食增加。笑声中心跳加快、血液流速增强、面部及眼球的血液供应充足，从而使面颊红润，眼睛明亮，容光焕发。笑能使大量肌肉得到运动，从面部的微小肌肉直到腹部、背部和四肢的大块肌肉。3分钟的笑能代替15分钟的体操。

同任何事物都有两重性一样，笑对于人体也并非绝对有益。哪些人哪些时候不宜大笑呢?

吃饭时不要大笑，避免“呛着”。大笑可能使会厌反射失灵，食物有可能误入食管。

腹腔手术后一段时间内，患者不宜“捧腹大笑”。因为大笑之时，腹腔压力增强，使愈合不良的伤口裂开，即所谓“笑破肚皮”。

一些人大笑之后，下颌关节脱位，口不能闭合，这就是我们常说的“笑掉大牙”。

有严重心血管疾患者不宜大笑。过分的或者不合时宜的笑，不仅于健康无益，有时甚至造成危害。

14.适当哭泣能使人长寿

美国的威廉·胡拉伊博士曾提出了一种异乎寻常的见解：“经常哭泣，可以使身体长寿。”其理由是，悲伤时流出的眼泪中，白蛋白的含量高，这种白蛋白是由于压抑而产生的有害物质，哭泣可把这种物质从体内排出。哭泣可消除压抑，使悲伤化为乌有。所以说，在发怒或悲伤时，不要抑制自己的感情，不如让它发泄出来，这样倒可以消除心头的压抑，从而获得长寿。

适当地哭有益于健康，强忍眼泪等于自杀；伤心想哭时，就哭出来，那样有助于你缓解情绪，获得放松；哭泣时间不要过长，否则对身体的伤害也很大。其实，哭不仅可以宣泄情绪，减轻精神上的负担，而且泪水还可以保护眼睛。从生理学角度分析，人悲伤时，随眼泪的排出与眨眼动作，会使泪水扩散到角膜上，从而保持角膜层光面的规则性，起到润湿、洗涤角膜与结膜的作用，保护了视力。同时泪液中含有溶菌的免疫球蛋白等，还可杀死或抑制附在眼球表面的细菌与其他微生物。

当然，哭也要适当。压抑的心情得到发泄、缓解后就不要再哭了，否则对身体反而有害。因为人的胃肠道功能对情绪极为敏感。哭泣时间过长，胃的运动减慢，胃液分泌减少，酸度下降，会影响食欲，甚至引起胃炎或胃、十二指肠球部溃疡等。故心理学家主张哭不宜超过15分钟，要学会控制自己，做情感的主人。

三、学学修身养心之道

1.练习书法学养心

书法对于人体有很好的养生效果，不论你是书写还是欣赏，都会给人一种心平气和的效果。心情烦闷时可以寄托于习字来解脱，这是一种很不错的选择。书法作为一门艺术，它的养生之道一般体现在以下几方面：

（1）调气血通经脉：因为写字时的每一笔都要全神贯注，集周身之气达于肩、肘、腕、掌、指，以至笔毫之端，浓墨挥洒于纸上，气力运营于周身，动静相随，抑扬顿挫，外练其字，内练其气。从这个意义上说，书法是一种很好的气功引导法，它可以使你气血调和，健身防病。

（2）充实生活：若练习书法，则可寄情于笔墨，唤起对生活的乐趣。情绪好了，对身心健康自然有益。

（3）陶冶情操：俗话说：言为心声，书为心画。练习书法无疑能陶冶人的情操，赋予生命积极向上的活力，使人在艺术、眼界、胸襟、修养、气质上都得到升华。

（4）调节情绪：书法可调节心态，使人情绪稳定。狂喜之时，习书能凝神静气，精神集中；暴怒之时，能抑郁肝火，心平气和；忧悲之时，能散胸中之郁，精神愉悦；过思之时，能转移情绪，抒发情感；惊恐之时，能神态安稳，宁神定志。

（5）形神共养：书法体现了形神共养的统一性，使书家形神一体，心身统一，从而健康长寿。

2.种植花木调情志

花木不仅在于以其形、色美化环境，使人心情舒畅，其香能令人心醉神往，而且种植花木还能促使人不断学习有关知识，掌握新技术，更可以活动筋骨、丰富生活情趣、调畅情志，具有神、形兼养之功。

科学家研究证明，每日到园林或者绿色地带活动，可使耐力增加15%，使消除疲劳的时间缩短80%。在绿色的花园里，皮肤温度可降低1℃～2℃，脉搏每分钟可减少4～8次，呼吸慢而均匀，血流减慢，紧张的神经可以松弛下来，嗅觉、听觉和思维活动的灵敏性得到增强。

现代科学研究证明，花卉是天然的“芳香制造剂”。花的香气可以镇静安神，活络血脉。同时，花卉还是净化空气的“高手”，它能够制造出对人体十分有益的负离子。赏花之时，漫步，细细观赏，芳香扑鼻，给人乐趣，纵有千愁，也会顿时尽消。若是自己学会养植花卉，期间的乐趣要比单纯的赏花更胜一筹。由于自己花了心思，洒下了汗水，盛开的鲜花更会给你无穷无尽的快慰之感。

3.唱歌有助于健康长寿

德国专家经过研究认为，唱歌不仅仅是一项娱乐活动，它还对人的身心健康起着积极的作用，从而在一定程度上达到延年益寿的效果。呼吸专家认为，人在唱歌时会加大氧气的吸入量，从而加速人体循环系统的正常运转，并具有强化心肺的功能。同时，唱歌时精神还会高度集中，可以不同程度地缓解人体大脑衰老的速度。

除了生理上的作用，参加歌唱活动对老年人保持良好的心态同样重要。分析研究证明，唱歌对人的健康主要有以下好处：

（1）锻炼心肺

唱歌时需要有意识地运用技术动作进行强烈呼吸和锻炼快速吸气和缓缓呼气的能力。因此，科学的唱歌既能如体育运动那样大肺活量增强心脏的跳动，又能平衡调节适度，不会过于激烈。这对于加强肺部的锻炼和增强肺功能有极好的作用。

（2）按摩腹部

有意识地一松一收和一张一弛，就客观上起到了腹部按摩的作用。对健脾胃、助消化是有好处的。

（3）调节情绪

唱歌对唱歌者的情绪调节起着很大作用。而且唱歌时可宣泄个人的不愉快心情，忘记忧愁和苦闷，无疑对人的身心健康也是极为有益的。

4.静坐益身心

静坐的临床应用功效有以下几方面：减轻心理和生理性障碍、解决童年期冲突、调整睡眠模式、增强放松能力、减轻紧张和焦虑、减轻习惯性恐惧、增强自信心、减轻躯体疼痛、协调人际关系、增加内省能力。

下面介绍如何消除生理上的反射性紧

张、激动心绪的练习方法：

（1）选择一个静谧的环境，稳坐在一个舒适的位置上，使自己产生一种即将入睡的感觉，但不要躺下来。

（2）闭上双眼，使自己心平气和地安静下来。

（3）放松全身肌肉，从足部开始向上直到面部。

（4）用鼻子进行有意识的呼吸，呼吸时默念“一”，如此交替着吸气-呼气，读“一”有助于防止思想分散，呼吸时要自然放松，保持一定的节律。

（5）持续约20分钟后，睁开眼睛看一下时间，切不可使用闹钟或其他提醒装置。完成动作后，再闭目静坐几分钟。

5.长吁短叹，缓解心中压力

心理学家指出，当人们在悲伤、忧愁、焦虑的时候，经过一番长吁短叹后，就会有胸宽郁解的豁亮感；在惊恐、惆怅、郁闷的时候，长吁短叹后会有一种心安神定的坦然感；而在疾病困扰时，长吁短叹则可以有效地减轻疾病带来的痛苦。

专家认为，这是由于长吁短叹可以使体内的横膈上升，促进肺部气体排尽，增加肺活量，血液因此得到了充足的氧气供应。长吁短叹还能加快人体的血液循环，让身体处于松弛状态，这样就强化了迷走神经，改善了大脑兴奋和抑制失调的状况，能够消除悲伤痛苦和紧张焦虑以及精神压抑感，从而有益于机体内环境的调节和稳定，使机体脏腑功能得到充分的发挥。

由此可见，长吁短叹不仅没有坏处，反而好处颇多。因此，当你在悲哀惆怅、心情忧郁的时候，在工作、学习、生活紧张疲劳的时候，在进行体育运动之前，在做某项重大决策和决心进取之际，不妨长吁短叹一番，你会感觉到胸宽神定，豁达舒畅，精神饱满，轻松愉快。

6.垂钓有益于身心

传统医学举荐钓鱼是一种很好的医疗保健处方。它能祛虑、平衡心态、解除“心脾燥热”。现代医学把生理、心理和环境三种因素确定为人体致病的机制。而钓鱼恰对这三种致病机制具有“抗、控、防”的效应。许多有着多年钓鱼经历的人这样总结：钓鱼是一项多功能的文体运动，静中见动，集锻炼与娱乐于一身，其中的乐趣只有钓鱼者才能体验到。

钓鱼有助于提高生活情趣，改善生理功能，是保持心理健康，防止抑郁症、精神沮丧，以及焦急、暴躁等不良情绪的好方法。钓鱼使人心情舒畅，情绪稳定，精神饱满。再加上野外空气清新、阳光充足、噪声小，对养身保健大有益处。河边、池塘等场所的空气中氧气充足，经常呼吸新鲜空气，可引起人体良好的生理反应。日光可使人获得健美的皮肤、红润健康的面容。人体经日光中紫外线照射后，可以增强皮肤和内脏器官的血液循环，促进体内的新陈代谢。日前，城市噪声已构成环境的严重污染，经常到空旷恬静的水域钓鱼，幽静的环境能消除两耳的疲劳，有助于保持良好的听觉功能。

7.下棋，善弈者长寿

棋是一种千变万化、奥妙无穷的文娱活动。当弈棋时，心神集中、意守棋局、神情专一、杂念尽消；或谋定而动、谈笑风生、以决胜负、乐在棋中。当一举势成，则心中畅快；一招失误，牵动全局，又紧张分析，专意谋略，神情有弛有张、心潮一起一伏，客观上起着调节之功，故有所谓“善弈者长寿”之说。

下棋，能锻炼思维、开发智力。在棋盘上两军对垒、行兵布阵，虽然只有可数的棋子，但变化无穷、趣味横生。它是思维的较量、智力的角逐。中青年人下棋，锻炼思维、开发智力；老年人下棋，能减慢脑细胞的衰亡、有养生延年之功。

另外，下棋可以充实老年人的精神生活，可在谈笑搏杀之间品味其中的乐趣。同时，弈棋也是一种有益的社交活动，通过棋类活动，相会众多棋友，经常评论切磋，能增进友谊，进而消除孤独感，并使精神有所寄托。

弈棋能怡养情志，能使人把注意力从日常生活的负重状态中摆脱出来。弈棋具有凝神静气的作用，对于孤闷无聊引起的神志损伤及老年退休者，尤为适宜和有益。

【第八章】

食物养生，不是吃贵而是吃对

所谓饮食养生，就是按照中医药理论调整饮食，注意饮食宜忌，合理地摄取食物，以增进健康、益寿延年的养生方法。饮食养生的目的在于通过合理而适度地补充营养，以补益精气，并通过饮食调配，纠正脏腑阴阳之偏颇，从而增进机体健康、抗衰延寿。

《黄帝内经》十分重视饮食调理，认为饮食是人体营养的主要来源，是维持人体生命活动的必要条件。饮食调理得当，不仅可以保持人体的正常功能，提高机体的抗病能力，还可以治疗某些疾病；饮食不足或调理不当，则可诱发某些疾病。因此《素问·上古天真论》提出“食饮有节”的养生方法，维护脾胃化源。其内容包括节饮食、忌偏嗜、适寒温等方面。

《素问·藏气法时论》提出：“五谷为养，五果为助，五畜为益，五菜为充，气味合而服之，以补精益气。”提出饮食结构要多元，谷肉果蔬要搭配。只有这样，才能更好地“补精益气”。如果饮食结构单一，偏嗜肥甘美味，则易于化热生火，出现痈疽疮毒等疾病，即“高粱之变，足生大疔”。

古人常说：“爱吃三分补。”也就是现在大家所认为的想吃什么就是机体需要什么。其原因在于人体是一个有机的整体，是一个组织系统，当人体缺乏某些东西时，就会自动向外界索取，但无论运动还是起居，都应该无太过、无不及，饮食亦是如此。

一、《黄帝内经》讲述的食物养生

1.食养以阴阳学说为指导

传统饮食养生的基础理论主要是指中医学的理论，它是以阴阳学术为指导的。

（1）饮食有阴阳

《黄帝内经》认为饮食分阴阳，凡是能够减轻或消除热证的食物属于寒性或凉性，例如肉类中的猪肉、鸭肉；菜类中的菠菜、黄瓜，以及水果类的西瓜和梨等，都属于寒性食物。寒性食物、凉性食物皆属于阴，因为阴代表着向下、沉静、黑暗、寒冷、内向的一方。属阴的食物可以治疗热证。与其相反的是，凡是能够或消除寒症的食物则属于热性或者温性食物，例如牛肉、鸡肉、羊肉、胡萝卜、丁香、生姜等。温性食物、热性食物代表着阳，因为阳代表着向上、主动、光明、炎热、外向的一方。

“味厚者为阴，薄为阴之阳。气厚者为阳，薄为阳之阴。味厚则泄，薄则通。气薄则发泄，厚则发热。壮火之气衰，少火之气壮。壮火食气，气食少火。壮火散气，少火生气。气味，辛甘发散为阳，酸苦涌泄为阴。”

《素问·阴阳应象大论》

<<< 上文翻译 >>>

“味厚的属阴中之阴，味薄的属于阴中之阳；气厚的属阳中之阳，气薄的属于阳中之阴。味厚会使人下泄，味薄能使肠胃疏通；气薄的能向外发泄，气厚的能助阳生热。阳气太过能使元气衰弱，阳气平和才能使元气强壮。因为过度亢奋的阳气会侵蚀人的元气，而元气却依赖正常的阳气，所以过度亢盛的阳气，能耗散元气，正常的阳气能增强元气。凡气味辛甘而有发散功用的，属于阳，气味酸苦而有通泄功用的，属于阴。”

（2）饮食有五行

同样，运用食物养生，也要注意五行之分。五行，即使木、火、土、金、水五种物质的运动。在五行学说中，把具有生长、开发、条达、舒畅等作用或性质的食物，均归属于木，主要有乌梅、芒果、佛手、木瓜、番茄、醋、枇杷、香椿、荷叶等；把具有温热、升腾作用的食物，均归属于火，主要有小麦、桃仁、龙眼、柿子、辣椒；把具有清洁、肃降、收敛等作用的食物，均归属于金，主要有白萝卜、洋葱、白果、羊乳、杏仁、落花生等；把具有寒凉、滋润、向下运行的食物，均属于水，主要有栗子、海蜇、黑芝麻、桑椹、薏苡仁、李子、葡萄等；把具有生化、承载、受纳等作用的食物，均归属于土。主要有扁豆、黄豆、大枣、高粱、藕节、莲子、大蒜、香菜、茄子等。

以上所述，是指不同的食物可以用五行学说来归属。此外，由于食物的味道不同，而又有不同的作用，如《黄帝内经》里曰：“辛散、酸收、甘缓、苦坚、咸软”，此即在五行学说指导下的五味理论。

2.食养以藏象学说为核心

五脏是人体的核心，人体是以五脏为中心组成的一个有机整体。饮食养生的关键在于使机体的内环境保持统一，使机体处在一个活动的相互影响，彼此协调、和谐的整体之中。正如《黄帝内经》里说：“五味入口，藏于胃，以养五脏气。”《素问·生气通天论》亦明确指出，“阴之所生，本在五味，阴之五宫，伤在五味”。这里的五宫，即指的五脏，人体的脏腑既依赖于饮食五味的滋养，但若五味太过，又可反过来伤害五脏。

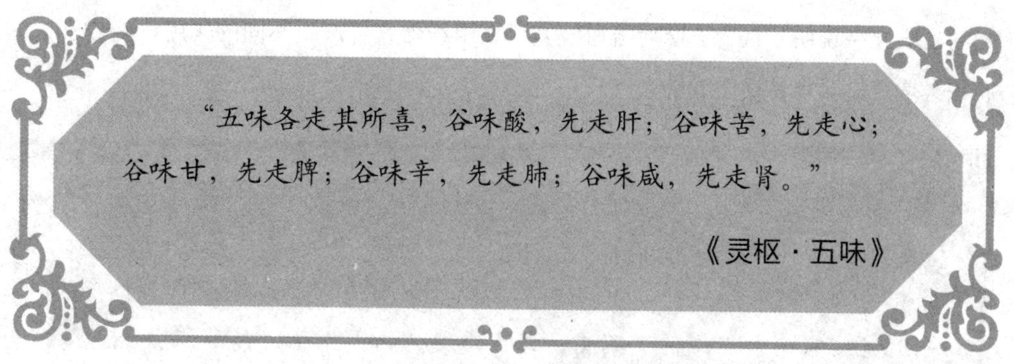

“五味各走其所喜，谷味酸，先走肝；谷味苦，先走心；谷味甘，先走脾；谷味辛，先走肺；谷味咸，先走肾。”

《灵枢·五味》

<<< 上文翻译 >>>

“具备五味的水谷精微分别走向所适宜的脏器。若水谷之味酸，其中的精微就首先归走肝脏；若水谷之味苦，其中的精微就首先归走心脏；若水谷之味甘，其中的精微就首先归走脾脏；若水谷之味辛，其中的精微就首先归走肺脏；若水谷之味咸，其中的精微就首先归走肾脏。”

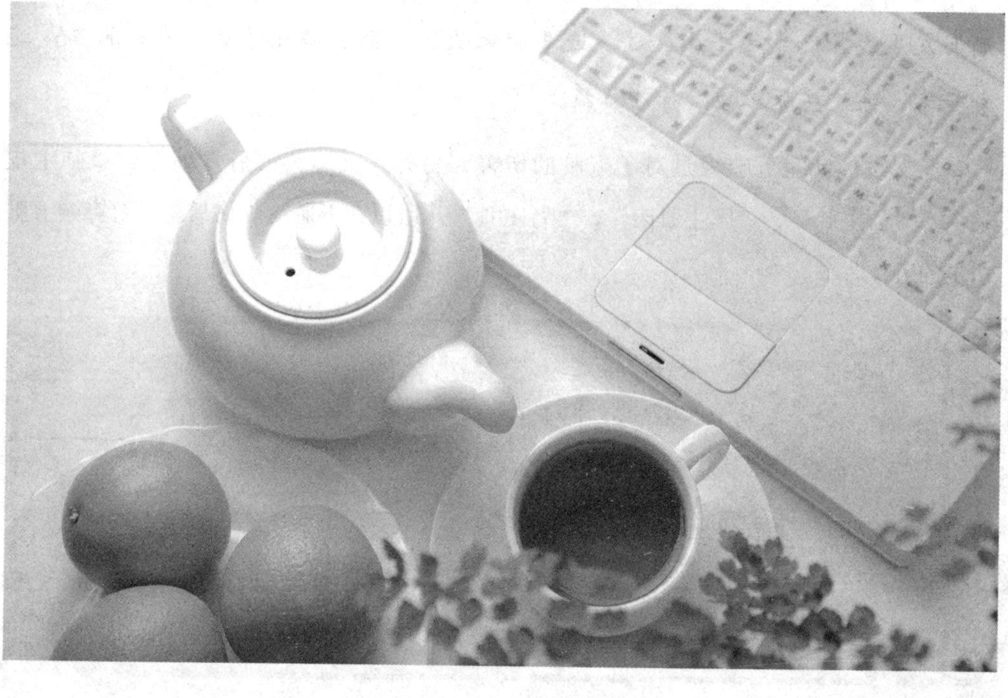

上段文字说明了饮食五味对五脏及其所属组织器官各产生不同的作用。倘若五味过食积久增气，又容易损伤五脏之气。

“是故味过于酸，肝气以津，脾气乃绝。味过于咸，大骨气劳，短肌，心气抑。味过于甘，心气喘满，色黑，肾气不衡。味过于苦，脾气不濡，胃气乃厚。味过于辛，筋脉沮弛，精神乃央。”

《素问 · 生气通天论》

<<< 上文翻译 >>>

“过食酸味的东西，会使肝气过盛而致脾气衰竭；过食咸味的饮食，会使骨骼受到损伤，使肌肉短缩，心气抑郁；过食苦味会使心跳加速，心气满闷，颜面发黑，肾气失去平衡；过多进用甜味饮食，会使脾气过燥、胃部胀满；过食辛味，会使筋脉衰败，精神受损。”

上文说的就是五味太过对于五脏的伤害，另外，又因为“肝主筋”、“肺主皮毛”、“心主脉”、“脾主肌肉”、“肾主骨”，所以在五脏受损伤后，又可影响五脏所主的五体。

“是故多食咸，则脉凝泣而变色；多食苦，则皮槁而毛拔；多食辛，则筋急而爪枯；多食酸，则肉胝月刍而唇揭；多食甘，则骨痛而发落，此五味之所伤也。”

《素问 · 五脏生成》

<<< 上文翻译 >>>

“因此，过食咸味，会使血脉凝塞不畅，导致颜面色泽发生变化。过食苦味，会使皮肤枯槁而毫毛脱落。过食辛味，则使筋脉劲急而爪甲干枯。过食酸味，则使肌肉粗厚皱缩而口唇翻起。过食甘味，则使骨骼疼痛而头发脱落。这是偏食五味所造成的损害。”

所以说，饮食对人体的作用是以五脏为中心的，并通过五脏影响全身组织器官。

3.以经络学说为基础

经络上下贯穿，内外沟通，内连五脏六腑，外系四肢百骸，将人体所有的内脏、器官、皮毛、孔窍、筋骨等，构成了一个完整、有机的统一整体，并借以行气血、营阴阳，使人体各部的功能活动得以保持协调和相对的平衡，以进行正常的生命活动。

这里的“行气血、营阴阳”，就是经络的主要功能。但气血来源于饮食，那么，胃所受纳的饮食又是怎样变为气血、运行周身的呢？

“食气入胃，散精于肝，淫气于筋。食气入胃，浊气归心，淫精于脉。脉气流经，经气归于肺，肺朝百脉，输精于皮毛。毛脉合精，行气于府，府精神明，留于四藏。气归于权衡，权衡以平，气口成寸，以决死生。饮入于胃，游溢精气，上输于脾，脾气散精，上归于肺，通调水道，下输膀胱，水精四布，五经并行。合于四时、五藏、阴阳、揆度以为常也。”

《素问·经脉别论》

<<< 上文翻译 >>>

“食物进入胃之后，所化生的一部分精微之气被输散到肝，再由肝把它输送到全身的筋。食物进入胃之后，所化生的另一部分浓稠的精微，注入到心，再由心把它输送到血脉，精气流行在血脉里，到达于肺，肺又将气血输送到全身所有的血脉中去，最后把精气输送到皮毛。当皮毛和血脉内外的精气交流会合后，又返还流归于血脉之中。血脉中的精气就这样循环流行不息，正常不乱，并周流四脏，从而达到全身气血的平衡协调，而这种平衡协调的变化，表现在气口的脉象上，虽然气口脉位长不过一寸余，但根据它的脉象能判断人的死生。水液入胃之后，它的精气游溢分散，上行输送到脾，经过脾的布散转输，再上行到肺，而肺气下降，能通利水道，下输到膀胱。水精就这样环流不息，四布周身皮毛，内灌五脏经脉；然而衡量水液代谢是否正常，要看它的运行是否合乎四季、五脏与阴阳的变化，从而做出相应的调节。”

上文很清楚地说明了饮食与经络的密切联系，即经络是饮食经过胃肠道消化吸收后的运行通道，人体营养物质运行的大通道。

4.以治则学说为运用

食物治病是中医食养食疗学最显著的特点之一，就是“有病治病，无病强身”，对人体基本上无毒副作用。也就是说，利用食物（谷肉果菜）性味方面的偏颇特性，能够有针对性地用于某些病证的治疗或辅助治疗，调整阴阳，使之趋于平衡，有助于疾病的治疗和身心的康复。但食物毕竟是食物，它含有人体必需的各种营养物质，主要在于弥补阴阳气血的不断消耗。因此，即便是辨证不准确，食物也不会给人体带来太大的危害。正如名医张锡纯在《医学衷中参西录》中所说“食疗患者服之，不但疗病，并可充饥，不但充饥，更可适口，用之对症，病自渐愈，即不对症，亦无他患”。因此，中医食养食疗学适应范围较广泛，主要针对亚健康人群，其次才是患者。作为药物或其他治疗措施的辅助手段，随着日常饮食生活自然地被接受。

食疗应讲究辨证施治。辨证施治是中医食养食疗的指导原则，即在临床治疗时要根据病情的寒热虚实，结合患者的体质以相应的治疗。只有在正确辨证的基础上进行选食配膳，才能达到预期的效果。否则，不仅于病无益，反而会加重病情。中医认为，临床病证不外虚证、实证、寒证、热证。如神疲气短，倦怠懒言，舌质淡，脉虚无力等为虚证；形体壮实，脘腹胀满，大便秘结，舌质红，苔厚苍老，脉实有力等为实证；怕冷喜暖，手足不温，舌淡苔白，脉迟等为寒证；口渴喜冷，身热出汗，舌红苔黄，脉数等为热证。

根据中医“虚者补之”、“实者泻之”、“热者寒之”、“寒者热之”的治疗原则，虚证患者以其阴阳气血不同之虚，分别给予滋阴、补阳、益气、补血的食疗食品治之；实证患者应根据不同实证的证候，给予各种不同的祛除实邪的食疗食品，如清热化痰、活血化瘀、攻逐水邪等；寒性病证，给予温热性质的食疗食品治之；热性病证，给予寒凉性质的食疗食品治之。

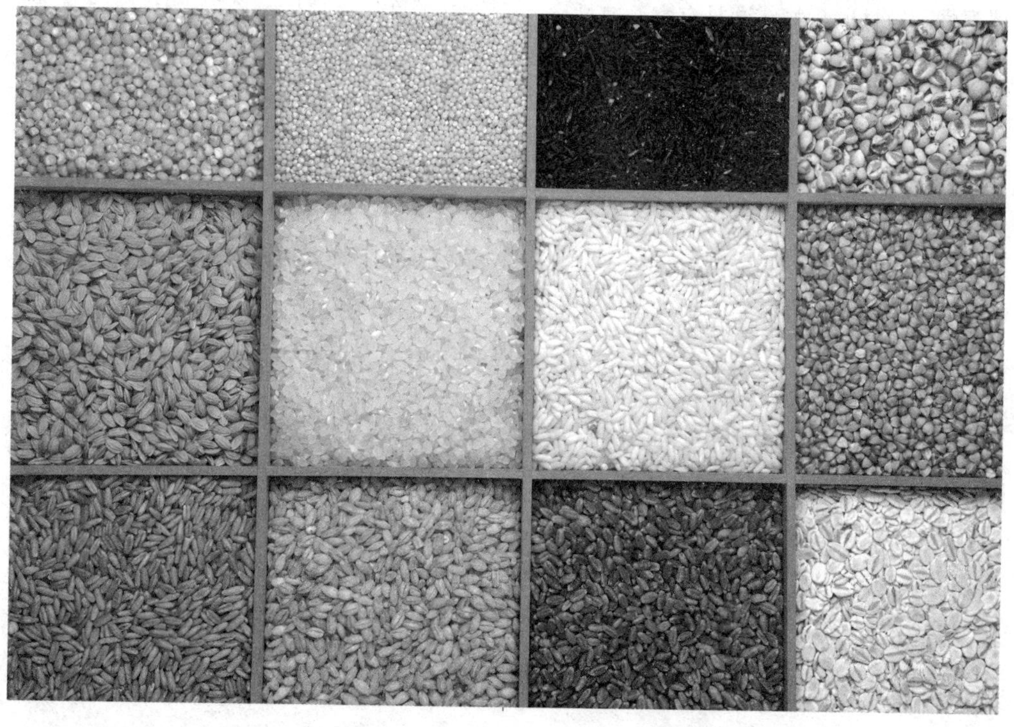

二、科学做到食疗食补

1.认识食物的“四气”

中医把食物的寒、热、温、凉四种不同的性质，称为“四气”，又称四性。其中寒凉与温热是截然不同的两种性质。但温与热、凉与寒却没有本质的区别，温次于热，凉次于寒，只有程度上的差异。凡属寒性和凉性的食物，同具有寒、凉性质的药物一样，食后能起清热、泻火甚或解毒的功效，遇到热证或在炎暑、温热疫毒盛行的季节，就可选用。例如，粮食中的陈仓米、小米、大麦、薏苡仁、赤小豆、绿豆等都具有微寒、寒或凉的偏性，都能起到清热的作用。凡属热性或温性的食物，也同具有温、热性质的药物一样，食后能起到温中、补虚、除寒的作用，遇到寒证、虚证可选用。肉食中的羊肉、黄牛肉、鸡肉等，均可作为御寒的保健食品，也是这个道理。凡属性质平和、寒凉或温热不甚明显的食物，称平性食物，如人乳、籼米、大豆、麻油、葱、苔菜、冬瓜、橘子等，具有健脾、开胃、补肾、补益身体等作用。

2.了解食物的“五味”

中医把食物酸、苦、甘、辛、咸五种不同的味道称为“五味”。实际上还有涩味、淡味，习惯把“淡附于甘味”，“涩附于酸性”。食物味道的不同，对机体也就会产生不同的作用，因此以五味的角度，又是考虑食物功效的一个重要方面。

辛味，能宣散，行气血。对于有感冒等表征及有气血阻滞等情况的患者，均可选择带有辛味的食物。如用葱、姜、大蒜、萝卜等配合其他药物或食物，制成饮料；有时用其鲜汁，像常用的姜糖饮、青橄榄饮、鲜姜汁、鲜萝卜汁等治疗风寒感冒、感冒咽痛、胃寒呕吐、胃痛等症，皆取其辛味宣散之效。又如用白胡椒、绿豆等份共研细末，温黄酒送服，可治疗心腹冷痛；用花椒、生姜合大枣，水煎取汁治疗因寒痛经等。各种酒剂，更具有辛散、行气、通血脉作用，如用枸杞子酒治疗肝肾亏虚、山楂酒治血瘀痛经、虎骨酒治疗筋骨寒痛等。以酒作为“药引”，也是借酒之辛散、活血作用而发挥所服药物的药力。

甘味，能补益、和中、缓急。多以此滋补强身，治疗人身五脏气、血、阴、阳任何一方之虚证，同时也可用来缓和拘急疼痛等症状。例如，糯米、红枣粥治疗脾胃气虚或胃阳不足；糯米酒合鸡蛋，煮熟后食用，对产妇有补益作用。此皆取其糯米、红枣之甘味，再合其温性，而求其补气、温阳、散寒的功效。又如，羊肝、羊胫骨或脊骨、牛肝、牛筋、鸡肝等，其味皆甘，其性或温，或苦温，或为平性，它们都具有养肝、养血、补血或滋补肝肾的作用，可治疗青盲、夜盲、目昏花等多种因肝血不足而导致的眼病，及肝肾亏虚导致的腰膝酸软、腰脊痛、筋骨挛痛等症。

酸味及涩味，能收敛、固涩。遇到气虚、阳虚不摄而致的多汗症，以及泄泻不止、尿频、遗精、滑精等，皆应注意酸合酸味之食物，作为辅助治疗。

苦味，能泄热，燥温。例如，苦瓜味苦性寒，用苦瓜炒菜，佐餐食用，即取其苦能清泄之用，达到清热、明目、解毒目的，常吃对于热病烦渴、中暑、目赤、疮疡肿毒等症极为有利。又如，茶叶的味为苦甘，其性凉，也有清泄的功效，是一种极为常用的饮料，服后能清利头目、除烦止渴、消食化痰、利尿解毒。

咸味，能软坚散结，亦能润下。多用来治疗热结、痰核、瘰疬、二便不利等症。具有咸味的食物，多为海产品及一些肉类。例如，猪肾味咸性平，能治肾虚的腰酸、遗精、小便不利、水肿等；鸽肉味甘、咸，性温有补肝肾、益精血之功用；海参味甘咸性温，用于补肾、养血润燥。用海参配羊肉可治阳痿、肾虚尿频；配木耳治疗阴虚肠燥与便秘。

如海带、紫菜，味咸、性寒，能软坚散结、消痰利水，治疗瘰疬（如颈淋巴结结核）、瘿瘤（如甲状腺肿大）等。

还有淡味，主要能渗湿利水，治疗水肿等病症。如白扁豆同怀山药、白糖或红糖同煮食用，有健脾利湿的作用，可治疗妇女白带过多。味甘、淡，性寒的冬瓜，与鲤鱼、葱白佐膳，消水肿的效果也很好。

3.洞悉食物外在的五色

根据各自的爱好，人们会选择不同颜色的穿着，而每种食物也有自己不同色彩的外衣。每类颜色的食物都有自己的“一技之长”，巧加利用就能起到一定的保健作用。现在养生就要看颜色，吃食物，天然色素保健康。各种颜色食物的效果及人们在身心处于何种状态时适宜食用何种颜色的食物，不进行过多加工。中医历来讲究五行学说，天地有五行，人有五脏，而五脏亦配合五行，人体的“五脏”指的是心、肝、脾、肺、肾。而这里所说的五脏与西医的器官概念并不完全相同，它不是指简单的人体解剖结构器官，而是指某一重要的功能单位。食物也根据味道和颜色被划分为五类，与人体的“五脏”相互对应，即绿、红、黄、白、黑，对应着人体的心、肝、脾、肺、肾五脏。《黄帝内经》中说：白色润肺，黄色益脾，红色补心，绿色养肝，黑色补肾。人体作为一个内外统一的有机整体，通过五色和身体调和并顺应五态，就可以调整人的容颜和身体。也就是说，不同颜色的食物，它养生保健的功效是不同的。

（1）绿色食物

绿色有利于稳定心情和减轻紧张情绪，与其他颜色的食物一起摄入则效果倍增。中医讲绿色入肝，多食绿色食品具有舒肝强肝的功能，是人体“排毒剂”，能起到调节脾胃消化吸收的作用。现代研究发现，绿色食物含有丰富的维生素、矿物质、膳食纤维，能直接调节人体生理功能。绿色蔬菜里的叶酸成分，是人体新陈代谢过程中重要的维生素之一，可有效地消除血液中过多的同型半胱氨酸，保护心脏健康；维生素C有抗癌、抗压和养颜美容的作用；膳食纤维可以清理胃肠道，防止便秘，有助于将有害物质排出体外，缩短其在体内的停留时间，常常摄取可促进肝脏排毒功能。经常吃绿色食物还可舒缓压力并能预防偏头痛等疾病。此外，绿色蔬菜也是享有“生命元素”称号的钙元素的最佳来源，其蕴藏量较通常认为的含钙“富矿”牛奶还要多，故吃“绿”被营养学家视为最好的补钙途径。

绿色的代表食物有：菠菜、韭菜、空心菜、油菜、西兰花、茼蒿、豌豆、青椒、黄瓜、丝瓜、苦瓜、芦笋、猕猴桃等。

（2）红色食物

红色能促进血液循环，振奋心情，促使人们将想法付诸实施。按照中医五行学说，红色为火，故红色食物进入人体后可入心、入血，具有益气补血和促进血液、淋巴液生成的作用。红色的食物能作用于心，有助于减轻疲劳，令人精神倍增。现代研究发现，红色食物具有极强的抗氧化性，它们富含β胡萝卜素、番茄红素、丹宁酸等，可以保护细胞，具有抗炎作用，还能为人体提供蛋白质、矿物质、维生素以及微量元素，增强心脏和气血功能。红色食物大都含β胡萝卜素，能增强组织细胞的活性，提高人体的抗病能力。红色食物的红色基本源于番茄红素，而番茄红素对前列腺有益，富含番茄红素的食品因此备受关注，成为男性的健康食品。

红色的代表食物有：山楂、西瓜、红枣、草莓、红苹果、樱桃、红辣椒、番茄、柿子、苋菜、红心萝卜、枸杞子、猪肉、牛肉、羊肉等。

（3）黄色食物

黄色食物可刺激神经和激发热量，同时让人集中精神，所以对提高学习兴趣有帮助，尤其适合作为早餐和盒饭的颜色。中医认为黄色益脾，黄色食物摄入后，其营养物质主要集中在脾胃区域。如南瓜、玉米等，常食可对脾胃大有裨益。现代研究发现，黄色食物，如大豆、花生等，含有植物蛋白质和不饱和脂肪酸，是适合高脂血症和高血压人群的高蛋白质、低脂肪食物。除此外，黄色食物中维生素A、维生素D、胡萝卜素的含量均比较丰富。维生素A能保护肠道、呼吸道黏膜，减少胃溃疡等疾患发生；维生素D有促进钙、磷元素吸收的作用，能壮骨强筋，对中老年骨质疏松症等常见病有一定预防之效。维生素C、胡萝卜素和维生素E搭配时，会发挥十分理想的抗氧化作用，是预防癌症的“铁三角”。

黄色代表食物有：香蕉、菠萝、柠檬、橘子、橙子、木瓜、枇杷、杏、黄豆、南瓜、胡萝卜、玉米、黄花菜等。

（4）白色食物

白色食物能够活化身体功能，引导出生命的基本原动力，并且能够将这种能源提升、保持，是维持正常生命运行必不可少的。按中医五行来说，白色在五行中属金，入肺，利于益气，有润肺功能。现代研究发现，大多数白色食物，如牛奶、大米和鸡鱼类等，含有糖类、蛋白质、维生素等营养成分，蛋白质成分都较丰富，经常食用既能消除身体疲劳，又可促进疾病

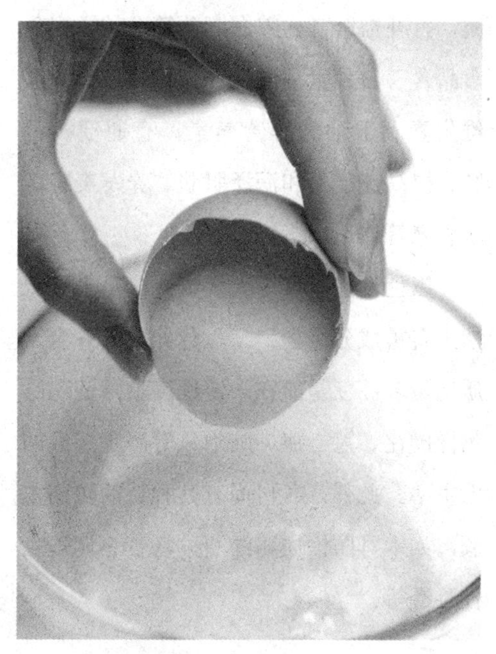

的康复，但却缺少某些人体所必需的氨基酸。此外，白色食物还是一种安全性相对较高的营养食物。因其脂肪含量比红色食物肉类低得多，高血压、心脏病等患者食用白色食物会更好。

白色代表食物有：百合、白菜、茭白、洋葱、银耳、口蘑、山药、白萝卜、莲藕、大蒜、椰子、雪梨、豆腐、牛奶、鱼肉、鸡肉等。

（5）黑色食物

黑色食物是指颜色呈黑色、紫色、深褐色的各种天然动植物。黑色保护身心，令人沉着自信。五行中黑色主水，入肾，因此黑色的食物大多是补肾的佳品。现代研究发现，黑色食物富含氨基酸和矿物质，有补益肝肾、养血润肤等功效。黑色食品含有17种氨基酸、10余种微量元素、维生素和亚油酸等营养素，有通便、补肺、提高免疫力和润泽肌肤、养发美容、抗衰老等作用。

黑色食品具有三大优势：一是来自天然，有害成分极少；二是营养成分齐全，质优量多；三是能在一定程度上降低动脉粥样硬化、冠心病、脑中风等严重疾病的发生率。此外，各自尚有其独特的防病本领，如木耳防治尿路结石，乌骨鸡调理女性月经等。

黑色代表食物有：黑豆、黑芝麻、木耳、海带、黑枣、黑米、紫皮葡萄、牛蒡、乌骨鸡等。

4.食物的升降沉浮

升降沉浮是指食物作用的趋向而言。升是上升，降是下降，浮是发散上行，沉是泻利下行。升浮药上行而向外，有升阳、发表、散寒等作用。凡气温热、味辛甘的食物大多有升浮的作用；凡气寒凉、味苦酸的食物，大多有沉降作用。花、叶及质轻的食物大多升浮，种子、果实及质重的食物，大多沉降。

在正常情况下，人体的功能活动有升有降，有浮有沉。升与降、浮与沉相互失调或不平衡，可导致机体发生病理变化。如脾气当升不升，则浊气下降，表现为脱肛、子宫脱垂等下陷的病证；胃气当降不降，则可表现为呕吐、呃逆等气逆病证。利用食物本身升降浮沉的特性，可以纠正机体的升降浮沉的失调。一般来说，食物的升降浮沉与食物的气与味有密切的关系，即食物的气味性质与其阴阳属性决定食物的作用趋向。凡食性温、热，食味辛、甘、淡的食物，其属性为阳，其作用趋向多为升浮，如姜、蒜、花椒等；凡食性寒、凉，食味酸、苦、咸的食物，其属性为阴，其作用趋向多为沉降，如杏仁、梅子、莲子、冬瓜等。在常用食物中，沉降趋向的食物多于升浮趋向的食物。

5.食物的性味归经

归，即归属，指食物作用的归属；经，即人体的脏腑经络。归经，即食物作用的定位。就是把食物的作用与人体的脏腑经络密切联系起来，以说明食物作用对机体某部分的选择性，从而为临床辨证食疗提供依据。

归经是中药学的基本理论之一，归经理论，早在《黄帝内经》中已有萌芽，如《素问·宣明五气篇》就有“五味所入，酸入肝，辛入肺、苦入心、咸入肾、甘入脾，是谓五入”的记载。《灵枢·九针论》也有五走，“酸走筋、辛走气、苦走血、咸走骨、甘走肉，是谓五走”的论述。这对后世归经学说的创立和发展有着较大的影响。

食物的归经表明食物对人体的某个脏腑、经络、部位等的突出作用。如：杏仁平喘止咳而归肺经；菊花治疗目赤而归肝经；龙眼肉，安心神而归心经等。有的食物能归数经，说明其应用范围大，选择性广，如核桃平喘、养血、健脑，而归肺、肝、肾经。

食物归经的理论，在生活和临床应用方面，都有一定意义。如梨、甘蔗、香蕉等都是味甘性寒的水果，但梨偏于清肺热，甘蔗偏于清胃热，而香蕉偏于清大肠热。这样这三种本来性味都相似的食物，使用时又有了细微的差别。

中医认为，食物的归经与味有一定的联系。一般情况下，辣味食物归肺经；甘味食物脾经；酸味食物归肝经；苦味食物归心经；咸味食物归肾经。

总之，食物的性、味、归经概念反映了食物与人体的关系，是从整体的角度去把握食物对人体的不同作用。从这些概念和理论出发，就能知道饮食用于食补和食疗等方面。

6.酸性食物与碱性食物

所谓酸性食物与碱性食物，并不是指食物本身的性味，也就是说，并不是指吃时有酸味的或有碱味的叫酸性食物或碱性食物，而是指食物中所含的矿物质是属于酸性，还是属于碱性。分清酸性食物与碱性食物，可以在进食时注意酸碱食物合理搭配，保持人体内的酸碱平衡。

食物中有许多矿物质成分，矿物质中有一类是一般的金属元素，如钙、钠、镁、铁、锌等。这些矿物质元素在人体内氧化，成为带阳离子的氧化物，属于碱性。凡是含有这些带阳离子金属元素较多的食物，就叫做碱性食物。碱性食物包括：黄豆、豆类制品、四季豆、土豆、藕、萝卜、胡萝卜、菠菜、莴苣、洋葱、海带、牛奶、白菜、芹菜、油菜和各种水果等。有些水果如梨、苹果、山楂等虽然吃起来带有酸味，但是，它们中的有机酸在体内氧化，分解成二氧化碳和水而排出体外，在人体内并不显酸性。

食物中所含的矿物质中，有一类是非金属元素，如磷、硫、碘、氯等，这些矿物质元素在人体内氧化后，成为带阴离子的酸根，如磷酸根、硫酸根等，属于酸性。凡是含有这些带阴离子酸根的食物，就叫做酸性食物。

酸性食物一般包括：猪肉、牛肉、羊肉、各种鱼虾等动物性食物，以及面粉、大米、大麦、花生、干紫菜、芦笋等。

7.食物的配伍

在生活和临床中单独应用一种食物来保持营养或进补或治疗的情况是很少的。人们为了增强食物的效用和可食性，常常把不同的食物搭配起来应用。这种搭配关系，称为食物的配伍。根据食药同理、同用的原理，食物的配伍，基本依照药物配伍的“七情”理论。其中，“单行”是指用单味食物烹制，另外几方面都是谈配伍关系的，它是我们组方配膳的基础。配伍关系基本上分为协同和拮抗两方面。食物的协同配伍方面包括“相须”和“相使”，拮抗方面包括“相畏”、“相杀”、“相恶”和“相反”。

相须是同类食物相互配伍使用，起到相互加强的功效；相使是一类食物为主，另一类食物为辅，使主要食物功效得以加强；相畏是一种食物的不良作用能被另一种食物减轻或消除；相杀大意是与相畏相似，不过是同一配伍关系的两种提法；相恶是指两种食疗用品合用，一种食品能使另一种食品的原有食疗功效降低，甚至作用全部消失；相反是指两种食品合用后，能产生毒性或不良反应。

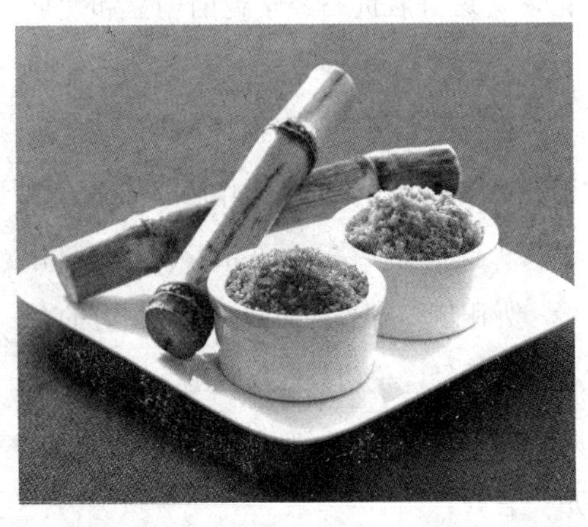

8.营养与健康长寿的关系

没有营养，就没有生命。不仅如此，人类的健康水平和寿命长短与营养状况有着十分密切的关系。充足、合理的营养不但能提高人类的健康水平，而且还能预防多种疾病的发生，延长人类的平均寿命，有助于整个民族的繁衍昌盛。

大量的调查统计资料表明，一个地区、一个国家的居民总体健康状况如何和寿命长短，与他们的营养水平相关。比如，当今世界上平均寿命排在前几位的日本、瑞典等国，不仅国民经济水平高，人民生活富裕，而且营养科学普及得也较好，绝大多数人营养充足、合理。我国人民今昔生活水平、营养条件与健康状况和寿命的变化，也雄辩地说明了这一点。新中国成立前，人民生活贫困，多数人连肚子都填不饱，根本谈不上什么营养，因此，健康水平普遍低下，平均寿命仅36岁。现在，生活条件大为改善，营养水平显著提高，我国人民的健康状况也随之大为改观，平均寿命已达到70岁。

合理营养为什么能增进健康长寿？这主要在于营养状况对许多疾病都有直接或间接的关系。如常见的缺铁性贫血，小儿维生素D缺乏病以及甲状腺肿、营养不良症等，主要就是由于某些或某种营养素缺乏引起的。同时，营养缺乏或失调，还会导致人体免疫功能的降低，因而也容易发生多种疾病，还会加速衰老的进程。对患者来说，营养尤为重要，它关系到疾病的病程与预后。营养不平衡还会成为肥胖、心血管病以及肿瘤的诱因，严重地影响着人类的健康与寿命。由此可见，营养与人类健康长寿的关系是何等的密切。

综上所述，合理的营养是健康长寿的基本要素，这不但是人类正常生长发育的需要，也是增强体质、提高智力的需要。科学研究表明，人类大脑的发育状态与营养状况关系密切，欲使孩子聪明，必须讲究营养。因此，优生优育也离不开合理的营养。人到中老年，由于机体的逐渐老化，对营养有特殊的需要，若不注意营养，不仅容易患病，还会加速衰老，影响寿命。

9.维生素缺乏症的特征与治疗对策

不同维生素缺乏症的特征：

（1）维生素A缺乏

轻度维生素A缺乏的症状极易被忽略，最早出现的是皮肤损害，如毛囊角化过度和感染；最易识别的变化是夜盲症，但症状仅在维生素A严重耗竭时才出现，此时治疗为时已晚。维生素A缺乏时，眼部以干燥、溃疡、角膜与结膜干燥症为预兆，后致严重视力障碍，甚至失明。另外，维生素A缺乏时，支气管上皮黏膜分泌变少，由此易致呼吸道感染，同时肺和其他组织的弹性降低，皮肤出现角化和干燥，可见累及毛囊和皮脂腺的丘疹，尤以四肢更为明显。

（2）维生素B_1缺乏

表现为烦躁不安，食欲减退，软弱无力，吐奶腹泻，尿量减少，反射减退，下肢水肿，或出现斜视，眼睑下垂，软腭反射消失，吞咽困难，失音或哭声低哑，四肢瘫痪和膝反射消失。

（3）维生素B_2缺乏

常见口角发炎，口角湿白，继之发生溃疡、出血；慢性者可见深棕色色素沉着，舌光质红，有时可见舌中部剥脱，眼部畏光、流泪，继而发展为结膜炎、角膜炎或虹膜炎。

（4）维生素B_{12}缺乏

导致红细胞发育障碍，发生贫血、神经髓鞘中脂蛋白缺损，脊髓鞘纤维和消化道上皮细胞功能缺损。

（5）维生素C缺乏

常见全身软弱，面色苍白，食欲减退，烦躁不安，生长迟缓，全身反复出现出血点，尤以下肢、膝踝部最多。另可见牙龈、鼻腔或眼底出血，或有血尿、便血等。

（6）维生素D缺乏

生殖系统因长期缺乏维生素D而发生上皮变性，引起不可逆的不育症；肌肉系统因缺乏维生素D而导致肌营养不良；心血管系统因缺乏维生素D而引起心肌损害，有时合并心电图变化、病理改变，甚至出现心力衰竭；骨骼缺乏维生素D会造成婴幼儿佝偻病和骨软化病；成人则出现骨质疏松。

（7）维生素K缺乏

可致凝血因子合成障碍，影响凝血过程而引起出血。

（8）烟酸缺乏

易患以皮肤、胃肠道和中枢神经系统为主要症状的糙皮病。首先在手背出现一种与晒斑类似的红斑疹，随后其他曝光的部位也被波及，皮肤症状是对称性的，并可变黑、脱皮和形成瘢痕；胃肠道症状主要是口炎、肠炎和腹泻，常伴有恶心和呕吐，大约50%的患者可见胃液缺乏，还会出现头痛、头昏、失眠、抑郁、记忆力衰退。

（9）叶酸缺乏

导致细胞的分裂成熟发生障碍，引起巨幼细胞性贫血。

三、合理饮食搭配

1.如何做到膳食平衡

随着现代医学的发展和生活水平的逐步提高，很多危害人体健康的传染性疾病逐渐消失。而一些与日常饮食密切相关的疾病，如心血管病、糖尿病、肥胖病及肿瘤等却普遍发生。因此，饮食的合理性及饮食质量的评价问题越来越为广大群众所关注。

人们每日必须从食物中摄取各种营养素，以促进生长、发育和生殖。人体所需的各种营养素不下数十种，缺一不可，但多了也不好。再者，大自然提供的食物数量万千，但就每种食物所含的营养素而言，差异极大。如何从各种食物中得到每日所需的营养素，这就是平衡膳食的主要内容。

具体而言，所谓平衡膳食，是指膳食中所含的营养素种类齐全、数量充足、比例恰当，膳食中所供给的营养素与机体的需要，两者保持平衡。平衡膳食不仅能满足机体的各种生理需要，也能预防多种疾病的发生，是人类最合理的膳食。平衡膳食需具备以下两个特点：

（1）膳食中应该有多样化的食物

众所周知，人体需要多种营养素，如果只吃一两种或少数几种比较单调的食物，就不能满足人体对多种营养素的需要，长期吃较单调的膳食对生长发育和身体健康是不利的。因各种食物中所含的营养素不尽相同，只有吃各类食物，才能满足人体对各种营养素的要求。

（2）膳食中各种食物的比例要合适

人的身体需要各种营养素，而各种营养素，在人体内发挥作用又是互相依赖、互相影响、互相制约的。如人体需要较多的钙，而钙的消化吸收必须有维生素D参与完成。维生素D是脂溶性维生素，如果肠道内缺少脂肪，它就不能很好地被肠道吸收，只有在吃维生素D的同时，吃一定数量的脂肪，维生素D才能被吸收。而脂肪的消化吸收，必须有胆汁才能发挥作用，胆汁是肝脏分泌的。要使肝脏分泌胆汁，又必须保证蛋白质的供给。

那么，蛋白质、脂肪、糖类这三大营养素又是怎样相互作用的呢?如果人吃的糖类和脂肪不足，体内的热量供应不够，就会分解体内的蛋白质来释放热量，补充糖类和脂肪的不足。但蛋白质是构成人体的“建筑材料”，体内缺少了它，会严重影响健康。如果在吃蛋白质的同时，又吃进足够的糖类和脂肪，就可以减少蛋白质的分解，用它来修补和建造新的细胞和组织。由此可见，各种营养素之间存在一种非常密切的关系，为了使各种营养素在人体内充分发挥作用，不但要注意各种营养素齐全，还必须注意各种营养素比例适当。那么，各种营养素应该保持怎样的比例才合适呢?中国营养学会建议：每日蛋白质占12%～15%，还要有新鲜蔬菜500克和适量的水果，这样的膳食结构，基本上可以达到平衡。

2.平衡膳食包括的食物

平衡膳食应满足以下各项基本要求：

①糖类、脂肪、蛋白质三者的比例恰当。

②足够的热量。

③能供给各种无机盐、足够的维生素、适量的植物纤维素。

这就要求膳食中有足够量的谷类、豆类、蔬菜类、水果类、肉类、乳类、蛋类、鱼虾类及植物油。

一般来说，从事中等劳动的成年人可按粮食占膳食总重量的41%，肉、蛋、奶、鱼和豆类制品占16%，蔬菜水果占41%，油脂占2%来安排膳食。粮食类食品每日需400～500克，除了米、面之外，做饭时加点绿豆、红小豆等干豆，能弥补粮食中的赖氨酸不足，也提倡吃点粗粮。肉、蛋、鱼、奶和豆制品等蛋白质食品，可根据经济状况加以调节，条件好的可多

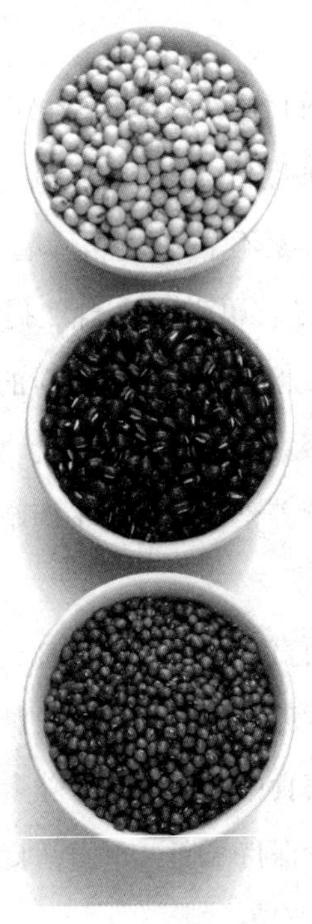

吃些动物性食品，条件差的可多吃点豆类食品。一般每日摄入50～100克瘦肉、1个鸡蛋和50克豆类，能比较好地满足机体对蛋白质的需求。蔬菜水果类食品每日至少要吃到500克，其中一半应是绿色蔬菜，品种也应尽量多些，条件好的应多吃些水果。油脂类每日25毫升比较适宜，以食植物油较为理想。

3.怎样做到科学饮食搭配

人们每日都要吃饭，一日三餐，每餐都有主食，如米饭、馒头、包子、花卷、面包、烙饼、面条等；每餐也都有副食，如鸡、鸭、鱼、肉、蛋、各种蔬菜、咸菜等，还可能吃一些水果、点心和各种汤汤水水。每日所吃的食物是多种多样的。按照人体的需要，把各种食物科学地搭配起来吃，就叫做平衡膳食。那么，怎样合理搭配膳食呢？

（1）主食和副食合理搭配

每人每日都要吃一定数量的主食和副食，不能只吃主食，也不能只吃副食。一个从事轻体力劳动的成年男性，一般每日应吃主食500克，动物性食品100克，豆类食品50克，蔬菜500克，食油20毫升，食盐5～8克，基本上能满足营养需要。

（2）主食的科学搭配

主食的种类很多，所含营养成分也不相同，应注意利用食物的蛋白质互补作用，合理地搭配各种主食，经常变换花样，换换口味，增进食欲。如用白面、玉米面合起来做花卷，大米和绿豆、红小豆合起来焖饭、熬粥，吃馅饼配玉米面粥，吃包子配小米粥、面条汤等。

（3）副食的科学搭配

副食种类繁多，有荤有素。最主要的是每日都应按比例吃一定数量的荤菜和一定数量的蔬菜。顿顿吃鱼、吃肉不一定好，顿顿吃蔬菜而不吃荤腥，也不符合需要。

此外，平衡膳食还要求定时定量进餐，不能饥一顿饱一顿。

4.科学安排一日三餐

一日三餐的安排应根据人在一日中的生理状况和活动需要而确定。白天以动为主，新陈代谢旺盛，活动量大，热量消耗多，所需营养自然也多；晚上人入眠，以静为主，所需营养相对要少。古人所说“早饭宜好、午饭宜饱、晚饭宜少”，正是按这一原则总结概括出来的格言。现代营养学家提倡“三餐饮食量的分配为：早饭占全天总量的25%，中餐占40%，晚餐占35%”，也是对这一原则的进一步具体化。早餐宜好是指早餐要吃营养价值高、少而精的食品。体现量少质优、有干有稀、主副兼备的原则。最好配1～2种高蛋白质的食物，如蛋、奶、豆浆、花生、黄豆等。现实生活中不少人早餐马虎随便，甚而不吃早餐，这就违背了人体生理需求的规律。午餐宜饱是指要有充足的食品质量和数量。因为上下午活动量大，所以主食量要大，副食花样要多些，肉、蛋、豆类、青菜类均要见于桌上，若能有一碗有荤有素的菜汤就更好。午饭半小时后可吃一些水果。晚餐宜少是说适当少些，因为晚上活动量小（不包括夜班职工），身体对营养需求也少，过饱易使食物停滞，影响睡眠；另一方面营养过剩可引起肥胖，甚至诱发疾病。现在一般情况是，人们生活紧张、工作繁忙，往往是早餐吃不好，中午又马马虎虎吃一口，晚上回家消闲则大吃一顿，随后入睡。如此长期下去，则易诱发百病。一定要克服这种不良习惯。

5.科学设计家庭食谱

我们常会听到人们抱怨饮食太单调，怎样解决这个问题呢?设计食谱即可。有人会认为设计食谱很难，其实只要掌握一些技巧，食谱设计并不难。

设计食谱的原则是根据营养的需求和食物品种作出合理的安排。在每日的膳食中都要包括下列五大类食物。

（1）果蔬类

包括富含维生素C的柑橘类水果、番茄和辣椒，以及深绿或黄色的蔬菜和其他水果。一个正常成年人（以轻体力劳动者计，下同）每日至少需500克。这一类食物主要提供维生素A和维生素C、膳食纤维，以及其他多种维生素和矿物质。

（2）谷类及其制品

这一类食物属主食，是热量的主要来源。摄入量根据具体热量消耗的多少而定，一般而言，每日约500克。这一组食物也含有较多膳食纤维（特别是全谷物）、硫胺素、烟酸、蛋白质和铁。

（3）蛋类、鱼、禽、畜肉及豆类

这组食物提供构建机体的蛋白质，也是铁、烟酸、硫胺素和维生素B_2的良好来源。每日约125克。

（4）奶类食品

蛋白质和矿物质含量高。其他的还有维生素B_2、硫胺素和维生素A、维生素D。每日1杯（约250毫升），最好是低脂。

（5）脂肪和油

这类系高热量来源食物，含维生素A和维生素D，每人每日1匙（约20毫升）。

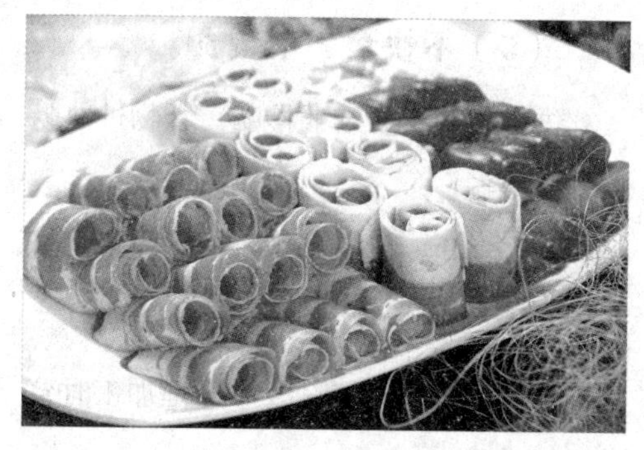

根据这5类食品的特点和人体需要变换安排，就可得到千变万化的食谱。

设计食谱还应考虑到视觉效果，因为我们都是先看后吃，食物的颜色、外形、摆放和质地等因素都会影响我们的食欲。

一般是以一周为单位制订食谱，先定下每日的主餐，并选好主餐的主菜，然后选择与主菜相配的小菜，以及相应的甜食、水果。完成了每日的主餐设计后，就要设计每日占第二位的那一餐，方法是剔除主餐已经用过的食物，然后也是按照选择主菜、小菜、主粮、配菜的顺序进行设计。接着还有余下的一餐，原则是补足一天中还需要的营养素。最后再检查一遍整个计划，看看食谱是否营养适宜，是否包含了五大类食物。

如法炮制计划好四周的食谱，就可有一个月的食谱，不时做一些小改动便可循环使用。没人知道这样丰富多彩的膳食其实是源于一个基础食谱。

在实际操作中，尚需注意以下几点：

①明白多样化的重要性，包括口味、色泽、外形、质地、作料和配菜都可时常变换花样。

②记住家庭成员的个人喜好。

③考虑一下季节因素，如热汤适于冬季。

④避免食物量太大，特别是高脂和高热量食品。

6.一定要做到饮食有节

一定要科学进食，包括进食时间、数量、品种、地点和速度，都要有严格的要求和规定。一方面是保证身体对营养物质的需要，另一方面是维护人体消化器官功能不受伤害。

（1）定时间

一日三餐要有固定的进食时间，确保消化器官有规律进行运转，使食物在体内有条不紊地消化、吸收和营养在体内运送。传统规定一日三餐，是因为两餐之间的间隔5～6小时，正好符合人的生理状态。因为食物进入胃以后。一般需4～5小时排空，经过约1小时的休息再进入工作最佳状态；若一日两餐，间隔时间太长，易出现胃肠道饥饿性收缩，使身体出现诸多问题。根据我国传统的膳食结构和饮食习惯，三餐时间安排最好是早餐7时、中餐12时、晚餐6时。这样不管外出与否都不要打乱习惯，使消化器官保持最佳状态进行工作。可是在现实生活中部分人进食随心所欲，爱什么时间吃就什么时间吃，高兴、合口味的东西就多吃，否则就不吃或少吃，零食不离口，最终消化功能严重受损，患慢性胃肠道疾病后才后悔莫及。

（2）定数量

要根据食品所含营养成分多少来确定每餐进食数量.食量过少会造成营养不良，食量过多会增加消化器官负担，营养过剩引起肥胖，所以每餐进食数量要适中，以八分饱为好。

（3）不偏食

食物品种选择不以个人好恶来确定，要求营养配餐、多样化。对那些有挑食习惯的儿童更不能一味溺爱迁就，有偏食习惯一定要设法纠正过来，以防发生营养不良症。

（4）不暴食

任何时候切记不可图一时痛快而暴饮暴食，尤其在饥饿、会餐时更应控制好自己，否则易造成消化功能紊乱、消化不良，严重的会引起胃扩张、胃肠炎、胰腺炎等多种疾病，甚者因贪吃送命者也大有人在。

（5）不快食、不烫食

进食时一定要细嚼慢咽；食物过热易使食道烫伤。

7.合理加工食品

合理加工是为了减少不合理加工时营养物质的损失。

（1）主食的加工

麦谷类的某些营养素大多分布在谷物表层，因此，加工越细营养损失越多，所以购粮不可一味追求精米精面，要粗细搭配为好。米面所含的维生素、无机盐均易溶于水，浸泡时间越长、淘米次数越多，营养损失也越大。为了防止维生素被破坏，淘米切不可用开水烫洗。发觉粮食被真菌或化肥污染时，食前应慎重处理。主食成品加工方法不同，对营养的损失影响很大，所以米饭以蒸和焖为宜，捞饭不可取，煮粥加碱会破坏维生素。面食尽量蒸、烙为好，面条水煮会使维生素损失一半，炸油条或油饺之类，由于碱和高温作用，其中维生素B_1几乎全被破坏。

（2）副食的加工

副食的加工主要应防止维生素和无机盐的损失。蔬菜中的B族维生素、维生素C既溶于水，又不耐温，还易氧化，应特别注意。洗菜应先洗后切，不可将菜长时间泡在水里，以防维生素损失过多。切菜不宜过碎，切后快炒。煮菜时，菜宜在水开后放入，煮的时间不宜超过1分钟。煮菜是最好最常用的办法。炒菜除对维生素C损失较大外，其他损失不大。炒菜要火急快炒，不宜早放盐，以防不熟和菜汁多。淀粉勾芡可使汤汁浓稠，并与菜肴黏在一起，具有保护维生素C的作用。煎炸菜时为保护营养素可挂糊再炸，使原料不与油直接接触，使营养素少受损失。

（3）合理使用调料

成人每日摄入食盐不多于6克，摄入过量，不仅食后加重肾脏负担，还会使高血压发病率提高。现在多数地区食盐每日人均用量大于规定标准。因此，烹调中应注意减少食盐用量。酱油易被黄曲霉素污染，不利健康。为安全起见，出现白酸的酱油最好不用，尤其做凉拌菜更不能使用。烹饪中加适量醋，可减少维生素破坏，促进钙的吸收，过量易伤肾、损齿，不利筋骨。做菜不可用铜器。做菜加酒，可除腥臊气味和其他异味，一般用黄酒。在做菜时注意油温不易过高，少用动物油。反复高温煎炸的油可产生致癌物质。哈喇味的陈油不宜用，防食后中毒。

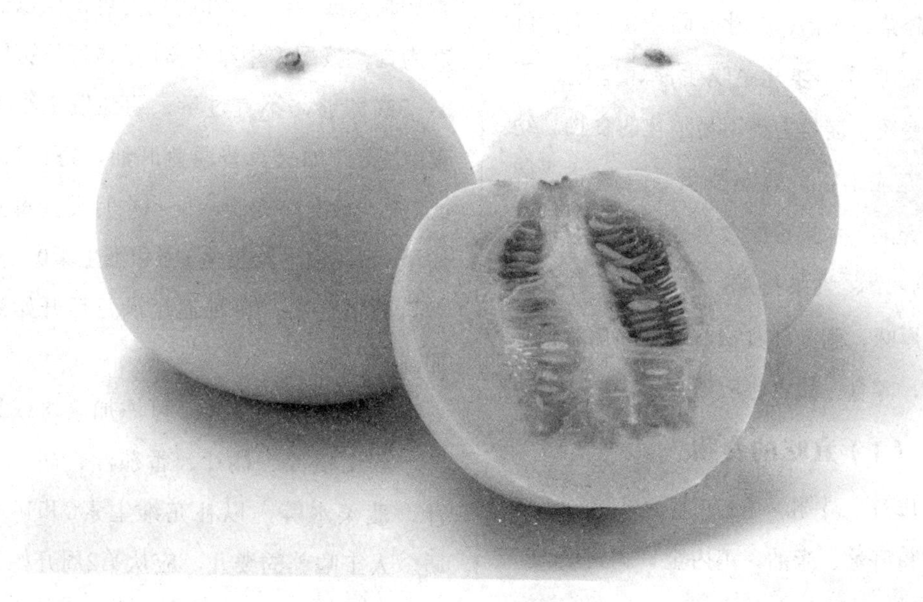

四、不同人群的不同饮食

1.婴儿的营养饮食

宝宝出生后，母乳是宝宝最理想的天然食品，尽可能选择母乳喂养。出生半个月的婴儿除母乳外可适当加维生素D或鱼肝油。4～5个月可开始添加鲜果汁、绿叶菜汁，以补充维生素C。4～6个月宜补充造血的主要原料铁质，亦可添加鸡蛋黄粉。7～12个月的婴儿，营养要丰富多彩，辅食宜多样，可添加一些肝末、瘦肉糜、碎菜、米粥、果汁、面条、饼干、鱼泥、豆浆等。婴儿忌吃生冷、坚硬、不洁、变质、淀粉之类不易消化的食物。幼儿营养应丰富，宜吃些蛋、豆制品、鲜鱼、青菜、水果等配合食品，宜粗、细粮搭配，荤、素菜搭配，婴幼儿均忌食辛辣、厚味、刺激性食物，忌食黏糯难消化食物，零食、甜食也应慎食。

（1）宜吃的食物

母乳、牛乳、配方奶、果汁、鸡蛋黄、鱼肝油、米油、鸡内金、鹌鹑蛋。

（2）忌吃的食物

味精、蜂蜜、芒果、菠萝、柿子、柿饼、糯米、竹笋、螃蟹、蚌肉。

2.婴儿辅食的添加方法

无论母乳或牛乳含维生素D均少。为满足婴儿需要，从出生后第3周起，母乳喂养和人工喂养婴儿每日即可添加维生素D10微克（400国际单位）。采用维生素AD制剂或纯维生素D制剂均可，但以滴剂为宜。按配方中维生素D量，每日可服3～5滴即够，不宜过量，避免发生维生素D中毒。如只有普通鱼肝油，每日1次或2次，每次1～2滴，1～3个月婴儿每次增至6滴，以供给维生素A和维生素D。夏季日照机会多，可推迟至满月后开始添加。

1～3个月的婴儿，可添加菜水或果汁，如山楂汁、橘汁、番茄汁、胡萝卜汁、菠菜水等，以补充维生素C和矿物质。人工喂养的婴儿，应从第2周开始添加富含维生素C的果汁、菜汁或将维生素C片剂20～30毫克溶化于水中立即喂入，因牛（羊）奶含维生素C较母乳少，经煮沸后又有破坏，故应提早补充。

4～6个月的婴儿，可添加香蕉泥、苹果泥、红枣泥、胡萝卜泥、土豆泥、豆腐糊、蛋黄泥、鱼肉糊、牛肉粥、青菜粥、水果藕粉、米粉粥等，以补充热量、蛋白质、钙、铁和维生素A、维生素C。纤维素较少的蔬菜，洗净切成小块，加适量水，将菜煮软，用勺压过滤筛，轻轻刮取筛下的菜泥，加入到米、面糊、粥、面中食用，也可用油少许炒后喂食。6个月开始出牙的婴儿可喂食烤馒头片、烤面包或饼干片，有利于婴儿出牙。

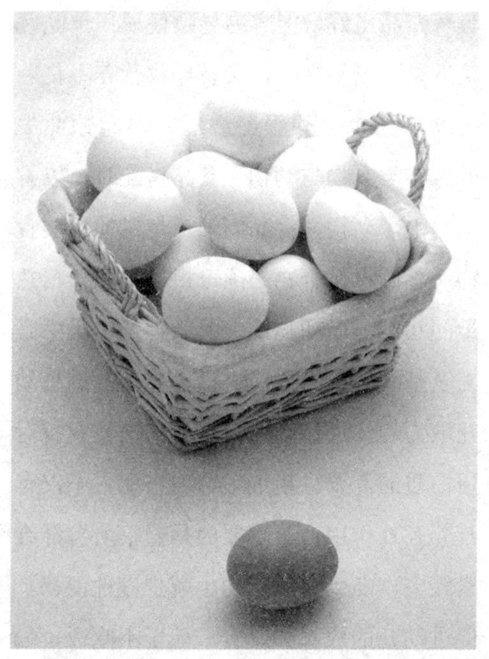

7～9个月的婴儿，可添加猪肝泥、蟹虾肉泥、鱼肉泥、牛肉末、什锦猪肉菜末、牛奶蛋、花豆腐、鸡肉粥、烂面条糊、牛奶蜂蜜饼干、面包干等，以增加热量、动物蛋白质、铁、锌及维生素A、B族维生素等营养素。

10～12个月的婴儿，可添加苹果色拉、煎西红柿、虾末菜花、蒸肉豆腐、黄鱼小馅饼、肉松饭、鸡汤煮饺子、月亮小蛋糕、燕麦片粥等，以补充热量、蛋白质、矿物质、维生素及纤维素。

3.幼儿的营养饮食

对于生长发育旺盛时期的儿童营养健康问题，应该给予足够的重视。尤其是幼儿（1～3岁），他们的食物全凭大人安排，如果忽略了他们的生理特点，未能按其需要供给食物，就会发生营养不良。热能是维持人体生理功能最重要的成分，如果膳食热量供给不足，其他营养也不能在身体内部很好利用，容易使孩子消瘦，显得老实、不爱动；反之，如果热量供给过多时，则会使幼儿发生肥胖。三大营养蛋白质、脂肪和糖类（碳水化合物）的摄入量应有一定比例，蛋白质产生的热量宜占一日总热量的12%～15%，脂肪为25%～30%，碳水化合物为55%～60%，如此比例才能保证蛋白质充分发挥其修补组织的作用。有些家长往往认为动物性食品富含蛋白质，应给幼儿多吃，使孩子偏食各种肉类、鸡腿、虾、鱿鱼等，却不爱吃蔬菜，一顿饭不吃或很少吃米饭类粮食。这样，会造成幼儿摄入的碳水化合物不足，热量摄入量也偏低，过多的蛋白质食物也不能很好地利用。这种饮食的孩子身体多半会长成细长条，像豆芽，体重偏低，这是营养不良的一种类型。还有一些家长则是鼓励孩子多食，造成热量及营养过剩，成为肥胖儿，体内脂肪积累，为成年后出现心血管病留下隐患。矿物质中，如果人体长期缺乏钙，会导致佝偻病，出现生长发育迟缓、身材矮小、食欲减退、味觉异常等，特别是蛋白质营养不良幼儿常同时伴有锌的缺乏。严重缺碘则可使幼儿发育不全、智力低下。海产品富含碘，是食物碘的最好来源。维生素不是构成组织器官的物质，量甚微但很重要，长期缺乏维生素A的孩子，眼角膜干燥、变厚，成为干眼病，皮肤也变得粗糙。水是人类赖以维持最基本生命活动的物质，但随着生活水平的提高和各种饮料广告不绝于耳，喝饮料的孩子越来越多，这是一种影响幼儿健康成长的不良倾向，食欲旺盛而大量喝饮料的幼儿，会因热量摄入过多而引起肥胖，而一些食欲较差的孩子会因热量摄入过多和零食影响正餐，致使热量摄入不足导致瘦弱。因此，家长要多给孩子喝白开水，少喝饮料，进食适量蔬菜，提供膳食纤维。要制定营养平衡的食谱，合理调整幼儿的进食量，应根据幼儿每日各种营养素的需要量，进行餐前的营养预算和餐后的营养核算，再结合季节特点，选择八大类食物，安排好由于幼儿的偏食习惯容易导致缺乏的四种营养素（维生素A、胡萝卜素、钙和核黄素）含量丰富的食物，制定出满足幼儿营养需要的食谱。热量分配应符合早餐30%、午餐40%、午点10%、晚餐20%的比例要求。在膳食结构中要有甜有咸、有荤有素、有粗有细，少吃甜食和油炸食品。牛奶、鱼肉、鸡蛋等营养品虽好，但容易导致便秘；单吃蔬菜瓜果，既易饥饿，又易导致营养不良。因此，膳食必须平衡合理，不能顾此失彼。谷类食物与动物性食品搭配时，以谷类为主，动物性食品为辅。足量的各类食物所含碳水化合物必须可提供幼儿一日热量的30%，而动物性食品所含蛋白质中必需氨基酸比较齐全，这样搭配才能满足幼儿脑力和体力活动时对热量和生长发育对蛋白质的需要。粗细粮合理搭配，不仅有营养互补作用，更重要的是粗粮所含纤维素较多，能刺激肠蠕动，减少慢性便秘，促进幼儿的成长和发育。孩子不吃饭、偏食、拒食应查明原因，耐心启发诱导，不能以压制的办法强迫孩子进食，只要以科学态度注意喂养技巧，掌握好进食的质和量，就能为孩子提供充足的营养，保障孩子健康成长。

4.青春期少男的饮食指导

青春期少男生长发育迅猛，对营养的需求十分重要。要想给身体打下良好基础，长成满意的身高，就应重视青春期合理营养。

（1）充足的谷物

男孩在发育期食欲强、食量大，因此谷类食物摄入十分重要。谷类食物包括稻米、面粉、小米、玉米及甜薯等。每日进餐主食不应少于500克，否则时间长了必然带来不良后果。

（2）充足的蛋白质

动物食品如鸡、鱼、猪、牛、蛋乳类食物及豆制品等都是蛋白质最好的来源。男青少年在青春发育期因身体生长迅速，身体内各组织、器官、肌肉都随之发育和增长，所以体内需要大量优质蛋白质来构造组织，促进生长发育。

（3）多食海产品、蔬菜、水果等

男孩青春期骨骼发育较快，应多食含钙、磷等矿物质丰富的食物，如虾皮、海带、乳制品、豆制品等。每日应食400～500克新鲜蔬菜，以保证维生素和矿物质、纤维素的摄入。

5.青春期少女的饮食指导

青春期少女，特别是进入青春期的女孩子，月经开始来潮，对营养的需求有其特殊性。

（1）足够的热能

按合理的营养要求，青春期女孩子每日需要摄入谷类食物约400克，谷物还应粗细搭配，种类多样。

（2）补充蛋白质

蛋白质是生命的物质基础，青春期少女经期会丢失部分蛋白质，因此要特别注意补充优质蛋白质。提供优质蛋白质的食物有鱼类、肉类、禽类、蛋类及豆类等。

（3）铁和钙的补充

青春期少女正处于快速生长期，尤其在经期后对铁的需要量最高，如不注意补铁，易发生贫血。青春期少女的膳食中应有适量的猪血、鸡血、动物肝脏、牛肉等。青春期少女的骨骼发育很快，故在膳食中应注意选择含钙质高的食物，如牛奶、奶制品、豆制品等，其中尤以鲜奶为最佳。青春期少女每日最好能饮一杯鲜奶或酸奶。此外，还要多吃一些富含维生素

C和维生素D的食品。

6.中年人的饮食指导

到了中年时期，人们往往会更加关注身体健康，懂得珍惜幸福。饮食是我们健康的第一道防线，中年人科学饮食要注意以下几点：

（1）要控制总热量，避免肥胖

中年人由于脂肪组织逐渐增加，肌肉活动相对减少，容易肥胖。而肥胖易导致高血压、糖尿病、高脂血症等疾病。

（2）保持适量蛋白质并限制糖类

中年人每日需摄入70～80克蛋白质。吃糖过多，不仅容易肥胖，而且由于中年后胰腺功能减退，如食含糖食物过多，就会增加胰腺的负担，容易引起糖尿病。

（3）饮食要少盐，低脂肪

每日进盐量不宜超过6克，以防伤脾胃和引起高血压。中年人每日摄限的脂肪量以限制在50克左右为宜。脂肪以植物油为好，因为植物油含有不饱和脂肪酸，能促进胆固醇的代谢，可防止包括消化器官动脉在内的动脉硬化。

（4）多吃含钙丰富的食物

牛奶、海带、豆制品及新鲜蔬菜和水果等，对防骨质疏松、预防贫血和降低胆固醇等都有作用。

（5）饮食要定期、定量，适当节制

中医认为，脾胃为后天之本，只有节制饮食，爱护脾胃，脾胃才能不生病，从而吸收足够的营养来补充元气，维护人体的健康。因此中年人膳食的合理安排，对于消化器官的保健和人体健康，减少疾病的发生都有十分重要意义。

7.老年人的营养饮食

良好的饮食营养是老年人延年益寿的法宝，不仅可以延缓老化的速度，而且可以降低各种慢性疾病发生的概率。根据老年人的体质特点，在饮食方面应遵循的原则是：减少热量供应，少吃糖和盐，多吃高蛋白质食品，多吃蔬菜水果，注意补钙等。饮食结构一般应包括五谷杂粮、豆类、鱼类、蛋类、奶类、海产品类、蔬菜和水果等。

（1）少食多餐

老年人进餐应定时、定量，防止“饥一顿、饱一顿”或暴饮暴食。高龄老年人应少食多餐，以防止肥胖症的发生。老年人不应偏食，否则将会因某种营养缺乏而导致患病。

（2）少单多样

在品种搭配时，既要保持各种营养素

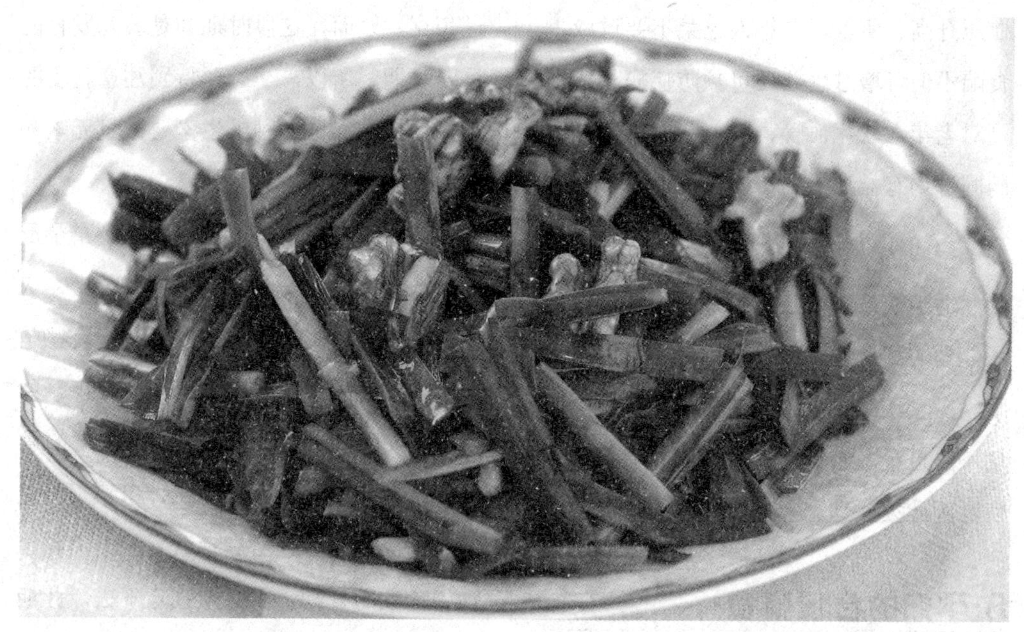

平衡和各营养素之间比例适宜，又要注意适合老年人的消化功能，易于消化吸收，形成适合老年人的科学合理的饮食结构。在我国的饮食传统中有喜爱吃带馅食品的习惯，据营养专家研究，带馅食品是由多样化食品（包括肉类、鱼类、虾类、豆类、蛋类、蔬菜及调味品等）组成的，既能防止食物品种单调，又能提供多种营养物质。带馅食品中的蔬菜大多含有膳食纤维，有增加胃肠道蠕动的作用，这对通便、降低血脂和血糖、防治动脉硬化及预防癌症都有益处。

（3）少硬多软

老年人牙齿开始松动或脱落，故应以易咀嚼消化的食物为主，如牛奶、豆浆、稠稀饭、馄饨等。要少吃油炸食品和干硬食品如油饼、火烧等。老年人胃口多喜暖怕凉，故应多食温热食品，不可过多食用冷、凉的食物。

（4）少油多素

油腻食物不仅不易于消化，而且因动物性脂肪含胆固醇与饱和脂肪酸较多，会使血脂增高，而高血脂是造成动脉硬化的重要因素之一。为预防老年人高血压和冠心病的发生，最好少食或不食油腻食物。新鲜蔬菜中含有老年人所必需的维生素和矿物质，应多加以选择。

（5）少盐多醋

人体每日进食盐分不要超过6克，过多不利，不但增加肾脏的负荷，还可促使血压升高。所以，老年人吃菜不要过咸。食醋不但可增进食欲还可预防疾病，特别是对老年人软化血管、降低高血压和降低胆固醇均有益处。

（6）少酒多茶

适当饮茶能增强血管弹性和渗透性，还能预防高血压。但茶不宜过浓，以防失眠。少量饮酒对老年人活血亦有好处，但切不可过量。老年人往往患有呼吸系统疾病，因此须戒烟。

8.孕妇的合理膳食

怀孕期间，为适应胎儿生长发育所需，孕妇需要更多的蛋白质、多种维生素、矿物质及微量元素。孕妇在不同的营养状况之下，添加或补充营养物质会有不同的结果。对营养总水平正常的孕妇补充一些营养物质，不如对营养水平较低的孕妇有效。孕妇在摄入的热量和营养素已能充分满足自身和胎儿的需求后，再过分地补充营养物质是有害的。因此，孕妇的合理营养或平衡膳食对母体及胎儿都有明显的好处。

（1）妊娠早期膳食

妊娠前12周的这一阶段，通常称为孕早期。这时，胎儿在子宫内不会长得太大，怀孕满3个月时胎儿的体重也不会超过40克。然而，这段时期却是胎儿发育的重要时期。所以，孕妇要特别注意膳食的营养均衡，保证各种维生素、微量元素和其他无机盐的供给。

这个时期，大多数孕妇会遇到早孕反应，表现出程度不同的恶心、呕吐、厌食、偏食等，影响了孕妇的食欲。有些孕妇甚至一闻到菜味就会恶心、呕吐。所以，孕妇应当尽可能选择自己喜欢的食物。膳食应以清淡、易消化、口感好为主要原则，以刺激、增进食欲。对于油腻、抑制食欲的食物，不必勉强吃下去。此期间宜少吃多餐，尽可能不要减少总的摄入量。食物需保证优质蛋白质的供给，无机盐与维生素的数量要足够。建议每日服用适量叶酸和维生素B_{12}等，以预防胎儿神经管畸形的发生。

（2）妊娠中期膳食

此时期是胎儿迅速发育的时期。胎儿除了迅速增长体重外，组织器官也在不断地分化、完善；另一方面，孕妇的体重此时也迅速增加（孕妇在妊娠期间体重将增加12～14千克，其中60%甚至更多都是在孕中期增加的）。因此，这个时期的营养饮食很重要。

在此阶段，孕妇的早孕反应已经过去，多数孕妇胃口大开。这时就应不失时机地调整饮食，补充营养。在保证饮食质量的同时，还要适当提高各种营养素的摄入量，但也不能不加限制地过多进食，从而造成巨大儿（胎儿的体重超过4千克），影响分娩。

（3）妊娠晚期膳食

到了妊娠晚期，胎儿生长得更快，胎儿体内需要贮存的营养素增多，孕妇需要的营养也达到最高峰，再加上孕妇需要为分娩储备能源，所以孕妇在膳食方面要做相应调整。孕妇应根据本身的情况调配饮食，尽量做到膳食多样化，扩大营养素的来源，保证营养和热量的供给。在产前检查时，孕妇可以请教医生，了解胎儿发育是否良好，同时结合自己身体的胖瘦、是否有妊娠糖尿病、工作量大小以及家庭经济状况等综合考虑，制订出一个适当的食谱。母体也开始在体内储备蛋白质、脂肪、钙、铁等多种营养素，以备分娩及泌乳的需要。特别是妊娠后3个月，要提供优质蛋白质和富含钙、铁的食物。

9.产后应补充的营养

产妇分娩后，身体及生殖器官恢复到妊娠以前的状态，称为复旧过程。这阶段医学上称为产褥期。也就是我们通常说的“坐月子”。产妇把身体恢复到以前的水平，所需要的时间、恢复的程度，因人而异。产妇恢复身体的时间一般需要6～8周。

产妇由于妊娠和分娩，分娩时引起的创伤和出血，以及产程中的子宫收缩和用力，使产妇消耗了很大的体力，身体变得异常虚弱，机体抵抗力也明显下降。因此，如果产后不及时补充足够的高质量营养，就会影响产妇身体的恢复。同时，产妇还要担负起新生儿哺乳的重任，产妇营养的好坏，对新生儿的发育和健康直接相关。所以，必须对产后的营养予以高度重视。

（1）蛋白质

产妇每日大约需要80克蛋白质才能保证需要。含蛋白质高的食品有：牛奶、鸡肉、瘦肉、黄豆等。有条件的在哺乳期每日应喝至少250毫升牛奶。

（2）补气血

产妇一般在分娩后都有不同程度的气血亏损，表现为无力、头晕、目眩、面色苍白、唇淡、心慌气短。产后五日，可用适量当归、黄芪、党参炖全鸡、全鸽，连同内脏食用，食用时可加糖。连食数日，效果很好。

（3）催奶食物

如鸡汤、鱼汤、鲫鱼汤、炖猪蹄（或

牛蹄、羊蹄）、猪肝、牛肝、羊肝、花生米、大豆、酵母、果仁等。这些食品既含大量的蛋白质、铁质和维生素A，又能起到催乳增乳的作用。

（4）热量

产妇每日需要11 286～11 704千焦的热量。能够较大地增加热量的食品有猪油、黄油、炖鸡、炖猪蹄等。

（5）合理的主食

主食要既富有营养又易于消化，除了生冷及辛辣食品外，没有特殊的忌口。品种要丰富，花样要多，饭菜要细软，注意不要太油腻，要多吃一些蔬菜和纤维多的蔬菜。喂奶的产妇要注意多吃汤汁的食物，如鸡汤、排骨汤、鱼汤等，对催奶很有效。另外，喂奶的产妇还应注意不要饮用麦乳精。麦乳精会使乳腺分泌的乳汁减少，不利于新生儿的喂养。

（6）其他

有便秘的产妇，应增加蔬菜、水果的摄入，每日清晨喝一杯淡盐水或热牛奶，对预防便秘有效。有发胖趋势的产妇应控制糖类和脂肪的摄取。